JN005579

2024

1 January

S	M	T	W	T	F	S
	①	2	3	4	5	6
7	⑧	9	10	11	12	13
14	15	16	17	18	19	20
21	22	23	24	25	26	27
28	29	30	31			

2 February

S	M	T	W	T	F	S
				1	2	3
4	5	6	7	8	9	10
⑪	⑫	13	14	15	16	17
18	19	20	21	22	㉓	24
25	26	27	28	29		

3 March

S	M	T	W	T	F	S
					1	2
3	4	5	6	7	8	9
10	11	12	13	14	15	16
17	18	19	⑳	21	22	23
24	25	26	27	28	29	30
31						

4 April

S	M	T	W	T	F	S
	1	2	3	4	5	6
7	8	9	10	11	12	13
14	15	16	17	18	19	20
21	22	23	24	25	26	27
28	㉙	30				

5 May

S	M	T	W	T	F	S
			1	2	③	④
⑤	⑥	7	8	9	10	11
12	13	14	15	16	17	18
19	20	21	22	23	24	25
26	27	28	29	30	31	

6 June

S	M	T	W	T	F	S
						1
2	3	4	5	6	7	8
9	10	11	12	13	14	15
16	17	18	19	20	21	22
23	24	25	26	27	28	29
30						

7 July

S	M	T	W	T	F	S
	1	2	3	4	5	6
7	8	9	10	11	12	13
14	⑮	16	17	18	19	20
21	22	23	24	25	26	27
28	29	30	31			

8 August

S	M	T	W	T	F	S
				1	2	3
4	5	6	7	8	9	10
⑪	⑫	13	14	15	16	17
18	19	20	21	22	23	24
25	26	27	28	29	30	31

9 September

S	M	T	W	T	F	S
1	2	3	4	5	6	7
8	9	10	11	12	13	14
15	⑯	17	18	19	20	21
㉒	㉓	24	25	26	27	28
29	30					

10 October

S	M	T	W	T	F	S
		1	2	3	4	5
6	7	8	9	10	11	12
13	⑭	15	16	17	18	19
20	21	22	23	24	25	26
27	28	29	30	31		

11 November

S	M	T	W	T	F	S
					1	2
③	④	5	6	7	8	9
10	11	12	13	14	15	16
17	18	19	20	21	22	㉓
24	25	26	27	28	29	30

12 December

S	M	T	W	T	F	S
1	2	3	4	5	6	7
8	9	10	11	12	13	14
15	16	17	18	19	20	21
22	23	24	25	26	27	28
29	30	31				

※法改正等にともない祝日がかわる場合があります。

2025

1 January

S	M	T	W	T	F	S
		①	2	3	4
5	6	7	8	9	10	11
12	⑬	14	15	16	17	18
19	20	21	22	23	24	25
26	27	28	29	30	31	

2 February

S	M	T	W	T	F	S
						1
2	3	4	5	6	7	8
9	10	⑪	12	13	14	15
16	17	18	19	20	21	22
㉓	㉔	25	26	27	28	

3 March

S	M	T	W	T	F	S
						1
2	3	4	5	6	7	8
9	10	11	12	13	14	15
16	17	18	19	⑳	21	22
23	24	25	26	27	28	29
30	31					

4 April

S	M	T	W	T	F	S
		1	2	3	4	5
6	7	8	9	10	11	12
13	14	15	16	17	18	19
20	21	22	23	24	25	26
27	28	㉙	30			

5 May

S	M	T	W	T	F	S
				1	2	③
④	⑤	⑥	7	8	9	10
11	12	13	14	15	16	17
18	19	20	21	22	23	24
25	26	27	28	29	30	31

6 June

S	M	T	W	T	F	S
1	2	3	4	5	6	7
8	9	10	11	12	13	14
15	16	17	18	19	20	21
22	23	24	25	26	27	28
29	30					

7 July

S	M	T	W	T	F	S
		1	2	3	4	5
6	7	8	9	10	11	12
13	14	15	16	17	18	19
20	㉑	22	23	24	25	26
27	28	29	30	31		

8 August

S	M	T	W	T	F	S
					1	2
3	4	5	6	7	8	9
10	⑪	12	13	14	15	16
17	18	19	20	21	22	23
24	25	26	27	28	29	30
31						

9 September

S	M	T	W	T	F	S
	1	2	3	4	5	6
7	8	9	10	11	12	13
14	⑮	16	17	18	19	20
21	22	㉓	24	25	26	27
28	29	30				

10 October

S	M	T	W	T	F	S
		1	2	3	4
5	6	7	8	9	10	11
12	⑬	14	15	16	17	18
19	20	21	22	23	24	25
26	27	28	29	30	31	

11 November

S	M	T	W	T	F	S
						1
2	③	4	5	6	7	8
9	10	11	12	13	14	15
16	17	18	19	20	21	22
㉓	㉔	25	26	27	28	29
30						

12 December

S	M	T	W	T	F	S
	1	2	3	4	5	6
7	8	9	10	11	12	13
14	15	16	17	18	19	20
21	22	23	24	25	26	27
28	29	30	31			

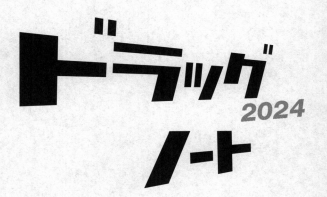

ドラッグノート 2024

じほう

本書について

　本書は，調べたい医薬品に最速でたどり着けることをモットーに，目次なしの50音順ダイレクト検索にしました。

　薬の効き方について，大まかな説明と，少しだけ詳しい説明の2段階で記載しているので，どんな薬かを手早く知るのに最適です。

　また，以下のとおり，情報集としての見やすさと必要性にこだわり，用法計算の手助け，気にすべきポイントや身近な注意点に絞りました。

◎体重や年齢で用量が決まる小児の粉もの，液体ものの用量を表で見やすく編集

◎妊婦への投与は，国内添付文書情報に加え，より明確に表現されているオーストラリアの妊婦カテゴリー評価を併記

◎用法は，食事の影響などでタイミング指定されているもののみ記載

　薬の詳しい情報は，添付文書やインタビューフォーム等をご参照いただければと思います。

　そして，メモ書きができるよう，余白スペースを設けたレイアウトになっておりますので，追加情報をご自身で記入することも出来ます。

　ポケットから取り出し，サッと調べてサッとしまう「薬の助っ人本」となれば幸いです。

編集　㈱医薬情報研究所　一同

ドラッグノート 2024

本書は，商品名または成分名が 50 音順に配列されています。
医薬品を，『代表薬』と『代表薬以外の薬』に分け，前者は詳しい内容を，
後者は薬効や標榜薬効と，同一成分の代表薬を表記しています。

—— 代表薬 ——

- 薬の少し詳しい説明
  その他，特徴など。

- 食事の影響でタイミング指定されている等，用法のポイント

- 体重や年齢で用量が決まる小児の粉・液体製剤の製剤量を
  表で見やすく編集

- 緑内障等，投与してはいけない身近な疾患（18 疾患）

- 妊婦への投与を簡潔に記載

  - ● 国内添付文書

  - オーストラリア TGA の pregnancy category

- 発現頻度が高い副作用（主に 5 ％以上）

- 特徴的な貯法
  （「室温保存」等，大半の医薬品に該当する貯法は除く）

- T_{max} $T_{1/2}$ 等

—— 代表薬以外の薬または成分名 ——

アムバロ　高血圧＞Ca 拮抗薬＋ARB…エックスフォージ

同じ成分の代表薬または先発品

本書の構成

ページの左サイドには余白スペースがあり，自分なりの情報やコメントが書き込めます。

アイウエオ　抗てんかん薬　　　　　　　　　　　　　　　　　　　散 錠

脳内の神経細胞の興奮を抑えて，てんかん発作を起こりにくくする。

∧

 カキクケコ
・大脳神経細胞の Na^+ チャネル遮断➡興奮シグナル抑制。
・炭酸脱水酵素阻害➡Cl^- 流入➡抑制シグナル増強。

 体重・年齢ごとの製剤量（g ／mL ／包）
散20%

	1 日量 ＊分 1 〜 3
初期	0.01 〜 0.02g ／kg
維持	0.02 〜 0.04g ／kg ※Max0.06g ／kg

 ● 有益＞危険 D

 眠気。

 〔錠〕PTP 保存（一包化は適さない）。

⏱ 効果発現まで 1 〜 2 カ月。

（アムバロ　高血圧＞Ca 拮抗薬＋ARB…エックスフォージ

大まかな薬の説明。
他，メモ欄として活用。
○ 提案できる代替薬
○ 処方先のドクターの処方内容の特徴

本書の内容

【記載対象など】

本書では，注射剤や薬局で取扱うことの少ない医薬品（診断薬，消毒薬等）を除いた医薬品をほぼ網羅して掲載しています。

薬価基準収載品目および低用量ピル，ED治療剤，男性型脱毛症剤等を対象とし，さらに先発品を中心とした汎用薬，およびジェネリック品を五十音順に掲載しました。

【基本項目欄】

アイクルシグ　悪性腫瘍＞BCR/ABL チロシンキナーゼ阻害　　　　錠

● 先発品または代表薬（タイトルの大きめの青色文字の商品名）

・ブランド名（一部成分名）を記載しました。掲載数は約1,600ブランドです。

・ブランド名の最初に「強力」などの修飾語があるものはこれを"接頭語"とみなし，「ブランド名〔接頭語〕」（例：ポステリザン〔強力〕）の表記で五十音順に配列しました。

・薬効，薬効分類については，剤形により添付文書の表記や効能が違うものもあるため，極力まとめる方向で記載しました。

・剤形については記号で表記しました。使用している略号については巻末見返しにまとめました。ご参照ください。

アムバロ　高血圧＞Ca拮抗薬＋ARB…エックスフォージ

● ジェネリック医薬品を中心とした医薬品または一般名
（タイトルの小さめの青色文字の商品名，一般名）

・ブランド名（一部成分名）および一般名処方加算対象の一般名を記載しました。掲載数は約700ブランドです。

・ジェネリック医薬品を中心とした一部医薬品のうち，同じ成分の先発品あるいは代表薬がある品目は，ブランド名の後ろに薬効，薬効分類を記載し，該当する先発・代表薬を「…」の後に青文字で表示しました。ただし一部のジェネリック品については，先発・代表薬と同じように情報欄に内容を記載し，逆に一部の先発品は情報欄を割愛しているため，表記形式から先発やジェネリックの判断はできません。ご注意ください。

【薬の簡単な説明欄】

（ページ左側の茶文字）
各医薬品の説明を極力短く簡単な文章にまとめました。

【情報欄】

（ページ右側）

一般名や，薬の少し詳しい説明を記載しました。
その他，食品との相互作用や投与に際し避妊が必要なものなど比較的身近な注意事項等をまとめました。

用法のうち，食事の影響でタイミング指定されている等，ポイントとなる用法を記載しました。

体重や年齢で用量が決まる小児の粉・液体製剤の製剤量を表で記載しました。成分量ではなく，製剤量で記載しています。

禁忌疾患
添付文書における禁忌欄のうち比較的身近と思われる以下の禁忌（18疾患）に絞り（ただし重篤なものなど〈劇症肝炎・糖尿病性ケトアシドーシス等〉は除く），それを略号で記載しました。
（　）内は本文表記。

- 緑内障
- 喘息
- アスピリン喘息（アスピ喘息）
- 糖尿病
- 高血圧
- 前立腺肥大等を含む排尿障害（排尿障害）
- 消化性潰瘍
- 卵白アレルギー（卵白アレ）
- 牛乳アレルギー（牛乳アレ）
- 牛血液に過敏症（牛血過敏）
- 牛・豚タンパク質に過敏症（牛豚タンパク）
- てんかん
- 腎障害
- 肝障害
- 甲状腺機能亢進症（甲状腺亢進）
- パーキンソニズム，パーキンソン病（パーキン）
- 痛風
- 痔疾患

🐣 妊婦

● 国内添付文書の「妊婦」欄の簡略表記

🇦🇺 オーストラリア医薬品評価委員会による胎児危険度分類

(TGA Australian categorisation system for prescribing medicines in pregnancy: 以下，オーストラリア分類)

各医薬品のインタビューフォームでも参考資料として採用されているオーストラリア分類を記載しました

ただし，両国で著しく危険度が乖離している場合は，内容を考慮し，編集者の判断で記載しました。

なお，オーストラリア分類の各カテゴリー内容は以下のとおりです。

A……　多くの妊婦および妊娠可能年齢の女性に投与されており，奇形の発生頻度の上昇や，そのほか胎児への直接的または間接的な有害作用は確認されていない薬剤。

B1……　限られた数の妊婦および妊娠可能年齢の女性に投与されており，奇形の発生頻度の上昇や，そのほか胎児への直接的または間接的な有害作用は確認されていない薬剤。動物実験では，胎児への傷害の発生増加を示すエビデンスは確認されていない。

B2……　限られた数の妊婦および妊娠可能年齢の女性に投与されており，奇形の発生頻度の上昇や，そのほか胎児への直接的または間接的な有害作用は確認されていない薬剤。動物実験は不十分または存在しないが，入手可能なデータによると，胎児への傷害の発生増加を示すエビデンスはないことが確認されている。

B3……　限られた数の妊婦および妊娠可能年齢の女性に投与されており，奇形の発生頻度の上昇や，そのほか胎児への直接的または間接的な有害作用は確認されていない薬剤。動物実験では，胎児への傷害の発生増加が確認されているが，ヒトにおけるその重要性は不確かである。

C…… 薬理学的作用から，胎児または新生児に有害作用を引き起こす，または引き起こす疑いがあるが，催奇形性はない。それらの影響は可逆的な可能性もある。詳細は添付文書を参照。

D…… 胎児における奇形や不可逆的な傷害の発生頻度の増加を引き起こす，引き起こすと疑われる，または予測される薬剤。薬理学的な有害作用も伴う可能性がある。詳細は添付文書を参照。

X…… 胎児に恒久的な障害を引き起こす危険性がかなり高く，妊婦または妊娠の可能性のある女性には投与すべきではない薬剤。

副作用
発現頻度の高い副作用（主に 5% 以上）を記載しました。発現頻度の記載がないものは 5% 以上です。そのうち重大な副作用については，太字で表記しました。
また，添付文書上，「頻度不明」と読めるものは記載していないため，業務上，副作用の確認の重要性が高い場合は必ず添付文書を確認して下さい。

貯法
添付文書の貯法欄のうち，室温，防湿など，大半の薬剤に該当する貯法を除いた特徴的貯法（冷所保存など）を記載しました。

最高血中濃度到達時間や血中濃度半減期等。
一部の薬効の医薬品について，添付文書の「薬物動態」欄に記載の最高血中濃度到達時間および血中濃度半減期等を表記しました。表記した薬効は以下のとおりです。
・睡眠薬・抗不安薬・下剤
・片頭痛薬・糖尿病治療薬
・利尿薬・解熱・鎮痛薬
・鎮咳薬・去痰薬・オピオイド
・気管支拡張薬・抗ヒスタミン・抗アレルギー薬

内用薬

アイクルシグ　悪性腫瘍＞BCR/ABL チロシンキナーゼ阻害　錠

白血病に有用。

受容体刺激が無くても増殖シグナルを核に送り続ける異常タンパク質 BCR/ABL 融合タンパクを阻害し、増殖を抑制する。

 ボナチニブ

相互転座（Ph 染色体）による BCR/ABL 融合遺伝子が発現する異常タンパク質 BCR/ABL 融合タンパクが、受容体刺激が無くても増殖シグナルを出し続け癌細胞の増殖を促進。

BCR/ABL 融合タンパクのチロシンキナーゼ阻害➡増殖抑制、アポトーシス誘導。Ph 染色体陽性の CML、ALL に用いる。

★併注：グレープフルーツジュース。

★男女とも投与中・終了後一定期間は避妊。

 ● 投与不可　 D

 10％以上　骨髄抑制、高血圧、肝機能障害、体液貯留、感染症、頭痛、腹痛、便秘、悪心、発疹、皮膚乾燥、筋肉痛、関節痛、リパーゼ増加、疲労、発熱。

アイセントレス　HIV 薬＞インテグラーゼ阻害　錠

HIV が、HIV DNA を宿主細胞の DNA に組込むのを阻止する。

 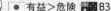 ラルテグラビル

ウイルス DNA を宿主 DNA へ組込むのに必要なインテグラーゼに結合し、宿主 DNA への組込み抑制➡増殖プロセス停止。

 ● 有益＞危険　B3

〔錠 600mg〕悪心。

アイトロール　狭心症＞硝酸薬　錠

心臓に近い太い血管を拡げる。

静脈を拡げる。

 一硝酸イソソルビド

NO 遊離による血管拡張。

◎静脈拡張➡血液を末梢にプール➡前

狭心症発作を予防。

負荷↓➡心筋O₂消費↓。
◎冠動脈拡張➡心筋へのO₂供給↑。
★併注：アルコール。

 緑内障

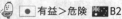 ● 有益＞危険 ■■B2

 頭痛。

アイピーディ　アレルギー性疾患＞Th2 サイトカイン阻害　　カ DS

アレルギー反応の初期段階で
様々な指示を出すTh2細胞の
働きを抑制する。

 スプラタスト

Th2 細胞が分泌するサイトカイン(IL-4,
IL-5) 産生↓➡IgE 産生↓，好酸球浸潤
抑制，メディエーター遊離↓等。
抗原に感作された初期段階に作用。
★口臭発現。★〔DS〕他剤との配合変
化が多い。

 体重・年齢ごとの製剤量(g ／ mL ／包)
DS5%

1回量	＊1日2回，朝・夕食後 ※各Max 1 日 6g
／ kg	0.06g ／ kg
3 〜 4 歳	0.75g
5 〜 10 歳	1.5g
11 歳〜	2g

 ● 有益＞危険

アイミクス　高血圧＞Ca 拮抗薬＋ARB　　錠

血圧を下げる。
◎血管を収縮させるAng Ⅱの
受容体を遮断する。
◎血管を拡げて血圧を下げ
る。

 イルベサルタン・アムロジピン

◆ARB：
①AT₁ 受容体拮抗➡血圧低下，アルドス
テロン分泌低下による利尿。
②AT₂ 受容体活性化➡心血管系保護。
◆Ca 拮抗：血管拡張，血圧↓。
★併注：グレープフルーツジュース。

● 投与不可

アカルボース　糖尿病＞α- グルコシダーゼ阻害（α-GI）　錠 OD

糖の消化・吸収を穏やかにする。
安全性が高く，食後の血糖値が高い人向き。

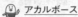 アカルボース

小腸での α- グルコシダーゼ阻害➡単糖へ分解抑制➡糖の消化・吸収遅延。
小腸で糖質と一緒になるよう服用。
未消化の糖が腸内細菌のエサになる➡ガス発生。

食直前。

 ● 投与不可　B3

腹部膨満・鼓腸，放屁増加，軟便。

アキネトン　パーキンソン病＞抗コリン　細 錠

脳内神経のバランスを整えてパーキンソン病の症状を緩和する。

 ビペリデン

ドパミン-ACh 神経が協調制御している黒質-線条体系における，ドパミン減少による ACh 優位を是正。
とくに筋固縮と振戦に奏効。
脳内の ACh 作用低下は認知症を悪化させる➡高齢者は注意。

緑内障

 ● 望非投与　B2

アクセノン　抗てんかん薬　末

脳内の神経細胞の興奮を抑えて，てんかん発作を起こりにくくする。

 エトトイン
機序不明。

 体重・年齢ごとの製剤量（g ／ mL ／包）
末

1 日量　＊分 4
0.5 ～ 1g

● 有益＞危険

アクタリット 抗リウマチ…オークル／モーバー

アクトス 糖尿病＞インスリン抵抗性改善　　　錠 OD

インスリンの感受性をよくする。
インスリンの効きが悪い人向き。

 ピオグリタゾン

小さな脂肪細胞を増やす。
①炎症性サイトカイン放出↓。
②インスリン抵抗性を改善するアディポネクチン分泌↑，抵抗性を惹起するTNF-α等分泌↓。
低血糖の危険が少ない。
脂肪細胞への糖取込み↑➡体重増加。
★女性：1日1回15mgからの開始が望ましい（浮腫防止）。

 ● 投与不可 ▓B3

浮腫，LDH及びCKの上昇。

アクトネル 骨粗鬆症＞ビスホスホネート製剤　　　錠

骨を壊す破骨細胞をアポトーシスさせて，骨形成に導く。

 リセドロン酸

ヒドロキシアパタイトと結合し破骨細胞に取り込まれる➡破骨細胞のアポトーシス誘導➡骨吸収↓。
★併注：水以外の飲料・食物（特に牛乳，乳製品などの高Ca含有飲食物）。★類薬でオレンジジュースやコーヒーでの服用で生物学的利用率低下。

 起床時，180mLの水で服用，水以外の飲食・他剤服用も避ける（吸収低下防止）。服用後30分は横にならない（食道炎防止）。

 ● 投与不可 ▓B3

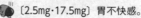 〔2.5mg・17.5mg〕胃不快感。

〔75mg〕下痢。

アグリリン　本態性血小板血症治療剤　カ

異常に増加した血小板数を減らす。

アナグレリド

血小板の前駆細胞である巨核球の形成や成熟を抑制➡血小板産生↓。
★女性：投与中・終了後一定期間は避妊。

● 有益＞危険　B3

10%以上 心障害，貧血，頭痛，呼吸困難，下痢，肝酵素上昇，末梢性浮腫，疲労。

アクロマイシンV　抗菌薬＞テトラサイクリン系　カ

細菌の翻訳過程を阻害し，タンパク質合成を阻害する（静菌的）。

テトラサイクリン

rRNA 小サブユニットに結合➡アミノアシルtRNA と mRNA の結合阻害➡タンパク質合成阻害➡増殖抑制。
スペクトルは広いが副作用が多い。
歯牙着色，骨発育不全➡小児は回避。
金属とキレート形成➡吸収阻害。
主なターゲット：リケッチア，クラミジア，マイコプラズマ等。
★多めの水で服用（食道潰瘍防止）。

● 有益＞危険　D

アコファイド　機能性ディスペプシア(FD) 治療剤　錠

消化管の動きを活発にする神経を刺激する。

アコチアミド

コリン作動性節後線維でAChE 阻害➡ACh 量↑➡消化管運動促進，胃排出促進。

食前（空腹時，食後は効果↓）。

● 有益>危険

アサコール　潰瘍性大腸炎>5-ASA 剤　　　　　　　　　　　　　　錠

腸の炎症部に直接作用して、
炎症を抑える。

 メサラジン
　　大腸選択性が高い pH 依存型。
　　大腸の粘膜下結合組織で、
　　①活性酸素産生↓
　　②アラキドン酸カスケード阻害
　　③サイトカイン産生↓

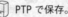 ● 有益>危険 🇦🇺C

📦 PTP で保存。

アザニン　免疫抑制薬>プリン代謝拮抗　　　　　　　　　　　　　錠

B細胞，キラーT細胞などの増殖
を抑制する。
・B細胞減➡抗体産生↓。
・キラーT細胞減➡殺細胞↓。

 アザチオプリン
　　◆B 細胞，キラー T 細胞のプリン代謝阻
　　害➡DNA 合成の材料合成できない➡ヘ
　　ルパー T 細胞のサイトカイン刺激を受け
　　ても増殖できない。
　　◆臓器移植時，クローン病，潰瘍性大腸
　　炎などに有用。
　　★投与中は男女共に避妊。

 ● 有益>危険 🇦🇺D

アザルフィジンEN　抗リウマチ　　　　　　　　　　　　　　　　錠

炎症性サイトカインの産生を抑
えて，リウマチの活動性を抑え
る。

 サラゾスルファピリジン
　　T 細胞，マクロファージなどを抑制➡抗
　　炎症，炎症性サイトカイン抑制。
　　効果発現が早い(1 〜 2 カ月)。
　　重篤な副作用も少ない。
　　★皮膚，爪，尿汗が黄赤変，ソフトコン
　　タクトが着色。

● 望非投与

 発疹。

効果発現まで1〜2カ月。

アシクロビル　抗ヘルペスウイルス薬…ゾビラックス
アジスロマイシン　抗菌薬＞マクロライド系…ジスロマック

アシテアダニ　ダニ抗原の減感作療法薬　　　　　　　　　　　舌

アレルゲンを体に少しずつ取り入れ，体に慣らしてアレルギー症状が出ないようにする。

 アレルゲンエキス
ダニ抗原によるアレルギー性鼻炎に対する減感作療法薬。
効果発現まで時間がかかる（数カ月〜数年）。
★服用の前後2時間は，激しい運動，アルコール摂取等を避ける。

完全に溶解するまで保持してから飲み込む。その後5分間は，うがいや飲食を控える。

 ● 有益＞危険

 口腔浮腫，口腔瘙痒感，口内炎，耳瘙痒感，咽喉刺激感，腹痛。

アシドレス　消化性潰瘍・胃炎治療剤…マーロックス

アシノン　胃酸分泌抑制＞H₂ブロッカー　　　　　　　　　　錠

胃酸の分泌を抑える。

 ニザチジン
壁細胞のH₂拮抗➡壁細胞表面のプロトンポンプ発現↓➡胃酸分泌↓。
◎PPIと比べて
・発現が早く，夜間も分泌抑制。
・効果が劣る，持続時間が短い。

 ● 有益＞危険 B3

アジャストA　便秘＞腸刺激性 〔錠〕

便を軟らかくし，大腸を刺激して排便を促す。

 センナエキス

腸粘膜刺激➡大腸運動促進，水分泌↑。
OTC下剤のほとんどに配合。依存性や連用による効果減弱，腸管麻痺あり。
★尿が黄褐色または赤色化。

● 有益＞危険

アジルバ　高血圧＞AngⅡ受容体拮抗(ARB) 〔顆〕〔錠〕

強力に血管を収縮するAngⅡの受容体を遮断。
・血管を拡げる
・体液を減らす
・心臓や腎臓を保護する

 アジルサルタン

①AT_1受容体拮抗
・血管収縮抑制➡血圧低下。
・アルドステロン分泌↓➡Na^+再吸収↓➡利尿，心負担減，K^+排泄↓。
・心臓など臓器リモデリング抑制。
②AT_2受容体活性化➡心血管系保護。
◎降圧作用はACE阻害薬より強め。
◎高K血症，血管浮腫に注意。
◎ブラジキニン関与による空咳がない。

 体重・年齢ごとの製剤量(g／mL／包)

顆粒1%

	1回量　＊1日1回 6歳以上	
50kg未満	0.25g ※Max 1日2g	
50kg以上	0.5g ※Max 1日4g	

 ● 投与不可

アジレクト　パーキンソン病＞ドパミン分解酵素(MAO-B) 阻害　錠

ドパミンの分解を抑えて，脳内ドパミン量を増やす。

 ラサギリン
脳内ドパミン作動性神経において，ドパミンを分解するMAO-B 阻害➡脳内ドパミン量↑。
★併注：たばこ，チラミン含有食品(チーズ，ビール，赤ワイン等)

 肝障害。

 ● 有益＞危険

 ジスキネジア。

アスコルビン酸　ビタミンC 製剤　末

ビタミンCを補充する。

 アスコルビン酸
コラーゲンの機能成熟などに関与。
毛細管出血，薬物中毒，副腎皮質機能障害，骨形成，色素沈着等に有用。
★牛乳その他の飲料に添加する際は加熱しない。

アストミン　中枢性鎮咳薬(非麻薬性)　散 錠 シ

咳中枢に作用し咳を止める。

 ジメモルファン
延髄咳中枢を直接抑制➡咳反射抑制。

 体重・年齢ごとの製剤量(g ／ mL ／包)

散 10%

	1回量　＊1日3回
8 〜 14 歳	0.1g

シロップ 0.25%

	1日量　＊分3
〜 1 歳	3 〜 4.5mL
2 〜 3 歳	5 〜 8mL
4 〜 6 歳	8 〜 11mL
7 〜 14 歳	12 〜 14mL

● 有益＞危険

 Tmax 1 〜 2hr

アズノール　表在性炎症疾患治療剤　　　　　　　　　　　錠

粘膜組織の炎症を抑え, 保護・修復する。

 アズレンスルホン酸Na

抗炎症, 創傷治癒促進作用により, 表在性の炎症を改善。
胃潰瘍, 胃炎, 咽頭炎, 口内炎等。

〔内服〕食前。

アスパラ-CA　カルシウム製剤　　　　　　　　　　　錠

カルシウムを補充する。

L- アスパラギン酸Ca

アスパラ　カリウム・マグネシウム製剤　　　　　　　錠

カリウムを補充する。

 L- アスパラギン酸K・L- アスパラギン酸Mg

Mg 欠乏合併時のK 補給に有用。
K, Mg は, 細胞膜電位の形成等と共に酸- 塩基平衡に関与。

 ● 有益＞危険

アスパラカリウム　カリウム製剤　　　　　　　　　散錠

カリウムを補充する。

 L- アスパラギン酸K

● 有益＞危険

〔錠〕PTP 保存（一包化は適さない）。

アスパラギン酸Ca〔L-〕　カルシウム製剤…アスパラ-CA
アスパラギン酸K〔L-〕　カリウム製剤…アスパラカリウム

アスピリン　NSAIDs ＞サリチル酸系　　　　　　　　末

炎症や発熱を起こしブラジキニンの発痛を増強させるPGの産生を抑える。

 アスピリン

細胞膜リン脂質から遊離されるアラキドン酸をPG に変換するCOX を阻害➡PG

合成↓➡鎮痛, 解熱, 抗炎症。
★併注：アルコール。

 体重・年齢ごとの製剤量(g ／ mL ／包)

末

	川崎病　1 日量
急性期	0.03 ～ 0.05g ／ kg ＊分 3
回復 ～慢性期	0.003 ～ 0.005g ／ kg ＊分 1

 アスピ喘息／消化性潰瘍

● 予定日 12 週以内は不可(他は有益＞危険)　C

アスピリン腸溶錠　抗血栓＞抗血小板＞アスピリン…バイアスピリン
アスファネート　抗血栓＞抗血小板＞アスピリン…バファリン(81mg)

アスペノン　不整脈＞Na⁺ チャネル遮断＞Ib 群　　　　　　　　[力]

心臓の拍動をつくる活動電位
の立ち上がりを抑え, 興奮が伝
わる速度を緩やかにし, 不整
脈を予防する。

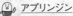 アプリンジン

心筋細胞内へのNa⁺ 流入↓➡活動電位
の立ち上がり抑制➡伝導速度↓。
◎活動電位幅を短縮。
◎ジソピラミド, メキシレチンより強力で
持続的。

● 投与不可

アスベリン　中枢性鎮咳薬(非麻薬性)　　　　　　　　[散][錠][シ][DS]

咳中枢に作用し咳を止める。

 チペピジン

延髄咳中枢を直接抑制➡咳反射抑制。
去痰作用もある。
★尿が赤変。

 体重・年齢ごとの製剤量(g ／ mL ／包)

1 日量　＊分 3			
シロップ		DS2%	散 10%
0.5%	2%		

~ 12 カ月	1 ~ 4mL	0.25 ~ 1mL	0.25 ~ 1g	0.05 ~ 0.2g
1 ~ 2 歳	2 ~ 5mL	0.5 ~ 1.25mL	0.5 ~ 1.25g	0.1 ~ 0.25g
3 ~ 5 歳	3 ~ 8mL	0.75 ~ 2mL	0.75 ~ 2g	0.15 ~ 0.4g

 ● 有益 > 危険

 [Tmax] 1.3hr [T1/2] 1.8hr

アズレン　表在性炎症疾患治療剤…アズノール
アズレンスルホン酸Na　表在性炎症疾患治療剤…アズノール
アズレンスルホン酸Na・L-グルタミン　胃炎・潰瘍治療剤…マーズレン

アズロキサ　胃粘膜保護・修復　　　　　　　　　　　　　　　　顆 錠

胃粘膜の炎症を抑え, 損傷部
位を保護・修復する。

 エグアレンNa
潰瘍部位を被覆保護し, 抗ペプシン,
防御因子増強により潰瘍治癒を促進。

● 有益 > 危険

アセチルシステイン　アセトアミノフェン中毒解毒剤　　　　　　液

アセトアミノフェン中毒の解毒
剤。

 アセチルシステイン
細胞内で毒性本体の代謝を促進。
アセトアミノフェンはOTCでの配合が多
く, 自殺企図等による中毒が多い。
★アセトアミノフェン摂取後なるべく早
く投与。8時間以内が望ましいが, 24
時間以内であれば有効。★希釈はソフト
ドリンクが望ましい。★開栓後の残液は
廃棄。

 ● 有益 > 危険 🇦🇺 B2

アセチルスピラマイシン　抗菌薬 > マクロライド系　　　　　　錠

細菌の翻訳過程を阻害し, タン
パク質合成を阻害する（静菌

 スピラマイシン酢酸エステル
大サブユニットrRNAに結合➡続きのアミ

的）。

ノアシルt-RNA がmRNA に結合できない
➡タンパク質合成阻害➡増殖抑制。

 ● 有益＞危険

アセトアミノフェン　アニリン系鎮痛解熱薬…カロナール

アゼプチン　アレルギー＞抗ヒスタミン（第2世代）　錠

アレルギー症状を誘発するヒス
タミンのH1受容体をブロック。
メディエーター放出も抑制。
そこそこ眠くなる。口喝は少な
い。

 アゼラスチン

◎H₁抗→痒み，鼻炎等を改善。
◎メディエータ遊離↓→アレルギー予防。
◎中枢移行少しあり→眠気，倦怠感。
◎抗コリン作用弱い→口渇，眼圧上昇，
　尿閉等が弱い。
★苦味感，味覚異常。

● 有益＞危険　B3

アゼラスチン　アレルギー＞抗ヒスタミン（第2世代）…アゼプチン
アゼルニジピン　高血圧＞Ca 拮抗薬…カルブロック
アゾセミド　利尿薬＞ループ系…ダイアート
アタバニン　整腸薬（ラクトミン製剤）…ビオフェルミン／ラックビー

アダプチノール　暗順応改善剤　錠

視野・暗順応改善する。

 ヘレニエン

光覚に関わるタンパク質ロドプシンの合
成↑→視野・暗順応改善。

アタラックス　抗アレルギー性緩和精神安定剤　散錠カシDS

抗アレルギー，抗不安，鎮静，制
吐作用など。

 ヒドロキシジン

自律神経の安定化，筋弛緩，制吐など
多面的な中枢抑制作用をもつ。
各疾患を伴った不安，緊張，うつ症状
を改善。鎮痒作用も有する。
★併注：アルコール。

 ● 投与不可　A

アダラート　高血圧, 狭心症＞Ca 拮抗薬　[錠]

血管を拡げて血圧を下げる。
心臓の負担を減らし, 狭心症
発作を予防する。

 ニフェジピン
①血管平滑筋 Ca^{2+} チャネル遮断➡Ca^{2+}
流入↓➡平滑筋弛緩➡血管拡張, 血圧
↓。
②冠血管拡張, 末梢血管抵抗↓➡後負
荷↓➡抗狭心症。
◎Ca 拮抗作用としては①が主。
★併注：グレープフルーツジュース。

● 有益＞危険(動物で催奇形性等報
告) C

アーチスト　高血圧, 狭心症, 不整脈, 心不全＞α1β遮断　[錠]

交感神経の働きを抑えて,
◎心臓の負担を軽くする
◎血管を拡げて血圧を下げ
る。

 カルベジロール
◎血管平滑筋 $α_1$ 遮断➡血管拡張。
◎心臓 $β_1$ 遮断➡心拍数↓心拍出量↓➡
心負担減。
$β_2$ 遮断➡気管支収縮(副作用)。
徐脈, 起立性低血圧に注意。
★慢性心不全を合併する患者は慢性心
不全の用法に従う。

喘息

● 投与不可 C

虚血性心疾患・拡張型心筋症に基づく
慢性心不全 めまい, 血糖値上昇, 尿糖,
LDH 上昇, 総コレステロール上昇, CK 上
昇, AST 上昇, ALT 上昇, 腎機能障害。

アデカット　高血圧＞ACE 阻害薬　[錠]

強力に血管を収縮するAng Ⅱ
の産生を阻害。
・血管を拡げる

 デラプリル
①AngⅠからAng Ⅱへの変換を阻害➡
Ang Ⅱ産生↓。
・血管収縮抑制➡血圧低下。

・体液量を減らす
・心臓や腎臓を保護する

・アルドステロン分泌↓➡Na⁺再吸収↓➡利尿，心負担減，K⁺排泄↓。
・心臓など臓器リモデリング抑制。
②ブラジキニン分解↓➡血管拡張，空咳。
空咳，高K血症，血管浮腫に注意。

 ● 投与不可

アテディオ　高血圧＞Ca拮抗薬＋ARB　錠

血圧を下げる。
◎血管を収縮させるAngⅡの受容体を遮断する。
◎血管を拡げて血圧を下げる。

 バルサルタン・シルニジピン

◆ARB：
①AT₁受容体拮抗➡血圧低下，利尿。
②AT₂受容体活性化➡心血管系保護。
◆Ca拮抗：血管拡張，血圧↓。
交感神経抑制作用もあるので頻脈を起こしにくい。
★併注：グレープフルーツジュース。

● 投与不可

アテノロール　高血圧，狭心症，不整脈＞β1遮断…テノーミン

アデホス　代謝賦活剤(ATP製剤)　顆錠

めまい＞耳の中や脳の血流を良くして症状を改善。
ほか，血流改善により様々な症状を改善(頭部外傷後遺症，眼精疲労，胃炎など)。

 アデノシン三リン酸

血管拡張➡臓器の血流増加，代謝賦活。
・椎骨・総頚動脈血流を増加。
・胃粘膜の粘液量を増加させる。

 ● 望非投与　B2

アデムパス　可溶性グアニル酸シクラーゼ(sGC)刺激剤　錠

肺動脈血管を拡げ，肺循環を改善する。

 リオシグアト

心肺血管系で血管拡張に関わる酵素sGC活性化➡細胞内cGMP産生↑➡肺動脈拡張。
★女性：服用開始後は避妊。★禁煙(喫煙者は血漿中濃度↓)。

● 投与不可　 X

10%以上 頭痛，浮動性めまい，消化不良。

アテレック　高血圧＞Ca 拮抗薬　　　　　　　　　　錠

血管を拡げて血圧を下げる。

　シルニジピン
血管平滑筋Ca^{2+} チャネル遮断➡Ca^{2+} 流入↓➡平滑筋弛緩➡血管拡張，血圧↓。
Ca 拮抗作用としては血管拡張が主。
交感神経抑制作用もあり頻脈を起こしにくい。
★併注：グレープフルーツジュース。

　● 投与不可

アーテン　パーキンソン病＞抗コリン　　　　　　　散 錠

脳内神経のバランスを整えてパーキンソン病の症状を緩和する。

　トリヘキシフェニジル
ドパミン-ACh 神経が協調制御している黒質- 線条体系における，ドパミン減少によるACh 優位を是正。
とくに筋固縮と振戦に奏効。
脳内のACh 作用低下は認知症を悪化させる➡高齢者は注意。

　緑内障

　● 望非投与　 B1

アドシルカ　肺動脈性肺高血圧＞PDE5 阻害　　　　錠

肺動脈血管を拡げ，肺循環を改善する。

　タダラフィル
肺動脈平滑筋でcGMP の分解酵素PDE5 を阻害➡cGMP ↑➡血管拡張。
★併注：グレープフルーツジュース。

　● 有益＞危険　 B1

潮紅，悪心，消化不良，筋痛，背部痛，

頭痛。

アトーゼット　脂質異常＞小腸Chトランスポーター阻害＋スタチン 〔錠〕

血中のLDLを下げる。
◎食事や胆汁のコレステロール
吸収阻害。
◎肝でのコレステロール合成阻
害。
◎血中から肝へLDL取込み増
加。

 エゼチミブ・アトルバスタチン

◆小腸でのCh吸収阻害。
脂溶性ビタミン吸収に影響ない。
◆スタチン：強力に血中LDL-Ch↓。
①肝細胞内のCh合成↓。
②血中からのLDL-Ch取込み↑。
横紋筋融解症に注意。
★授乳婦投与不可。★併注：グレープフ
ルーツジュース。

 ● 投与不可 🇦🇺D

📦 PTP保存。

アドソルビン　消化管用吸着剤 〔末〕

腸の炎症と下痢を抑える。

 天然ケイ酸アルミニウム

腸管内の水分や有害物質を吸着して，
炎症を防ぎ，下痢を改善する。

🧴 ● 有益＞危険

アドナ　対血管薬剤 〔散〕〔錠〕

血管を強くする。

血管の透過性を抑え，中のもの
が外に漏れ出さないように
する。

カルバゾクロム

◎炎症物質（ブラジキニンなど）による
血管透過性を抑える。
◎血管壁を構成しているヒアルロン酸の
分解を抑える。
★尿が橙色になるおそれ。

アドビオール　不整脈＞非選択β遮断（Ⅱ群） 〔錠〕
　　　　　　　狭心症＞非選択β遮断

交感神経の働きを抑えて，

ブフェトロール

◎心臓の負担を軽くする
◎血管を拡げて血圧を下げる

◎心臓β_1遮断➡心拍数↓心拍出量↓➡心負減。
◎長期ではレニン産生↓➡降圧効果。
β_2遮断➡気管支収縮(副作用)
徐脈，喘息に注意。

喘息

● 投与不可

アトモキセチン　AD/HD治療薬…ストラテラ
アトルバスタチン　脂質異常＞HMG-CoA還元酵素阻害(スタチン)…リピトール
アナストロゾール　閉経後乳癌＞アロマターゼ阻害…アリミデックス

アナフラニール　抗うつ薬＞三環系　　錠

ノルアドレナリン(NA)，セロトニン再取込みを阻害しシナプス間隙量を増やす。

セロトニンは不安，脅迫，NAは意欲低下，疼痛等を改善。

クロミプラミン

モノアミントランスポーター阻害➡シナプス間隙のセロトニン，NA濃度↑。
セロトニン再取込み阻害が強い。
遺尿症にも有用。
強力だが副作用が多い(抗コリンによる口喝，排尿障害等)。
★コンタクトで角膜上皮障害発現。
★併注：アルコール。

緑内障／排尿障害

● 望非投与　C

アバプロ　高血圧＞AngⅡ受容体拮抗(ARB)　　錠

強力に血管を収縮するAngⅡの受容体を遮断。
・血管を拡げる
・体液量を減らす
・心臓や腎臓を保護する

イルベサルタン

①AT$_1$受容体拮抗
・血管収縮抑制➡血圧低下。
・アルドステロン分泌↓➡Na$^+$再吸収↓➡利尿，心負減，K$^+$排泄↓。
・心臓など臓器リモデリング抑制。
②AT$_2$受容体活性化➡心血管系保護。

◎降圧作用はACE阻害薬より強め。
◎高K血症，血管浮腫に注意。
◎空咳がない。

 ● 投与不可 🔵 D

アフィニトール　悪性腫瘍＞mTOR阻害　〔錠〕

癌細胞の核に増殖や抗アポトーシス，VEGF産生などを促すシグナル伝達系を阻害し，増殖を抑制する。

 エベロリムス
増殖や抗アポトーシス，VEGF産生などを調節するシグナル伝達系の下流を中継するmTORを阻害➡増殖抑制，血管新生阻止，アポトーシス誘導。
VEGF産生阻害作用もある。
★女性：投与中・終了から最低8週間は避妊。★併注：グレープフルーツジュース。

🍴 食後か空腹時，一定の条件で（食事で吸収↓）。

 ● 投与不可 🔵 C

 10%以上 間質性肺疾患，感染症，貧血，口内炎，食欲減退，高コレステロール血症，味覚異常，咳嗽，下痢，悪心，発疹，疲労，無力症，浮腫。

📦 PTP保存。

アブストラル　鎮痛＞オピオイド＞麻薬　〔舌〕

痛覚伝導路に作用する強力な痛み止め。

口腔粘膜吸収で，癌性疼痛の突出痛に有用。

 フェンタニル
オピオイドμ受容体刺激➡脊髄，脳レベルでの痛みの閾値↑➡鎮痛。
鎮痛作用はオキシコドンより強力，モルヒネの50〜100倍。
他オピオイドより便秘が生じにくい。
悪心嘔吐は耐性獲得で次第に消失。
★日数制限：14日★噛んだり舐めたり

しない（吸収↓）。★併注：アルコール，グレープフルーツジュース。★含量の異なる錠剤を同時に交付しない（誤用防止）。★未使用製剤は病院又は薬局へ返却。★誤って飲み込んだら1回の投与とし，再投与しない。

 間隔2時間以上。1日4回まで。

 ● 有益＞危険 🏳C

 便秘，悪心，嘔吐，傾眠。

 シート保存。

⏱ T_{max} 0.5 ～ 1hr $T_{1/2}$ 5 ～ 13.5hr

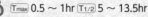
アプリンジン　不整脈＞Na^+チャネル遮断＞Ib群…アスペノン

アプレース　胃粘膜保護＞粘膜血流改善　　　　　　　　　　細 錠

胃粘膜の炎症を抑え，損傷部位を保護・修復する。

 トロキシピド

胃粘膜保護，胃粘膜タンパク質産生，重炭酸イオン分泌，PG合成促進など。

 ● 有益＞危険

アプレゾリン　高血圧＞血管拡張　　　　　　　　　　　　　散 錠

速効性の降圧薬。

主に妊娠高血圧症候群に用いる。

 ヒドララジン

血管平滑筋に直接作用し血管を拡張。副作用が多いので，通常の降圧薬としては使わない。

 ● 有益＞危険 🏳C

アプレピタント　制吐薬＞選択的NK1拮抗…イメンド
アフロクアロン　筋緊張改善剤…アロフト

アベロックス　抗菌薬＞ニューキノロン系　　　　　　　　　　錠

DNA合成時のDNAのねじれ解　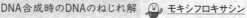 モキシフロキサシン

消を阻害し，DNA合成を阻害する（殺菌性）。

細菌のDNA複製時，DNAを切断・再結合してDNAのねじれを解消するトポイソメラーゼを阻害➡DNA合成阻害➡溶菌。
スペクトルが広い（クラミジア，マイコプラズマ等）。
呼吸器感染症等に有用。

 ● 投与不可　B3

アヘン　鎮痛・止瀉剤＞オピオイド　　　　末散液

◎強い痛みを抑える。
◎咳を鎮める。
◎下痢を止める。

 アヘン
アルカロイドを多く含むオピオイド受容体作用薬。
鎮痛，鎮咳，止瀉薬などに用いる。
★日数制限：14日★併注：アルコール。
★薬が不要になったら病院又は薬局へ返却。

 ● 有益＞危険

アボルブ　前立腺肥大＞5α還元酵素阻害　　　カ

前立腺肥大を成長させる男性ホルモンの産生を阻害する。

 デュタステリド
テストステロンを男性ホルモン作用が強いジヒドロテストステロンへ変換する5α還元酵素阻害➡前立腺肥大縮小。
効果発現に時間がかかる（12カ月程）。
★女性や小児がカプセルから漏れた薬剤に触れたら，直ちに石鹸で洗う（経皮吸収されるため）。★小児は投与不可。★男性型脱毛症の治療目的で処方された場合は保険給付の対象外。

 ● 女性不可　X

PTPのまま保存。

 効果判定は6カ月の治療が必要。

アマージ　片頭痛＞トリプタン系 〔錠〕

頭痛発作時に過度に拡張した脳血管を収縮する。

発作が起きたらすぐ服用。予防効果はない。

 ナラトリプタン

脳血管，三叉神経の 5-HT$_{1B/1D}$ 刺激➡過度に拡張した頭蓋内外の血管を収縮➡神経原生炎症を抑える。
長時間作用型。

 追加は 4 時間以上あける。1 日総量 5mg まで。予防不可。

 高血圧

 ● 有益＞危険　B3

 T_{max} 2.4 〜 2.7hr　$T_{1/2}$ 5.1 〜 5.4hr

アマリール　糖尿病＞SU 薬（第 3 世代） 〔錠〕

インスリンの分泌を促進する。

常時，血糖値が高い人向き。

 グリメピリド

膵 β 細胞のSU 受容体刺激➡インスリン分泌を強力に促進。
常時作用するので空腹時高血糖に適しているが，低血糖を起こしやすい。
細胞への糖取込み↑➡体重増加。
インスリン抵抗性改善作用がある。

 ● 投与不可　C

アマルエット	高血圧 or 狭心症＋脂質異常＞Ca 拮抗＋スタチン	…カデュエット
アマンタジン	パーキンソン病＞ドパミン遊離促進　精神活動改善薬	…シンメトレル
アミオダロン	不整脈＞K$^+$ チャネル遮断（第Ⅲ群）	…アンカロン

アミサリン　不整脈＞Na$^+$ チャネル遮断＞Ia 群 〔錠〕

心臓の拍動をつくる活動電位の立ち上がりを抑え，興奮が伝わる速度を緩やかにし，不整脈を予防する。

 プロカインアミド

心筋細胞へのNa$^+$ 流入↓➡活動電位の立ち上がり抑制➡伝導速度↓，不応期延長，自動能抑制。

K⁺チャネル遮断➡活動電位幅延長。
◎催不整脈に注意。

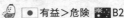 ● 有益＞危険 ■ B2

アミティーザ　便秘＞Cl⁻チャネル活性化　　　　　　　　　　　　　　カ

便を軟らかくして排便しやすく
する。

 ルビプロストン
小腸上皮のCl⁻チャネル活性化➡腸管内
への水分泌↑➡便の水含有量↑。
◎初期は嘔気が出やすい(消化管運動
改善薬を併用)。
★女性：服用中は避妊。

● 投与不可

下痢，悪心，腹痛，胸部不快感。

アミトリプチリン　抗うつ薬＞三環系…トリプタノール
アミノバクト　分岐鎖アミノ酸製剤…リーバクト

アミノレバンEN　肝不全用栄養剤　　　　　　　　　　　　　　　　散

慢性肝不全患者の栄養状態
を改善。

 肝不全用成分栄養剤
◎筋肉のアンモニアの代謝を促進。
◎芳香族アミノ酸(フェニルアラニン，チ
ロシン)の脳への移行抑制。
★熱湯での溶解は避ける★生果実
ジュースと混ぜるとゲル化する。

牛乳アレ

● 妊娠3カ月以内は用量等留意，そ
の他は有益＞危険

調整後10時間以内(保存は冷所)。

アミユー　腎不全用必須アミノ酸製剤　　　　　　　　　　　　　　顆

腎不全時に不足するアミノ酸を
補給する。

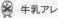 総合アミノ酸製剤
血中尿素窒素・血清クレアチニン値の上
昇を抑制し，血清総タンパク・アルブミン

を増加。貧血傾向を改善。

 ● 有益＞危険

アムノレイク　急性前骨髄球性白血病＞分化誘導 〔錠〕

成熟できずに増殖していく異常な白血球芽細胞を, 成熟させて減らす。

 タミバロテン

APL により産生され, 白血球芽細胞の分化を阻害する異常タンパクの働きを阻害➡分化回復。
★併注：グレープフルーツジュース。
★女性は投与前1カ月〜投与後2年間, 男性は投与中〜投与後6カ月間は避妊。性腺に対する影響を考慮。

食後が望ましい(高齢者など低胃酸状態は効果↑)。

 ● 投与不可

分化症候群, 感染症, 白血球増加症, 頭痛, 発疹, 皮膚乾燥, 湿疹, 剥脱性皮膚炎, 骨痛, 関節痛, 発熱, 白血球数増加, ヘモグロビン減少, AST 増加, ALT 増加, LDH 増加, ALP 増加, TG 増加, TC 増加, 毛包炎, CRP 増加。

アムバロ　高血圧＞Ca 拮抗薬＋ARB…エックスフォージ
アムロジピン　高血圧, 狭心症＞Ca 拮抗薬…アムロジン／ノルバスク
アムロジピン・アトルバスタチン　高血圧 or 狭心症＋脂質異常＞Ca 拮抗＋スタチン…カデュエット

アムロジン　高血圧, 狭心症＞Ca 拮抗薬 〔錠〕〔OD〕

血管を拡げて血圧を下げる。
心臓の負担を減らし, 狭心症発作を予防する。

 アムロジピン

①血管平滑筋Ca²⁺ チャネル遮断➡Ca²⁺流入↓➡平滑筋弛緩➡血管拡張, 血圧↓。
②冠血管拡張, 末梢血管抵抗↓➡後負荷↓➡抗狭心症。

◎Ca 拮抗作用としては①が主。
★併注：グレープフルーツジュース。

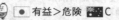 ● 有益＞危険 ■■■ C

分割後は早めに使用（普通錠は遮光で30 日以内）。

アメジニウム　本態性・起立性・透析時低血圧治療剤…リズミック

アメナリーフ　抗ヘルペスウイルス薬　錠

ヘルペスウイルスのDNA合成を阻害し, 増殖を抑える。

 アメナメビル

ウイルスDNA の複製に必須な酵素活性を阻害➡二本鎖DNA の開裂, RNA プライマーの合成抑制➡DNA 複製阻害。
★併注：グレープフルーツジュース。

食後（空腹時で吸収↓）。〔帯状疱疹〕投与開始は皮疹出現後 5 日以内。

 ● 有益＞危険

アメパロモ　腸管アメーバ症治療剤　カ

アメーバ赤痢の再発防止, 無症候キャリアに用いる。

 パロモマイシン

アミノグリコシド系抗菌薬。
消化管から吸収されにくく, 腸管内の赤痢アメーバ（原虫及びシスト）に高濃度で作用。
★女性：投与中は避妊。

効果を確実に得るため必ず 10 日間服用。

 ● 有益＞危険

アモキサン　抗うつ薬＞三環系　細カ

ノルアドレナリン（NA）, セロトニン再取込みを阻害しシナプス間

 アモキサピン

モノアミントランスポーター阻害➡シナプ

隙量を増やす。

セロトニンは不安, 脅迫, NAは意欲低下, 疼痛等を改善。

ス間隙のセロトニン, NA濃度↑。
速効で強力な抗うつ, 精神賦活作用。
D₂遮断作用➡幻覚, 妄想等に効果。
★併注：アルコール。

 緑内障

 ● 有益＞危険

 眠気, 不眠, 口喝, 便秘, めまい。

アモキシシリン　抗菌薬＞ペニシリン系…サワシリン／パセトシン

アモバン　睡眠薬＞非BZD系(超短時間型)　　　　　　　　　錠

神経細胞の興奮を抑えて, 睡眠障害を改善する。

 ゾピクロン

抑制性GABA_A受容体機能↑➡Cl⁻チャネル開口頻度↑➡過分極➡神経細胞の興奮↓。
筋弛緩作用が弱く, 転倒の危険が少ないので高齢者で使いやすい。
★日数制限：30日★併注：アルコール。

 ● 有益＞危険　C

 口中のにがみ。

 Tmax 0.8 ～ 1.2hr　T1/2 3.7 ～ 3.9hr

アラセプリル　高血圧＞ACE阻害薬…セタプリル

アラバ　抗リウマチ＞免疫抑制＞ピリミジン拮抗　　　　　　錠

過剰な免疫反応を抑制し, リウマチの活動性を抑える。

 レフルノミド

リンパ球のピリミジン代謝を阻害➡DNA合成の材料が合成できない➡DNA合成できない➡リンパ球増殖できない。
★女性：投与中・終了後安全な妊娠が可能になるまで避妊。男性：投与中は避妊。★授乳婦：投与不可(児に毒性)。
★併注：アルコール。

肝障害

 ● 投与不可 X

下痢。

効果発現まで2週～3カ月。

アリセプト　アルツハイマー型, レビー小体型認知症　細錠OD ゼ DS
>コリンエステラーゼ阻害

記憶形成に関わる脳内のアセ
チルコリン量を増やし, 認知機
能の低下を抑える。

ドネペジル

変性したACh作動性神経細胞により産
生量低下したAChに対し, ChEを阻害
➡シナプス間隙ACh量↑➡AD進行抑制。
消化器系副作用が多い(少量開始)。
★3mg／日投与は消化器系の副作用軽
減目的。有効用量ではない。

● 有益>危険  B3

〔ゼリー〕上下の向きに注意して保存。

アーリーダ　前立腺癌>抗アンドロゲン　錠

前立腺癌は男性ホルモン作用
で増殖が促進するので, 男性
ホルモンの作用を抑える。

アパルタミド

アンドロゲン受容体に結合➡転写を抑制
➡前立腺癌の増殖抑制。

 D

食欲減退, 皮疹, 瘙痒症, ほてり, 悪心,
下痢, 疲労。

アリチア　複合ビタミンB剤　錠

ビタミンB群を補充する。

チアミンジスルフィド・B6・B12

ビタミンB群の配合により, 様々な代謝
障害を相乗的に改善。

アリナミンF　ビタミンB1 誘導体　　　　　　　　　　錠

ビタミンB1を補充する。

🙂 **フルスルチアミン**
補酵素としてグルコース代謝に関与。

🍚 食直後。

アリピプラゾール　抗精神病>ドパミンD₂ 部分アゴニスト(DPA) …エビリファイ

アリミデックス　閉経後乳癌>アロマターゼ阻害　　　　錠

乳癌は女性ホルモン作用で増
殖が促進するので，女性ホルモ
ンの合成を抑える。

🙂 **アナストロゾール**
閉経後の主要なエストロゲンの供給元で
あるアンドロゲン(副腎から分泌)をエス
トロゲンへ変換する酵素アロマターゼを
阻害➡エストロゲン合成↓。

🤰 ● 投与不可　🇦🇺 C

💊 白血球減少。

アリメジン　アレルギー>抗ヒスタミン(第1世代)　　　シ

アレルギー症状を誘発するヒス
タミンの受容体をブロックする。
眠くなる。喉も渇く。

🙂 **アリメマジン**
◎H₁ 拮抗➡痒み，鼻炎等を改善。
◎中枢移行あり➡眠気，倦怠感。
◎抗コリン➡口渇，眼圧上昇，尿閉等。
★併注：アルコール。

😷 緑内障／排尿障害

🤰 ● 有益>危険　🇦🇺 C

アルギU　尿素サイクル異常症剤　　　　　　　　　　顆

体内にたまったアンモニアを無
毒化して排泄する。

🙂 **L-アルギニン**
アンモニアを尿素に変換する尿素サイク
ルに必要なアルギニンを補充➡尿素サイ
クル回る➡アンモニアの無毒化，排出↑
➡高アンモニア血症を予防。

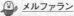 ● 有益＞危険

アルケラン　悪性腫瘍＞アルキル化薬＞マスタード類　　　　　　　錠

DNAの二重らせん構造を固定してDNA合成を阻害する。

 メルファラン

DNAをアルキル化➡架橋形成して二重鎖を固定➡ほぐれない➡DNA複製できない➡細胞死。
◎悪心嘔吐は白金製剤ほどではない。
★男女：投与中・終了後一定期間は避妊。

 ● 望非投与　🇦🇺 D

🗄 2〜8℃保存。

アルサルミン　胃粘膜保護・修復　　　　　　　　　　　　　　細 液

胃粘膜を修復，保護する。

🧑 スクラルファート

潰瘍，胃炎病巣部に保護膜を形成。

🧑 🇦🇺 B1

アルジオキサ　胃粘膜保護・修復　　　　　　　　　　　　　顆 錠

消化管粘膜を保護し，炎症部位を修復する。

🧑 アルジオキサ

損傷部位の組織修復作用を中心とした防御因子増強作用を有する。
緩和な制酸・抗ペプシン作用もある。

 ● 有益＞危険

アルセノール　高血圧，狭心症，不整脈＞β1遮断…テノーミン

アルダクトンA　利尿薬＞抗アルドステロン性(K保持性)　　　細 錠

尿量を増やしてむくみをとる。
血圧を下げる。
穏やかな利尿薬。

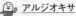 スピロノラクトン

アルドステロン受容体阻害。
◎Na^+再吸収↓➡連動して水再吸収↓。
◎$Na^+/K^+ATPase$抑制➡K^+保持。

作用は穏やかでループ系と相性がよい。
高K血症に注意。

 ● 有益＞危険 B3

 Tmax 2.8hr T1/2 β12hr

アルタット　胃酸分泌抑制＞H₂ ブロッカー　　　　　　　　　細 力

胃酸の分泌を抑える。

 ロキサチジン

壁細胞のH₂ 拮抗➡壁細胞表面のプロト
ンポンプ発現↓➡胃酸分泌↓。
◎PPI と比べて
・発現が早く，夜間も分泌抑制。
・効果が劣る，持続時間が短い。

体重・年齢ごとの製剤量(g ／ mL ／包)

細粒 20%

	1 回量
*胃・十二指腸潰瘍等 1 日 2 回，朝食後・寝前 or 夕食後 *麻酔前投薬 2 回(手術前日・当日) *胃粘膜病変 1 日 1 回，寝前 or 夕食後	
～ 29kg	0.1875g
30kg ～	0.375g

 ● 有益＞危険

アルドメット　高血圧＞中枢性α 2 刺激　　　　　　　　　　　錠

血管をコントロールする中枢神
経に作用して血圧を下げる。

 メチルドパ

血管運動中枢のα₂ 刺激➡心血管系の交
感神経活動を抑制➡血圧低下。

 肝障害

 ● 有益＞危険 A

アルファカルシドール　活性型ビタミンD3 剤…アルファロール／ワンアルファ

アルファロール　活性型ビタミンD3 製剤　　　　散 力 液

◎腸管からのCa吸収促進。

◎破骨細胞の機能を抑制。

◎骨吸収を促進する副甲状腺からのPTH分泌を抑制。

 アルファカルシドール

◎腸管からのCa 吸収↑➡血清Ca 値↑，副甲状腺ホルモンPTH 分泌↓➡骨吸収↓。

◎RANKL の発現↓➡破骨細胞活性↓。

 体重・年齢ごとの製剤量(g ／ mL ／包)

散 1 μg ／ g

	1 日量　＊分1	
	骨粗鬆症	その他
バラ(瓶)	0.01 ～ 0.03g ／ kg	0.05 ～ 0.1g ／ kg
1 包 (0.25g)中: 0.25 μg	0.04 ～ 0.12 包／ kg	0.2 ～ 0.4 包 ／ kg
1 包(0.5g) 中：0.5 μg	0.02 ～ 0.06 包／ kg	0.1 ～ 0.2 包 ／ kg
1 包(1g) 中：1 μg	0.01 ～ 0.03 包／ kg	0.05 ～ 0.1 包／ kg

液 0.5 μg ／ mL

	1 日量　＊分1	
	骨粗鬆症	その他
小児	0.02 ～ 0.06mL ／ kg	0.1 ～ 0.2mL ／ kg
未熟児	0.016 ～ 0.2mL ／ kg	

 ● 有益＞危険

 〔散〕2 週間以上の投薬は冷蔵。

アルプラゾラム　抗不安，睡眠薬＞BZD 系＞中時間型…コンスタン／ソラナックス

アルボ　NSAIDs＞プロピオン酸系　　　　錠

炎症や発熱を起こしブラジキニンの発痛を増強させるPGの産生を抑える。

 オキサプロジン

細胞膜リン脂質から遊離されるアラキドン酸をPG に変換するCOX を阻害➡PG

合成↓➡鎮痛, 解熱, 抗炎症。

 アスピ喘息／消化性潰瘍

 ● 投与不可

 T_{max} 3.7hr $T_{1/2}$ 50hr

アルミノニッパスカルシウム　抗結核薬　顆

結核菌のDNA合成を阻害する。

 アルミノパラアミノサリチル酸Ca
p-アミノ安息香酸と競合して, ジヒドロ葉酸の合成阻害➡核酸合成阻害。

 ● 望非投与

アルロイドG　胃粘膜保護, 制酸薬　顆液

胃粘膜を保護する。胃酸を中和する。

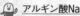 アルギン酸Na
胃や食道の粘膜表面に付着し保護する。逆流してきた胃酸を中和する。
即効性があるが, 一時的。

 空腹時。

 〔液〕開封後冷所。

アルンブリグ　悪性腫瘍＞ALK チロシンキナーゼ阻害　錠

適応:非小細胞肺癌。
受容体刺激が無くても増殖シグナルを核に送り続けるALK融合タンパクのチロシンキナーゼを阻害し, 増殖を抑制する。

 ブリグチニブ
ALK 遺伝子の転座により発現され, 癌細胞の増殖を恒常的に促進する異常融合タンパクのALK チロシンキナーゼを阻害➡増殖抑制, アポトーシス誘導。
ALK 融合遺伝子陽性例に有効。
★女性・男性:投与中・終了後一定期間は避妊。★併注:グレープフルーツジュース。

 ● 有益＞危険　D

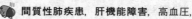 間質性肺疾患, 肝機能障害, 高血圧,

下痢，悪心，CK 上昇，発疹，リパーゼ
上昇，アミラーゼ上昇，咳嗽，口内炎，
嘔吐，便秘，食欲減退，腹痛，筋肉痛，
光線過敏性反応，瘙痒症，疲労。

アレギサール　アレルギー性疾患＞メディエーター遊離抑制　　　錠 DS

アレルギー誘発物質の遊離を
抑え，喘息や鼻炎を予防。
効果発現まで数週間かかる。

 ペミロラスト

マスト細胞からのメディエーター(ヒスタミン，LT 等) 遊離↓➡アレルギー予防。
好中球の遊走抑制作用もある。

 体重・年齢ごとの製剤量(g ／ mL ／包)

DS0.5%

1 回量	＊1日2回, 朝食後・寝前	
	喘息	鼻炎
／kg	0.04g ／ kg	0.02g ／ kg
1 ～ 4 歳	0.5g	0.25g
5 ～ 10 歳	1g	0.5g
11 歳～	2g	1g

 ● 投与不可

アレグラ　アレルギー＞抗ヒスタミン(第 2 世代)　　　錠 DS

アレルギー症状を誘発するヒス
タミンのH1受容体をブロック。
メディエーター放出も抑制。
眠くなりにくい。口喝も少ない。

 フェキソフェナジン

◎H₁ 拮抗➡痒み，鼻炎等を改善。
◎メディエータ遊離↓➡アレルギー予防。
◎中枢移行少ない➡眠くならない。
◎抗コリン作用弱い➡口渇，眼圧上昇，尿閉等が弱い。

 体重・年齢ごとの製剤量(g ／ mL ／包)

DS5%

1 回量 ＊1日2回
6 カ月～ 1 歳　0.3g

2～11歳	0.6g	

 ● 有益＞危険 ■■B2

アレジオン　アレルギー＞抗ヒスタミン（第2世代）　錠 DS

アレルギー症状を誘発するヒスタミンのH1受容体をブロック。
メディエーター放出も抑制。
眠くなりにくい。口喝も少ない。

 エピナスチン

◎H₁拮抗➡痒み，鼻炎等を改善。
◎メディエータ遊離↓➡アレルギー予防。
◎中枢移行少ない➡眠くならない。
◎抗コリン作用弱い➡口渇，眼圧上昇，尿閉等が弱い。
★〔DS〕原則，他剤との配合不可（含量↓）。

体重・年齢ごとの製剤量（g／mL／包）
DS1%

	1日量 ＊分1 ※Max 各2g	
	鼻炎	瘙痒等
／kg	0.025～0.05g／kg	0.05g／kg
14～23kg	0.5～1g	1g
24kg～	1～2g	2g

 ● 有益＞危険

アレセンサ　悪性腫瘍＞ALK チロシンキナーゼ阻害　カ

適応：非小細胞肺癌。
受容体刺激が無くても増殖シグナルを核に送り続けるALK融合タンパクのチロシンキナーゼを阻害し，増殖を抑制する。

 アレクチニブ

ALK遺伝子の転座により発現され，癌細胞の増殖を恒常的に促進する異常融合タンパクのALK チロシンキナーゼを阻害➡増殖抑制，アポトーシス誘導。
ALK融合遺伝子陽性例に有効。
★女性は避妊。

 ● 投与不可 ■■D

 5%以上（重大）間質性肺疾患，好中球

減少, 白血球減少。15%以上 味覚異常,
便秘, 発疹, 血中ビリルビン増加, AST
増加, 血中クレアチニン増加, 血中CK
増加。

アレビアチン　抗てんかん薬　　　　　　　　　散 錠

脳内の神経細胞の興奮を抑え
て, てんかん発作を起こりにくく
する。

 フェニトイン
大脳神経細胞のNa⁺ チャネル遮断➡脱分
極抑制➡過剰興奮抑制。

 体重・年齢ごとの製剤量(g / mL /包)

散 10%

	1 日量　＊分 3, 毎食後
乳児	0.2 ～ 1g
幼児	0.5 ～ 2g
学童	1 ～ 3g

● 有益＞危険

アレビアチン〔複合〕　抗てんかん剤　　　　　　　錠

脳内の神経細胞の興奮を抑え
て, てんかん発作を起こりにくく
する。

 フェニトイン・フェノバルビタール
◆フェニトイン：大脳神経細胞のNa⁺ チャ
ネル遮断➡脱分極↓➡過剰興奮↓。
◆フェノバルビタール：抑制性GABA_A 受
容体作用➡神経興奮↓。
鎮静作用が強い。
★日数制限：90 日★併注：アルコール。

 ● 有益＞危険

アレルギン　アレルギー＞抗ヒスタミン(第 1 世代)　　散

アレルギー症状を誘発するヒス
タミンの受容体をブロックする。
眠くなる。喉も渇く。

 クロルフェニラミン
◎H₁ 拮抗➡痒み, 鼻炎等を改善。
◎中枢移行あり➡眠気, 倦怠感。
◎抗コリン➡口渇, 眼圧上昇, 尿閉等。
★併注：アルコール。

緑内障／排尿障害

 ● 有益＞危険 🇦🇺 A

アレロック　アレルギー＞抗ヒスタミン（第 2 世代）　　　顆 錠 OD

アレルギー症状を誘発するヒス
タミンのH1受容体をブロック。
メディエーター放出も抑制。
眠くなりにくい。口喝も少ない。

 オロパタジン
◎H₁ 拮抗➡痒み，鼻炎等を改善。
◎メディエータ遊離↓➡アレルギー予防。
◎中枢移行少ない➡眠くならない。
◎抗コリン作用弱い➡口渇，眼圧上昇，
尿閉等が弱い。

 体重・年齢ごとの製剤量（g ／ mL ／包）

顆粒 0.5%

1回量	＊1日2回，朝・寝前
2 ～ 6 歳	0.5g

 ● 有益＞危険

 眠気。

アレンドロン酸　骨粗鬆症＞ビスホスホネート製剤…フォサマック／ボナロン

アローゼン　便秘＞腸刺激性　　　　顆

便を軟らかくし，大腸を刺激し
て排便を促す。

 センナ・センナ実
腸粘膜刺激➡大腸運動促進，水分泌↑。
OTC 下剤のほとんどに配合。依存性や
連用による効果減弱，腸管麻痺あり。
★尿が黄褐色または赤色化。

 ● 有益＞危険

腹痛，低カリウム血症。

アロチノロール　高血圧，狭心症，不整脈，本態性振戦＞α1β遮断　　　錠

交感神経の働きを抑えて，
◎心臓の負担を軽くする

アロチノロール
◎血管平滑筋α₁ 遮断➡血管拡張。
◎心臓β₁ 遮断➡心拍数↓心拍出量↓➡

◎血管を拡げて血圧を下げる。

心負担減。
β_2遮断➡気管支収縮（副作用）。
徐脈，起立性低血圧に注意。

 喘息

● 投与不可

アロフト　筋緊張改善剤 ［錠］

筋肉をほぐし，こわばりやコリ，痛みを改善する。

アフロクアロン

介在ニューロンに作用➡脊髄の単・多シナプス反射を抑制➡過度な筋緊張を抑制➡骨格筋弛緩。

● 有益＞危険

アロプリノール　高尿酸血症＞尿酸生成抑制…ザイロリック

アロマシン　閉経後乳癌＞アロマターゼ阻害 ［錠］

乳癌は女性ホルモン作用で増殖が促進するので，女性ホルモンの合成を抑える。

エキセメスタン

閉経後の主要なエストロゲンの供給元であるアンドロゲン（副腎から分泌）をエストロゲンへ変換する酵素アロマターゼを阻害➡エストロゲン合成↓。

 食後（空腹時で効果↓）。

 ● 投与不可 C

 多汗，めまい，悪心，高血圧，ほてり，疲労。

アンカロン　不整脈＞K⁺チャネル遮断（第Ⅲ群） ［錠］

心筋の拍動をつくる活動電位の不応期を延ばし，異常な電気回路の発生を抑えて不整脈を予防する。

アミオダロン

心筋のK^+流出↓➡再分極遅延➡活動電位幅・不応期延長➡主にリエントリー性不整脈を予防。
間質性肺炎，不整脈等重篤な副作用が多い➡致死的な再発性不整脈に有用。

★消失半減期が長い（19～53日）ため，副作用の消失に時間がかかる。

 ● 望非投与 C

 悪心・嘔気，甲状腺機能検査値異常，角膜色素沈着。

アンコチル　抗真菌薬 錠

真菌のDNA，RNA合成を阻害する。

 フルシトシン

真菌細胞膜にだけある透過酵素を介して細胞内に取り込まれ，5-FUとなり，DNA，RNA合成を阻害する。

 ● 投与不可 B3

 食欲不振，嘔気。

 PTP保存（吸湿性が強い）。

アンジュ　経口避妊剤 錠

低用量ピル（避妊薬）。

 レボノルゲストレル・エチニルエストラジオール

①視床下部へのネガティブ・フィードバック➡FSH，LH分泌↓➡排卵抑制。
②子宮内膜増殖抑制➡着床しにくい。
③頸管粘液粘度↑➡精子泳ぎにくい。
★35歳以上で1日15本以上の喫煙者は投与不可。★禁煙を指導。★飲み忘れたら（28錠製剤の赤色錠を除く），翌日までに気づけば直ちに服用し，その日の錠剤も服用。2日以上忘れた場合は中止し，次の月経を待って再開。

 毎日一定の時刻に。開始日は月経第1日目から。

 高血圧

 ● 投与不可 B3

悪心，嘔吐，頭痛。

安息香酸ナトリウムカフェイン　中枢興奮・鎮痛剤＞カフェイン製剤　末

眠気や倦怠感を改善。

血管拡張性や脳圧亢進性頭痛を改善。

安息香酸Na カフェイン

● 長期連用回避

アンナカ　中枢興奮・鎮痛剤＞カフェイン製剤　末

眠気や倦怠感を改善。

血管拡張性や脳圧亢進性頭痛を改善。

安息香酸Na カフェイン

● 有益＞危険

アンプラーグ　抗血小板＋血管収縮抑制(5-HT2 拮抗)　細錠

血流の悪化によるしびれや痛み，冷感などを改善する。

 サルポグレラート

血小板凝集抑制，血管収縮抑制➡低下した側副血行の血流量↑➡末梢循環障害改善。

★〔細粒〕速やかに飲み下す(苦くなる)。放置すると固まるので，開封後は速やかに服用。

● 投与不可

アンブリセンタン　肺動脈性肺高血圧症＞エンドセリン受容体拮抗…ヴォリブリス

アンプリット　抗うつ薬＞三環系　錠

ノルアドレナリン(NA)，セロトニン再取込みを阻害しシナプス間隙量を増やす。

セロトニンは不安，脅迫，NAは意欲低下，疼痛等を改善。

 ロフェプラミン

モノアミントランスポーター阻害➡シナプス間隙のセロトニン，NA濃度↑。

強力だが副作用が多い(抗コリンによる口喝，排尿障害等)。

★併注：アルコール。

緑内障

 ● 有益＞危険

 口渇。

アンブロキソール　去痰＞気道粘膜潤滑化…ムコソルバン

アンモニア・ウイキョウ精　去痰　　　　　　　　　　　　液

痰を出しやすくする。　　　　 アンモニア・ウイキョウ

ES ポリタミン　必須アミノ酸製剤　　　　　　　　　　　顆

アミノ酸を補充する。　　　　🧑 総合アミノ酸製剤

　　　　　　　　　　　　　　8 種類の必須アミノ酸に，非必須アミノ
　　　　　　　　　　　　　　酸を配合。

イグザレルト　抗血栓＞抗凝固薬＞Xa 因子阻害　　細 錠 OD DS

凝固因子の活性化を阻害し，　　 リバーロキサバン

血を固まりにくくする。

　　　　　　　　　　　　　　凝固因子Xa の活性化を阻害➡プロトロ
　　　　　　　　　　　　　　ンビンからトロンビンへ変換阻害➡フィブ
　　　　　　　　　　　　　　リン生成阻害。
　　　　　　　　　　　　　　◎ワルファリンと異なり，当日から効果
　　　　　　　　　　　　　　発現，食事制限もない。
　　　　　　　　　　　　　　★飲み忘れたら，〔10・15mg 錠および
　　　　　　　　　　　　　　OD 錠，細〕直ちに 1 回分を服用し，
　　　　　　　　　　　　　　次回まで 12 時間以上あける。〔2.5mg
　　　　　　　　　　　　　　錠〕忘れた分は服用せず，次の服用時
　　　　　　　　　　　　　　に再開。〔DS〕添文参照。★〔DS〕分包
　　　　　　　　　　　　　　して交付しない。顆粒のまま服用しな
　　　　　　　　　　　　　　い。水を加えた後60秒以上振り混ぜる。

　　　　　　　　　　　　　　🥛〔錠（2.5mg 除く）・OD 錠・細〕食後。
　　　　　　　　　　　　　　〔DS〕空腹時は避ける。

体重・年齢ごとの製剤量(g ／ mL ／包)

DS　瓶 51.7mg ／ DS　瓶 103.4mg

調整
【瓶 51.7mg】 1 瓶を水 50mL で溶解(1mg ／ mL)
【瓶 103.4mg】 1 瓶を水 100mL で溶解(1mg ／ mL)

2.6 ～ 3kg 未	：1 回 0.8mL
3 ～ 4kg 未	：1 回 0.9mL
4 ～ 5kg 未	：1 回 1.4mL
5 ～ 7kg 未	：1 回 1.6mL
7 ～ 8kg 未	：1 回 1.8mL
8 ～ 9kg 未	：1 回 2.4mL
9 ～ 10kg 未	：1 回 2.8mL
10 ～ 12kg 未	：1 回 3.0mL

＊1 日 3 回，8 時間毎，空腹時避ける

12 ～ 30kg 未	：1 回 5mL

＊1 日 2 回，12 時間毎，空腹時避ける

30kg ～	：1 回 15mL

＊1 日 1 回，24 時間毎，空腹時避ける

 肝障害

● 投与不可　　C

〔DS〕調整後は 30℃以下，遮光，14 日以内。

イクスタンジ　前立腺癌＞抗アンドロゲン　　錠

男性ホルモンの作用を抑えて，前立腺癌の増殖を抑える。

 エンザルタミド

アンドロゲン受容体標的遺伝子の発現抑制，癌細胞の増殖抑制，アポトーシス誘導を示す。

 X

悪心，下痢，便秘，疲労，無力症，食欲減退，ほてり。

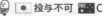
イグラチモド　抗リウマチ＞Nf- κ B 阻害…ケアラム

イーケプラ　抗てんかん薬　　　　　　　　　　　　錠 DS

脳内の神経細胞の興奮を抑えて，てんかん発作を起こりにくくする。

🧑 **レベチラセタム**
神経終末のシナプス小胞タンパク質 2A に作用➡興奮性の神経伝達物質グルタミン酸放出↓➡興奮シグナル抑制。

👶 体重・年齢ごとの製剤量（g ／ mL ／包）
DS50%

	1 日量　＊分 2
部分発作 （二次性全般化発作を含む）	生後 6 カ月以上：0.04g （Max 0.12g）／ kg 生後 1 ～ 6 カ月未満：0.028g （Max 0.084g）／ kg
強直間代発作	4 歳以上：0.04g （Max 0.12g）／ kg

🤰 ● 有益＞危険　B3

💊 浮動性めまい，頭痛，傾眠，鼻咽頭炎。

イコサペント酸エチル　脂質異常＞EPA 製剤…エパデール

イーシー・ドパール　パーキンソン病＞ドパミン補充　　　　錠

不足しているドパミンを補充する。

🧑 **レボドパ・ベンセラジド**
BBB を通過できるドパミン前駆物質。
運動症状を強力に改善。
脳内に移行する前に代謝されるのを防ぐベンセラジド配合。
★高蛋白食でレボドパの吸収低下の報告。

👶 緑内障

🤰 ● 望非投与　B3

💊 不随意運動。

イスコチン　抗結核薬　末錠

結核菌の細胞壁合成を阻害する。

 イソニアジド

結核菌に特異的な細胞壁成分ミコール酸の合成を阻害。

他，核酸の生合成阻害，糖やアミノ酸の代謝阻害作用もある。

★併注：ヒスチジンを多く含有する魚（マグロ等），チラミンを多く含有する食物（チーズ等）。

● 望非投与　A

イスツリサ　コルチゾール合成阻害薬　錠

適応：クッシング症候群。

副腎皮質ホルモンの産生を抑制する。

 オシロドロスタット

副腎皮質ホルモンの合成過程で働く酵素（11β-水酸化酵素）を阻害➡コルチゾール産生↓。

★服用し忘れた場合は，次回の服用時に1回分を服用。★女性：投与中・中止後1週間は避妊。

 ● 投与不可　D

低コルチゾール血症，疲労，低カリウム血症，食欲減退，浮動性めまい，頭痛，低血圧，悪心，嘔吐，下痢，男性型多毛症，ざ瘡，血中コルチコトロピン増加，血中テストステロン増加，浮腫，倦怠感。

25℃以下。

イソソルビド　浸透圧利尿・メニエル病改善剤…イソバイド

イソバイド　浸透圧利尿・メニエル病改善剤　シ

メニエル＞内耳のリンパ液を減らして，めまいや耳鳴りを起こす刺激を減らす。

 イソソルビド

血漿浸透圧を高める➡組織水分が血中に移行➡腎血流量↑➡再吸収されにく

い➡利尿➡体液減少，脳圧・眼圧・内リンパ圧降下。
★保存条件により色調が変化するが薬効に影響はない。

 ● 有益＞危険

〔500mL 瓶〕開封後は冷所。
〔分包品〕服用後の残液は廃棄。

 T1/2 6.8hr

イソプリノシン　亜急性硬化性全脳炎用剤　　　　　　　　　錠

ウイルスの増殖を抑え，免疫力を高めて進行を遅らせる。

 イノシンプラノベクス

★幼児等は薬がのどにつかえないよう注意。

● 有益＞危険

高尿酸血症。

イソミタール　抗不安，睡眠薬＞バルビツール酸系＞中時間　　末

脳内の神経の興奮を抑えて，睡眠障害や不安状態を改善する。

 アモバルビタール

抑制性のGABA_A 受容体作用➡抑制シグナル増強➡神経の興奮を抑制。
REM 睡眠を抑制するので睡眠の質は悪くなる。依存性，過鎮静あり。
★日数制限：14 日★併注：アルコール。

 ● 有益＞危険 C

イソメニール　抗めまい剤　　　　　　　　　　　　　　　カ

耳の中や脳の血流をよくして，めまいを改善する。

 dl- イソプレナリン

脳血管拡張，心送血量増加作用。
末梢前庭系や中枢前庭系の循環障害に基づくめまいに有用。

 ● 有益＞危険 A

一硝酸イソソルビド　狭心症＞硝酸薬…アイトロール
イトプリド　消化管運動改善薬…ガナトン
イトラコナゾール　抗真菌＞トリアゾール誘導体…イトリゾール

イトリゾール　抗真菌＞トリアゾール誘導体　　　　　　カ 液

真菌の細胞膜の合成を阻害する。

 イトラコナゾール

真菌細胞膜の構成成分エルゴステロールの合成酵素を阻害➡膜透過性を障害。
スペクトルが広い。深在・表在性。
★女性：投与中・終了後一定期間は避妊。

 〔カ〕食直後（空腹時で効果↓）。
〔液〕空腹時（食事で効果↓）。

 ● 投与不可 B3

 〔液〕肝障害，低カリウム血症，下痢，軟便，悪心，腎機能検査値異常。

イニシンク　糖尿病＞DPP-4阻害＋ビグアナイド系　　　　　錠

◎食事刺激で分泌されインスリン分泌を促すホルモン（インクレチン）の分解を阻害する。

◎インスリンの感受性をよくする。

体重増加が起こりにくいので肥満の人向き。

 アログリプチン・メトホルミン

◆DPP-4阻害：
食事刺激で分泌されインスリン分泌を増強するインクレチンの分解を阻害。
低血糖や体重増加を起こしにくい。
食欲抑制効果もある。
◆ビグアナイド系血糖降下剤：
肝の糖新生・糖放出↓➡血糖低下。
脂肪肝改善，糖取込み↑➡インスリン抵抗改善。
★併禁：過度のアルコール。★オルメサルタン製剤（オルメテック，レザラタス配合錠）等との一包化は避ける（変色）。

 食直前又は食後。

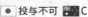 ● 投与不可 C

イノベロン　抗てんかん薬 錠

脳内の神経細胞の興奮を抑えて，てんかん発作を起こりにくくする。

ルフィナミド
中枢神経系の電位依存性Naチャネルにおける高頻度発火の抑制，不活性状態の延長など。
開始後1〜2週間で維持用量に達する。

食後（空腹時はCmax・AUC↓）。

● 有益＞危険　B3

10%以上 食欲減退，嘔吐，便秘，傾眠。

イノラス　経腸栄養剤 液

栄養素，エネルギーの補給。

 経腸成分栄養剤
I・Se・Cr・Mo，カルニチン等も配合。

牛乳アレ

● 3カ月以内又は妊娠希望者はビタミンAが5000IU／日未満になるよう留意

禁凍結。開封後は冷蔵保存で24時間以内。

イノリン　気管支拡張＞β刺激（非選択） 散 錠 シ

気管支を拡げる。

 トリメトキノール
気管支平滑筋β_2刺激➡気管支拡張。
短時間型で気道閉塞に有用。
β_1も刺激➡心悸亢進に注意。

体重・年齢ごとの製剤量（g／mL／包）

シロップ0.1%

	1日量　＊分3〜4
〜12カ月	1〜2mL
1〜2歳	2〜4mL
3〜4歳	4〜6mL

● 有益＞危険

 〔シロップ〕冷所。

🕐 T_{max} 30 分以内

EPL 肝臓疾患・高脂質血症用剤 [力]

肝機能を高める。
脂質代謝を改善する。

😊 <u>ポリエンホスファチジルコリン</u>

生体膜の形態機能を調整し，酵素の逸脱を是正➡細胞内酵素活性を維持➡脂質異常を改善➡各種細胞機能を改善。

イフェクサー 抗うつ薬＞SNRI [力]

ノルアドレナリン（NA），セロトニン再取込みを阻害しシナプス間隙量を増やす。

セロトニンは不安，脅迫，NAは意欲低下，疼痛等を改善。

😊 <u>ベンラファキシン</u>

セロトニン・NA トランスポーター阻害➡セロトニン，NA 濃度↑。
SSRI に比べて，◎意欲向上や疼痛抑制効果が強い，◎悪心，嘔吐が少ない。
効果発現が早い。
★併注：アルコール。

😊 ● 有益＞危険 🏳 B2

💬 傾眠，浮動性めまい，頭痛，不眠症，悪心，腹部不快感，口内乾燥，嘔吐，下痢，調節障害，動悸，肝機能検査値異常，排尿困難，体重減少，発汗，無力症。

イーフェン 鎮痛＞オピオイド＞麻薬 [錠]

痛覚伝導路に作用する強力な痛み止め。

口腔粘膜吸収で，癌性疼痛の突出痛に有用。

😊 <u>フェンタニル</u>

オピオイド μ 受容体刺激➡脊髄，脳レベルでの痛みの閾値↑➡鎮痛。
鎮痛作用はオキシコドンより強力，モルヒネの 50 ～ 100 倍。
他オピオイドより便秘が生じにくい。

悪心嘔吐は耐性獲得で次第に消失。
★日数制限：14 日★噛んだり舐めたりしない（吸収↓）。★併注：アルコール，グレープフルーツジュース。★用量の異なる本剤を同時に交付しない（誤用防止）。★未使用製剤は病院又は薬局へ返却。

 上顎臼歯の歯茎と頬の間で溶解。間隔 4 時間以上。1 日 4 回まで。

 ● 有益＞危険 🟦C

 眠気・傾眠，めまい，悪心，嘔吐。

 シート保存。

 T_{max} 0.6 〜 0.7hr $T_{1/2}$ 3 〜 10hr

イフェンプロジル　鎮暈剤…セロクラール
イブプロフェン　NSAIDs ＞プロピオン酸系…ブルフェン

イブランス　悪性腫瘍＞CDK4/6 セリン・スレオニンキナーゼ阻害　錠力

適応：乳癌。
増殖サイクルを過剰に活性化させているCDK4/6を阻害し，癌細胞の増殖サイクルを停止させる。

 パルボシクリブ

増殖サイクルを過剰に活性化させているCDK4/6 を阻害➡サイクリンD と CDK4/6 の複合体形成を阻害➡E2F の活性抑制➡G1 期からS 期への移行を阻害➡増殖サイクルを停止。
★男女とも：投与中・終了後一定期間は避妊。★併注：グレープフルーツジュース。

 〔カ〕食後（空腹時は吸収が変化）。

 ● 投与不可 🟦D

 10 ％以上 骨髄抑制，脱毛，悪心，口内炎，疲労，発疹，下痢，感染症。

イプリフラボン　骨粗鬆症＞フラボノイド製剤　錠

ポリフェノールの一種。

女性ホルモン作用により，骨密度を上昇させる。

 イプリフラボン

◎エストロゲン様作用➡骨形成促進。

◎骨吸収を抑制するカルシトニンの分泌↑➡骨吸収抑制。

● 有益＞危険

イマチニブ　悪性腫瘍＞BCR/ABL チロシンキナーゼ阻害…グリベック

イミグラン　片頭痛＞トリプタン系　錠

頭痛発作時に過度に拡張した脳血管を収縮する。

発作が起きたらすぐ服用。予防効果はない。

 スマトリプタン

脳血管，三叉神経の 5-HT$_{1B/1D}$ 刺激➡過度に拡張した頭蓋内外の血管を収縮➡神経原生炎症を抑える。

短時間作用型。

追加は 2 時間以上あける。1 日総量 200mg 以内。予防不可。

高血圧

● 有益＞危険　B3

T_{max} 1.8 ～ 2.0hr　$T_{1/2}$ 2.2 ～ 2.4hr

イミダフェナシン　過活動膀胱＞抗コリン…ウリトス／ステーブラ
イミダプリル　高血圧＞ACE 阻害薬…タナトリル

イミドール　抗うつ薬＞三環系　錠

ノルアドレナリン（NA），セロトニン再取込みを阻害しシナプス間隙量を増やす。

セロトニンは不安，脅迫，NAは意欲低下，疼痛等を改善。

 イミプラミン

モノアミントランスポーター阻害➡シナプス間隙のセロトニン，NA 濃度↑。

遺尿症にも有用。

強力だが副作用が多い（抗コリンによる口喝，排尿障害等）。

★併注：アルコール。★コンタクトで角膜障害発現。

緑内障／排尿障害

 ● 望非投与 C

イムセラ 多発性硬化症治療剤 カ

自己免疫反応を抑え、多発性
硬化症の再発を予防、進行を
抑制する。

 フィンゴリモド

リンパ節からのリンパ球の移動を抑制➡
自己反応性のT細胞の中枢神経組織へ
の浸潤を抑制➡自己免疫反応抑制。
★女性:投与中・投与後2カ月間は避妊。

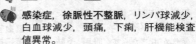 ● 投与不可 D

感染症, 徐脈性不整脈, リンパ球減少,
白血球減少, 頭痛, 下痢, 肝機能検査
値異常。

 25℃以下保存。

イムブルビカ 悪性腫瘍>ブルトン型チロシンキナーゼ(BTK)阻害 カ

適応:慢性リンパ性白血病等。
癌細胞の増殖を促すシグナル
経路を阻害し,増殖を抑制す
る。

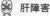 イブルチニブ

白血病細胞の表面に発現しているB細
胞受容体からのシグナル伝達系を中継
しているBTKを阻害➡増殖抑制。
B細胞の遊走, 接着, ホーミングも阻害。
★女性:投与中・終了後一定期間は避
妊。★併注:グレープフルーツ含有食品。

 肝障害

● 投与不可 D

10%以上 感染症, 骨髄抑制, 下痢,
悪心, 発疹, 挫傷, 疲労。

イムラン 免疫抑制薬>プリン代謝拮抗 錠

B細胞,キラーT細胞などの増殖
を抑制する。
・B細胞減➡抗体産生↓。

 アザチオプリン

◆B細胞, キラーT細胞のプリン代謝阻
害➡DNA合成の材料合成できない➡へ

・キラーT細胞減➡殺細胞↓。

ルパーT細胞のサイトカイン刺激を受けても増殖できない。
◆臓器移植時，クローン病，潰瘍性大腸炎などに有用。
★投与中は男女共に避妊。

 ● 有益＞危険 🇦🇺 D

イメンド　制吐薬＞選択的NK1拮抗　　　　　　　　　　　　　カ

抗悪性腫瘍薬に伴う悪心・嘔吐に関与する神経伝達を抑制し,吐き気を抑える。

 アプレピタント
延髄CTZ，嘔吐中枢（VC）のNK$_1$受容体を遮断➡VCへの刺激阻害➡中枢性の強力な制吐作用。

抗悪性腫瘍剤投与の1～1時間半前。2日目以降は午前中。

● 有益＞危険 🇦🇺 B1

便秘，食欲不振，しゃっくり，AST・ALT上昇，尿蛋白，BUN上昇。

イリボー　下痢型過敏性腸症候群＞5-HT3拮抗　　　　　錠 OD

下痢型過敏性腸症候群の症状を改善。
・腸の運動を抑える
・腹痛を抑える

ラモセトロン
腸管神経叢の5-HT$_3$拮抗➡ACh遊離↓➡腸管運動抑制。
大腸伸展による大腸痛覚の過敏を抑制する作用もある。

男女で用量が違う。

● 有益＞危険

便秘，硬便。

イルアミクス　高血圧＞Ca拮抗薬＋ARB…アイミクス
イルソグラジン　胃粘膜保護＞粘膜血流改善…ガスロンN

イルトラ　高血圧＞ARB＋利尿薬(チアジド系) 錠

血圧を下げる。
◎血管を収縮するAng Ⅱの
容体を遮断する。
◎尿量を増やしむくみをとる。

 イルベサルタン・トリクロルメチアジド

◆ARB：
①AT$_1$受容体拮抗➡血圧低下，アルドス
テロン分泌↓による利尿。
②AT$_2$受容体活性化➡心血管系保護。
◆チアジド系利尿薬：
遠位尿細管のNa$^+$/Cl$^-$共輸送体阻害。
長期では緩やかな降圧効果を示す。
★併注：アルコール。

 ● 投与不可

血中尿酸値上昇。

イルベサルタン　高血圧＞Ang Ⅱ受容体拮抗(ARB)　…アバプロ／イルベタン
イルベサルタン・アムロジピン　高血圧＞Ca拮抗薬＋ARB…アイミクス

イルベタン　高血圧＞Ang Ⅱ受容体拮抗(ARB) 錠

強力に血管を収縮するAng Ⅱ
の受容体を遮断する。
・血管を拡げる
・体液量を減らす
・心臓や腎臓を保護する

イルベサルタン

①AT$_1$受容体拮抗
・血管収縮抑制➡血圧低下。
・アルドステロン分泌↓➡Na$^+$再吸収↓➡
利尿，心負担減，K$^+$排泄↓。
・心臓など臓器リモデリング抑制。
②AT$_2$受容体活性化➡心血管系保護。
◎降圧作用はACE阻害薬より強め。
◎高K血症，血管浮腫に注意。
◎空咳がない。

 ● 投与不可 D

イレッサ　悪性腫瘍＞EGFRチロシンキナーゼ阻害 錠

適応：非小細胞肺癌。
受容体への結合がなくても増
殖シグナルを核に送り続ける
EGFRを阻害し，増殖を抑制す

 ゲフィチニブ

受容体刺激がなくても増殖シグナルを
出し続けるEGFR遺伝子変異から発現
されたEGFRのチロシンキナーゼを阻害

る。
EGFR変異陽性例に用いる。

➡増殖抑制，アポトーシス誘導。

EGFRは皮膚組織にも発現するので皮膚障害が高頻度に出現。
★女性：投与中の妊娠は避ける。
★併注：グレープフルーツジュース。

食後が望ましい（低胃酸状態は効果↓）。

● 有益＞危険　C

10%以上 肝機能障害，皮膚症状，下痢，肝機能障害。

インヴェガ　抗精神病＞非定型＞セロトニン-ドパミン拮抗(SDA) 　錠

脳神経系に作用し，陽性症状（幻覚や妄想等）と陰性症状（無関心，ひきこもり等）を改善する。

パリペリドン

5-HT$_{2A}$遮断➡中脳皮質系の機能↑➡陰性症状，認知機能障害を改善。
D$_2$遮断（弱め）➡統合失調症の陽性症状を改善。
高血糖，体重増加が起こりやすい。
★併注：アルコール。★外皮が便中に排泄されるが問題ない。

食後（空腹時は吸収↓）。必ず飲み物と一緒に服用。

腎障害

● 有益＞危険　C

血中プロラクチン増加，トリグリセリド増加，統合失調症の悪化，不眠症，錐体外路障害，便秘，体重増加，CK増加。

PTP保存（一包化避ける）。

インクレミン　鉄剤 　シ

鉄を補充する。

溶性ピロリン酸第二鉄

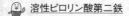

鉄を補充➡ヘモグロビン合成↑➡O_2運搬量↑➡貧血改善。

フェリチン値が正常になるまで継続。

悪心等が辛かったら食後や寝前に変更してみる。

★一過性に歯, 舌が着色。★便が黒くなる。★併注：タンニン酸を含有するもの(濃い緑茶, コーヒー等)。

 体重・年齢ごとの製剤量（g ／ mL ／包）

シロップ 5%

1日量	＊分 3 ～ 4
～ 12 カ月	2 ～ 4mL
1 ～ 5 歳	3 ～ 10mL
6 ～ 15 歳	10 ～ 15mL

 0℃を下回ると, D ソルビトールの結晶が析出。

インチュニブ　AD/HD 治療薬　[錠]

集中力を高め, 多動や衝動性, 不注意を改善する。

 グアンファシン

後シナプスのα_{2A}刺激➡前頭前皮質のシグナル伝達増強。

投与開始後 1 ～ 2 週から症状改善。

★併注：アルコール。

 ● 投与不可　B3

 低血圧, 徐脈, 傾眠, 頭痛, 不眠, めまい, 口渇, 便秘, 倦怠感。

インデラル　高血圧, 狭心症, 不整脈＞非選択β遮断　[錠]

交感神経の働きを抑えて,

◎心臓の負担を軽くする

◎血管を拡げて血圧を下げる

◎片頭痛を予防する

 プロプラノロール

◎心臓β_1遮断➡心拍数↓心拍出量↓➡心負担減。

◎長期ではレニン産生↓➡降圧効果。

β_2遮断➡気管支収縮（副作用）

徐脈，喘息に注意。
★併注：アルコール。

 喘息

 ● 緊急以外不可 ■C

インテレンス　HIV薬＞非ヌクレオシド系逆転写酵素阻害(NNRTI)　錠

HIV RNAから逆転写酵素によってウイルスDNAが合成されるのを阻害する。

 エトラビリン
逆転写酵素の活性中心近傍に結合➡アロステリック効果により酵素活性を阻害➡DNA合成停止➡宿主DNAに組込むDNAが合成できない➡増殖抑制。

 食後(空腹時は効果↓)。

 ● 望非投与 ■B1

 不眠症，下痢，悪心，嘔吐，発疹，疲労。

インフリー　NSAIDs＞インドール酢酸系　力

炎症や発熱を起こしブラジキニンの発痛を増強させるPGの産生を抑える。

 インドメタシン　ファルネシル
細胞膜リン脂質から遊離されるアラキドン酸をPGに変換するCOXを阻害➡PG合成↓➡鎮痛，解熱，抗炎症。

 食後(空腹時で吸収↓)。

 アスピ喘息／消化性潰瘍

 ● 投与不可 ■C

 Tmax 5.6hr T1/2 1.5hr

インライタ　悪性腫瘍＞VEGFR チロシンキナーゼ・多標的阻害　錠

血管新生を促す受容体VEGFRを阻害し，癌細胞への血管形成を阻害し，癌細胞に酸素や栄養が届かないようにする。

アキシチニブ
血管新生のシグナル伝達系を活性化する受容体VEGFRのチロシンキナーゼを阻害➡血管新生阻害。
様々なチロシンキナーゼ阻害➡増殖抑

制。

NO 産生↓による高血圧や手足症候群が高頻度に出現。

★女性：投与中・終了後一定期間は避妊。★併注：グレープフルーツジュース。

 ● 投与不可 D

10%以上 高血圧, 甲状腺機能低下症, 味覚異常, 頭痛, 発声障害, 下痢, 悪心, 口内炎, 嘔吐, 食欲減退, 手足症候群, 発疹, 瘙痒症, 関節痛, 疲労, 粘膜の炎症, 体重減少, 無力症。

ヴァイトラックビ　悪性腫瘍＞TRK チロシンキナーゼ阻害　カ液

受容体刺激が無くても増殖シグナルを核に送り続けるTRK融合タンパクのチロシンキナーゼを阻害し, 癌細胞の増殖を抑制。

 ラロトレクチニブ

NTRK 遺伝子転座により発現され, 恒常的に活性化している異常なTRK 融合タンパクのチロシンキナーゼを阻害➡増殖抑制。

★女性：投与中・終了後一定期間は避妊。★併注：グレープフルーツ含有食品。★〔カプセル〕噛まずにそのまま多めの水で服用。

● 有益＞危険 D

肝機能障害, 骨髄抑制, 中枢神経系障害, 悪心, 便秘, 味覚異常, 嘔吐, 下痢, 筋肉痛, 疲労, 浮腫, 頭痛, 発疹, 体重増加。

〔液〕凍結を避け2 ～ 8℃。開封後 30 日以内。

ヴァンフリタ　悪性腫瘍＞FLT3 チロシンキナーゼ阻害　錠

適応：急性骨髄性白血病。

癌細胞の増殖等に関わる受容体型チロシンキナーゼを阻害し,

 キザルチニブ

予後不良と相関するFLT3-ITD 遺伝子変異（患者の 1/4）から発現されるFLT3

増殖を抑制。

チロシンキナーゼを阻害➡増殖抑制。
FLT3-ITD 変異陽性例に用いる。
★女性：投与中・終了後 7 カ月間は避妊。
男性：投与中・終了後 4 カ月間はコンドームで避妊。

 ● 有益＞危険

重大 10%以上 QT 間隔延長, 骨髄抑制, 悪心, 嘔吐, 無力症。

ウインタミン　抗精神病＞定型＞フェノチアジン系 　細

脳神経の過度な興奮を抑制。
◎幻覚や妄想などを緩和
◎鎮静
◎吐き気を抑制

クロルプロマジン

◎中脳辺縁系の D_2 遮断➡陽性症状（幻覚, 妄想など）改善。
◎H_1, α_1 遮断➡鎮静。
◎延髄CTZ のD_2 遮断➡制吐。
★併注：アルコール。★初期の起立性低血圧に注意。★直接の接触は極力避ける（接触皮膚炎等発現）。

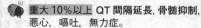 ● 望非投与　 D

ウェールナラ　閉経後骨粗鬆症(卵胞ホルモン＋黄体ホルモン) 　錠

女性ホルモンを補充し, 骨の形成と破壊のバランスを整えて, 骨粗鬆症を予防する。

エストラジオール・レボノルゲストレル

骨のエストロゲン受容体作用➡破骨細胞アポトーシス➡骨吸収↓➡骨密度↑。
子宮内膜保護を目的とした黄体ホルモン配合。

 ● 投与不可

性器分泌物, 性器出血, 乳房不快感, 乳房痛, 乳頭痛, 腹痛。

ヴォトリエント　悪性腫瘍＞VEGFR チロシンキナーゼ・多標的阻害 　錠

血管新生を促す受容体VEGFR を阻害し, 癌細胞への血管形

パゾパニブ

血管新生のシグナル伝達系を活性化す

成を阻害し，癌細胞に酸素や栄養が届かないようにする。

る受容体VEGFR のチロシンキナーゼを阻害➡血管新生阻害。

様々なチロシンキナーゼ阻害➡増殖抑制。

NO 産生↓による高血圧や手足症候群が高頻度に出現。

FLT-3 キナーゼ阻害なし➡血液毒性少。

★毛髪の変色，皮膚の色素脱失について患者に説明する。★併注：グレープフルーツジュース。★女性：投与中・終了後一定期間は避妊。

食事の1時間以上前，または食後2時間以降（食事で吸収↑）。

● 投与不可 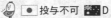D

30％以上 高血圧，食欲減退，下痢，悪心，毛髪変色，疲労。

ヴォリブリス　肺動脈性肺高血圧症＞エンドセリン受容体拮抗　錠

肺動脈血管を拡げ，肺循環を改善する。

アンブリセンタン

強力な血管収縮物質エンドセリンの受容体への結合を阻害➡血管拡張，血管透過性亢進抑制，リモデリング抑制。

★開始後は確実に避妊。

● 投与不可 X

10％以上 頭痛，潮紅，鼻閉，末梢性浮腫。

ウタゲン　酸性尿・アシドーシス改善…ウラリット

ウテメリン　切迫流・早産治療剤＞子宮収縮抑制　錠

子宮の収縮を抑え，妊娠を継続させる。

リトドリン

子宮平滑筋 β_2 刺激➡弛緩➡子宮収縮抑制。

● 妊娠 16 週未満不可

 動悸・頻脈。

ウプトラビ　選択的PGI2 受容体作動薬 ［錠］

肺動脈血管を拡げ，肺循環を改善する。

 セレキシパグ

PGI2 のIP 受容体に作用➡肺動脈平滑筋内cAMP ↑ ➡肺動脈拡張，平滑筋細胞の増殖抑制。

 ● 有益＞危険 🇦🇺 B1

 頭痛，浮動性めまい，潮紅，下痢，悪心，嘔吐，腹痛，顎痛，筋肉痛，四肢痛，関節痛。

ウブレチド　コリンエステラーゼ阻害薬 ［錠］

筋肉を動かしやすくする。
排尿困難を改善する。

 ジスチグミン

ChE 阻害➡ACh 量↑。
・副交感神経➡排尿困難を改善。
・神経-筋接合部➡重症筋無力症用薬。

 ● 有益＞危険

 下痢。

ウラリット　酸性尿・アシドーシス改善 ［散］［錠］

尿，血液のpHをアルカリ性にする。

 クエン酸K・クエン酸Na

重炭酸塩として作用し，尿や血液のpHを上げる。
★〔散〕塩味が強く服用しにくいことがある。

ウリアデック　高尿酸血症＞尿酸生成抑制 ［錠］

尿酸の生合成過程で働く酵素を阻害し，尿酸の産生を抑え

 トピロキソスタット

プリン体から尿酸への代謝過程で働く

る。

キサンチンオキシダーゼを阻害。
発作中の開始は症状を悪化させるので，関節炎が消退してから投与。

 ● 有益＞危険

ALT・AST 増加，痛風関節炎，β-N アセチルD グルコサミニダーゼ増加，α1 ミクログロブリン増加。

ウリトス　過活動膀胱＞抗コリン　　　　　　　　　　　　　錠 OD

膀胱の収縮を抑え，膀胱容量を増加させ，頻尿や尿意切迫感を緩和する。

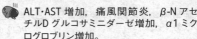 イミダフェナシン
排尿筋(収縮で排尿促進) M_3 遮断➡弛緩➡排尿運動抑制。
M_1 遮断によるACh 遊離↓作用もある。

🥛 食後(空腹時より効果↑)。

🚫 緑内障／排尿障害

● 望非投与

便秘，口渇・口内乾燥。

ウルグート　胃粘膜保護＞粘膜血流改善　　　　　　　　　　　カ

胃粘膜の炎症を抑え，損傷部位を保護・修復する。

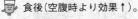 ベネキサート
胃粘膜保護，胃粘膜タンパク質産生，重炭酸イオン分泌，PG 合成促進など。

 ● 投与不可

ウルソ　肝・胆・消化機能改善剤　　　　　　　　　　　　顆 錠

◎肝機能改善＞肝細胞を保護する。炎症を抑える。

◎胆石症＞胆汁分泌を促進する。胆石を溶かす。

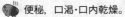 ウルソデオキシコール酸
◎肝機能＞抗炎症，免疫調節，肝細胞膜安定化作用。
◎胆石＞胆汁分泌促進，胆汁中のCh が析出しないようミセル化を促進。

 ● 有益＞危険 B3

ウルソデオキシコール酸　肝・胆・消化機能改善剤…ウルソ
ウロアシス　酸性尿・アシドーシス改善…ウラリット

ウロカルン　尿路結石治療剤　〔錠〕

結石の自然排石を促す。

 ウラジロガシエキス

古くから尿路結石に使用されている生薬。結石の増大抑制，排出促進。

HM　健胃消化剤…KM 散

A・M〔つくし〕　健胃消化剤　〔散〕

消化を助け，胃を元気にする。

 カンゾウ末配合剤

カンゾウ末を含む健胃剤。
★併注：大量の牛乳。

 食後。

 ● 有益＞危険

エカード　高血圧＞ARB＋利尿薬(チアジド系)　〔錠〕

血圧を下げる。
◎血管を収縮するAngⅡの受容体を遮断する。
◎尿量を増やしむくみをとる。

 カンデサルタン・ヒドロクロロチアジド

◆ARB：
①AT_1受容体拮抗➡血圧低下，アルドステロン分泌↓による利尿。
②AT_2受容体活性化➡心血管系保護。
◆チアジド系利尿薬：
遠位尿細管のNa^+/Cl^-共輸送体阻害。
長期では緩やかな降圧効果を示す。
★併注：アルコール。

 ● 投与不可

 血中尿酸上昇。

エカベトNa　胃粘膜保護・修復…ガストローム
エキセメスタン　閉経後乳癌＞アロマターゼ阻害…アロマシン

エクア　糖尿病＞DPP-4 阻害　　　　　　　　　　　　錠

食事刺激で分泌されインスリン分泌を促すホルモン（インクレチン）の分解を阻害し，インスリンの分泌量を増やす。

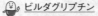 ビルダグリプチン

食事刺激で腸管から分泌されインスリン分泌を促すインクレチンの分解酵素 DPP-4 を阻害➡インスリン分泌↑。
低血糖，体重増加を起こしにくい。
食欲抑制効果もある。

● 望非投与　B3

エクセグラン　抗てんかん薬　　　　　　　　　　　　散 錠

脳内の神経細胞の興奮を抑えて，てんかん発作を起こりにくくする。

 ゾニサミド

・大脳神経細胞のNa^+チャネル遮断➡興奮シグナル抑制。
・炭酸脱水酵素阻害➡Cl^-流入➡抑制シグナル増強。

体重・年齢ごとの製剤量（g ／ mL ／包）

散 20%

	1 日量　＊分 1 〜 3
初期	0.01 〜 0.02g ／ kg
維持	0.02 〜 0.04g ／ kg ※Max 0.06g ／ kg

● 有益＞危険　D

眠気，運動失調，無気力・自発性低下，精神活動緩慢化，食欲不振，悪心・嘔吐

エクセラーゼ　消化酵素製剤　　　　　　　　　　　　錠

消化を助ける。

 サナクターゼ配合剤

でんぷん・タンパク質・脂肪，繊維素分解酵素に膵臓性消化酵素を配合。

食直後。

牛豚タンパク

エクフィナ　パーキンソン病＞ドパミン分解酵素(MAO-B)阻害　　　　　　　錠

ドパミンの分解を抑えて，脳内ド　 サフィナミド
パミン量を増やす。
脳内ドパミン作動性神経において，ドパ
ミンを分解するMAO-B阻害➡脳内ドパミ
ン量↑。
★女性：投与中・終了後一定期間は避
妊。

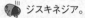 ● 投与不可　🍼 B3

🧠 ジスキネジア。

エクメット　糖尿病＞DPP-4阻害＋ビグアナイド系　　　　　　　　　　　錠

◎食事刺激で分泌されインスリ　🧑 ビルダグリプチン・メトホルミン
ン分泌を促すホルモン(インクレ
チン)の分解を阻害する。　　　　◆DPP-4阻害：
◎インスリンの感受性をよくす　食事刺激で分泌されインスリン分泌を増
る。　　　　　　　　　　　　　　強するインクレチンの分解を阻害。
体重増加が起こりにくいので　　低血糖や体重増加を起こしにくい。
肥満の人向き。　　　　　　　　　食欲抑制効果もある。
◆ビグアナイド系血糖降下剤：
肝の糖新生・糖放出↓➡血糖低下。
脂肪肝改善，糖取込み↑➡インスリン抵
抗改善。
★併禁：過度のアルコール。

 ● 投与不可　🍼 C

エザルミア　悪性腫瘍＞エピジェネティクス標的　　　　　　　　　　　錠

癌細胞によって抑えられている　🧑 バレメトスタット
転写を正常に機能させ，細胞
の正常分化，癌抑制遺伝子発　ヒストン凝集に関与している酵素
現を促す。　　　　　　　　　　　EZH1/2のメチル化活性を阻害➡T細胞
の正常分化促進，癌抑制遺伝子発現増。
★男女とも：投与中・終了後一定期間は
避妊(男性はコンドーム使用)。男性：造
精機能低下の可能性あり。

空腹時（食後はCmax・AUC↓）。食前1時間～食後2時間は避ける。

● 有益＞危険

10％以上 骨髄抑制，感染症，脱毛症，味覚不全，皮膚乾燥，発疹，悪心，ALT増加，食欲減退。

PTP保存。

エサンブトール　**エタンブトール製剤**…エブトール

エジュラント　HIV薬＞非ヌクレオシド系逆転写酵素阻害(NNRTI)　錠

HIV RNAから逆転写酵素によってウイルスDNAが合成されるのを阻害する。

リルピビリン
逆転写酵素の活性中心近傍に結合➡アロステリック効果により酵素活性を阻害➡DNA合成停止➡宿主DNAに組込むDNAが合成できない➡増殖抑制。

食事中または食直後（空腹時は効果↓）。

● 有益＞危険 B1

カボテグラビル経口剤以外の抗HIV薬併用時 不眠症，異常な夢，うつ病，頭痛，浮動性めまい，悪心，腹痛，嘔吐，発疹，疲労，低リン酸血症，低ナトリウム血症，高ナトリウム血症，白血球数減少，AST・ALT増加，高ビリルビン血症，総コレステロール増加，低血糖，高血糖，LDLコレステロール増加，膵型アミラーゼ増加，リパーゼ増加。

S・M　健胃消化剤　散

胃酸を中和し，消化を助け，胃を元気にする。

タカヂアスターゼ・生薬配合剤
消化酵素剤に制酸剤，消化液の分泌を促進する生薬を配合。

★併注：大量の牛乳。

 食後。

 体重・年齢ごとの製剤量（g ／ mL ／包）

散

1回量 ＊1日3回, 食後	
2 ～ 3 歳	0.22g
4 ～ 6 歳	0.43g
7 ～ 14 歳	0.65g

 ● 有益＞危険

エスエーワン　悪性腫瘍＞ピリミジン代謝拮抗…ティーエスワン

エスカゾール　駆虫薬　　　　　　　　　　　　　　　　　　　　錠

線虫を排出する。

アルベンダゾール

βチュブリンと結合し以下より死滅。
①微小管の重合阻害➡細胞形態の維持
不能，運動性消失。
②グルコースの取込み阻害。
★女性：投与中，治療終了後1カ月は
避妊。

 食事と共に（空腹時で効果↓）。

 ● 投与不可　 D

肝機能障害，肝機能検査値異常。

エースコール　高血圧＞ACE 阻害薬　　　　　　　　　　　　　錠

強力に血管を収縮するAng Ⅱ
の産生を阻害。
・血管を拡げる
・体液量を減らす
・心臓や腎臓を保護する

テモカプリル

①AngⅠからAng Ⅱへの変換を阻害➡
Ang Ⅱ産生↓。
・血管収縮抑制➡血圧低下。
・アルドステロン分泌↓➡Na⁺ 再吸収↓➡
利尿，心負担減，K⁺ 排泄↓。
・心臓など臓器リモデリング抑制。
②ブラジキニン分解↓➡血管拡張，空咳。

空咳，高K血症，血管浮腫に注意。

 ● 投与不可

 咳嗽。

開封後は湿気を避け，遮光(吸湿と光で変色，含量低下のおそれ)。

SG　解熱鎮痛剤(ピラゾロン系解熱鎮痛消炎配合)　顆

4種配合の解熱鎮痛薬。

ピラゾロン系解熱鎮痛消炎配合剤

ピリン系配合薬。供給停止となった「セデスG」の代替薬として開発。
カフェイン，鎮静薬を配合。
★併注：アルコール。

追加は4時間以上あける。1日4包まで。

アスピ喘息

● 有益>危険

エスシタロプラム　抗うつ薬>SSRI…レクサプロ
エスゾピクロン　睡眠薬>非BZD系(超短時間型)…ルネスタ
エスタゾラム　睡眠薬>BZD系>中時間型…ユーロジン

エストラサイト　前立腺癌>女性ホルモン+アルキル化　力

◎前立腺癌は男性ホルモン作用で増殖が促進するので，男性ホルモンの作用を抑える。
◎DNA合成を阻害する。

エストラムスチンリン酸エステルNa

女性ホルモンとアルキル化薬の化合物。
女性ホルモンによる増殖抑制効果とアルキル化薬の殺細胞性抗癌作用で相乗的に増殖を抑制。
★生殖可能患者：性腺への影響を考慮。
★併注：牛乳，乳製品，Caを多量に含有する食物。

消化性潰瘍

 🇦🇺 D

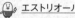 浮腫，食欲不振，女性化乳房。

エストラジオール　卵胞ホルモン製剤…ジュリナ
エストリオール　卵胞ホルモン製剤…エストリール／ホーリン

エストリール　卵胞ホルモン製剤　　　　　　　　　　　　　　錠

女性ホルモン作用を介して，更
年期症状を改善し，骨粗鬆症
を予防する。

 エストリオール

◎エストロゲン補充➡更年期症状改善。
◎骨エストロゲン受容体作用➡破骨細胞
　アポトーシス➡骨吸収↓➡骨密度↑。
◎腟粘液↑➡腟を清浄化。

● 投与不可 B1

エスワンケーケー　悪性腫瘍＞ピリミジン代謝拮抗…ティーエスワン
エスワンタイホウ　悪性腫瘍＞ピリミジン代謝拮抗…ティーエスワン
エゼアト　脂質異常
　　　　＞小腸Chトランスポーター阻害＋スタチン…アトーゼット
エゼチミブ　脂質異常＞小腸コレステロールトランスポーター阻害…ゼチーア
エゼチミブ　　　　　　脂質異常
・アトルバスタチン　　　　　＞小腸Chトランスポーター阻害＋スタチン…アトーゼット
エソメプラゾール　胃酸分泌抑制＞プロトンポンプ阻害(PPI)…ネキシウム
エチゾラム　抗不安＞BZD系＞短時間型…デパス

エックスフォージ　高血圧＞Ca拮抗薬＋ARB　　　　　　　　錠 OD

血圧を下げる。

◎血管を収縮させるAng Ⅱの
受容体を遮断する。

◎血管を拡げて血圧を下げ
る。

 バルサルタン・アムロジピン

◆ARB：
①AT$_1$受容体拮抗➡血圧低下，アルドス
テロン分泌低下による利尿。
②AT$_2$受容体活性化➡心血管系保護。
◆Ca拮抗：血管拡張，血圧↓。
★併注：グレープフルーツジュース。

 ● 投与不可 D

 〔OD〕PTP保存。

ATP　代謝賦活剤(ATP製剤)…アデホス

エディロール　骨粗鬆症＞ビタミンD3 誘導体　　　錠 力

腸管からのCa吸収を促進。
破骨細胞の機能を抑える。
骨吸収を促進する副甲状腺からのPTH分泌を抑制。

 エルデカルシトール
◎腸管からのCa吸収↑➡血清Ca↑,
副甲状腺ホルモンPTH 分泌↓➡骨吸収
↓。
◎RANKL の発現抑制➡破骨細胞の活性
↓。
骨密度上昇効果が高い。
★女性：投与期間中は避妊。

 ● 投与不可

 尿中Ca 増加, 血中Ca 増加。

エトドラク　NSAIDs ＞ピラノ酢酸系…オステラック／ハイペン

エドルミズ　癌悪液質治療薬　　　錠

体重減少や食欲不振を認める
がん悪液質に対し，筋肉量を
増加させ，食欲を亢進させる。

 アナモレリン
グレリン受容体GHS-R1a に作用➡成長
ホルモン分泌↑, 食欲亢進➡筋肉量↑,
体重増加。
★併注：グレープフルーツジュース。

 空腹時。服用後 1 時間は食事をしない
（食後 2hr 投与で吸収↓）。

 肝障害。

 ● 有益＞危険

 刺激伝導系抑制，肝機能障害，グリコヘ
モグロビン増加。

エナラプリル　高血圧，慢性心不全＞ACE 阻害…レニベース

エナロイ　腎性貧血(造血＞HIF 活性化)　　　錠

造血機能を高め，貧血を改善
する。

 エナロデュスタット
低酸素誘導因子であるHIF を分解する

HIF-PH を阻害➡HIF 経路活性化➡低酸素状態と同様エリスロポエチン増加➡赤血球産生↑。

★女性：投与中・終了後一定期間は避妊。

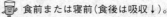 食前または寝前（食後は吸収↓）。

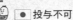 ● 投与不可

NIM　健胃消化剤…KM 散
エヌケーエスワン　悪性腫瘍＞ピリミジン代謝拮抗…ティーエスワン

エネーボ　経腸栄養剤 液

栄養素，エネルギー補給。

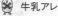 経腸成分栄養剤
日本人摂取基準をほぼ満たす。
★加温は未開封のまま 30 ～ 40℃で湯煎。

🗙 牛乳アレ

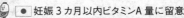 ● 妊娠 3 カ月以内ビタミンA 量に留意

💊 下痢，便秘，腹部膨満，腹痛，低ナトリウム血症，高カリウム血症，γ- グルタミルトランスフェラーゼ増加，血中アルカリフォスファターゼ増加。

❄ 禁凍結。開封後は冷蔵で 48 時間。

エバスチン　アレルギー＞抗ヒスタミン（第 2 世代）…エバステル

エバステル　アレルギー＞抗ヒスタミン（第 2 世代） 錠 OD

アレルギー症状を誘発するヒスタミンのH1受容体をブロック。
メディエーター放出も抑制。
眠くなりにくい。口喝も少ない。

 エバスチン
◎H₁ 拮抗➡痒み，鼻炎等を改善。
◎メディエータ遊離↓➡アレルギー予防。
◎中枢移行少ない➡眠くならない。
◎抗コリン作用弱い➡口渇，眼圧上昇，尿閉等が弱い。

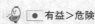　● 有益＞危険

エパデール　脂質異常＞EPA 製剤　　　　　　　　　　　　　カ

魚油に含まれるω3系脂肪酸。
◎中性脂肪を減らす
◎血をさらさらにする
◎血管に弾力を与える

 イコサペント酸エチル
①TG 合成↓，VLDL 合成↓など➡TG 低下。
②アラキドン酸の代謝を阻害➡血小板のTXA_2 産生阻害➡血栓形成抑制。

🍴 食直後（空腹時は吸収↓）。

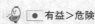　● 有益＞危険

エバミール　睡眠薬＞BZD 系＞短時間型　　　　　　　　　　錠

神経細胞の興奮を抑えて，睡眠障害を改善する。
入眠，中途覚醒に有用。

 ロルメタゼパム
抑制性$GABA_A$ 受容体のBZD 結合部位に結合➡受容体機能↑➡Cl^- チャネル開口頻度↑➡過分極➡神経細胞の興奮↓。
★日数制限：30 日★併注：アルコール。

　● 有益＞危険

⏱ T_{max} 1 〜 2hr　$T_{1/2}$ 10hr

エパルレスタット　糖尿病性末梢神経障害
（アルドース還元酵素阻害）…キネダック

エビオス〔乾燥酵母〕　ビタミンB・蛋白補給剤　　　　　　末

タンパク質とビタミンB群を補充する。

 乾燥酵母
酵母の菌体を乾燥させた粉末。

エピカルス　前立腺肥大症治療剤…エビプロスタット

エビスタ　骨粗鬆症＞選択的エストロゲン受容体モジュレーター　錠

女性ホルモン作用で骨吸収を抑制。乳癌や子宮体癌のリスク

 ラロキシフェン
エストロゲン受容体を刺激または拮抗。

は上げない。
閉経後骨粗鬆症の第1選択。

・破骨細胞：アゴニスト➡骨吸収↓。
・乳房・子宮：アンタゴニスト➡癌リスクの
上昇を抑制。

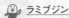 ● 投与不可 X

エピナスチン　アレルギー＞抗ヒスタミン(第2世代) …アレジオン

エピビル　HIV薬＞ヌクレオシド系逆転写酵素阻害(NRTI) 錠

HIV RNAから逆転写酵素に
よってウイルスDNAが合成され
るのを阻害する。

 ラミブジン

細胞内で活性体となり，逆転写酵素が
それを正常ヌクレオチドの代わりにDNA
鎖に取込む➡DNA合成停止➡宿主DNA
に組込むDNAが作れない➡増殖抑制。

● 有益＞危険 B3

貧血。

エビプロスタット　前立腺肥大症治療剤 錠

前立腺肥大による排尿障害を
緩和する。

 オオウメガサソウエキス・ハコヤナギエキス

5種の植物成分配合。尿道抵抗低下，
活性酸素消去作用，抗炎症作用など。

エビリファイ　抗精神病＞ドパミンD₂部分アゴニスト(DPA) 散 錠 OD 液

脳神経系のバランスを整えて，
統合失調症の陽性症状(幻覚
や妄想等)や陰性症状(無関
心，ひきこもり等)，双極性障
害，うつ症状等を改善する。

 アリピプラゾール

D₂受容体に対し，ドパミンの過不足に
より，拮抗または刺激する。
・中脳辺縁系(過剰)：アンタゴニスト➡陽
性症状改善。
・中脳皮質系(不足)：アゴニスト。
◎ 5-HT₂A遮断➡陰性症状改善。
錐体外路症状が出にくく，高血糖や代
謝障害も他の非定型より少ない。
★定常状態に達するまでの約2週間は
増量を避ける。★併注：アルコール。
★〔OD〕分包機は適さない。

★〔液〕次のものは希釈不可：未煮沸の水道水，茶葉飲料（紅茶，ウーロン茶等），みそ汁。ミネラルウォーターとの混合で濁ったら服用しない。

 体重・年齢ごとの製剤量（g ／ mL ／包）

	1日量 ＊分1 (原則6〜18歳未満)	
	開始	維持
散 1%	0.1g	0.1〜1.5g ※Max 1.5g
液 0.1%	1mL	1〜15mL ※Max 15mL

 ● 有益＞危険 🇦🇺C

 不眠，神経過敏，不安，傾眠，アカシジア，振戦，流涎，ALT 上昇，CK 上昇，体重増加。

エピレオプチマル　抗てんかん薬　散

脳内の神経細胞の興奮を抑えて，てんかん発作を起こりにくくする。

 エトスクシミド

視床 - 大脳皮質間の興奮性T 型Ca^{2+} チャネル遮断➡異常な興奮シグナルを抑制。

 体重・年齢ごとの製剤量（g ／ mL ／包）
散 50%

1日量 ＊分1〜3
0.3〜1.2g

 ● 有益＞危険 🇦🇺D

エフィエント　抗血栓＞抗血小板＞ADP 受容体遮断　錠 OD

血液をさらさらにする。

血栓をつくる血小板を活性化させないようにする。

 プラスグレル

①血小板のADP 受容体遮断➡血小板の活性化阻害。
②血小板のGP Ⅱb/Ⅲa 受容体の活性化阻害➡フィブリノーゲンと結合を阻害➡

血栓形成を阻害。
チクロピジン，クロピドグレルより活性発現が早い。

空腹時は避ける（食後よりCmax ↑）。

● 有益＞危険 ■B1

皮下出血。

FAD　補酵素型ビタミンB2 製剤…フラビタン

エフェドリン　気管支拡張・鎮咳剤＞β刺激(非選択)　　　　　　　錠

気管支を拡げる。鼻づまりを解消する。

エフェドリン

β_2 刺激➡気管支拡張。
喘息の発作予防に有用。
α_1 刺激➡血管収縮➡鼻閉を改善。

■A

Tmax 1.8hr　T1/2 6.8hr

エプクルーサ　C 型肝炎ウイルス　　　　　　　　　　　　　　　錠
　　　　　　＞NS5A 複製複合体阻害＋NS5B ポリメラーゼ阻害

増殖に必要なHCV由来のタンパク質を阻害し，増殖を抑制する。

ソホスブビル・ベルパタスビル

◎NS5A 複製複合体阻害：
HCV 複製複合体のNS5A 複製複合体を阻害➡ゲノム複製抑制。
◎NS5B ポリメラーゼ阻害：
RNA 依存性RNA ポリメラーゼ活性を阻害➡RNA 伸長を停止。

● 有益＞危険(リバビリン併用時は不可) ■B1

リバビリンと併用 貧血，頭痛。

エプジコム　HIV 薬＞ヌクレオシド系逆転写酵素阻害(NRTI) 錠

HIV RNAから逆転写酵素によってウイルスDNAが合成されるのを阻害する。

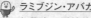 ラミブジン・アバカビル

細胞内で活性体となり，逆転写酵素がそれを正常ヌクレオチドの代わりにDNA鎖に取込む➡DNA 合成停止➡宿主DNAに組込むDNA が作れない➡増殖抑制。
★併注：アルコール。

● 有益＞危険　B3

エブトール　エタンブトール製剤 錠

結核菌の核酸合成を阻害。
静菌的に作用。

 エタンブトール

イソニアジドやストレプトマイシンとの併用で耐性菌の出現率が低下。
★視力障害発現に注意。

● 有益＞危険　A

エフピー　パーキンソン病＞ドパミン分解酵素(MAO-B) 阻害 OD

ドパミンの分解を抑えて，脳内ドパミン量を増やす。

 セレギリン

脳内ドパミン作動性神経において，ドパミンを分解するMAO-B 阻害➡脳内ドパミン量↑。
★第三者への譲り渡しは覚せい剤取締法に違反。薬が不要になったら病院か薬局へ返却。

● 有益＞危険　B2

便秘。

エフメノ　黄体ホルモン製剤 力

卵胞ホルモン剤投与時の子宮内膜の増殖を抑える。

 プロゲステロン

エストロゲン受容体が制御する細胞増殖関連因子の産生を抑制➡卵胞ホルモンによる子宮内膜上皮細胞の増殖を抑制

する

🥤 食後は避ける（Cmax・AUC↑。食事の影響を避ける）。

😊 A

😷 不正子宮出血。

エブランチル　高血圧＞α1遮断
　　　　　　　前立腺肥大＞α1遮断　　　　　　　　　　カ

◎高血圧＞血管を収縮する交感神経の働きを抑え，血圧を下げる。

◎前立腺肥大＞尿道を収縮する交感神経の働きを抑え，尿道をゆるめて尿を出やすくする。

😊 ウラピジル

◎血管平滑筋α1遮断➡血管拡張➡血圧低下。

交感神経作用が過剰な褐色細胞腫による高血圧や排尿障害の合併例に有用。

◎尿道・前立腺平滑筋（収縮でアンチ排尿）α1遮断➡弛緩➡尿道抵抗↓。

起立性低血圧に注意。

😊 有益＞危険

エブリスディ　脊髄性筋委縮症治療薬　　　　　　　　DS

ニューロンの生存や機能を維持する遺伝子が変異した異常遺伝子に作用し，正常なタンパクを合成させる。

😊 リスジプラム

ニューロンの生存や機能を維持するSMNタンパクを合成するSMN1遺伝子の変異型SMN2遺伝子のエクソン7に結合➡スプライシング過程でエクソン7のスキップを抑制➡正常なSMNタンパクが合成➡神経や筋肉の機能回復。

★女性：投与中・最終投与から一定期間は避妊。★男性：投与中・最終投与・休薬後から一定期間は避妊。★溶液に調整してから交付する。★皮膚・粘膜に付着した場合，石鹸と水でよく洗い流す。眼に付着した場合は水で洗浄。★飲み忘れた場合，予定時刻から6時間以内：速やかに服用，6時間超：翌日の予定

時刻に1回分服用。★吐き出した場合は追加服用しない。

食後。服用後水を飲ませる（口腔内に残るのを防ぐ）。できるだけ同じ時刻に服用。

体重・年齢ごとの製剤量（g／mL／包）

DS　瓶 60mg

1回量　＊1日1回，食後	
1瓶を水 79mL で溶解（0.75mg／mL）	
2カ月～1歳	0.267mL／kg
2歳～	20kg 未満：0.33mL／kg
	20kg 以上：6.67mL

● 望非投与 🏳️ D

〔3%以上〕発疹。

25℃以下。調整後は凍結を避け 2～8℃，64 日以内。

エプレレノン　高血圧，心不全
　　　　　＞選択的アルドステロン阻害（K 保持性）…セララ
エペリゾン　筋緊張改善剤…ミオナール

エベレンゾ　腎性貧血（造血＞HIF 活性化）　錠

造血機能を高め，貧血を改善する。

 ロキサデュスタット

低酸素誘導因子であるHIF を分解するHIF-PH を阻害➡HIF 経路活性化➡低酸素状態と同様エリスロポエチン増加➡赤血球産生↑。

★女性：投与中・終了後一定期間は避妊。

● 投与不可

エボザック　シェーグレン症候群＞唾液腺M3 刺激　カ

唾液の分泌量を増やして口腔内を潤す。

セビメリン
唾液腺M_3刺激➡唾液分泌↑。

★縮瞳に注意（夜間の運転等）。

😖 喘息／てんかん／パーキン

😐 ● 有益＞危険

😋 嘔気，腹痛。

エミレース　抗精神病＞定型＞ベンズアミド系　　　　　　　［錠］

脳神経系の過度な興奮を抑え，幻覚や妄想など統合失調症の陽性症状を抑える。

😋 ネモナプリド
中脳辺縁系のD₂遮断➡陽性症状（幻覚，妄想など）を抑制。
D₂遮断による錐体外路症状や高プロラクチン血症が起こりやすい。
★併注：アルコール。

😖 パーキン

😐 ● 望投与中止

😋 パーキンソン症候群，ジスキネジア，アカシジア。

MS コンチン　鎮痛＞オピオイド＞麻薬　　　　　　　　　　　［錠］

痛覚伝導路に作用する強力な痛み止め。
癌性疼痛などに使う。

😋 モルヒネ硫酸塩
オピオイドμ受容体刺激➡脊髄，脳レベルでの痛みの閾値上昇➡鎮痛。
便秘はほぼ必発。
悪心等は耐性が生じ次第に消失。
★日数制限：30 日★併注：アルコール。
★薬が不要になったら病院又は薬局へ返却。

😐 ● 有益＞危険　🚼 C

😋 眠気，傾眠，便秘，悪心，嘔吐，口渇。

⏱ [Tmax] 2.7hr [T1/2] 2.6hr

MS ツワイスロン　鎮痛＞オピオイド＞麻薬…MS コンチン

M・M　健胃消化剤　　　　　　　　　　　　　　　　　散

消化を助け，胃を元気にする。
胃酸を中和する。

ビオヂアスターゼ・生薬配合剤

制酸剤，消化酵素，生薬成分の健胃薬
を配合。
★併注：大量の牛乳。

● 有益＞危険

MDS　高トリグリセリド血症治療剤　　　　　　　　　　錠

中性脂肪の分解を促進する。

デキストラン硫酸Na

LPL活性化促進➡リポタンパクのTG分解
↑。

エムトリバ　HIV薬＞ヌクレオシド系逆転写酵素阻害(NRTI)　　カ

HIV RNAから逆転写酵素に
よってウイルスDNAが合成され
るのを阻害する。

エムトリシタビン

細胞内で活性体となり，逆転写酵素が
それを正常ヌクレオチドの代わりにDNA
鎖に取込む➡DNA合成停止➡宿主DNA
に組込むDNAが作れない➡増殖抑制。

● 有益＞危険　　B1

浮動性めまい，頭痛，不眠症，下痢，
悪心，腹痛。

エメダスチン　アレルギー＞抗ヒスタミン(第2世代) …レミカット

エラスチーム　脂質異常改善剤　　　　　　　　　　　錠

コレステロールの排泄を促進。
中性脂肪の分解を促進。

エラスターゼ

◎肝臓でChの異化，排泄を促進。
◎リパーゼ活性➡リポタンパクのTG分解
促進。

食前。

エリキュース　抗血栓＞抗凝固薬＞Xa因子阻害　　錠

凝固因子の活性化を阻害し，血を固まりにくくする。

 アピキサバン

凝固因子Xaの活性化阻害➡プロトロンビンからトロンビンへ変換を阻害➡フィブリン生成できない。
◎ワルファリンと異なり，当日から効果発現，食事制限もない。

 ● 有益＞危険　　C

エリスパン　抗不安＞BZD系＞長時間型　　錠

神経細胞の興奮を抑えて，気分を安定させる。

 フルジアゼパム

抑制性GABA_A受容体のBZD結合部位に結合➡受容体機能↑➡Cl⁻チャネル開口頻度↑➡過分極➡神経細胞の興奮↓。
★日数制限：30日★併注：アルコール。

 ● 有益＞危険

 Tmax 1hr　T1/2 23hr

エリスロシン　抗菌薬＞マクロライド系　　顆 錠 DS

細菌の翻訳過程を阻害し，タンパク質合成を阻害する（静菌的）。

 エリスロマイシン製剤

大サブユニットrRNAに結合➡続きのアミノアシルt-RNAがmRNAに結合できない➡タンパク質合成阻害➡増殖抑制。
呼吸器感染症の起炎菌（百日咳菌，クラミジア，マイコプラズマ等）に有用。

 体重・年齢ごとの製剤量（g／mL／包）

	1日量　＊分4～6
DS10%	0.25～0.5g／kg ※Max 12g
DS20%	0.125～0.25g／kg ※Max 6g

顆粒 20%	0.125 ～ 0.25g ／ kg
	※Max 6g

 ● 有益＞危険 🇦🇺 A

〔DS〕調整後は冷蔵庫。よく振り混ぜて服用。

エリスロマイシン　抗菌薬＞マクロライド系…エリスロシン

エルカルチンFF　レボカルニチン製剤　　　　錠 液

カルニチンの補給。

 レボカルニチン

慢性的なカルニチン欠乏状態を是正。
蓄積した有害なプロピオニル基をプロピオニルカルニチンとして尿中排泄➡ミトコンドリア機能保護➡代謝賦活。
★〔錠〕一包化は避ける（防湿保存）。

体重・年齢ごとの製剤量（g ／ mL ／包）

液 10%

	1 日量　＊分 3
バラ瓶	0.25 ～ 1mL ／ kg
	※Max 30mL
分包 5mL	0.05 ～ 0.2 包／ kg
（製剤量）	※Max 6 包
分包 10mL	0.025 ～ 0.1 包／ kg
（製剤量）	※Max 3 包

● 有益＞危険

〔錠〕服用直前までPTP シート保存。

エルサメット　前立腺肥大症治療剤…エビプロスタット
エルデカルシトール　骨粗鬆症＞ビタミンD3 誘導体…エディロール
エルロチニブ　悪性腫瘍＞EGFR チロシンキナーゼ阻害剤…タルセバ
エレトリプタン　片頭痛＞トリプタン系…レルパックス

エレンタール　経腸栄養剤　　　　散

栄養素，エネルギー補給。

 経腸成分栄養剤

ほぼ完全に吸収される。

😊 ● 3 カ月以内：ビタミンA5,000IU／日
未満に留める。

🍫 下痢。

🗄 調整後 12 時間以内。

塩化カリウム徐放錠　カリウム製剤　　　　　　　　　　　　　　錠

カリウムを補充する。

😊 塩化カリウム

💊 多めの水で服用。

😊 ● 有益＞危険

塩化カリウム(末)　カリウム製剤　　　　　　　　　　　　　　末

カリウムを補充する。

😊 塩化カリウム

💊 多量の水で。

😊 ● 有益＞危険

塩化カルシウム　カルシウム製剤　　　　　　　　　　　　　　末

カルシウムを補充する。

😊 塩化カルシウム
★併注：多量の牛乳。

😊 ● 有益＞危険

エンシュア　経腸栄養剤　　　　　　　　　　　　　　　　　　液

栄養素, エネルギー補給。

😊 経腸成分栄養剤
半消化態経腸栄養剤。
★〔H〕希釈しない。

😖 牛乳アレ

😊 ● 3 カ月以内はビタミンA の用量留意

🍫 下痢。

開缶後は冷蔵で 48 時間以内。

エンタカポン　パーキンソン病
　　　　　　　＞ドパミン分解酵素（末梢COMT）阻害…コムタン
エンテカビル　Ｂ型肝炎ウイルス＞逆転写酵素阻害…バラクルード

エンドキサン　悪性腫瘍＞アルキル化薬＞マスタード類　　　　　　末 錠
　　　　　　　免疫抑制薬＞アルキル化薬

DNAの二重らせん構造を固定
してDNA合成を阻害する。

免疫抑制＞免疫細胞の増殖を
抑える。

 シクロホスファミド

DNA をアルキル化➡架橋形成して二重
鎖を固定➡ほぐれない➡DNA 複製でき
ない➡細胞死。

悪心嘔吐は，白金製剤ほどではない。

★性腺障害の可能性あり。★男女とも
投与中・終了後一定期間は避妊。

★〔末〕皮膚や粘膜に付着した場合に
は，直ちに多量の流水で洗い流す。

 体重・年齢ごとの製剤量（g ／ mL ／包）
末

1 日量
1 瓶を精製水 5mL に溶解
0.1 ～ 0.15mL ／ kg
※Max 5mL
総投与量 15mL ／ kg まで

 ● 望非投与　　D

〔末〕2 ～ 8℃保存。調整後 4 週間以内
に服用。

エンペラシン　ステロイド＋抗ヒスタミン（第 1 世代）…セレスタミン

エンレスト　ARNI(ネプリライシン阻害＋ARB)　　　　　　　　錠

血圧を下げる。

◎利尿や血管拡張作用を有す
る利尿ペプチドの分解を阻害
する。

サクビトリルバルサルタン

◆ネプリライシン阻害：
Na 利尿ペプチド分解阻害➡利尿，血管
拡張➡心負担↓。

◎血管を収縮するAng Ⅱの受容体を遮断する。

◆ARB：
①AT₁受容体拮抗➡血圧低下，利尿。

$$①AT_1受容体拮抗➡血圧低下，利尿。$$

②AT₂受容体活性化➡心血管系保護。

★女性：投与中・終了後一定期間は避妊。

 ● 投与不可 🇦🇺 D

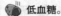 低血圧。

オイグルコン　糖尿病＞SU薬（第2世代）　錠

インスリンの分泌を促進する。
常時，血糖値が高い人向き。

グリベンクラミド

膵β細胞のSU受容体刺激➡インスリン分泌を強力に促進。
常時作用➡低血糖を起こしやすい。
細胞への糖取込み↑➡体重増加。
SU薬の中で最強。

 ● 投与不可 🇦🇺 C

 低血糖。

オオウメガサソウエキス・ハコヤナギエキス等　前立腺肥大症治療剤…エビプロスタット

オキサトミド　アレルギー＞抗ヒスタミン（第2世代）　錠 シ DS

アレルギー症状を誘発するヒスタミンのH1受容体をブロック。
メディエーター放出も抑制。
そこそこ眠くなる。口喝は少ない。

オキサトミド

◎H₁拮抗➡痒み，鼻炎等を改善。
◎メディエータ遊離↓➡アレルギー予防。
◎中枢移行少しあり➡眠気，倦怠感。
◎抗コリン作用弱い➡口渇，眼圧上昇，尿閉等が弱い。
★併注：アルコール。
★〔DS，シロップ〕他の液シロップ剤と混合しない（分散性低下）。

体重・年齢ごとの製剤量（g／mL／包）

1回量	＊1日2回，朝・寝前
シロップ 0.2%	0.25mL／kg ※Max 0.375mL／kg

	DS2%	0.025g／kg ※Max 0.0375g／kg

 ● 投与不可

オキシコドン(非乱用防止製剤)　鎮痛＞オピオイド＞麻薬　　カ液

痛覚伝導路に作用する強力な
痛み止め。
癌性疼痛などに使う。

 オキシコドン

オピオイドμ受容体刺激➡脊髄，脳レベ
ルでの痛みの閾値上昇➡鎮痛。
鎮痛作用はモルヒネの1.5倍。
便秘はほぼ必発。
悪心等は耐性が生じ次第に消失。
★日数制限：30日★併注：アルコール。
★薬が不要になったら病院又は薬局へ
返却。★〔徐放〕粉砕不可(血中濃度上
昇による副作用発現)。

● 有益＞危険　C

便秘，嘔気。

〔液〕 T_{max} 0.75hr $T_{1/2}$ 3.6hr
〔徐放カ〕 T_{max} 2.7hr $T_{1/2}$ 6.1hr

オキシコドン(乱用防止製剤)　鎮痛＞オピオイド＞麻薬…オキシコンチンTR

オキシコドンNX　鎮痛＞オピオイド＞麻薬　　錠

痛覚伝導路に作用する強力な
痛み止め。
癌性疼痛などに使う。

 オキシコドン

オピオイドμ受容体刺激➡脊髄，脳レベ
ルでの痛みの閾値上昇➡鎮痛。
鎮痛作用はモルヒネの1.5倍。
便秘はほぼ必発。
悪心等は耐性が生じ次第に消失。
★日数制限：30日★併注：アルコール。
★乱用防止にナロキソンが添加されてい
る。★薬が不要になったら病院又は薬
局へ返却。★〔徐放〕粉砕不可(血中濃
度上昇による副作用発現)。

● 有益＞危険 🇦🇺 C

眠気, 傾眠, めまい, 便秘, 嘔気, 嘔吐。

〔普通錠〕T_{max} 0.75hr $T_{1/2}$ 3.9hr
〔徐放錠〕T_{max} 3.5hr $T_{1/2}$ 4.6hr

オキシコンチンTR　鎮痛＞オピオイド＞麻薬　錠

痛覚伝導路に作用する強力な
痛み止め。

癌性疼痛などに使う。

オキシコドン

オピオイドμ受容体刺激➡脊髄, 脳レベルでの痛みの閾値上昇➡鎮痛。
鎮痛作用はモルヒネの 1.5 倍。
便秘はほぼ必発。
悪心等は耐性が生じ次第に消失。
★日数制限：30 日★併注：アルコール。
★薬が不要になったら病院又は薬局へ返却。★粉砕不可（血中濃度上昇による副作用発現）。★水を含むとゲル化するため, 舐めたり, ぬらしたりせず, 口に入れた後は速やかに飲み下す。

食後か空腹時のいずれか一定の条件で投与（食事でCmax・AUC ↑, 副作用の発現注意）。

● 有益＞危険 🇦🇺 C

眠気, 傾眠, めまい, 便秘, 嘔気, 嘔吐。

T_{max} 2.5hr $T_{1/2}$ 5.7hr

オキシブチニン　過活動膀胱＞抗コリン…ポラキス

オキノーム　鎮痛＞オピオイド＞麻薬　散

痛覚伝導路に作用する強力な
痛み止め。

癌性疼痛などに使う。

オキシコドン

オピオイドμ受容体刺激➡脊髄, 脳レベルでの痛みの閾値上昇➡鎮痛。
鎮痛作用はモルヒネの 1.5 倍。

| 臨時追加投与（レスキュー薬の投与）としても使える。 | オキシコンチン投与中のレスキュードーズにも有用（15 分以内に発現）。
便秘はほぼ必発。
悪心等は耐性が生じ次第に消失。
★日数制限：30 日★併注：アルコール。
★薬が不要になったら病院又は薬局へ返却。 |

 ● 有益＞危険 C

眠気, 傾眠, めまい, 便秘, 嘔気, 嘔吐。

⏱ Tmax 1.7 ～ 1.9hr T1/2 4.5 ～ 6hr

オクソラレン　尋常性白斑治療剤　錠

| 皮膚のメラニン色素を増やす。 | メトキサレン
投与後にUV 照射すると角質層肥厚と炎症反応が見られ, 露光部にメラニンが沈着。これが 8 ～ 14 年持続。機序不明。
★併注：フロクマリンを含有する食物（セロリ, ライム, ニンジン, パセリ, いちじく, アメリカボウフウ, カラシ等）。 |

投与 2 時間後に日光浴・人工紫外線を照射。

肝障害

 ● 有益＞危険 B2

オーグメンチン　抗菌薬＞ペニシリン系＋βラクタマーゼ阻害　錠

| 細菌の細胞壁合成を阻害し, 細胞壁を崩壊, 菌を破裂させる（殺菌性）。 | アモキシシリン・クラブラン酸K
細胞壁の主成分ペプチドグリカンを合成するPBP に結合➡ペプチド同士の架橋を阻害➡細胞壁が崩壊➡浸透圧に耐えられず破裂（溶菌）。
主なターゲット：GPC（腸球菌, 肺炎球菌, A 群レンサ球菌等）, 一部のGN（大腸菌, インフルエンザ菌等）等。 |

βラクタマーゼ阻害薬配合。

 ● 有益＞危険

オークル　抗リウマチ 〔錠〕

過剰な免疫反応を抑制し, リウマチの活動性を抑える。

 アクタリット

◎関節破壊に関与するⅢ・Ⅳ型アレルギー反応を抑制。
◎血管新生, 細胞接着を抑制。
◎炎症性サイトカイン・タンパク分解酵素の産生↓。

 ● 投与不可

オステラック　NSAIDs＞ピラノ酢酸系 〔錠〕

炎症や発熱を起こしブラジキニンの発痛を増強させるPGの産生を抑える。

 エトドラク

細胞膜リン脂質から遊離されたアラキドン酸をPGに変換するCOXを阻害➡PG合成↓➡鎮痛, 解熱, 抗炎症。
COX-2選択性が高め➡胃腸障害少。

 アスピ喘息／消化性潰瘍

 ● 初中期：有益＞危険／末期：不可

 Tmax 1.4hr T1/2 6hr

オスポロット　抗てんかん薬 〔錠〕

脳内の神経細胞の興奮を抑えて, てんかん発作を起こりにくくする。

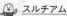 スルチアム

脳組織内で炭酸脱水酵素阻害➡Cl⁻流入➡抑制シグナル増強。

 腎障害

 ● 有益＞危険　D

 眠気, 眩暈, 知覚異常。

オゼックス　抗菌薬＞ニューキノロン系　細錠

DNA合成時のDNAのねじれ解消を阻害し，DNA合成を阻害する（殺菌性）。

 トスフロキサシン

細菌のDNA複製時，DNAを切断・再結合してDNAのねじれを解消するトポイソメラーゼを阻害➡DNA合成阻害➡溶菌。

スペクトルが広い（GP，GN，緑膿菌，クラミジア等）。

尿路感染症や呼吸器感染症等に有用。

 体重・年齢ごとの製剤量（g ／ mL ／包）

細粒 15%

1回量　＊1日2回
0.04g ／ kg
※Max 1 回 1.2g，1 日 2.4g

 ● 投与不可

オセルタミビル　抗インフルエンザウイルス薬＞ノイラミニダーゼ阻害　…タミフル

オダイン　前立腺癌＞抗アンドロゲン　錠

前立腺癌は男性ホルモン作用で増殖が促進するので，男性ホルモンの作用を抑える。

 フルタミド

アンドロゲン受容体拮抗➡前立腺癌の増殖抑制。

中枢へのホルモン分泌抑制作用はないので，性機能低下は軽度。

★尿が琥珀又は黄緑色になる。

 肝障害

 10%以上 AST・ALT 上昇，女性型乳房。

オテズラ　PDE4 阻害剤　錠

免疫細胞の活性を抑制し，炎症性サイトカイン放出を抑制。皮膚や関節の炎症を抑える。

 アプレミラスト

cAMP を分解する免疫細胞内のPDE4 を阻害➡cAMP 濃度↑➡免疫細胞の活性

乾癬やベーチェット病に用いる。

化抑制➡炎症性サイトカイン産生・放出↓。

★女性：投与期間中は避妊。★かみ砕いたり，割ったりしない。

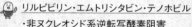 ● 投与不可 ■B3

悪心，下痢，頭痛。

治療反応は24週以内。

オデフシィ　HIV薬＞NNRTI＋NRTI　錠

HIV RNAから逆転写酵素によってウイルスDNAが合成されるのを阻害する。

リルピビリン・エムトリシタビン・テノホビル

・非ヌクレオシド系逆転写酵素阻害
・ヌクレオシド系逆転写酵素阻害

食事中または食直後。

● 有益＞危険 ■B3

オドリック　高血圧＞ACE阻害薬　錠

強力に血管を収縮するAng Ⅱの産生を阻害する。

・血管を拡げる
・体液量を減らす
・心臓や腎臓を保護する

トランドラプリル

①AngⅠからAngⅡへの変換を阻害➡Ang Ⅱ産生↓。
・血管収縮抑制➡血圧低下。
・アルドステロン分泌↓➡Na⁺再吸収↓➡利尿，心負担減，K⁺排泄↓。
・心臓など臓器リモデリング抑制。
②ブラジキニン分解↓➡血管拡張，空咳。
空咳，高K血症，血管浮腫に注意。

● 投与不可 ■D

乾性の咳嗽。

オーネス　消化酵素製剤…マックターゼ

オノン　気管支喘息，アレルギー性鼻炎＞LT拮抗　カ DS

◎喘息＞気管支の炎症や収縮

プランルカスト

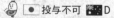

を抑える。

◎鼻炎>鼻粘膜の炎症や充血，分泌液の分泌を抑える。

呼吸器粘膜や炎症細胞のLT受容体拮抗。
・気管支の収縮抑制
・血管透過性の亢進↓
・気道の炎症・分泌↓
効果に個人差がある。

 体重・年齢ごとの製剤量（g ／ mL ／包）

DS10%

1日量	＊分2，朝食後・寝前
／ kg	0.07g ／ kg
	※Max 0.1g ／ kg or 4.5g

1回量	＊1日2回，朝食後・寝前
12 ～ 17kg	0.5g
18 ～ 24kg	0.7g
25 ～ 34kg	1.0g
35 ～ 44kg	1.4g

 ● 有益>危険

オパイリン　NSAIDs＞アントラニル酸系　　　　　錠

炎症や発熱を起こしブラジキニンの発痛を増強させるPGの産生を抑える。

 フルフェナム酸アルミニウム

細胞膜リン脂質から遊離されるアラキドン酸をPG に変換するCOX を阻害➡PG合成↓ ➡鎮痛，解熱，抗炎症。

 アスピ喘息／消化性潰瘍

 ● 有益>危険

 Tmax 3hr

オパルモン　PGE1 誘導体製剤　　　　　錠

末梢血管の血流減少による痛みや冷感，しびれ等を改善する。

 リマプロスト　アルファデクス

◎血管平滑筋細胞内cAMP ↑ ➡弛緩➡血管拡張。
◎血小板内cAMP ↑ ➡血小板凝集抑制。

● 投与不可

オピセゾールA　鎮咳去痰剤　　　　　　　　　　　　　　　　　　液

咳を鎮める。
痰を出しやすくする。

鎮咳去たん配合剤

去痰剤のキキョウ，車前草に，シャクヤクを配合。鎮咳作用も有する。

オピセゾールコデイン　鎮咳去痰剤　　　　　　　　　　　　　　　液

咳を鎮める。
痰を出しやすくする。

鎮咳去たん配合剤

鎮咳・去痰薬の生薬に，ジヒドロコデインを配合して鎮咳作用を強化。
★併注：アルコール。★12歳未満不可。

● 有益＞危険

オファコル　先天性胆汁酸代謝異常症治療薬　　　　　　　　　　　力

コール酸の補充。コレステロールから胆汁酸への代謝・生合成経路の酵素欠損によって蓄積される毒性中間代謝物が引き起こす肝機能障害を改善する。

コール酸

◎胆汁酸生合成経路の律速酵素をダウンレギュレーション➡異常な中間代謝産物の産生↓。
◎胆汁流量↑➡異常な中間代謝産物やビリルビン等の肝クリアランス促進。
◎コール酸不足により吸収が低下する脂溶性ビタミン等の吸収促進。
★日数制限：14日（2024.5月末まで）

食事中，原則一定の時間帯に投与。

● 有益＞危険　🇦🇺 B2

1～25℃。

オーファディン　高チロシン血症Ⅰ型治療剤　　　　　　　　　　　力

チロシンの中間代謝物の産生・

ニチシノン

蓄積を抑え，高チロシン血症Ⅰ
型の病態を改善する。

チロシン分解経路で働く酵素フマリルア
セト酢酸ヒドロラーゼ活性の遺伝的欠損
に起因する，有害な中間代謝物の産生・
蓄積を抑制。
★ボトルから取り出したら速やかに服
用。

 ● 有益＞危険 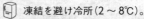B3

 凍結を避け冷所（2～8℃）。

オフェブ　抗線維化剤(低分子チロシンキナーゼ阻害)　　　カ

肺間質の線維化を予防する。　　 ニンテダニブ
特発性肺線維症の病態形成の機序であ
る肺線維芽細胞の増殖，遊走，形質転
換に関わるシグナル伝達を阻害。
★女性：投与中・終了後少なくとも3カ
月は避妊。

 ● 投与不可 D

 下痢，悪心，嘔吐，腹痛，肝酵素上昇，
食欲減退，体重減少。

 25℃未満。PTP保存。

オプスミット　肺動脈性肺高血圧症＞エンドセリン受容体拮抗　　　錠

肺動脈血管を拡げ，肺循環を
改善する。

 マシテンタン
強力な血管収縮物質エンドセリンの受容
体への結合を阻害➡血管拡張，血管透
過性亢進抑制，リモデリング抑制。
★女性：投与中・中止後1カ月間は避妊。

● 投与不可 X

頭痛。

オプソ　鎮痛＞オピオイド＞麻薬　　　液

痛覚伝導路に作用する強力な　　モルヒネ塩酸塩

痛み止め。

癌性疼痛などに使う。

オピオイド μ 受容体刺激➡脊髄，脳レベルでの痛みの閾値上昇➡鎮痛。

便秘はほぼ必発。

悪心等は耐性が生じ次第に消失。

★日数制限：30 日★併注：アルコール。

★薬が不要になったら病院又は薬局へ返却。

 ● 有益＞危険 C

 眠気，嘔気，嘔吐，便秘，瘙痒感，ALT・ALP の上昇。

オフロキサシン　抗菌薬＞ニューキノロン系…タリビッド

オーペグ　腸管洗浄剤…ニフレック／ムーベン

オペプリム　コルチゾール合成阻害薬 　力

◎副腎の腫瘍や過形成を小さくする。

◎血中コルチゾール量を減らす。

 ミトタン

ステロイド合成酵素を幅広く阻害。

①不可逆的に副腎皮質を破壊➡腫瘍・過形成を縮小。

②コルチゾール量低下。

効果発現まで 1 〜 3 カ月かかる。

★女性：投与中・終了後，十分な期間避妊。

 ● 有益＞危険

 食欲不振，嘔気，嘔吐，下痢，発疹，嗜眠，AST 上昇，ALT 上昇，ALP 上昇，GTP 上昇，総コレステロール上昇。

オメガ-3 脂肪酸エチル　脂質異常＞EPA-DHA 製剤…ロトリガ

オメプラゾール　胃酸分泌抑制＞PPI…オメプラゾン／オメプラール

オメプラゾン　胃酸分泌抑制＞プロトンポンプ阻害(PPI) 　錠

胃酸を分泌するプロトンポンプを阻害し，胃酸分泌を強力に抑える。

オメプラゾール

胃壁細胞のプロトンポンプを阻害➡胃酸分泌を強力に抑制。

発現まで時間がかかるが，数日持続。
食事で活性化➡日中によく効く。

 ● 有益＞危険 B3

 H・ピロリ 下痢，軟便，味覚異常。

オメプラール　胃酸分泌抑制＞プロトンポンプ阻害(PPI)　錠

胃酸を分泌するプロトンポンプ
を阻害し，胃酸分泌を強力に
抑える。

 オメプラゾール

胃壁細胞のプロトンポンプを阻害➡胃酸
分泌を強力に抑制。
発現まで時間がかかるが，数日持続。
食事で活性化➡日中によく効く。

 ● 有益＞危険 B3

 H・ピロリ 下痢・軟便，味覚異常。

オラスポア　抗菌薬＞セフェム系(第1世代)　DS

細菌の細胞壁合成を阻害し，
細胞壁を崩壊，菌を破裂させ
る(殺菌性)。

 セフロキサジン

細胞壁の主成分ペプチドグリカンを合成
する酵素PBPに結合➡ペプチド同士の架
橋を阻害➡細胞壁が崩壊➡浸透圧に耐
えられず破裂(溶菌)。
主なターゲット：GPC(MSSA，A群レンサ
球菌等)，一部GNR(大腸菌等) 等。

 体重・年齢ごとの製剤量(g／mL／包)

DS10%

1日量　＊分3
0.3g／kg

 ● 有益＞危険

調整後は冷所で7日以内(SM散，ビオ
フェルミン末，ポララミンシロップとの配
合液は5日以内，アスピリンとの配合液
は3日以内)。

オラセフ　抗菌薬＞セフェム系（第2世代）　錠

細菌の細胞壁合成を阻害し、細胞壁を崩壊、菌を破裂させる（殺菌性）。

 セフロキシム　アキセチル

細胞壁の主成分ペプチドグリカンを合成する酵素PBP に結合➡ペプチド同士の架橋を阻害➡細胞壁が崩壊➡浸透圧に耐えられず破裂（溶菌）。
主なターゲット：GNR（大腸菌、肺炎桿菌、プロテウス属、インフルエンザ菌等）等。
第1世代よりGN にが強くGP に弱い。

 食後（空腹時は吸収↓）。

 ● 有益＞危険　B1

 PTP 保存。

オラデオ　遺伝性血管性浮腫(HAE) 用薬　カ

炎症性物質ブラジキニンの産生を抑えてHAEの急性発作を予防する。

 ベロトラルスタット

ブラジキニン産生に関与しているカリクレインを選択的に阻害➡ブラジキニンの産生↓➡HAE の急性発作を予防。

 ● 有益＞危険

 腹痛、下痢、鼓腸。

オラペネム　抗菌薬＞カルバペネム系　細

細菌の細胞壁合成を阻害し、細胞壁を崩壊、菌を破裂させる（殺菌性）。

混合感染時など特定の状況で使用。

 テビペネム　ピボキシル

細胞壁の主成分ペプチドグリカンを合成する酵素PBP に結合➡ペプチド同士の架橋を阻害➡細胞壁が崩壊➡浸透圧に耐えられず破裂（溶菌）。
GP、GN、嫌気性とも広くカバー。

 体重・年齢ごとの製剤量(g ／ mL ／包)

細粒 10%

| 1回量 | ＊1日2回、食後 |

> 0.04g／kg
> ※Max 0.06g／kg

 ● 有益＞危険

 下痢・軟便。

オランザピン　抗精神病＞非定型＞多元受容体作用（MARTA）…ジプレキサ

オルケディア　カルシウム受容体刺激薬　　　　　　　　　　　　錠

透析下の二次性副甲状腺機能亢進症によって過剰な副甲状腺ホルモンや血清Caを減らす。

 エボカルセト
副甲状腺のCa受容体を刺激➡副甲状腺ホルモン分泌を抑制➡骨からのCa流出↓➡血中Ca↓（正常化）。

 ● 投与不可

 10％以上 低カルシウム血症。

オルミエント　抗リウマチ，アトピー性皮膚炎＞JAK阻害　　　　錠

過剰な免疫反応を抑制し，リウマチの活動性やアトピー性皮膚炎の症状を抑える。

 バリシチニブ
炎症性サイトカインが受容体に結合後，シグナル伝達を活性化するJAKを阻害➡炎症や細胞の活性化抑制，免疫細胞の増殖抑制。
★女性：投与中・終了後少なくとも1月経周期は避妊。

アトピー性皮膚炎：8週間で効果が得られない場合は中止。

 ● 投与不可　D

 10％以上 LDLコレステロール上昇。

オルメサルタン　高血圧＞AngⅡ受容体拮抗（ARB）…オルメテック

オルメテック　高血圧＞AngⅡ受容体拮抗（ARB）　　　　　　OD

強力に血管を収縮するAngⅡ オルメサルタン　メドキソミル

の受容体を遮断。 ・血管を拡げる ・体液量を減らす ・心臓や腎臓を保護する	①AT₁ 受容体拮抗 ・血管収縮抑制➡血圧低下。 ・アルドステロン分泌↓➡Na⁺ 再吸収↓➡利尿，心負担減，K⁺ 排泄↓。 ・心臓など臓器リモデリング抑制。 ②AT₂ 受容体活性化➡心血管系保護。 ◎降圧作用はACE 阻害薬より強め。 ◎高K 血症，血管浮腫に注意。 ◎空咳がない。 ★メトホルミン(メトグルコ，メタクト配合錠等)やカモスタット(フオイパン等)との一包化は避ける(相手製剤が変色)。

 ● 投与不可 ■ D

オロパタジン　アレルギー>抗ヒスタミン(第 2 世代) …アレロック

オングリザ　糖尿病>DPP-4 阻害　　　　　　　　　　　　　　　　　錠

食事刺激で分泌されインスリン分泌を促すホルモン(インクレチン)の分解を阻害し，インスリンの分泌量を増やす。	**サキサグリプチン** 食事刺激で腸管から分泌されインスリン分泌を促すインクレチンの分解酵素DPP-4 を阻害➡インスリン分泌↑。 低血糖，体重増加を起こしにくい。 食欲抑制効果もある。 ● 有益>危険 ■ B3

オンジェンティス　パーキンソン病>ドパミン分解酵素(末梢COMT) 阻害　　錠

末梢のレボドパ代謝を抑えて，脳内ドパミン量を増やす。	**オピカポン** 末梢でレボドパを代謝するCOMT を阻害➡BBB を通過するレボドパ量↑➡脳内ドパミン量↑。 エンタカポンより長時間作用。 ★単剤では効果がない。★突発的な睡眠，めまい等に注意(自動車の運転等不可)。 レボドパ・カルビドパまたはレボドパ・ベン

セラジドの投与前後，食事の前後1時間以上あける（食後は吸収↓）。一定時間に服用。

 ● 有益＞危険 B2

 ジスキネジア，便秘。

オンダンセトロン　制吐薬＞5-HT3 拮抗

消化管からの伝達刺激を抑制し，吐き気を抑える。

抗癌剤による悪心に有用。

 オンダンセトロン

消化管やCTZの 5-HT$_3$ 受容体を遮断➡VCへの刺激阻害➡強力な制吐作用。
★抗悪性腫瘍剤を投与する場合は，その1～2時間前に投与。★アルミ包装から取り出したら直ちに服用。濡れた手で取り出さない。

 ● 有益＞危険 B1

カイトリル 制吐薬＞5-HT3 拮抗 | 細錠

消化管からの伝達刺激を抑制し，吐き気を抑える。

抗癌剤による悪心に有用。

 グラニセトロン
消化管やCTZ の 5-HT$_3$ 受容体を遮断➡VC への刺激阻害➡強力な制吐作用。

抗悪性腫瘍剤の投与1時間前または，放射線照射の1時間前。

 ● 有益＞危険 B1

カイロック 胃酸分泌抑制＞H$_2$ ブロッカー…タガメット

ガスコン 消化管内ガス駆除剤 | 散錠シ

お腹のガスの発生を抑え，体外に排出する。

 ジメチコン
胃腸内のガス気泡を集め，表面張力を低下させる➡消泡➡体外に排泄。

ガスサール 消化管内ガス駆除剤…ガスコン

ガスター 胃酸分泌抑制＞H$_2$ ブロッカー | 散錠OD

胃酸の分泌を抑える。

 ファモチジン
壁細胞のH$_2$ 拮抗➡壁細胞表面のプロトンポンプ発現↓➡胃酸分泌↓。
◎PPI と比べて
・発現が早く，夜間も分泌抑制。
・効果が劣る，持続時間が短い。

 ● 有益＞危険 B1

ガスチーム 胃内粘液溶解除去剤 | 散

胃の内視鏡検査をしやすくするため，胃粘液を減少させる。

 プロナーゼ
胃粘液の主成分である粘液糖タンパク質ムチンのペプチド結合を切断し，胃粘液を溶解除去する。
★十分な効果を得るため，投与後は臥位による体位変換を行う。

ガストローム　胃粘膜保護・修復　　　　　　　　　　　　　　　顆

胃粘膜を修復，保護する。

 エカベトNa
粘膜表面に付着し胃粘膜を保護する。
粘液分泌促進作用などを有する。

ガスモチン　消化管運動改善薬　　　　　　　　　　　　　　　散 錠

消化管の動きを活発にする神
経を刺激する。

 モサプリド
コリン作動性節後線維の 5-HT$_4$ 受容体を
刺激➡ACh 遊離↑➡消化管運動促進，
胃排出促進。

 ● 有益＞危険

ガスロンN　胃粘膜保護＞粘膜血流改善　　　　　　　　　細 錠 OD

胃粘膜の炎症を抑え，損傷部
位を保護・修復する。

 イルソグラジン
胃粘膜保護，胃粘膜タンパク質産生，
重炭酸イオン分泌，PG 合成促進など。

 ● 有益＞危険

カソデックス　前立腺癌＞抗アンドロゲン　　　　　　　　　　錠 OD

前立腺癌は男性ホルモン作用
で増殖が促進するので，男性
ホルモンの作用を抑える。

 ビカルタミド
アンドロゲン受容体拮抗➡前立腺癌の増
殖抑制。
中枢へのホルモン分泌抑制作用はない
ので，性機能低下は軽度。

 ● 女性への投与不可　D

 乳房腫脹，乳房圧痛，ほてり，勃起力
低下，性欲減退。

カタプレス　高血圧＞中枢性α2 刺激　　　　　　　　　　　　錠

血管をコントロールする中枢神
経に作用して血圧を下げる。

 クロニジン
血管運動中枢の α$_2$ 刺激➡心血管系の交

感神経活動を抑制➡血圧低下。
交感神経系終末のα_2刺激によるNA分泌抑制作用もある。
★併注：アルコール。

 ● 有益＞危険 B3

口渇，眠気・鎮静。

カチーフN　ビタミンK1製剤　　　　散 錠

ビタミンKを補充する。
血を固まりやすくする。

 フィトナジオン

Gla タンパク質の成熟に関与。
◎凝固関連因子による出血予防。
◎骨関連Gla タンパク質（オステオカルシン等）による骨粗鬆症予防。
◎乳児（生後1カ月頃）の欠乏性出血予防。
★〔散〕調剤は遮光薬包紙を用い，配合は避ける。アルカリ性薬剤との配合で含量低下。

 ● 末期：大量投与回避

カデチア　高血圧＞ARB＋利尿薬（チアジド系）…エカード

カデュエット　高血圧 or 狭心症＋脂質異常＞Ca 拮抗＋スタチン　　　錠

以下の併発例に用いる。
①高血圧症 or 狭心症
②高コレステロール血症

 アムロジピン・アトルバスタチン

◆Ca 拮抗：血管拡張，血圧低下。
◆スタチン：
①肝細胞内のCh 合成抑制。
②血中からのLDL-Ch 取込み↑。
強力に血中LDL-Ch ↓。
横紋筋融解症に注意。
★授乳婦投与不可。★併注：グレープフルーツジュース。

肝障害

 ● 投与不可 D

カナグル　糖尿病＞SGLT2阻害　錠

血中の糖を尿に排泄して血糖値を下げる。

肥満・メタボの比較的若年向き。

 カナグリフロジン

腎で糖を再吸収する輸送体SGLT2を阻害➡糖の再吸収↓➡糖の尿中排泄↑。体重も減る。低血糖を起こしにくいが、脱水に注意。

● 本剤不可，インスリン製剤等を使用

🌸 C

ガナトン　消化管運動改善薬　錠

消化管の動きを活発にする。

吐き気を抑える神経を刺激する。

 イトプリド

コリン作動性節後線維でACh量↑➡消化管運動促進。

①上部消化管D₂拮抗➡ACh遊離➡消化管運動亢進➡内容物の排出促進➡CTZ，VCへの入力減少➡制吐。

②AChE阻害➡ACh量↑。

🥛 食前。

● 有益＞危険

カナマイシン　抗菌薬＞アミノグリコシド系　カ

細菌の翻訳過程を阻害し，タンパク質合成を阻害する（殺菌性）。

 カナマイシン

リボソーム大小サブユニットに結合➡間違ったアミノ酸を導入させる➡間違ったタンパク質が形成➡死滅。

大腸菌，赤痢菌，腸炎ビブリオ等の感染性腸炎に有用。

● 有益＞危険　🌸 D

カナリア　糖尿病＞DPP-4阻害＋SGLT2阻害　錠

◎食事刺激で分泌されインスリン分泌を促すホルモン（インクレ

 テネリグリプチン・カナグリフロジン

◆DPP-4阻害：

チン)の分解を阻害する。

◎血中の糖を尿に排泄する。

肥満・メタボの比較的若年向き。

食事刺激で分泌されインスリン分泌を増強するインクレチンの分解を阻害。

低血糖や体重増加を起こしにくい。

食欲抑制効果もある。

◆SGLT2阻害:

腎での糖の再吸収を阻害。

体重減少作用もある。低血糖を起こしにくいが,脱水を起こしやすい。

 ● 本剤不可,インスリン製剤等を使用

カーバグル　高アンモニア血症治療剤　　　　　　　　　　　　　　　　　　錠

体内にたまったアンモニアを無毒化して排泄する。

 カルグルミン酸

アンモニアを尿素に変える尿素サイクルを活性化➡血中アンモニア排泄↑➡高アンモニア血症を予防。

なるべく食前(食事による血中アンモニア濃度上昇を抑制するため)。

● 有益>危険 🇦🇺 B1

開封前は 2 ～ 8℃。開封時は室温に戻して使用。

カバサール　ドパミン作用薬　　　　　　　　　　　　　　　　　　　　　　錠

◎ 高プロラクチン>下垂体前葉からのプロラクチン分泌を抑制。

◎パーキンソン病>不足しているドパミンの受容体を刺激。

 カベルゴリン

◎高プロラクチン>持続的なドパミン受容体作用➡下垂体前葉からのプロラクチン分泌↓。

ブロモクリプチンより副作用が少ない。

◎パーキンソン病:ドパミン受容体に直接作用。

麦角系➡消化器症状の副作用が強い。

★授乳婦投与不可。

● 望非投与 🇦🇺 B1

幻覚, パーキンソン病 嘔気・悪心, 胃部

不快感, 食欲不振, 赤血球数減少, 血色素減少, ヘマトクリット値減少, CK 上昇, 乳汁漏出症, 高プロラクチン 嘔気・悪心, 頭痛。

ガバペン　抗てんかん薬　　　　　　　　　　錠シ

脳内の神経細胞の興奮を抑えて, てんかん発作を起こりにくくする。

 ガバペンチン

◎GABA トランスポーター活性化➡GABA 量↑➡抑制シグナル増強。
◎L 型Ca²⁺ チャネル遮断➡前シナプスで Ca²⁺ 流入↓➡グルタミン酸神経など興奮性神経抑制。

 分 3 は, 間隔を 12 時間以上あけない。

 体重・年齢ごとの製剤量(g / mL /包)

シロップ 5%

	1 日量　＊分 3 3 ～ 12 歳
初日	0.2mL ／ kg ※Max 12mL
2 日目	0.4mL ／ kg ※Max 24mL
3 日目〜 (維持)	3 ～ 4 歳：0.8mL ／ kg 5 ～ 12 歳：0.5 ～ 0.7mL ／ kg ※Max 各 1mL ／ kg or Max 36mL

 ● 有益＞危険 B3

 〔シロップ〕2 ～ 8℃保存。

カフェイン　中枢興奮・鎮痛剤＞カフェイン製剤　　　末

眠気や倦怠感を改善。

血管拡張性や脳圧亢進性頭痛を改善。

 カフェイン

● 有益＞危険 A

カフコデN　鎮咳・鎮痛・解熱剤 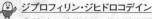　錠

風邪症状をやわらげる配合剤。

 ジプロフィリン・ジヒドロコデイン

◎鎮咳＞咳中枢の求心性刺激に対する閾値を上昇させる。
◎気管支拡張＞PDE 阻害。
★併注：アルコール。★ 12 歳未満不可。

排尿障害／緑内障

●有益＞危険

カプトプリル　高血圧＞ACE 阻害薬…カプトリル

カプトリル　高血圧＞ACE 阻害薬　細錠力

強力に血管を収縮するAngⅡの産生を阻害。
・血管を拡げる
・体液量を減らす
・心臓や腎臓を保護する

カプトプリル

①AngⅠ から Ang Ⅱ への変換を阻害➡Ang Ⅱ産生↓。
・血管収縮抑制➡血圧低下。
・アルドステロン分泌↓➡Na^+ 再吸収↓➡利尿，心負担減，K^+ 排泄↓。
・心臓など臓器リモデリング抑制。
②ブラジキニン分解↓➡血管拡張，空咳。
空咳，高K 血症，血管浮腫に注意。

●投与不可　D

カプレルサ　悪性腫瘍＞VEGFR チロシンキナーゼ・多標的阻害　錠

血管新生を促す受容体VEGFR を阻害し，癌細胞への血管形成を阻害し，癌細胞に酸素や栄養が届かないようにする。

バンデタニブ

血管新生のシグナル伝達系を活性化する受容体VEGFR のチロシンキナーゼを阻害➡血管新生阻害。
様々なチロシンキナーゼ阻害➡増殖抑制。
NO 産生↓による高血圧や手足症候群が高頻度に出現。
★女性：投与中・終了後一定期間は避妊。

● 投与不可 D

 10%以上 QT間隔延長, 重度の皮膚障害, 高血圧, 皮膚症状, 下痢, 悪心, 食欲減退, 角膜混濁, 疲労。

カペシタビン　悪性腫瘍＞ピリミジン代謝拮抗…ゼローダ
カベルゴリン　ドパミン作用薬…カバサール

カボメティクス　悪性腫瘍＞マルチキナーゼ阻害　　　錠

適応：腎細胞癌。
増殖や転移, 抗癌剤への耐性などを促す様々な受容体型チロシンキナーゼを阻害し, 増殖を抑制する。

 カボザンチニブ

様々な受容体をマルチに阻害。
・VEGFR（血管新生を促進）
・MET（増殖促進）
・AXL（抗癌剤耐性獲得, 転移, 増殖）
★女性：投与中・終了後一定期間は避妊。★併注：グレープフルーツジュース。

 空腹時。食前1時間〜食後2時間は避ける（食後はCmax・AUC↑）。

 ● 有益＞危険 D

 10%以上 高血圧, 腎障害, 肝機能障害, 骨髄抑制, 手足症候群, 下痢, 食欲減退, 悪心, 口内炎, 嘔吐, 腹痛, 発疹, 疲労, 味覚異常, 体重減少, 甲状腺機能低下症, 発声障害, 粘膜の炎症, 無力症。

カムシア　高血圧＞Ca拮抗薬＋ARB…ユニシア
カモスタット　蛋白分解酵素阻害薬…フオイパン

ガラフォルド　ファブリー病治療剤　　　カ

代謝できずに蓄積し, 組織障害をもたらすGL-3を分解する。

 ミガーラスタット

遺伝子変異によりα-ガラクトシダーゼAが不安定化することで蓄積している基質のGL-3を分解する。
α-ガラクトシダーゼAに結合しリソソーム

へ輸送➡遊離したα-ガラクトシダーゼA
が蓄積したGL-3を分解。

 食事の前後2時間は避ける（食事で効
果↓）。一定時刻に服用。定時を12時
間超えたら次回予定日の定時に服用。

 ● 有益＞危険 B3

 頭痛，下痢，錯感覚。

ガランターゼ　乳糖分解酵素製剤　　　　　　　　　散

乳糖が分解できないことで起
こる下痢や消化不良を改善す
る。

 β-ガラクトシダーゼ（アスペルギルス）
乳糖を分解する酵素。
作用pH領域が広い。

 〔消化不良〕哺乳時。〔下痢等〕食餌と
ともに。

 体重・年齢ごとの製剤量（g／mL／包）
散50%

1回量　＊ほ乳時と同時
0.25～0.5g

 ● 有益＞危険

ガランタミン　アルツハイマー型認知症＞コリンエステラーゼ阻害…レミニール

カリエード　高カリウム血症＞陽イオン交換樹脂　　　　散

腸内でカリウムの吸収を阻害
し，血中カリウム濃度を下げる。

 ポリスチレンスルホン酸Ca
腎臓のカリウム排泄低下による軽度の高
カリウム血症に有用。

 1回量を水30～50mLで。

 ● 有益＞危険

 便秘。

カリジノゲナーゼ　循環障害改善剤…カルナクリン

カリメート　高カリウム血症＞陽イオン交換樹脂　散 液 DS

腸内でカリウムの吸収を阻害し, 血中カリウム濃度を下げる。

 ポリスチレンスルホン酸Ca

腎臓のカリウム排泄低下による軽度の高カリウム血症に有用。

★消化管への蓄積を避けるため, 便秘を起こさせないよう注意。

★〔液〕残液は廃棄。

〔DS, 散〕1回量を水 30 ～ 50mL で。

● 有益＞危険

便秘。

カルグート　心機能改善剤　細 錠

心臓を刺激して, 収縮力や心拍数を上昇させる。

 デノパミン

心臓のβ1刺激➡心収縮力・心拍出量↑。

● 有益＞危険

カルケンス　悪性腫瘍＞ブルトン型チロシンキナーゼ(BTK)阻害　力

適応:慢性リンパ性白血病。

癌細胞の増殖を促すシグナル経路を阻害し, 増殖を抑制する。

 アカラブルチニブ

白血病細胞の表面に発現しているB細胞受容体からのシグナル伝達系を中継しているBTKを阻害➡増殖抑制。

★女性:投与中・終了後一定期間は避妊。★併注:オレンジジュース(血中濃度↓)。

● 望非投与 🇦🇺 C

骨髄抑制, 頭痛, 下痢, 挫傷, 悪心, 発疹, 筋骨格痛, 関節痛, 疲労。

カルコーパ　パーキンソン病＞ドパミン補充…ネオドパストン／メネシット
カルシトリオール　活性型ビタミンD3 製剤…ロカルトロール

カルスロット　高血圧＞Ca拮抗薬　錠

血管を拡げて血圧を下げる。

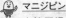 **マニジピン**
血管平滑筋Ca^{2+}チャネル遮断➡Ca^{2+}流入↓➡平滑筋弛緩➡血管拡張，血圧↓。
◎Ca拮抗作用としては血管拡張が主。
★併注：グレープフルーツジュース。

 ● 投与不可

カルタン　**高リン血症**…沈降炭酸カルシウム錠

カルチコール　カルシウム製剤　末

カルシウムを補充する。

グルコン酸Ca

● 有益＞危険

カルテオロール　**高血圧，狭心症，不整脈＞非選択β遮断（ISA＋）**…ミケラン

カルデナリン　高血圧＞α1遮断　錠OD

血管を収縮する交感神経の働きを抑え，血圧を下げる。

 ドキサゾシン
血管平滑筋のα_1遮断➡血管拡張➡末梢血管抵抗減少，血圧低下。
交感神経作用が過剰な褐色細胞腫による高血圧などに有用。
起立性低血圧に注意。

 ● 有益＞危険　B3

カルナクリン　循環障害改善剤　錠力

血液循環を良くして様々な症状を改善。

高血圧，めまい，耳鳴り等。

カリジノゲナーゼ
末梢の血管平滑筋に作用➡血管拡張。
作用はゆるやか。
血小板凝集抑制作用もある。

 ● 有益＞危険

カルバゾクロムスルホン酸Na　**対血管薬剤**…アドナ

カルバマゼピン	抗てんかん薬 双極性障害＞気分安定薬　…テグレトール

カルバン　高血圧＞α1β1遮断　　　　　　　　　　　　　錠

交感神経の働きを抑えて，
◎心臓の負担を軽くする
◎血管を拡げて血圧を下げる。

 ベバントロール
◎血管平滑筋α₁遮断➡血管拡張➡血圧低下。
◎心臓β₁遮断➡心拍数↓心拍出量↓➡心負担減。
徐脈，起立性低血圧に注意。

● 投与不可　🇦🇺 C

カルビスケン　高血圧，狭心症，不整脈＞β遮断(ISA＋)　　錠

交感神経の働きを抑えて，
◎心臓の負担を軽くする
◎血管を拡げて血圧を下げる

 ピンドロール
心臓β₁遮断➡心拍数↓心拍出量↓➡心負担↓。
◎ISA＋➡弱めに遮断。
◎長期では腎レニン産生↓➡降圧。
徐脈に注意。

 喘息

● 投与不可　🇦🇺 C

カルブロック　高血圧＞Ca拮抗薬　　　　　　　　　　　錠

血管を拡げて血圧を下げる。

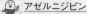 アゼルニジピン
血管平滑筋Ca^{2+}チャネル遮断➡Ca^{2+}流入↓➡平滑筋弛緩➡血管拡張，血圧↓。
◎Ca拮抗作用としては血管拡張が主。
★併注：グレープフルーツジュース。

 食後(空腹時は吸収↓)。

 ● 投与不可

カルベジロール	高血圧，狭心症，不整脈，心不全＞α1β遮断　…アーチスト
カルボシステイン	去痰＞気道粘膜修復　…ムコダイン

カルメロースナトリウム　便秘治療剤　末

便を軟らかくし，排便を促す。

 カルメロースNa
腸内で粘性のコロイド液となり水分を吸収➡膨張して腸管壁を刺激，便に浸透し，便の容積増大・軟化。
ほとんど消化吸収されない。

 多量の水で。

 ● 大量投与回避

カレトラ　HIV薬＞プロテアーゼ阻害　錠液

HIV子孫ウイルスの成熟に必要なウイルスタンパク質の産生を抑制する。

 ロピナビル・リトナビル
複合タンパク質を切断してウイルスタンパク質をつくるプロテアーゼを阻害➡ウイルスタンパク質が産生できない➡子孫ウイルスが形成できない。
ブースターとしてリトナビルを配合。

 〔液〕食後（吸収高めるため）。

 体重・年齢ごとの製剤量（g／mL／包）
液

1回量　＊1日2回，食後		
※Max 各5mL		
7〜14kg	0.15mL／kg	
15〜40kg	0.125mL／kg	

 ● 有益＞危険　B3

📁 〔液〕冷蔵（2〜8℃）。携帯する場合も25℃以上は避ける。

カログラ　潰瘍性大腸炎＞α4β1・α4β7インテグリン阻害　錠

T細胞の移動を妨げ，炎症反応を防ぐ。

🫧 **カロテグラストメチル**
T細胞が血管内から大腸組織に浸潤していく過程において，T細胞に発現し

ているα4β1／α4β7 インテグリンを阻
害➡血管内皮細胞との結合阻害➡大腸
組織に移動できない➡炎症防止。
★女性：投与中・終了後一定期間は避
妊。

食後。投与期間は 6 カ月まで。

 ● 投与不可

PTP 保存。

8 週間を目安に継続可否を考慮。

カロナール　アニリン系鎮痛解熱薬　　　　　末 細 錠 シ

◎解熱＞体温を調節する中枢
神経へ作用し、発汗を促して熱
を下げる。
◎鎮痛＞中枢に作用して痛み
の閾値を上げる。

 アセトアミノフェン

◎解熱＞視床下部の体温調節中枢に作
用➡皮膚血管を拡張➡熱放散➡解熱。
◎鎮痛＞視床，大脳皮質の痛覚閾値↑。
小児の解熱の第 1 選択。長期投与可。
★併注：アルコール。

4 〜 6 時間以上あけて服用。

 体重・年齢ごとの製剤量(g ／ mL ／包)

1 回量	＊間隔 4 〜 6 時間以上
細粒 20%	0.05 〜 0.075g ／ kg ※Max：1 回 2.5g, 　　1 日 0.3g ／ kg or 7.5g
細粒 50%	0.02 〜 0.03g ／ kg ※Max：1 回 1g, 　　1 日 0.12g ／ kg or 3g
シロップ 2%	0.5 〜 0.75mL ／ kg ※Max：1 回 25mL, 　　1 日 3mL ／ kg or 75mL
末	0.01 〜 0.015g ／ kg ※Max：1 回 0.5g, 　　1 日 0.06g ／ kg or 1.5g

 ● 有益＞危険 🇦🇺A

⏱ (末を除く) Tmax 0.5hr T1/2 2.5hr

乾燥酵母　ビタミンB・蛋白補給剤…エビオス〔乾燥酵母〕／乾燥酵母／酵母〔乾燥〕
カンデサルタン　高血圧, 慢性心不全>AngⅡ受容体拮抗(ARB) …プロプレス
カンデサルタン・アムロジピン　高血圧>Ca拮抗薬＋ARB…ユニシア
カンデサルタン・ヒドロクロロチアジド　高血圧>ARB＋利尿薬(チアジド系) …エカード
ガンマオリザノール　脂質異常, 心身症>植物ステロール…ハイゼット

ガンマロン　脳代謝促進剤　錠

脳の血流を良くし, 頭部外傷後
遺症に伴う諸症状を改善。

 ガンマ-アミノ酪酸
◎脳内血流を改善。
◎脳内のエネルギー代謝促進。

 ● 有益>危険

キックリン　高リン血症>リン吸着薬　顆カ

腸内でのリン吸収を阻害。
腎臓のリン酸排泄低下による
高リン酸血症に有用

 ビキサロマー
消化管で食事由来のリン酸と結合し, リ
ン吸収を阻害➡血清リン濃度↓。

🍴 食直前(食事に含まれるリン酸と結合さ
せる)。

 ● 有益>危険

 15%以上 便秘・便秘増悪。

キニジン　不整脈>Na⁺チャネル遮断>Ia群　末錠

心臓の拍動をつくる活動電位
の立ち上がりを抑え, 興奮が伝
わる速度を緩やかにし, 不整
脈を予防する。

 キニジン
心筋細胞へのNa^+流入↓➡活動電位の
立ち上がり抑制➡伝導速度↓, 不応期
延長, 自動能抑制。
K^+チャネル遮断➡活動電位幅延長。
◎催不整脈に注意。

 ● 有益>危険 🇦🇺 C

キネダック　糖尿病性末梢神経障害(アルドース還元酵素阻害)　錠

糖尿病性末梢神経障害に伴う
しびれや疼痛, 振動覚異常, 心
拍変動異常を改善。

 エパルレスタット
神経細胞障害を起こすソルビトールやフ
ルクトースの産生↓➡蓄積↓。
★尿が黄褐・赤色になる。

食前。

● 有益>危険

キプレス　気管支喘息, アレルギー性鼻炎>LT 拮抗　細 錠 OD

◎喘息>気管支の炎症や収縮
を抑える。

◎鼻炎>鼻粘膜の炎症や充
血, 分泌液の分泌を抑える。

 モンテルカスト
呼吸器粘膜や炎症細胞のLT 受容体拮
抗。
・気管支の収縮抑制
・血管透過性の亢進↓
・気道の炎症・分泌↓
効果に個人差がある。
★錠とチュアブルは生物学的に同等で
ないので代用してはいけない。

〔細〕開封後 15 分以内に服用(光に不
安定)。

 体重・年齢ごとの製剤量(g / mL /包)

細粒　1包(0.5g) 中：4mg

	1回量　＊1日1回, 寝前
1〜5歳	1包

● 有益>危険 B1

〔細〕再分包不可(光に不安定)。

ギャバロン　抗痙縮剤　錠

筋肉を緊張させている神経を　 バクロフェン

鎮め，体のこわばりやつっぱり
を改善する。

GABA$_A$ 受容体を刺激➡脊髄の単・多シナ
プス反射を抑制➡過度な筋緊張を抑制
➡骨格筋弛緩。
★併注：アルコール。

● 有益＞危険　B3

眠気，悪心，脱力感。

キャブピリン　抗血栓＞抗血小板＞アスピリン＋PPI　　錠

血小板を活性化させるTXA2の
合成を抑え，血液をさらさらに
する。

アスピリン・ボノプラザン

血小板内でCOX-1 阻害➡TXA$_2$ 合成↓➡
血小板活性化↓➡血小板凝集抑制。
効果発現は速やか。不可逆なので血小
板が死ぬまで(10 日間程) 効果が続く。
PPI は，消化性潰瘍の再発を防止。
★併注：アルコール。

消化性潰瘍／アスピ喘息

● 12 週以内不可(それ以外は有益＞
危険)

キャベジンU 錠　消化性潰瘍・胃炎・慢性肝疾患治療剤　　錠

胃粘膜を修復，保護する。

メチルメチオニンスルホニウムクロリド

胃粘液の分泌促進作用，胃粘膜の血流
促進作用など。

● 有益＞危険

キャベジンU 散　消炎性抗潰瘍剤　　散

胃酸を中和し，胃粘膜の炎症
を抑え，保護・修復する。

メチオニン・メタケイ酸アルミン酸Mg

粘膜保護・修復薬に制酸剤を配合。
★併注：牛乳，乳製品。

● 有益＞危険

球形吸着炭　慢性腎不全用剤＞吸着剤…クレメジン

キョウニン水　鎮咳去痰剤　　　　　　　　　　　　　　　　　液

咳を止め，痰を排出する生薬。

 キョウニン

● 有益＞危険

キョウベリン　止瀉剤　　　　　　　　　　　　　　　　　　錠

腸内細菌叢を整える。

ベルベリン
胆汁分泌作用，腐敗発酵抑制作用により，腸内細菌の異常増殖を抑制。
★ロットによって色調等が異なるが問題ない。

キョーリンAP2　アニリン系鎮痛解熱薬　　　　　　　　　　　顆

熱を下げる。痛みを抑える。

シメトリド・無水カフェイン
間脳視床下部に作用し鎮痛効果を示す。
鎮痛効果の増強と持続時間を延長させる無水カフェインを配合。

● 望非投与

クアゼパム　睡眠薬＞BZD系＞長時間型…ドラール

クエストラン　脂質異常＞陰イオン交換樹脂　　　　　　　　DS

腸管からのコレステロール吸収を阻害する。
血中のLDLを下げる。

コレスチラミン
腸管内で胆汁酸と結合➡脂質吸収↓，
胆汁酸再吸収↓➡肝細胞内のCh↓➡
LDL受容体合成↑➡血中からのLDL取込み↑➡血中LDL↓。
脂溶性ビタミンの吸収も阻害する。
体内に吸収されず安全性が高い。
★脂溶性ビタミン，葉酸塩の吸収阻害。

● 有益＞危険 B2

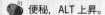 便秘，ALT上昇。

クエチアピン　抗精神病＞非定型＞多元受容体作用（MARTA）…セロクエル／ビプレッソ
クエン酸K・クエン酸Na　酸性尿・アシドーシス改善…ウラリット
クエン酸第一鉄ナトリウム　鉄剤…フェロミア
クエンメット　酸性尿・アシドーシス改善…ウラリット

グーフィス　便秘＞胆汁酸トランスポーター阻害　錠

慢性便秘症の薬。

 エロビキシバット

小腸細胞の胆汁酸トランスポーターを阻害➡胆汁酸の再吸収↓➡大腸内に流入する胆汁酸量↑➡大腸内への水分，電解質の分泌↑➡消化管運動亢進。

🥤 食前。

● 有益＞危険

腹痛，下痢。

グラクティブ　糖尿病＞DPP-4 阻害　錠

食事刺激で分泌されインスリン分泌を促すホルモン（インクレチン）の分解を阻害し，インスリンの分泌量を増やす。

 シタグリプチン

食事刺激で腸管から分泌されインスリン分泌を促すインクレチンの分解酵素DPP-4 を阻害➡インスリン分泌↑。
低血糖，体重増加を起こしにくい。
食欲抑制効果もある。

● 有益＞危険　🇦🇺B3

グラケー　骨粗鬆症＞ビタミンK2 製剤　カ

骨代謝を正常化するタンパク質オステオカルシンを活性化する。

 メナテトレノン

骨芽細胞から分泌されるオステオカルシンを活性化➡骨形成↑。

🥤 食後（空腹時で吸収↓）。

 ● 有益＞危険

グラセプター　免疫抑制薬＞カルシニューリン阻害　　カ

免疫システムを活性化するサイトカインの産生を抑制し，免疫反応を抑える。

 タクロリムス

ヘルパーT細胞内で，IL-2等の産生を促すシグナル経路を中継するカルシニューリンの活性化を阻害➡IL-2等産生↓➡免疫細胞が活性化・増殖↓。
作用はシクロスポリンの10～100倍。
★併注：グレープフルーツジュース。

 ● 有益＞危険　C

 感染症，高血糖，腎障害，高カリウム血症，高尿酸血症，低マグネシウム血症，血圧上昇，振戦，肝機能異常。

グラニセトロン　制吐薬＞5-HT3拮抗…カイトリル

クラバモックス　抗菌薬＞ペニシリン系＋βラクタマーゼ阻害　　DS

細菌の細胞壁合成を阻害し，細胞壁を崩壊，菌を破裂させる（殺菌性）。

 アモキシシリン・クラブラン酸K

細胞壁の主成分ペプチドグリカンを合成するPBPに結合➡ペプチド同士の架橋を阻害➡細胞壁が崩壊➡浸透圧に耐えられず破裂（溶菌）。
主なターゲット：GPC（腸球菌，肺炎球菌，A群レンサ球菌等），一部のGN（大腸菌，インフルエンザ菌等）等。
βラクタマーゼ阻害薬配合。

 食直前。

 体重・年齢ごとの製剤量（g／mL／包）

DS

1日量	＊分2，12hr毎，食直前		
	分包 0.505g （製剤量）	分包 1.01g （製剤量）	瓶 10.1g （製剤量） 1瓶に水 50mLを 溶解

/ kg	0.3 包 / kg	0.15 包 / kg	0.75mL / kg
6 ～ 10kg	2 包	1 包	5mL
11 ～ 16kg	4 包	2 包	10mL
17 ～ 23kg	6 包	3 包	15mL
24 ～ 30kg	8 包	4 包	20mL
31 ～ 36kg	10 包	5 包	25mL
37 ～ 39kg	12 包	6 包	30mL

 ● 有益＞危険

調整後は冷蔵庫で 10 日以内。

クラビット　抗菌薬＞ニューキノロン系　細 錠

DNA合成時のDNAのねじれ解消を阻害し、DNA合成を阻害する（殺菌性）。

 レボフロキサシン

細菌のDNA複製時、DNAを切断・再結合してDNAのねじれを解消するトポイソメラーゼを阻害➡DNA合成阻害➡溶菌。

スペクトルが広い（GP, GN, 緑膿菌, クラミジア, リケッチア, マイコプラズマ等）。

尿路感染症や呼吸器感染症等に有用。

 ● 投与不可

グラマリール　抗精神病＞定型＞ベンズアミド系　細 錠

脳神経系の興奮を抑えて、脳梗塞後遺症の精神神経症状やせん妄などを緩和する。

 チアプリド

中脳-辺縁系のD$_2$遮断➡陽性症状（幻覚, 妄想, 精神運動発作等）改善。

作用は緩やか。

★併注：アルコール。

● 有益＞危険

クラリシッド　抗菌薬＞マクロライド系　　　　　　　　　　錠

細菌の翻訳過程を阻害し，タンパク質合成を阻害する（静菌的）。

 クラリスロマイシン

大サブユニットrRNA に結合➡続きのアミノアシルt-RNA がmRNA に結合できない➡タンパク質合成阻害➡増殖抑制。
呼吸器感染症の起炎菌（百日咳菌，クラミジア，マイコプラズマ等）に特に有用。
他，MAC 症，ピロリ除菌等。

● 有益＞危険　B3

非結核性抗酸菌症 下痢，肝機能異常。
H・ピロリ 下痢，軟便，味覚異常。

クラリス　抗菌薬＞マクロライド系　　　　　　　　　　錠 DS

細菌の翻訳過程を阻害し，タンパク質合成を阻害する（静菌的）。

 クラリスロマイシン

大サブユニットrRNA に結合➡続きのアミノアシルt-RNA がmRNA に結合できない➡タンパク質合成阻害➡増殖抑制。
呼吸器感染症の起炎菌（百日咳菌，クラミジア，マイコプラズマ等）に特に有用。
他，MAC 症，ピロリ除菌等。
★〔DS〕調整後は保存しない（やむを得ない場合は冷蔵）。酸性飲料（オレンジジュース，スポーツ飲料等）で苦くなる。

 体重・年齢ごとの製剤量（g ／ mL ／包）

DS10%

	1日量
一般感染症	0.1 ～ 0.15g ／ kg ※Max 4g ＊分 2 ～ 3

| レジオネラ
肺炎 | 0.15g ／ kg
※Max 4g
＊分 2 ～ 3 |
| MAC 症 | 0.15g ／ kg
＊分 2 |

 ● 有益＞危険 B3

 エイズに伴うMAC症 下痢, 肝機能異常。
H. ピロリ 下痢, 軟便, 味覚異常。

クラリスロマイシン 抗菌薬＞マクロライド系…クラリシッド／クラリス

クラリチン　アレルギー＞抗ヒスタミン（第 2 世代）　　　錠 OD DS

アレルギー症状を誘発するヒスタミンのH1受容体をブロック。
メディエーター放出も抑制。
眠くなりにくい。口喝も少ない。

ロラタジン
◎H₁ 拮抗➡痒み, 鼻炎等を改善。
◎メディエータ遊離↓➡アレルギー予防。
◎中枢移行少ない➡眠くならない。
◎抗コリン作用弱い➡口渇, 眼圧上昇, 尿閉等が弱い。

体重・年齢ごとの製剤量(g ／ mL ／包)
DS1%

| | 1回量　＊1日1回, 食後 |
| 3 ～ 6 歳 | 0.5g |

 ● 望非投与 B1

〔レディタブ〕シート保存（自動分包機に適さない）。

グランダキシン　自律神経調整剤　　　錠

自律神経を整え, 頭痛や倦怠感, 心悸亢進など幅広く改善。

トフィソパム
自律神経系の高位中枢を介して, 自律神経間の緊張不均衡を改善。
末梢性自律神経の過度な興奮を抑制。
★併注：アルコール。

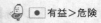 ● 有益＞危険

クランポール　抗てんかん薬　　　　　　　　　　末錠

脳内の神経細胞の興奮を抑えて，てんかん発作を起こりにくくする。

 アセチルフェネトライド
特に精神運動発作に有用。

体重・年齢ごとの製剤量（g ／ mL ／包）
末

	1日量　＊分3，毎食後
開始	0.1 ～ 0.2g
維持	乳児：0.2g
	幼児：0.3 ～ 0.4g
	学童：0.4 ～ 0.6g

● 有益＞危険

クリアナール　去痰＞気道分泌細胞正常化　　　　　　錠液

痰をさらさらにする。
気道の炎症を抑える。

フドステイン
痰の粘液物質ムチンを分泌する杯細胞の過形成抑制➡ムチン量↓➡痰の正常化，抗炎症。

食後（空腹時はTmax・Cmax 変化）。

● 有益＞危険

クリアミン　片頭痛＞エルゴタミン＋カフェイン　　　　錠

頭痛発作時に過度に拡張した脳血管を収縮する。

発作の前兆がある時，発作が起きた時すぐに服用。

エルゴタミン・無水カフェイン
頭蓋内外の血管を収縮➡神経原生炎症を抑える。
◎脳血管，三叉神経の 5-HT$_{1B/1D}$ 刺激。
◎α$_1$ 部分アゴニスト。
エルゴタミンの吸収を促進するカフェインと，鎮痛剤を配合。

 〔A〕1 週間で 10 錠まで。

〔S〕1週間で20錠まで。

⊗ 高血圧／肝障害／腎障害

● 投与不可

食欲不振。

グリクラジド　糖尿病＞SU薬（第2世代）…グリミクロン

グリコラン　糖尿病＞ビグアナイド系　錠

肝臓からの糖放出を抑制。
インスリンの感受性をよくする。
体重増加が起こりにくいので肥満の人に向いている。

メトホルミン
◎肝での糖新生↓➡糖放出↓➡血糖低下。
◎脂肪肝改善➡インスリン抵抗性改善。
◎糖取込み↑➡インスリン抵抗性改善。
体重増加，低血糖が起こりにくい。
★併禁：過度のアルコール。★オルメサルタン（オルメテック，レザルタス配合錠等）との一包化は避ける（変色）。

● 投与不可　C

下痢。

グリチロン　肝臓疾患・アレルギー用剤　錠

◎肝機能を高める。
◎アレルギー症状を緩和する。

グリチルリチン・グリシン・DL-メチオニン
抗炎症，免疫調節作用などにより，肝細胞の破壊を抑制。
抗アレルギー作用もある。

● 有益＞危険

クリノリル　NSAIDs＞インドール酢酸系　錠

炎症や発熱を起こしブラジキニンの発痛を増強させるPGの産生を抑える。

スリンダク
細胞膜リン脂質から遊離されるアラキドン酸をPGに変換するCOXを阻害➡PG合成↓➡鎮痛，解熱，抗炎症。

★尿が変色。

 食直後。

 アスピ喘息／消化性潰瘍

 ● 投与不可 ▓ C

 T_{max} 4hr $T_{1/2}$ β 11 ～ 15hr

グリベック　悪性腫瘍＞BCR/ABL チロシンキナーゼ阻害　　　　［錠］

適応：白血病，消化管間質腫瘍。

受容体刺激が無くても増殖シグナルを核に送り続ける異常タンパク質BCR/ABL融合タンパクを阻害し，増殖を抑制する。

 イマチニブ

相互転座（Ph 染色体）により発現され増殖シグナルを出し続ける異常なBCR/ABL 融合タンパクのチロシンキナーゼを阻害➡増殖抑制，アポトーシス誘導。
Ph 染色体陽性のCML，ALL に有効。
KIT，PDGFR チロシンキナーゼ阻害作用等もある。
★併注：グレープフルーツジュース。
★女性：投与中・終了後一定期間は避妊。

 食後，多めの水で（消化管刺激を予防）。

 ● 投与不可 ▓ D

 骨髄抑制，肝機能障害，発疹，筋痙攣，嘔気，嘔吐，下痢，食欲不振，LDH・AST・ALT・ALP 上昇，リンパ球減少症，好酸球増多症，表在性浮腫，下肢浮腫，血清K低下，血清リン低下，血清アルブミン低下，倦怠感。

グリベンクラミド　糖尿病＞SU 薬(第 2 世代) …オイグルコン

グリミクロン　糖尿病＞SU 薬(第 2 世代)　　　　　　　　　［錠］

インスリンの分泌を促進する。
常時，血糖値が高い人向け。

グリクラジド

膵β細胞のSU 受容体刺激➡インスリン分泌を強力に促進。

常時作用するので低血糖を起こしやすい。

細胞への糖取込み↑ ➡ 体重増加。

😊 ● 投与不可 🇺🇸 C

グリメピリド　糖尿病＞SU 薬（第 3 世代）…アマリール

グルコンサンK　カリウム製剤　　　　　　　　　　　　　　細錠

カリウムを補充する。

😊 グルコン酸K

細胞内カリウムを能動的に輸送し，組織内カリウム値を高める。

😊 ● 有益＞危険

グルタチオン　解毒剤…タチオン

グルタミン〔L-〕　消化性潰瘍治療剤　　　　　　　　　　　　顆

消化管の粘膜を保護・修復する。

😊 L- グルタミン

粘膜組織に豊富なムコ多糖体の成分へキソサミンの合成↑ ➡ 損傷組織修復。

😊 ● 有益＞危険

グルファスト　糖尿病＞速効型インスリン分泌促進　　　　　錠OD

速効，短時間でインスリンの分泌を促す。

食後の血糖値が高い人向き。

😊 ミチグリニド

膵 β 細胞のSU 受容体刺激 ➡ インスリン分泌↑。

SU 薬と異なり，ほどほどの量のインスリンを速く短時間に分泌させる。

空腹時血糖の影響が少ないが，服用のタイミングが悪いと低血糖を起こす。

🍴 食直前（5 分以内）。

😊 ● 投与不可

💊 低血糖，低血糖症状，ピルビン酸上昇，BNP 上昇。

グルベス　糖尿病＞速効型インスリン分泌促進＋α-GI　　　　　錠 OD

インスリンの分泌を促し, 食後の高血糖を改善する。

糖の消化・吸収をおだやかにする。

食後の血糖値が高い人向け。

 ミチグリニド・ボグリボース

◆速効型インスリン分泌促進:
膵β細胞のSU受容体刺激➡インスリン分泌↑。
ほどほどの量を速く短時間に分泌。

◆α-グルコシダーゼ阻害:
小腸で単糖類への分解抑制➡糖の消化・吸収が遅延➡食後高血糖改善。
小腸で糖質と一緒になるよう投与。
ガスが発生しやすい。

 食直前(5分以内。食後は効果減弱, 食前早すぎると低血糖発現)。

 ● 投与不可

 低血糖症状。

クレストール　脂質異常＞HMG-CoA 還元酵素阻害(スタチン)　　　錠 OD

肝臓でのコレステロール合成を阻害する。

血中から肝臓へのLDLの取込み量を増やす。

高LDLコレステロール血症の第1選択。

 ロスバスタチン

肝でCh合成酵素を阻害➡Ch合成量↓
➡肝細胞内Ch量↓➡外から取り込もう
とLDL受容体合成↑➡血中からのLDL
取込み↑➡血中LDL↓。
スタチンの中で最強。
$T_{1/2}$が長い➡夕食後でなくていい。
横紋筋融解症に注意。
★授乳婦投与不可。

 肝障害

 ● 投与不可　　D

 〔OD〕PTP保存(一包化は避ける。湿気に弱く, 光で分解)。

グレースビット　抗菌薬＞ニューキノロン系　　　　細 錠

DNA合成時のDNAのねじれ解消を阻害し、DNA合成を阻害する（殺菌性）。

 シタフロキサシン

細菌のDNA複製時、DNAを切断・再結合してDNAのねじれを解消するトポイソメラーゼを阻害➡DNA合成阻害➡溶菌。

スペクトルが広い（GP, GN, 緑膿菌, クラミジア, マイコプラズマ等）。

尿路感染症や呼吸器感染症等に有用。

 ● 投与不可

クレセンバ　抗真菌＞トリアゾール系　　　　　　力

真菌の細胞膜の合成を阻害する。

 イサブコナゾニウム

真菌細胞膜の構成成分エルゴステロールの合成酵素を阻害➡膜透過性を障害。

深在性。

★日数制限：14日（2024.3月末まで）

★女性：投与中・終了後、一定期間は避妊。★服用直前にシートから取り出す。

 ● 有益＞危険

 肝機能障害, 悪心, ほてり。

 シート保存。

クレマスチン　アレルギー＞抗ヒスタミン（第1世代）…タベジール

クレミン　抗精神病＞定型（イミノジベンジル系）　　顆 錠

脳神経系の興奮を整え、統合失調症の陽性症状（幻覚, 妄想等）や陰性症状（感覚鈍麻等）を抑える。

 モサプラミン

中枢性ドパミン受容体遮断。

抑うつ気分, 感情鈍麻等の陰性症状の賦活作用, 幻覚や妄想等にも有効。

★併注：アルコール。

 パーキン

● 投与不可

 眠気, 睡眠障害, めまい・ふらつき, パーキンソン症候群, アカシジア, 便秘, 口喝, 脱力倦怠感。

クレメジン 慢性腎不全用剤＞吸着剤　　細 錠 力

慢性腎不全による尿毒症毒素を消化管内で吸着・除去する。

 球形吸着炭

腸内で産生される尿毒症毒素を吸着して, 便とともに排泄する。
★他剤との同時服用は避ける。

 ● 有益＞危険

 吸湿性大。〔カ・細〕PTP または分包の状態で保存。〔速崩錠〕SP シートの状態で保存。

クレンブテロール 気管支拡張＞β2刺激　腹圧性尿失禁治療剤 …スピロペント

クロザリル 抗精神病＞非定型＞多元受容体作用(MARTA)　　錠

脳神経系の様々な受容体に作用し, 陽性症状(幻覚や妄想等)や陰性症状(無関心, ひきこもり等)を改善する。

 クロザピン
5-HT$_{2A}$, D$_4$ 遮断等。
D$_2$ 遮断に依存せずに中脳辺縁系ドパミン神経系を抑制。
錐体外路症状は出にくいが, 高血糖や体重増加が起こりやすい。
重篤な副作用(無顆粒球症等) があるので, 治療抵抗性の統合失調症に用いる。
★併注: アルコール, カフェイン。

 ● 有益＞危険 C

 好中球減少症, 心嚢液貯留, 高血糖, 起立性低血圧, 腸閉塞, 白血球増加, 好酸球増加, 口渇, 体重増加, 体重減少, 高トリグリセリド血症, 傾眠, めまい,

頭痛, 振戦, アカシジア, 構語障害, 遅発性ジスキネジア, 頻脈, 心電図変化, 血圧低下, 流涎過多, 便秘, 悪心, 嘔吐, 消化不良, 肝機能検査値上昇, 尿失禁, 疲労, 倦怠感, 発熱, 発汗・体温調節障害, CK 増加, ALP 増加, LDH 増加, プロラクチン増加, TSH 低下。

クロダミン　アレルギー＞抗ヒスタミン（第 1 世代）…アレルギン

クロチアゼパム　抗不安＞BZD 系＞短時間型…リーゼ

クロピドグレル　抗血栓＞抗血小板＞ADP 受容体遮断…プラビックス

クロピドグレル・アスピリン　抗血栓＞抗血小板＞COX 阻害＋ADP 受容体遮断…コンプラビン

クロフィブラート　脂質異常＞フィブラート系　[力]

中性脂肪の合成を抑えたり, 分解を促したりする。
TG, LDL を減らし, HDL 増加させる。

 クロフィブラート

肝・脂肪細胞の転写因子 PPARα 活性化。
①肝：脂肪酸 β 酸化↑➡TG 合成↓。
②肝：アポタンパク質 A-I 合成↑➡末梢から余った Ch 回収↑➡HDL↑。
③脂肪細胞：リパーゼの合成↑➡VLDL 中の TG 分解↑。
★授乳婦投与不可。

 ● 投与不可　B1

クロフェクトン　抗精神病＞定型（イミノジベンジル系）　[顆][錠]

脳神経系の興奮を整え, 統合失調症の陽性症状（幻覚, 妄想等）や陰性症状（感覚鈍麻等）を抑える。

 クロカプラミン

中枢性ドパミン受容体遮断。
抑うつ気分, 感情鈍麻等の陰性症状の賦活作用, 幻覚や妄想等にも有効。
★併注：アルコール。

 ● 望非投与

パーキンソン症候群, 不眠, 不安・焦燥

クロフェドリンS　鎮咳剤…フスコデ

クロミッド　排卵誘発薬　錠

女性ホルモンの分泌を促す GnRHの分泌を促し、排卵を誘発する。

 クロミフェン

視床下部のエストロゲン受容体拮抗➡
フィードバック解除➡視床下部からGnRH
分泌↑➡下垂体からFSH, LH分泌↑➡
排卵誘発。
★多胎妊娠の可能性を説明。★〔不妊
症の排卵誘発〕一般に3クールで排卵
性月経がない場合は中止。★服用中は
車の運転等不可（霧視等が発現）。

 肝障害

● 投与不可　B3

クロルジアゼポキシド　抗不安＞BZD系＞長時間型…コントロール／バランス
クロルフェニラミン　アレルギー＞抗ヒスタミン（第1世代）…アレルギン
クロルフェネシン　筋緊張改善剤…リンラキサー
クロルプロマジン　抗精神病＞定型＞フェノチアジン系…コントミン
クロルマジノン 25mg　前立腺肥大・癌＞抗アンドロゲン…プロスタール 25

クロロマイセチン　抗菌薬＞クロラムフェニコール系　錠

細菌のタンパク質合成を阻害し、増殖を抑える（静菌的）。
スペクトルが広いが副作用も多いので外用が中心。

 クロラムフェニコール

rRNAに結合➡アミノ酸同士のペプチド結
合を阻害➡タンパク質合成阻害➡増殖
抑制。

 ● 有益＞危険　A

ケアラム　抗リウマチ＞Nf- κB阻害　錠

炎症性サイトカインを産生する細胞の転写因子NFκBを阻害し、リウマチの活動性を抑える。

 イグラチモド

各細胞の転写因子NFκB の活性化を阻
害。
◎B細胞：IgG, IgM の産生↓。
◎単球/マクロファージ：炎症性サイトカ
インの産生↓。

消化性潰瘍

 ● 投与不可

10%以上 AST・ALT 増加, ALP 増加, γ-GTP 増加。

効果は 16 週までに現れる。

ケアロードLA　PGI2 誘導体製剤　　　　　　　　　　錠

肺動脈性肺高血圧症薬
・肺の血管を拡げる。
・血栓を予防する。

 ベラプロストNa
◎血管平滑筋細胞内cAMP ↑ ➡弛緩➡血管拡張。
◎血小板内cAMP ↑ ➡血小板凝集抑制。
★「ドルナー」「プロサイリン」と同じ成分であるが用法・用量は異なる。

● 投与不可

10%以上 頭痛, ふらつき, 不眠, 嘔気, 下痢, 腹痛, 胃不快感, 嘔吐。

ケイキサレート　高カリウム血症＞陽イオン交換樹脂　　散 DS

腸内でカリウムの吸収を阻害し, 血中カリウム濃度を下げる。

 ポリスチレンスルホン酸Na
腎臓のカリウム排泄低下による軽度の高カリウム血症に有用。
★〔経口〕便秘を起こさないよう注意（消化管への蓄積回避）。

● 有益＞危険

ケイツー　ビタミンK₂剤　　　　　　　　　　　　カ シ

ビタミンKを補充する。
血を固まりやすくする。

メナテトレノン
Gla タンパク質の成熟に関与。
◎凝固関連因子による出血を予防
◎乳児（生後 1 カ月頃）の欠乏性出血を予防
★〔シロップ〕予防は保険が効かない。

体重・年齢ごとの製剤量（g ／ mL ／包）

シロップ 0.2%

| 新生児出血症・
低プロトロンビ
ン血症 | 1 回 1mL
※Max3mL
＊1 日 1 回 |
| 新生児・乳児ビ
タミンK 欠乏性
出血症の予防 | 1 回 1mL |

ケイラーゼ　消化酵素製剤…マックターゼ

KM 散　健胃消化剤　散

消化酵素と健胃薬の配合剤。

 ジアスターゼ・生薬配合剤

★併注：大量の牛乳。

 食後。

 体重・年齢ごとの製剤量（g ／ mL ／包）

散

	1 回量　＊1 日 3 回，食後
4 〜 6 歳	0.43g
7 〜 14 歳	0.65g

 ● 有益＞危険

K.C.L.　カリウム製剤　液

カリウムを補充する。

 塩化カリウム

 多量の水で（薄めず服用すると胃腸障害が出やすい）。

 ● 有益＞危険

ケタス　気管支喘息・脳血管障害改善＞メディエーター遊離抑制　力

◎喘息＞気管支の炎症や収縮を抑える。

◎脳血管障害＞脳の血管を拡

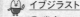 イブジラスト

◎喘息＞ヒスタミンやLT など，特に好酸球からの遊離を阻害。

げ, 血栓を予防する。

◎脳血管障害＞PGI₂増強➡脳血管拡張, 抗血栓, 神経保護。

 12週で効果が認められない場合は中止。

 ● 望非投与

ケトチフェン　アレルギー＞抗ヒスタミン(第2世代)…ザジテン
ゲフィチニブ　悪性腫瘍＞EGFR チロシンキナーゼ阻害…イレッサ

ケフラール　抗菌薬＞セフェム系(第1世代)　　　　　顆 細 力

細菌の細胞壁合成を阻害し, 細胞壁を崩壊, 菌を破裂させる(殺菌性)。

 セファクロル

細胞壁の主成分ペプチドグリカンを合成する酵素PBPに結合➡ペプチド同士の架橋を阻害➡細胞壁が崩壊➡浸透圧に耐えられず破裂(溶菌)。
主なターゲット：GPC(MSSA, A群レンサ球菌等), 一部GNR(大腸菌等) 等。
★〔小児細〕牛乳, ジュース等に懸濁したまま放置しない。★〔顆〕制酸剤と併用時は十分間隔をあける(腸溶性が損なわれる)。

 体重・年齢ごとの製剤量(g ／ mL ／包)

細粒 10%

1日量　＊分3
0.2 ～ 0.4g ／ kg

 ● 有益＞危険 B1

ケフレックス　抗菌薬＞セフェム系(第1世代)　　　　　顆 力 DS

細菌の細胞壁合成を阻害し, 細胞壁を崩壊, 菌を破裂させる(殺菌性)。

 セファレキシン

細胞壁の主成分ペプチドグリカンを合成する酵素PBPに結合➡ペプチド同士の架橋を阻害➡細胞壁が崩壊➡浸透圧に耐えられず破裂(溶菌)。
主なターゲット：GPC(MSSA, A群レンサ

球菌等），一部GNR（大腸菌等）等。
★〔L〕牛乳，ジュース等で懸濁したま
ま放置しない。制酸剤と併用時は十分
間隔をあける（腸溶性が損なわれる）。

 体重・年齢ごとの製剤量(g／mL／包)

	1日量
DS10%	0.25 ～ 0.5g／kg （重症 0.5 ～ 1g／kg） ＊6hr 毎
DS20%	0.125 ～ 0.25g／kg （重症 0.25 ～ 0.5g／kg） ＊6hr 毎
L 顆粒 20%	0.125 ～ 0.25g／kg （重症 0.25 ～ 0.5g／kg） ＊分 2, 朝・夕食後

 ● 有益＞危険 A

ケルロング　高血圧，狭心症＞β1遮断　錠

交感神経の働きを抑える。
◎心臓の負担を軽くする
◎血管を拡げて血圧を下げる

ベタキソロール

心臓 β1 遮断➡心拍数↓心拍出量↓➡心
負担減。
長期ではレニン産生↓➡降圧効果。
徐脈に注意。
Ca 拮抗による血管拡張作用もある。

 ● 投与不可 C

ケレンディア　慢性腎臓病＞ミネラルコルチコイド受容体拮抗　錠

・腎・心保護作用。
・尿量増➡腎負担減。

フィネレノン

①腎・心ミネラルコルチコイド受容体(MR)
拮抗➡腎・心の炎症・線維化抑制。
②遠位尿細管MR 拮抗➡水再吸収↓➡
体液↓➡腎負担↓。
★女性：投与中は避妊。★併注：グレー
プフルーツ含有食品。

● 有益＞危険  D

高カリウム血症。

ケーワン　ビタミンK1 製剤 〔錠〕

ビタミンKを補充する。
血を固まりやすくする。

フィトナジオン

Gla タンパク質の成熟に関与。
◎凝固関連因子による出血予防。
◎骨関連Gla タンパク質（オステオカルシン等）による骨粗鬆症予防。
◎乳児（生後1カ月頃）の欠乏性出血予防。

● 末期：大量投与回避

健胃　健胃・制酸剤…センブリ・重曹

ゲンボイヤ　HIV薬(4 成分配合) 〔錠〕

4成分配合のHIV薬。

エルビテグラビル・コビシスタット・エムトリシタビン・テノホビル　アラフェナミド

◎インテグラーゼ阻害
◎ヌクレオシド系逆転写酵素阻害
◎ブースター

食後（空腹時は効果↓）。

● 望非投与 B3

酵母〔乾燥〕　ビタミンB・蛋白補給剤 〔末〕

タンパク質とビタミンB群を補充する。

乾燥酵母

酵母の菌体を乾燥させた粉末。

コスパノン　膵胆道・尿路系鎮痙剤 〔錠〕〔力〕

内臓を動かす筋肉の動きを抑え，膵臓や胆道の痛みをとる。
尿路結石の痛みも有効。

フロプロピオン

交感神経を介して消化器，尿路系平滑筋の運動異常を改善。

膵胆管末端部のオッジ筋も弛緩し，胆汁，膵液を排泄しやすくする。

 ● 有益＞危険

コセルゴ　神経線維腫症1型治療剤＞MEK阻害　　　　力

細胞増殖シグナル伝達経路を阻害し，神経系細胞の増殖を抑制する。

 セルメチニブ

細胞増殖シグナル伝達経路である，RAS/RAF/MEK/ERK 経路において MEK1/2 を阻害➡MEK の基質であるERK のリン酸化阻害➡神経系細胞の増殖抑制。

★男女とも：投与中・終了後一定期間は避妊。★併注：グレープフルーツジュース。

 空腹時（食事でCmax・AUC ↓）。食前1時間～食後2時間は避ける。

 ● 投与不可　🇺🇸D

 10％以上 心機能障害，消化管障害，肝機能障害，貧血，血球減少，口内炎，発疹，ざ瘡様皮膚炎，皮膚乾燥，爪囲炎，脱毛・毛髪変色，血中CK 増加，疲労・無力症，低アルブミン血症，発熱，血中クレアチニン増加。

コディオ　高血圧＞ARB ＋利尿薬（チアジド系）　　　錠

血圧を下げる。
◎血管を収縮するAng Ⅱの受容体を遮断する。
◎尿量を増やしむくみをとる。

 バルサルタン・ヒドロクロロチアジド

◆ARB：
①AT_1受容体拮抗➡血圧低下，アルドステロン分泌↓による利尿。
②AT_2受容体活性化➡心血管系保護。
◆チアジド系利尿薬：
遠位尿細管のNa^+/Cl^- 共輸送体阻害。
長期では緩やかな降圧効果を示す。
★併注：アルコール。

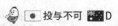 ● 投与不可 ■D

コデインリン酸塩　中枢性鎮咳薬(麻薬性)　末散錠

咳中枢に作用し咳を止める。

 コデイン

延髄咳中枢を直接抑制➡咳反射抑制。
★〔5mg 錠，1% 散除く〕日数制限：30
日★併注：アルコール。★〔5mg 錠，1%
散除く〕薬が不要になったら病院又は
薬局へ返却。

● 有益＞危険 ■A

⏱ T_{max} 1-1.3hr $T_{1/2}$ 2.5-3.6hr

コートリル　副腎皮質ホルモン剤　錠

抗炎症，免疫抑制，抗アレル
ギー作用など。

 ヒドロコルチゾン

抗炎症作用はコルチゾールの 4 倍。
高血圧や心不全が発現しにくく，$T_{1/2}$
も適度で使いやすい。

● 有益＞危険 ■A

コートン　副腎皮質ホルモン剤　錠

抗炎症，免疫抑制，抗アレル
ギー作用など。

 コルチゾン酢酸エステル

様々な転写活性を調整し，抗炎症・免疫
抑制作用を発揮。

● 有益＞危険 ■A

コニール　高血圧，狭心症＞Ca 拮抗薬　錠

血管を拡げて血圧を下げる。
心臓の負担を減らし，狭心症
発作を予防する。

 ベニジピン

①血管平滑筋Ca^{2+} チャネル遮断➡Ca^{2+}
流入↓➡平滑筋弛緩➡血管拡張，血圧
↓。
②冠血管拡張，末梢血管抵抗↓➡後負
荷↓➡抗狭心症。

◎Ca拮抗作用としては①が主。
★併注：グレープフルーツジュース。

 食後(空腹時より吸収↑)。

● 投与不可

分割後は遮光し早めに使用。

コバシル　高血圧＞ACE阻害薬　錠

強力に血管を収縮するAngⅡ
の産生を阻害。
・血管を拡げる
・体液量を減らす
・心臓や腎臓を保護する

 ペリンドプリル

①AngⅠからAngⅡへの変換を阻害➡
AngⅡ産生↓。
・血管収縮抑制➡血圧低下。
・アルドステロン分泌↓➡Na⁺再吸収↓➡
利尿，心負担減，K⁺排泄↓。
・心臓など臓器リモデリング抑制。
②ブラジキニン分解↓➡血管拡張，空咳。
空咳，高K血症，血管浮腫に注意。

 ● 投与不可　D

咳嗽。

コムタン　パーキンソン病＞ドパミン分解酵素(末梢COMT)阻害　錠

末梢のレボドパ代謝を抑えて，
脳内ドパミン量を増やす。

 エンタカポン

末梢でレボドパを代謝するCOMTを阻害
➡BBBを通過するレボドパ量↑➡脳内ド
パミン量↑。
★尿が赤褐色化する。

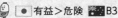 ● 有益＞危険　B3

傾眠，幻覚，不眠症，ジスキネジア，ジ
ストニー，便秘，悪心，着色尿，貧血。

コメリアン　抗血小板，冠血管拡張　錠

◎血管を拡げて血流をよくす　 ジラゼプ

る。

◎血栓を予防する。

◎尿タンパクを減らす。

持続的な血流増加作用，抗血小板作用，尿タンパク減少作用。

 ● 望非投与

コララン　心不全＞HCN チャネル遮断　錠

心拍数を抑えて，心臓の負担を軽くする。

 イバブラジン

刺激伝達系の起点となる洞結節のHCNチャネルを遮断➡Na⁺流入↓➡伝達系の立ち上がりが緩やかになる➡心拍数↓。

★女性：投与中・後一定期間は避妊。

★併注：グレープフルーツジュース。

🥤 食後(吸収↑)。

 ● 投与不可　D

徐脈。

コランチル　消炎性抗潰瘍剤　顆

胃の痙攣を抑え，胃酸を中和し，胃炎を改善する。

ジサイクロミン・水酸化アルミニウムゲル・酸化Mg

アトロピン様作用とパパベリン様作用➡鎮痙作用。制酸剤を配合。

★併注：大量の牛乳。

緑内障／排尿障害

● 有益＞危険

口渇，便秘。

コリオパン　鎮痙薬＞抗コリン　顆錠力

消化管など腹部の臓器の動き過ぎを抑え，痛みを軽減する。

ブトロピウム

腹部中腔臓器のM₃拮抗➡消化管，胆道，泌尿器，女性器などの痙攣抑制，胃液分泌抑制。

緑内障／排尿障害

 ● 有益＞危険

 口渇。

コリマイシンS　抗菌薬＞ポリペプチド系 〔散〕

グラム陰性菌の細胞膜の機能を破綻させる（殺菌性）。

 コリスチンメタンスルホン酸Na

グラム陰性菌の細胞膜に結合し、
①CaとMgの架橋構造を崩壊
②細胞膜の透過性を上昇させ、内容物を漏洩させる
エンドトキシンの不活性化作用もある。

 体重・年齢ごとの製剤量（g／mL／包）

散200万単位／g

1日量　＊分3～4
0.15～0.2g／kg
※Max 12g

 ● 有益＞危険　B2

コルドリン　中枢性鎮咳薬(非麻薬性) 〔顆〕〔錠〕

咳中枢に作用し咳を止める。

 クロフェダノール

延髄咳中枢を直接抑制➡咳反射抑制。

 ● 望非投与

 Tmax 2.5時間　T1/2 19時間

コルヒチン　痛風発作治療薬 〔錠〕

◎急性炎症を起こす好中球が関節内に集まるのを抑える。

◎炎症性サイトカインの放出を抑制する。

好中球が関節局所へ集まる前

 コルヒチン

チューブリンと結合➡細胞内小器官の配置や遊走等の細胞運動を担っている微小管の働きを阻害➡細胞がうまく機能しない➡好中球の遊走阻害，マクロファージのサイトカイン放出阻害➡急性

の発作前兆期（足が重い，ムズムズする等）に服用。

炎症抑制。
★併注：グレープフルーツジュース。

 〔痛風〕発作発現後，服用が早いほど効果的。

 ● 〔痛風〕投与不可／〔家族性地中海熱〕有益＞危険 **D

コレアジン　非律動性不随意運動治療剤（ハンチントン病用薬）　錠

脳内の神経伝達物質の量を調節して，舞踏運動などの症状を改善する。

テトラベナジン

中枢神経系におけるモノアミン小胞トランスポーター2を阻害➡神経終末のモノアミン（ドパミン，セロトニン，NA）を涸渇させる。
★併注：アルコール。

 ● 有益＞危険 **B3

 うつ病・うつ状態，傾眠，パーキンソニズム，アカシジア，不眠症，睡眠障害，落ち着きのなさ，気力低下，鎮静，便秘，AST上昇，ALT上昇，γ-GTP上昇，LDH上昇，プロラクチン上昇，CK上昇，疼痛，体重増加。

コレキサミン　脂質代謝・末梢循環改善＞ニコチン酸誘導体　錠

ビタミンの一種ナイアシンとして様々な代謝に関与。
・中性脂肪を下げる。
・HDL-Chを増やす。

ニコモール

◎脂肪細胞での脂肪分解↓➡遊離脂肪酸産生↓➡肝でのVLDL産生↓。
◎リパーゼ活性促進➡TG分解↑。
◎肝でのアポA-I合成↑➡末梢Ch回収↑➡HDL↑。

 食後（空腹時は潮紅，発赤が発現しやすい）。

 ● 望非投与

顔面潮紅・熱感。

コレチメント　潰瘍性大腸炎＞ステロイド　錠

炎症や過剰な免疫反応を抑える。注腸剤レクタブルと同一成分の経口DDS製剤。

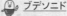 **ブデソニド**
様々な転写活性を調整し，抗炎症，免疫抑制作用を発揮。
胃・小腸で崩壊せずに大腸に到達し，大腸で持続的に放出される。
肝初回通過効果によってステロイド活性の低い代謝物となり，全身への曝露が軽減。
★日数制限：14日（2024.8月末まで）
★8週間を目安に継続の要否を検討。
★併注：グレープフルーツ・及びジュース。
★噛まずに服用。

 ● 有益＞危険　B3

コレバイン　脂質異常＞陰イオン交換樹脂　顆錠

腸管からのコレステロール吸収を阻害する。
血中のLDLを下げる。

 コレスチミド
腸管内で胆汁酸と結合➡脂質吸収↓，胆汁酸再吸収↓➡肝細胞内のCh↓➡LDL受容体合成↑➡血中からのLDL取込み↑➡血中LDL↓。
脂溶性ビタミンの吸収も阻害する。
体内に吸収されず安全性が高い。
★脂溶性ビタミン，葉酸塩の吸収阻害。

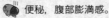 なるべく食前。温水不可（膨らんで服用できなくなる）。〔錠〕1錠ずつ服用。

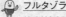 便秘，腹部膨満感。

コレミナール　消化管機能安定剤＞BZD系＞短時間　細錠

神経細胞の興奮を抑えて，気分を安定させる。

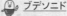 **フルタゾラム**
抑制性GABA$_A$受容体のBZD結合部位に

過敏性腸症候群など消化器系心身症に有効。

結合➡受容体機能↑➡Cl⁻チャネル開口頻度↑➡過分極➡神経細胞の興奮↓。
★併注：アルコール。

● 有益＞危険

Tmax 1hr　T1/2 3.5hr

コロネル　過敏性腸症候群＞高分子重合体　　細錠

吸水性と保水性をもち, 硬い便は軟らかく, 軟らかい便は硬くする。

ポリカルボフィルCa

◎下痢＞軟らかい便の水分を吸収してゲル化し, 便の通過速度を遅くする。
◎便秘＞腸管の水分を吸収して膨張し, 硬い便に水分を与える。

多めの水で（喉や食道につかえると膨張して閉塞）。

● 有益＞危険

コンサータ　AD/HD 治療薬　　錠

中枢神経を興奮させ, 集中力を高める。

メチルフェニデート

ドパミン, NA 神経系の機能不全を改善。
・ドパミン・NA トランスポーター阻害
・シナプス小胞からのドパミン放出↑
覚醒作用, 依存性がとても強い。
★日数制限：30 日★併注：アルコール。
★錠剤の外皮が糞便に排泄されるが問題ない。

午後は避ける（作用が 12 時間持続。睡眠に影響）。

緑内障／甲状腺亢進

● 望非投与　 D

10％以上 食欲減退, 不眠症, 動悸, 悪心, 体重減少。

服用直前までシート保存。一包化は避ける。

コンスタン　抗不安, 睡眠薬＞BZD系＞中時間型　　　錠

神経細胞の興奮を抑えて, 気分を安定させる。

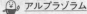 アルプラゾラム

抑制性GABA$_A$受容体のBZD結合部位に結合➡受容体機能↑➡Cl⁻チャネル開口頻度↑➡過分極➡神経細胞の興奮↓。
ジアゼパムの2〜7倍の効力。
★日数制限：30日★併注：アルコール。

● 有益＞危険 ■C

眠気。

T_{max} 2hr $T_{1/2}$ 14hr

コントミン　抗精神病＞定型＞フェノチアジン系　　　錠

脳神経の過度な興奮を抑制。
◎幻覚や妄想などを緩和
◎鎮静
◎吐き気を抑制

 クロルプロマジン

◎中脳辺縁系のD$_2$遮断➡陽性症状（幻覚, 妄想など）改善。
◎H$_1$, α$_1$遮断➡鎮静。
◎延髄CTZのD$_2$遮断➡制吐。
★併注：アルコール。 ★初期の起立性低血圧に注意。

 ● 望非投与 ■D

コントロール　抗不安＞BZD系＞長時間型　　　散 錠

神経細胞の興奮を抑えて, 気分を安定させる。

 クロルジアゼポキシド

抑制性GABA$_A$受容体のBZD結合部位に結合➡受容体機能↑➡Cl⁻チャネル開口頻度↑➡過分極➡神経細胞の興奮↓。
★日数制限：30日★併注：アルコール。

 体重・年齢ごとの製剤量（g ／ mL ／包）

 1日量　＊分2〜4

散 1%	1 ～ 2g
散 10%	0.1 ～ 0.2g

😊 ● 有益＞危険 🎲 C

コンバントリン　広域駆虫薬　　　　　　　　　錠 DS

腸内の寄生虫を排出する。

😊 ピランテル

ニコチン様作用により神経筋接合部を遮断➡痙性麻痺➡死滅。
消化管からほとんど吸収されず，腸全域の寄生虫に有用。

👶 体重・年齢ごとの製剤量(g ／ mL ／包)

DS10%　1 包(1g) 中：100mg

1 回量
0.1 包／ kg

😊 ● 有益＞危険

コンビビル　HIV 薬＞ヌクレオシド系逆転写酵素阻害(NRTI)　　錠

HIV RNAから逆転写酵素によってウイルスDNAが合成されるのを阻害する。

😊 ジドブジン・ラミブジン

細胞内で活性体となり，逆転写酵素がそれを正常ヌクレオチドの代わりにDNA鎖に取込む➡DNA 合成停止➡宿主DNAに組込むDNA が作れない➡増殖抑制。

😊 ● 有益＞危険

🔔 重大：10%以上 貧血。

コンプラビン　抗血栓＞抗血小板＞COX 阻害＋ADP 受容体遮断　　錠

血栓ができるのを防いで，血液をさらさらにする。

😊 クロピドグレル・アスピリン

◎COX-1 阻害：
TXA_2 合成↓➡血小板活性化↓➡血小板凝集抑制。
◎ADP 受容体遮断：
血小板の活性化阻害➡血小板とフィブリ

ノーゲンの結合阻害➡血栓形成阻害。

★併注：アルコール。

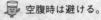 空腹時は避ける。

消化性潰瘍／アスピ喘息

■ 出産 12 週以内不可（他は有益＞危険）　C

肝機能障害，皮下出血。

サアミオン　脳循環・代謝改善　　　　　　　　　　　　　散錠

脳の血流をよくして，脳循環障害による意欲低下を改善する。

😊 ニセルゴリン
脳血管拡張作用，ACh 系やドパミン系の神経伝達を促進する。

😊 ● 有益＞危険

ザイアジェン　HIV 薬＞ヌクレオシド系逆転写酵素阻害(NRTI)　　　錠

HIV RNAから逆転写酵素によってウイルスDNAが合成されるのを阻害する。

😊 アバカビル
細胞内で活性体となり，逆転写酵素がそれを正常ヌクレオチドの代わりにDNA鎖に取込む➡DNA 合成停止➡宿主DNAに組込むDNA が作れない➡増殖抑制。
★併注：アルコール。

😊 ● 有益＞危険　📺 B3

🫃 体脂肪の再分布／蓄積，発疹，悪心。

サイクロセリン　抗結核薬　　　　　　　　　　　　　　　　カ

結核菌の細胞壁合成を阻害する。

😊 サイクロセリン
①細胞壁の主成分ペプチドグリカン合成に必要なD- アラニン合成を阻害。
②D- アラニンの取込みを阻害。
★併注：アルコール。

😖 てんかん

😊 ● 有益＞危険

ザイザル　アレルギー＞抗ヒスタミン(第 2 世代)　　　　　錠シ

アレルギー症状を誘発するヒスタミンのH1受容体をブロック。
メディエーター放出も抑制。
眠くなりにくい。口喝も少ない。

😊 レボセチリジン
◎H1 拮抗➡痒み，鼻炎等を改善。
◎メディエータ遊離↓➡アレルギー予防。
◎中枢移行少ない➡眠くならない。
◎抗コリン作用弱い➡口渇，眼圧上昇，

尿閉等が弱い。
★併注：アルコール。

 体重・年齢ごとの製剤量（g ／ mL ／包）

シロップ 0.05%

	1回量
6 〜 12 カ月	2.5mL ＊ 1日1回
1 〜 6 歳	2.5mL ＊ 1日2回，朝食後・寝前
7 〜 14 歳	5mL ＊ 1日2回，朝食後・寝前

 ● 有益＞危険 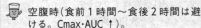 B2

サイスタダン　ホモシスチン尿症治療剤　　　　　　　　　　　末

代謝障害により蓄積したホモシステインを減らす。

 ベタイン

ホモシステインにメチル基を供与してメチオニンに変換➡体内のホモシステイン低下。

 体重・年齢ごとの製剤量（g ／ mL ／包）

末

	1回量　＊1日2回
〜 10 歳	0.05g ／ kg
11 歳〜	3g

 ● 有益＞危険

ザイティガ　前立腺癌＞抗アンドロゲン　　　　　　　　　　　錠

前立腺癌は男性ホルモン作用で増殖が促進するので、男性ホルモンの合成を抑制する。

 アビラテロン酢酸エステル

アンドロゲン合成の律速酵素であるCYP17を阻害➡精巣，副腎，前立腺腫瘍組織におけるアンドロゲン合成↓。

 空腹時（食前1時間〜食後2時間は避ける。Cmax・AUC ↑）。

 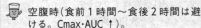 D

肝機能障害, 低カリウム血症, 高血圧, 悪心, 便秘, 下痢, 疲労, 末梢性浮腫, ほてり。

サイトテック　PGE1 誘導体(抗NSAID 潰瘍剤)　錠

NSAIDsの長期投与で荒れた胃や十二指腸の粘膜を修復。

 ミソプロストール

NSAIDs によって減少した内因性PG を補充。
粘膜血流↑, 粘液分泌↑, 胃酸分泌↓。
下痢, 腹痛など消化器系副作用が多い。
★女性:服用中は避妊。

 ● 投与不可 X

下痢, 腹痛, 嘔気。

サイバインコ　アトピー性皮膚炎 > JAK 阻害　錠

過剰な免疫反応を抑制し, アトピー性皮膚炎の炎症反応を抑える。

 アブロシチニブ

炎症性サイトカインが受容体に結合以降の核へのシグナル伝達経路で働くJAKを阻害➡サイトカインの刺激が核に伝わらない➡抗炎症。
★女性:投与中・終了後一定期間は避妊。

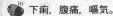 治療反応は投与開始から 12 週までに得られる。

● 投与不可

悪心。

ザイボックス　抗菌薬 > オキサゾリジノン系　錠

細菌の翻訳過程を阻害し, タンパク質合成を阻害する(静菌的)。

 リネゾリド

翻訳開始段階でrRNA に結合➡ペプチド合成の開始複合体の形成を阻害➡タンパク質合成阻害➡増殖抑制。

他剤不可のMRSA に有用。

 ● 有益＞危険 B3

血小板減少症。

PTP のまま保存。

サイレース　睡眠薬＞BZD 系＞中時間型 　錠

神経細胞の興奮を抑えて, 睡眠障害を改善する。

入眠, 中途・早朝覚醒に有用。

 フルニトラゼパム

抑制性GABA$_A$ 受容体のBZD 結合部位に結合➡受容体機能↑➡Cl⁻ チャネル開口頻度↑➡過分極➡神経細胞の興奮↓。

★日数制限：30 日★併注：アルコール。

● 有益＞危険 C

Tmax 0.75hr T$_{1/2}$ 21hr

ザイロリック　高尿酸血症＞尿酸生成抑制 　錠

尿酸の生合成過程で働く酵素を阻害し, 尿酸の産生を抑える。

 アロプリノール

プリン体から尿酸への代謝過程で働くキサンチンオキシダーゼを阻害。

発作中に開始すると症状が悪化するので, 関節炎が消退してから投与。

薬疹に注意。

★初期に痛風発作の一時的な増強。

★摂水量を増やす(1 日尿量 2L 以上)。

 ● 有益＞危険 B2

サインバルタ　抗うつ薬＞SNRI 　カ

ノルアドレナリン(NA), セロトニン再取込みを阻害しシナプス間隙量を増やす。

セロトニンは不安, 脅迫, NAは意欲低下, 疼痛等を改善。

 デュロキセチン

セロトニン・NA トランスポーター阻害➡セロトニン, NA 濃度↑。

SSRI に比べて, ◎意欲向上や疼痛抑制効果が強い, ◎悪心, 嘔吐が少ない。

効果発現が早い。

★併注：アルコール。★粉砕不可（胃酸で失活）。

緑内障

● 有益＞危険 B3

倦怠感, 傾眠, 頭痛, めまい, 悪心, 食欲減退, 口渇, 便秘, 下痢。

ザガーロ　男性型脱毛症(AGA) ＞抗アンドロゲン 　　　　　　　　　　カ

男性ホルモンの作用を抑えて, 脱毛を改善する。

デュタステリド

テストステロンから, より男性ホルモン作用が強いジヒドロテストステロンへ変換する 5α還元酵素を阻害➡男性型脱毛症を改善。

★女性や小児がカプセルから漏れた薬剤に触れたら, 直ちに石鹸で洗う（経皮吸収されるため）。★小児は投与不可。

● 女性不可 X

PTP のまま保存。

効果判定には 6 カ月の治療が必要。

サクコルチン　ステロイド＋抗ヒスタミン（第 1 世代）…セレスタミン
酢酸亜鉛　ウイルソン病・低亜鉛血症治療剤…ノベルジン

ザクラス　高血圧＞Ca 拮抗薬＋ARB 　　　　　　　　　　　　　　　錠

血圧を下げる。
◎血管を収縮させる Ang Ⅱ の受容体を遮断する。
◎血管を拡げて血圧を下げる。

アジルサルタン・アムロジピン

◆ARB：
①AT$_1$ 受容体拮抗➡血圧低下, アルドステロン分泌低下による利尿。
②AT$_2$ 受容体活性化➡心血管系保護。
◆Ca 拮抗：血管拡張, 血圧↓。
★併注：グレープフルーツジュース。

● 投与不可

ザーコリ　悪性腫瘍＞ALK チロシンキナーゼ阻害　　　　　　　　　　カ

適応：非小細胞肺癌。

受容体刺激が無くても増殖シグナルを核に送り続けるALK融合タンパクのチロシンキナーゼを阻害し，増殖を抑制する。

 クリゾチニブ

ALK 遺伝子の転座により発現され，癌細胞の増殖を恒常的に促進する異常融合タンパクのALK チロシンキナーゼを阻害
➡増殖抑制，アポトーシス誘導。
ALK 融合遺伝子陽性例に有効。
MET，ROS1 チロシンキナーゼも阻害。
ALK 融合遺伝子陽性例に有効。
★女性：投与中・終了後一定期間は避妊。

 ● 有益＞危険 D

10％以上 肝機能障害，徐脈，好中球減少症，白血球減少症，視力障害，味覚異常，浮動性めまい，ニューロパチー，食欲減退，発疹，悪心，下痢，嘔吐，便秘，腹痛，浮腫，疲労。

ザジテン　アレルギー＞抗ヒスタミン（第 2 世代）　　　　　　カ シ DS

アレルギー症状を誘発するヒスタミンのH1受容体をブロック。

メディエーター放出も抑制。

そこそこ眠くなる。口喝は少ない。

 ケトチフェン

◎H₁ 拮抗➡痒み，鼻炎等を改善。
◎メディエータ遊離↓➡アレルギー予防。
◎中枢移行少しあり➡眠気，倦怠感。
◎抗コリン作用弱い➡口渇，眼圧上昇，尿閉等が弱い。
★併注：アルコール。★〔シロップ〕ケフラール細粒と配合する場合は配合後速やかに服用。

 体重・年齢ごとの製剤量（g／mL／包）

1 日量 ＊分 2，朝食後・寝前

	シロップ 0.02%	DS0.1%
／kg	0.3mL／kg	0.06g／kg
6カ月〜 2歳	4mL	0.8g
3〜6歳	6mL	1.2g
7歳〜	10mL	2g

 てんかん

 ● 有益＞危険

サチュロ　抗結核薬　錠

結核菌のエネルギーであるATPの産生を抑制する（殺菌作用）。

 ベダキリン
結核菌のATP合成酵素を阻害して抗菌活性を示す。

 食直後（空腹時で効果↓）。

 ● 有益＞危険

 頭痛, 浮動性めまい, 悪心, 嘔吐, 下痢, トランスアミナーゼ上昇, 関節痛。

 PTP保存。

サーティカン　免疫抑制薬＞mTOR阻害　錠

ヘルパーT細胞からの刺激が核へ伝わるのを阻害し, T細胞の増殖を抑える。

 エベロリムス
ヘルパーT細胞からのIL-2の刺激によりT細胞内で活性化するはずのmTORを阻害➡T細胞の増殖抑制。
★併注：グレープフルーツジュース。

 食後か空腹時, いずれか一定条件下で（食事の影響あり）。

 ● 投与不可　C

 腎障害, 感染症, 白血球減少, 貧血,

血小板減少，心嚢液貯留（心移植），高脂血症，高コレステロール血症，高トリグリセリド血症，下痢，浮腫。

PTP 保存。

サデルガ　グルコシルセラミド合成酵素阻害剤 ［カ］

マクロファージのライソゾームに蓄積し，ゴーシェ病の諸症状（貧血，血小板減少症，肝脾腫，骨症状）を引き起こすグルコシルセラミドの産生を抑制する。

エリグルスタット
グルコシルセラミド合成酵素を選択的に阻害➡グルコシルセラミドの産生↓。
★併注：グレープフルーツジュース。

肝障害

● 投与不可 ■■ B3

頭痛。

サノレックス　食欲抑制剤 ［錠］

摂食中枢に作用して，食欲を抑える。

マジンドール
視床下部の摂食調節中枢に作用。
中枢興奮を起こさない用量で摂食行動を抑制し，食べる量を減らす。
1 カ月で効果が見られない場合は中止。
★日数制限：14 日★併注：アルコール。

夕刻の服用は避ける（睡眠障害のおそれ）。

緑内障

● 投与不可 ■■ B3

口渇感，便秘。

ザファテック　糖尿病＞DPP-4 阻害 ［錠］

食事刺激で分泌されインスリン分泌を促すホルモン（インクレチン）の分解を阻害し，インスリン

トレラグリプチン
食事刺激で腸管から分泌されインスリン分泌を促すインクレチンの分解酵素

の分泌量を増やす。

DPP-4 を阻害➡インスリン分泌↑。
低血糖，体重増加を起こしにくい。
食欲抑制効果もある。
1 週間持続するので投与は週 1 回。

週 1 回，同一曜日。

● 有益＞危険

サブリル　抗てんかん薬　　　　　　　　　　　　　　散

脳内の神経細胞の興奮を抑え
て，てんかん発作を起こりにくく
する。

ビガバトリン

脳内における抑制性神経伝達物質
GABA の分解酵素 GABA-T を阻害➡
GABA 濃度↑➡神経の興奮抑制。

体重・年齢ごとの製剤量（g ／ mL ／包）

散　分包 500mg

	1 日量　＊分 2 生後 4 週〜
開始	0.1 包／ kg
維持	0.1 〜 0.3 包／ kg ※Max 0.3 包／ kg or 6 包

● 有益＞危険　　D

激越，不眠症，傾眠，食欲減退，ALT 減少。

サムスカ　V2- 受容体拮抗　　　　　　　　　　　顆 OD

尿量を増やして体液貯留を改
善する。

バソプレシン分泌が過剰なうっ
血性心不全や肝硬変等に有
用。

トルバプタン

集合管のバソプレシンV2 受容体拮抗➡
水の再吸収を阻害。
電解質の排泄は増加しない。
★併注：グレープフルーツジュース。

〔多発性嚢胞腎〕肝障害

● 投与不可

肝機能障害，頭痛，めまい，口渇，便
秘，血中尿酸上昇，頻尿，多尿，血中

クレアチニン上昇，疲労，多飲症。

サムチレール　抗真菌＞ニューモシスチス肺炎治療薬　液

細菌がエネルギーを作れない
ようにする。
DNA合成を阻害する。

 アトバコン

ミトコンドリアの電子伝達系を阻害。
①ピリミジン合成↓➡DNA合成阻害
②ATP産生阻害
★下痢患者は，吸収↓効果↓の可能性。

 食後（絶食時は吸収量↓）。

 ● 有益＞危険　B2

サラザック　非ピリン系感冒剤…PL

サラジェン　口腔乾燥＞唾液腺M3刺激　顆 錠

唾液の分泌量を増やして口腔
内を潤す。

 ピロカルピン

唾液腺M_3刺激➡唾液分泌↑。

 空腹時を避け，食後30分以内（副作用
軽減）。

 喘息／てんかん／パーキン

 ● 有益＞危険

頭痛，下痢，嘔気，鼻炎，頻尿，多汗，
ほてり，TG上昇。

サラゾスルファピリジン　潰瘍性大腸炎＞5-ASA剤…サラゾピリン
サラゾスルファピリジン（腸溶）　抗リウマチ…アザルフィジンEN

サラゾピリン　潰瘍性大腸炎＞5-ASA剤　錠

腸の炎症部に直接作用して，
炎症を抑える。

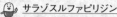 サラゾスルファピリジン

腸内細菌によってメサラジンに変換。
・活性酸素産生↓
・アラキドン酸カスケード阻害
・サイトカイン産生↓
★皮膚，爪，尿・汗が黄～黄赤変，ソフ

トコンタクトが変色。

 ● 望非投与 A

サリグレン　シェーグレン症候群＞唾液腺M3刺激　　　　　　　　　　　力

唾液の分泌量を増やして口腔内を潤す。

 セビメリン
唾液腺M_3刺激➡唾液分泌↑。
★縮瞳に注意（夜間の運転等）。

 喘息／てんかん／パーキン

● 有益＞危険

嘔気・腹痛。

サリパラ　鎮咳・去痰　　　　　　　　　　　　　　　　　　　　　　　液

古来より用いられてきた鎮咳・咳嗽薬。

桜皮エキス
バラ科のヤマザクラ等の樹皮を乾燥したもの。

ザルティア　前立腺肥大＞PDE5阻害　　　　　　　　　　　　　　　　錠

尿道をゆるめて尿を出しやすくする。

タダラフィル
cGMPを分解するPDE5を阻害➡cGMPの作用増強➡尿道・前立腺平滑筋弛緩➡尿道抵抗↓，下部尿路組織での血流↑，膀胱の過伸展改善。
★併注：グレープフルーツジュース。

高血圧

B1

ザルトプロフェン　NSAIDs＞プロピオン酸系…ソレトン／ペオン
サルブタモール　気管支拡張＞β2刺激…ベネトリン

サルプレップ　腸管洗浄剤　　　　　　　　　　　　　　　　　　　　　液

検査や手術の前に，腸の中をからっぽにする。

無水硫酸Na・硫酸K・硫酸Mg
浸透圧成分として水分を保持し，排便

を促す。

 ● 有益＞危険

サルポグレラート　抗血小板＋血管収縮抑制（5-HT2 拮抗）…アンプラーグ

サレド　悪性腫瘍＞サリドマイド関連　　カ

多発性骨髄腫・らい性結節性紅斑に有用。

 サリドマイド

・血管新生抑制作用。
・腫瘍壊死因子-α（TNF-α）産生↓。
・T リンパ球刺激作用。
★女性は，投与開始予定 4 週間前から終了 4 週間後まで，男性は，投与開始から終了 4 週間後まで，避妊を徹底。
★1 回の最大処方量は 12 週間分を超えない。★併注：アルコール。★脱カプセル不可。やむを得ず脱カプセルする場合は安全キャビネット内で調製。

 寝前（副作用の眠気対策）。

 ● 投与不可 X

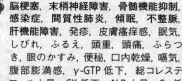 脳梗塞，末梢神経障害，骨髄機能抑制，感染症，間質性肺炎，傾眠，不整脈，肝機能障害，発疹，皮膚瘙痒感，眠気，しびれ，ふるえ，頭重，頭痛，ふらつき，眼のかすみ，便秘，口内乾燥，嘔気，腹部膨満感，γ-GTP 低下，総コレステロール上昇，CK 低下，ALP 上昇，Ca 低下，Na 低下，K 上昇，α1 グロブリン上昇，α2 グロブリン上昇，尿糖陽性，四肢冷感，洞性徐脈，不整脈，腎機能障害，好中球増多，好酸球増多，好塩基球増多，単球数異常，リンパ球増多，リンパ球減少，ヘモグロビン減少，D ダイマー上昇，FDP 上昇，味覚異常，疲労，浮腫，CRP 上昇。

ザロンチン　抗てんかん薬

脳内の神経細胞の興奮を抑えて，てんかん発作を起こりにくくする。

 <u>エトスクシミド</u>

視床-大脳皮質間の興奮性T型Ca^{2+}チャネル遮断➡異常な興奮シグナルを抑制。

 体重・年齢ごとの製剤量（g／mL／包）

シロップ5%

1日量　＊分1～3
3～12mL

 ● 有益＞危険　D

サワシリン　抗菌薬＞ペニシリン系 細 錠 力

細菌の細胞壁合成を阻害し，細胞壁を崩壊，菌を破裂させる（殺菌性）。

 <u>アモキシシリン</u>

細胞壁の主成分ペプチドグリカン合成酵素PBPに結合➡ペプチド同士の結合（架橋）を阻害➡細胞壁が崩壊➡浸透圧に耐えられず破裂（溶菌）。
主なターゲット：GPC（腸球菌，肺炎球菌，A群レンサ球菌等），一部のGN（大腸菌，インフルエンザ菌等）等。

 体重・年齢ごとの製剤量（g／mL／包）

細粒10%

1日量　＊分3～4
0.2～0.4g／kg
※Max 0.9g／kg

 ● 有益＞危険　A

 H・ピロリ 下痢，軟便，味覚異常。

酸化マグネシウム　便秘＞塩類下剤 末 細 錠
制酸薬

◎便秘＞便を軟らかくして排便を促す。

 <u>酸化マグネシウム</u>

◎便秘＞腸管内浸透圧↑➡腸管内水分

◎胃酸を中和する。

量↑➡便軟化。
◎制酸＞即効性があるが，一時的。
★併注：大量の牛乳。

サンディミュン　免疫抑制薬＞カルシニューリン阻害　　液

免疫システムを活性化するサイトカインの産生を抑制し，免疫反応を抑える。

 シクロスポリン

ヘルパーT細胞内で，IL-2等の産生を促すシグナル経路を中継するカルシニューリンの活性化を阻害➡IL-2等産生↓➡免疫細胞の活性化・増殖抑制。
★併注：グレープフルーツジュース。

 体重・年齢ごとの製剤量（g ／ mL ／包）

液 10%

1 日量　＊分 2 ネフローゼ症候群	
頻回再発型	0.025mL ／ kg
ステロイド抵抗性	0.05mL ／ kg

 ● 有益＞危険 　C

 腎障害，多毛。

 5℃以下で沈殿➡常温で溶解後使用。

サンリズム　不整脈＞Na⁺チャネル遮断＞Ic 群　　力

心臓の拍動をつくる活動電位の立ち上がりを抑え，興奮が伝わる速度を緩やかにし，不整脈を予防する。

 ピルシカイニド

心筋細胞内へのNa^+流入↓➡活動電位の立ち上がり抑制➡伝導速度↓，自動能抑制。
活動電位幅に影響なし。
I 群の中では作用が強い。
催不整脈に注意。

 ● 有益＞危険

ジアイナ　複合ビタミンB 剤…アリチア

ジアスターゼ　消化酵素製剤　　　　　　　　　　　　　　末

でんぷんを分解する酵素。

🙂 ジアスターゼ
　麦芽から抽出したアミラーゼ。

🍵 食後。

ジアゼパム　抗不安＞BZD 系＞長時間型…セルシン／ホリゾン

ジアゾキシド　高インスリン血性低血糖症治療剤　　　　　力

インスリンの異常分泌によって
起こる低血糖の血糖値を上げ
る。

🙂 ジアゾキシド
　主に膵島 β 細胞の細胞膜ATP 感受性K⁺
　チャネルを活性化➡インスリンの分泌↓
　➡血糖値を正常化。
　★ 2 ～ 3 週間で効果が認められない場
　合は中止。

😐 ● 有益＞危険 🇦🇺C

シアナマイド　酒量抑制剤　　　　　　　　　　　　　　液

アルコール依存症の薬。

🙂 シアナミド
　肝臓のアルデヒド脱水素酵素を阻害➡飲
　酒時の血中アセトアルデヒド↑➡悪酔い
　の状態となる。
　★禁忌：アルコール含有医薬品。★併注：
　アルコール類(食品, 化粧品等)。
　★長時間の加熱, 煮沸不可。

😐 ● 投与不可

🗄 冷所。

シアリス　勃起不全＞PDE5 阻害　　　　　　　　　　　錠

陰茎の毛細血管に血液を流入
させ, 勃起させる。

🙂 タダラフィル
　PDE5 によるcGMP 分解↓➡cGMP 濃度
　↑➡陰茎海綿体平滑筋が弛緩➡血液が
　海綿体の毛細血管に流入➡陰茎勃起。

30～60分で効果発現。食事の影響なし。
★併注：グレープフルーツジュース。★「勃起不全による男性不妊」の目的で処方された場合のみ保険適応。

 性行為の1時間前。間隔は24時間以上。

 高血圧

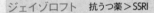 B1

ジェイゾロフト　抗うつ薬＞SSRI　錠 OD

セロトニンの再取込みを阻害し，シナプス間隙量を増やす。

うつ症状，とくに不安，強迫等を改善。

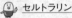 セルトラリン

セロトニン再取込み阻害➡シナプス間隙量↑。

マイルドな抗うつ効果。

抗コリン等の副作用は少ないが，5-TH$_3$刺激による悪心，嘔吐等が出やすい。
★併注：アルコール。

 ● 有益＞危険　C

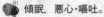 傾眠，悪心・嘔吐。

ジェセリ　悪性腫瘍＞HSP90阻害　錠

適応：消化管間質腫瘍（GIST）。

癌細胞の増殖促進に関与する受容体を減らす。

 ピミテスピブ

HSP90阻害➡腫瘍増殖関連受容体（HER2, EGFR, KIT, PDGFRA等）の発現低下➡増殖抑制，アポトーシス誘導。
★男女共：投与中・終了後一定期間は避妊（生殖機能低下）。

 空腹時。食前1時間～食後2時間の間は避ける（食後はCmax・AUC↑）

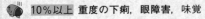 ● 有益＞危険

10％以上　重度の下痢，眼障害，味覚

障害，腎機能障害，血中クレアチニン増加，下痢，食欲減退，悪心，倦怠感。

ジェニナック　抗菌薬＞ニューキノロン系　　　　　　　　　　　　錠

DNA合成時のDNAのねじれ解消を阻害し，DNA合成を阻害する（殺菌性）。

 メシル酸ガレノキサシン

細菌のDNA複製時，DNAを切断・再結合してDNAのねじれを解消するトポイソメラーゼを阻害➡DNA合成阻害➡溶菌。
スペクトルが広い（GP，GN，クラミジア，マイコプラズマ等）。
呼吸器感染症等に有用。

 ● 投与不可

ジエノゲスト　子宮内膜症・月経困難症治療剤…ディナゲスト

ジェミーナ　月経困難症，生殖補助医療（卵胞ホルモン＋黄体ホルモン）　　錠

・子宮内膜の過剰な増殖を抑える

・調節卵巣刺激の開始時期を調整する

 レボノルゲストレル・エチニルエストラジオール

◎月経困難症
・視床下部へのネガティブフィードバック➡LH・FSH分泌↓➡卵胞発育抑制。
・黄体ホルモンによる子宮内膜の増殖抑制。

◎生殖補助医療
・投与・中止による血中濃度の急激な低下➡子宮内膜がはく落し，調節卵巣刺激の開始時期を規定する消退出血発現。

★35歳以上で1日15本以上の喫煙者は投与不可。★飲み忘れた場合，直ちに前日分を服用し，当日分も通常時刻に服用。その後は当初のスケジュールどおり継続。★禁煙を指導。★〔月経困難症〕中止後，月経周期が回復するま

で避妊。

 毎日一定時刻に。〔月経困難症〕月経 1 ～ 5 日目から開始。

 高血圧

 ● 投与不可

 頭痛，悪心，下腹部痛，無月経，月経 過多，不正子宮出血，希発月経。

シーエルセントリ　HIV 薬 > CCR5 阻害(侵入阻止)　　　錠

HIVが宿主細胞内に侵入する のを阻止する。

 マラビロク

HIV が宿主細胞に侵入する際に結合す る補受容体CCR5 に結合➡CCR5 の立体 構造が変化➡細胞膜との融合ができず ウイルスが宿主細胞内に侵入できない。

 ● 有益 > 危険 🇦🇺 B1

ジオトリフ　悪性腫瘍 > EGFR チロシンキナーゼ阻害　　　錠

適応：非小細胞肺癌。

受容体への結合がなくても増 殖シグナルを核に送り続ける EGFRを阻害し，増殖を抑制す る。

 アファチニブ

受容体刺激がなくても増殖シグナルを 送り続けるEGFR 遺伝子変異から発現 されたEGFR チロシンキナーゼを阻害➡ 増殖抑制，アポトーシス誘導。
EGFR 変異陽性例に用いる。
EGFR は皮膚組織にも発現するので皮 膚障害が高頻度に出現。
他のHER ファミリーも阻害。
★女性：投与中・終了後一定期間は避 妊。

 空腹時(食前 1 時間～食後 3 時間は避 ける。食後はCmax・AUC ↓)。

 ● 有益 > 危険 🇦🇺 C

重大, 5%以上 重度の下痢, 重度の皮膚障害, 肝機能障害。その他, 20%以上 全身性発疹・斑状丘疹性および紅斑性皮疹, 爪囲炎, 皮膚乾燥, ざ瘡, 下痢, 口内炎, 食欲減退, 結膜の炎症。

PTP保存(湿気と光に不安定)。

ジカディア　悪性腫瘍＞ALKチロシンキナーゼ阻害　錠

適応：非小細胞肺癌。
受容体刺激が無くても増殖シグナルを核に送り続けるALK融合タンパクのチロシンキナーゼを阻害し, 増殖を抑制する。

 セリチニブ

ALK遺伝子の転座により発現され, 癌細胞の増殖を恒常的に促進する異常融合タンパクのALKチロシンキナーゼを阻害➡増殖抑制, アポトーシス誘導。
ALK融合遺伝子陽性例に有効。
★女性：投与中・終了後は一定期間避妊。

食後(空腹時よりCmax・AUC↑)。

● 有益＞危険 D

 重大, 5%以上 QT間隔延長。その他, 20%以上 食欲減退, 悪心, 下痢, 嘔吐, 腹痛, 肝機能検査値異常, 疲労。

シグマート　狭心症＞冠血管拡張　錠

心臓に近い太い血管を拡げる。
狭心症発作を予防。

 ニコランジル

血管平滑筋のK$_{ATP}$チャネルを開口➡細胞膜が過分極➡Ca^{2+}流入↓➡血管平滑筋弛緩。
硝酸薬としての平滑筋弛緩作用もある。

● 望非投与 B3

シグマビタン　複合ビタミンB剤…ビタメジン

シクレスト　抗精神病＞非定型(MARTA)　　　　　　　　　　　舌

脳神経系に作用し，陽性症状
（幻覚や妄想等）と陰性症状
（無関心，ひきこもり等）を改善
する。

 アセナピン

セロトニン，ドパミン，α，ヒスタミン受
容体の各サブタイプを拮抗作用等。
★併注：アルコール。★分包機は適さ
ない（柔らかいので）。

 水なしで投与し，舌下投与後 10 分間
は飲食を避ける。

 ● 有益＞危険 🏴 C

 アカシジア，浮動性めまい，錐体外路障
害，傾眠，口の感覚鈍麻，体重増加。

シクロスポリン　免疫抑制薬＞カルシニューリン阻害…ネオーラル
ジクロフェナク　NSAIDs ＞フェニル酢酸系…ナボールSR ／ボルタレン

ジゴキシン　強心配糖体製剤　　　　　　　　　　　　　　　錠

心臓の収縮力を高める。

 ジゴキシン

心筋細胞のNa^+/K^+ATP ase 阻害➡細胞
内Na^+↑➡Na^+/Ca^{2+} 交換体がNa^+ を細
胞外へ，Ca^{2+} を細胞内へ取り込む➡細
胞内Ca^{2+}↑➡心筋収縮力↑。
心拍数抑制作用もある。

 ● 有益＞危険

ジゴシン　強心配糖体製剤　　　　　　　　　　　　　散 錠 液

心臓の収縮力を高める。

 ジゴキシン

心筋細胞のNa^+/K^+ATP ase 阻害➡細胞
内Na^+↑➡Na^+/Ca^{2+} 交換体がNa^+ を細
胞外へ，Ca^{2+} を細胞内へ取り込む➡細
胞内Ca^{2+}↑➡心筋収縮力↑。
心拍数抑制作用もある。

 体重・年齢ごとの製剤量（g ／ mL ／包）

散 0.1%

| | 1日量　＊分3〜4 | |
	急速飽和療法	維持療法
2歳以下	0.06〜0.08g／kg	0.012〜0.027g／kg
2歳以上	0.04〜0.06g／kg	0.008〜0.02g／kg

エリキシル 0.005%

| | 1日量　＊分3〜4 | |
	急速飽和療法	維持療法
2歳以下	1.2〜1.6mL／kg	0.24〜0.53mL／kg
2歳以上	0.8〜1.2mL／kg	0.16〜0.4mL／kg

 ● 有益＞危険

ジサイクロミン・乾燥水酸化アルミニウムゲル等　消炎性抗潰瘍剤…コランチル

次硝酸ビスマス　止瀉剤　［末］

腸管の表面に膜をつくって刺激から守る。

 次硝酸ビスマス

腸管粘膜のタンパク質と結合➡不溶性の被膜を形成。
★便が黒色化。

 原則1カ月に20日（週5日）以内。

 ● 有益＞危険

ジスチグミン　コリンエステラーゼ阻害薬…ウブレチド

ジスバル　遅発性ジスキネジア治療薬　［力］

シナプス間隙へのドパミン放出量を抑制。

 バルベナジン

シナプス前細胞において，ドパミンのシナプス小胞への取込みを制御するトランスポーター VMAT2 を阻害➡ドパミン放出量↓。

食後投与の患者は，増量時に食事条件を変えない（空腹時は血中濃度↑）。

 ● 有益＞危険

 傾眠，錐体外路障害，倦怠感。

ジスロマック　抗菌薬＞マクロライド系　　　細錠力

細菌の翻訳過程を阻害し，タンパク質合成を阻害する（静菌的）。

 アジスロマイシン

大サブユニットrRNA に結合➡続きのアミノアシルt-RNA がmRNA に結合できない➡タンパク質合成阻害➡増殖抑制。

◎呼吸器感染症の起炎菌（クラミジア，マイコプラズマ等）に特に有用。

★〔小児細〕酸性飲料と混合で苦み。

★3 日間投与で，感受性が 7 日間持続。

 体重・年齢ごとの製剤量（g／mL／包）

細粒 10%
包は分包品〔1 包（1g）中：100mg〕

1 日量　＊分1，3 日間	
／kg	0.1g／kg　※Max 5g
15 ～ 25kg	2 包
26 ～ 35kg	3 包
36 ～ 45kg	4 包
46kg ～	5 包

 ● 有益＞危険　B1

ジスロマック 600mg 錠　抗菌薬＞マクロライド系　　錠

細菌の翻訳過程を阻害し，タンパク質合成を阻害する（静菌的）。

進行したHIV感染者における播種性MAC症の発症を抑制。

 アジスロマイシン

大サブユニットrRNA に結合➡続きのアミノアシルt-RNA がmRNA に結合できない➡タンパク質合成阻害➡増殖抑制。

 ● 有益＞危険　B1

 下痢，腹痛，悪心，発疹，嘔吐。

ジセタミン　ビタミンB1誘導体　　　　　　　　　　　錠

ビタミンB1を補充する。

 セトチアミン
補酵素としてグルコース代謝に関与。

ジセレカ　リウマチ, 潰瘍性大腸炎＞JAK阻害　　　　錠

過剰な免疫反応を抑制し炎症
活動を抑える。

 フィルゴチニブ
炎症性サイトカインが受容体に結合以降
の核へのシグナル伝達経路で働くJAK
を阻害➡サイトカインの刺激が核に伝わ
らない➡炎症を起こせない。
★女性：投与中・終了後一定期間は避
妊。男性：精子形成障害に伴う妊よう
性低下の可能性について説明。

● 投与不可

ジソピラミド　不整脈＞Na⁺チャネル遮断＞Ia群…リスモダン

シダキュアスギ花粉　スギ花粉症の減感作療法薬　　　舌

アレルゲンを体に少しずつ取り
入れ, 体に慣らしてアレルギー
症状が出ないようにする。

 スギ花粉エキス
アレルゲンを少量から投与し, 徐々に
増量しアレルゲン反応を減弱させる。
効果が出るまで数カ月〜数年かかる。
5歳以上で有効性・安全性が確認。
★処方医師が「受講修了医師」である
ことの確認。★服用前後2時間は, 激
しい運動, アルコール摂取等を避ける。
★分包機は適さない。★投与開始1カ
月に副作用の発現が多い。

 舌下に1分間保持した後, 飲み込む。
その後5分間はうがいや飲食を控える。

 ● 有益＞危険

 口腔腫脹・浮腫, 口腔瘙痒症, 口腔内不

快感，咽喉刺激感，咽喉頭不快感，耳
瘙痒症。

 シート保存。

シタフロキサシン　抗菌薬>ニューキノロン系…グレースビット

シナール　ビタミンC・パントテン酸Ca 配合剤　　　　　　顆 錠

ビタミンCを補充する。

 アスコルビン酸・パントテン酸Ca
コラーゲンの機能成熟などに関与。
パントテン酸併用で，血中及び副腎中の
ビタミンC 濃度↑。

シーピー　ビタミンC・パントテン酸Ca 配合剤…シナール

ジヒドロコデインリン酸塩　中枢性鎮咳薬(麻薬性)　　　　末 散

咳中枢に作用し咳を止める。

 ジヒドロコデイン
延髄の咳中枢を直接抑制➡咳反射を抑
制。
鎮咳作用はコデインの 2 倍。
★〔1% 散除く〕日数制限：30 日★併注：
アルコール。★〔1% 散除く〕薬が不要に
なったら病院又は薬局へ返却。

 ● 有益>危険　🇦🇺 A

ジピリダモール　虚血性心疾患>冠血管拡張，抗血小板…ペルサンチン
ジフェニドール　抗めまい剤…セファドール

ジフルカン　抗真菌>トリアゾール誘導体　　　　　　　カ DS

真菌の細胞膜の合成を阻害す
る。

 フルコナゾール
真菌細胞膜の構成成分エルゴステロール
の合成酵素を阻害➡膜透過性を障害。
深在性。

 体重・年齢ごとの製剤量(g／mL／包)

	1回量
	＊生後14日まで72hr毎
	＊生後15日以降の新生児48hr
	＊小児1日1回

	1瓶に水24mL溶解	
	瓶 350mg 10mg／mL	瓶 1400mg 40mg／mL
カンジダ症	0.3mL／kg ※Max 40mL	0.075mL／kg ※Max 10mL
クリプトコッカス症	0.3〜0.6mL／kg （重症 1.2mL／kg） ※Max 40mL	0.075〜0.15mL／kg （重症 0.3mL／kg） ※Max 10mL
造血幹細胞移植の真菌症予防	1.2mL／kg ※Max 40mL	0.3mL／kg ※Max 10mL

 ● 投与不可　🇦🇺 D

〔DS〕調整後は5〜30℃保存で2週間。

ジプレキサ　抗精神病＞非定型＞多元受容体作用(MARTA)　細 錠 OD

脳神経系の様々な受容体に作用し、統合失調症の陽性症状（幻覚や妄想等）や陰性症状（無関心、ひきこもり等）、認知障害、不安症状、うつ症状を改善。

😊 オランザピン

D2、5-HT$_{2A, 2B, 2C}$、5-HT$_6$、$α_1$、H$_1$ 受容体へほぼ同じ濃度範囲に拮抗。
他、多数の受容体に作用。
錐体外路症状は出にくいが、高血糖や体重増加が起こりやすい。
★併注：アルコール、喫煙。
★〔ザイディス〕分包機は適さない。

 糖尿病

 ● 有益＞危険　🇦🇺 C

 10%以上 興奮、傾眠、不眠、体重増加。

シプロキサン　抗菌薬＞ニューキノロン系 　　　　錠

DNA合成時のDNAのねじれ解消を阻害し，DNA合成を阻害する（殺菌性）。

 シプロフロキサシン

細菌のDNA複製時，DNAを切断・再結合してDNAのねじれを解消するトポイソメラーゼを阻害➡DNA合成阻害➡溶菌。
スペクトルが広い。
尿路感染症や呼吸器感染症等に有用。
★併注：カルシウムを多量に含有する飲料（牛乳等）。

● 投与不可　🇦🇺 B3

シプロフロキサシン　抗菌薬＞ニューキノロン系…シプロキサン
シプロヘプタジン　アレルギー＞抗ヒスタミン（第1世代）…ペリアクチン

シベクトロ　抗菌薬＞オキサゾリジノン系 　　　　錠

細菌の翻訳過程を阻害し，タンパク質合成を阻害する（静菌的）。
MRSAに用いる。

 テジゾリドリン酸エステル

リボソーム50Sサブユニットを特異的に阻害➡50Sサブユニットと30Sサブユニットが結合できない➡翻訳が開始できない➡タンパク質合成を阻害。

● 有益＞危険

ジベトス　糖尿病＞ビグアナイド系 　　　　錠

肝臓からの糖放出を抑制。
インスリンの感受性をよくする。
体重増加が起こりにくいので肥満の人に向いている。

 ブホルミン

◎肝での糖新生↓➡糖放出↓➡血糖低下。
◎脂肪肝改善➡インスリン抵抗性改善。
◎糖取込み↑➡インスリン抵抗性改善。
体重増加，低血糖が起こりにくい。
★オルメサルタン（オルメテック，レザルタス配合錠等）との一包化は避ける（変色）。★長期投与でビタミンB_{12}吸収不良。

腎障害／肝障害

 ● 投与不可

シベノール　不整脈＞Na⁺チャネル遮断＞Ia群　　　　　　　　　錠

心臓の拍動をつくる活動電位の立ち上がりを抑え，興奮が伝わる速度を緩やかにし，不整脈を予防する。

 シベンゾリン
心筋細胞へのNa⁺流入↓➡活動電位の立ち上がり抑制➡伝導速度↓，不応期延長，自動能抑制。
K⁺チャネル遮断➡活動電位幅延長。
◎催不整脈に注意。

 緑内障／排尿障害

 ● 有益＞危険

シベンゾリン　不整脈＞Na⁺チャネル遮断＞Ia群…シベノール

シムツーザ　HIV薬（4成分配合）　　　　　　　　　　　　　錠

4成分配合のHIV薬。

 ダルナビル・コビシスタット・エムトリシタビン・テノホビル
・プロテアーゼ阻害
・HIV-1逆転写酵素阻害
・ヌクレオシド系逆転写酵素阻害
・ブースター
★3歳未満不可。★粉砕して使用しない。

 食事中又は食直後（空腹時は吸収↓）。

 ● 望非投与

 頭痛，下痢，腹痛，発疹，総コレステロール増加，LDLコレステロール増加，トリグリセリド増加，ブドウ糖増加，AST増加，ALT増加，膵型アミラーゼ増加，血中クレアチニン増加

ジメチコン　消化管内ガス駆除剤…ガスコン
シメチジン　胃酸分泌抑制＞H₂ブロッカー…タガメット

ジメモルファン　中枢性鎮咳薬（非麻薬性）…アストミン

ジメリン　糖尿病＞SU 薬（第1世代）　錠

インスリンの分泌を促進する。
常時，血糖値が高い人向き。

 アセトヘキサミド

膵β細胞のSU 受容体刺激➡インスリン分泌を強力に促進。
常時作用するので低血糖を起こしやすい。
細胞への糖取込み↑➡体重増加。

 ● 投与不可

ジャカビ　悪性腫瘍＞JAK-STAT 経路チロシンキナーゼ阻害　錠

炎症などを促すシグナルが核に伝わらないようにし，炎症を抑え脾腫を縮小させる。

 ルキソリチニブ

サイトカイン受容体などの刺激をSTATに伝達するJAK チロシンキナーゼを阻害➡炎症を促すシグナルが核に伝わらない➡脾腫の縮小，抗炎症。
★女性：避妊。

 ● 投与不可　C

 30%以上 血小板減少症，貧血。5%以上 感染症，白血球減少，下痢。

ジャクスタピッド　脂質異常＞ミクロソームTG 転送蛋白阻害　カ

脂質異常を引き起こすVLDLやカイロミクロンの合成を阻害し，LDL-Ch値を下げる。
ホモ接合体家族性高Ch血症に適応。

 ロミタピド

ミクロソームTG 転送タンパク質の脂質転送を阻害➡TG とアポB を含むリポタンパク質の会合を阻害➡VLDL，カイロミクロン形成阻害➡肝からのVLDL 分泌↓➡血中LDL-C ↓。
★飲酒を控えるよう指導（肝脂肪，肝障害の誘発・悪化）。★併注：グレープフルーツジュース。

食後 2 時間以上あける（食直後は胃腸障害が発現しやすい）。

 肝障害

 ● 投与不可

 10％以上 肝機能障害, 胃腸障害, 腹部不快感, 腹部膨満, 腹痛, 上腹部痛, 下痢, 消化不良, 放屁, 悪心, 嘔吐, 体重減少, ALT 増加。

気密容器以外に分包しない。

ジャディアンス　糖尿病＞SGLT2 阻害　　　　　　　　　　　　　　錠

血中の糖を尿に排泄して血糖値を下げる。
肥満・メタボの比較的若年向き。

 エンパグリフロジン
腎で糖を再吸収する輸送体SGLT2 を阻害➡糖の再吸収↓➡糖の尿中排泄↑。体重も減る。低血糖を起こしにくいが、脱水に注意。

● 本剤不可, インスリン製剤等を使用 D

ジャドニュ　鉄過剰症＞鉄キレート剤　　　　　　　　　　　　　　顆

鉄とキレートを形成し, 過剰な鉄を体外に排出する。

 デフェラシロクス
頻回輸血による鉄過剰症に対する鉄キレート剤。3 価鉄への親和性が高い。$T_{1/2}$ は長く, 食事に関係なく投与可。

● 有益＞危険 C

 10％以上 血中クレアチニン増加。

ジャヌビア　糖尿病＞DPP-4 阻害　　　　　　　　　　　　　　　錠

食事刺激で分泌されインスリン分泌を促すホルモン（インクレチン）の分解を阻害し, インスリン

 シタグリプチン
食事刺激で腸管から分泌されインスリン分泌を促すインクレチンの分解酵素

の分泌量を増やす。

DPP-4 を阻害➡インスリン分泌↑。
低血糖, 体重増加を起こしにくい。
食欲抑制効果もある。

 ● 有益 > 危険 B3

ジャルカ　HIV 薬 > インテグラーゼ阻害 + NNRTI 　　　錠

HIV RNAからウイルスDNAが合成されるのを阻害し, また, ウイルスDNAを宿主細胞DNAに組込むのを阻止する。

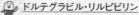 ドルテグラビル・リルピビリン

◆インテグラーゼ阻害:
ウイルスDNA を宿主DNA へ組込むのに必要なインテグラーゼを阻害する。
◆非ヌクレオシド系逆転写酵素阻害:
逆転写酵素を阻害➡DNA 合成停止。
★女性:投与中・終了後一定期間は避妊。

食事中または食直後。

 ● 有益 > 危険

乾燥剤を同封した元の容器に保存。

シュアポスト　糖尿病 > 速効型インスリン分泌促進 　　　錠

速効, 短時間でインスリンの分泌を促す。

食後の血糖値が高い人向け。

 レパグリニド
膵 β 細胞のSU 受容体刺激➡インスリン分泌↑。
SU 薬と異なり, ほどほどの量のインスリンを速く短時間に分泌させる。
空腹時血糖の影響が少ないが, 服用のタイミングが悪いと低血糖を起こす。

食直前(10 分以内)。食後は効果↓, 食事 30 分以上前は低血糖誘発。

 ● 投与不可 C

 低血糖。

 PTP 保存。

重カマ　**便秘＞塩類下剤 制酸薬**　…酸化マグネシウム

重質酸化マグネシウム　**便秘＞塩類下剤 制酸薬**　…酸化マグネシウム

ジュリナ　卵胞ホルモン製剤　［錠］

女性ホルモン作用を介して
・更年期症状改善
・骨粗鬆症を予防
・生殖補助医療での調節卵巣刺激の開始時期を調整
・妊娠の成立・維持が可能な子宮内膜を形成

 エストラジオール

◎エストロゲン補充➡更年期症状改善。
◎骨のエストロゲン受容体作用➡破骨細胞のアポトーシス誘導➡骨吸収↓。
◎投与及び中止により血中濃度を急激に低下させることで子宮内膜がはく落し，調節卵巣刺激の開始時期を規定する消退出血が発現。
◎凍結融解胚移植におけるホルモン補充周期：E2 により子宮内膜を肥厚させた後，黄体ホルモンにより子宮内膜を分泌期像へと変化させる。

 ● 投与不可　B3

 性器分泌物，乳房不快感。

シュンレンカ　HIV 薬＞カプシド阻害　［錠］

ウイルスRNAを格納しているカプシドを阻害し，ウイルス複製に関するカプシドタンパクの機能を阻害する。

 レナカパビル

HIV-1 のカプシドタンパク単量体間の界面に直接結合し，
◎ウイルスDNA の核内取り込みを阻害
◎ウイルス形成および放出を阻害
◎カプシドコア形成を阻害
複製プロセスを複数の段階で阻害する。

● 有益＞危険　B1

硝酸イソソルビド　**虚血性心疾患＞硝酸薬**…ニトロール／フランドル

ジョサマイ　抗菌薬＞マクロライド系　　　　シ DS

細菌の翻訳過程を阻害し, タンパク質合成を阻害する（静菌的）。

 ジョサマイシンプロピオン酸エステル

大サブユニットrRNA に結合➡続きのアミノアシルt-RNA がmRNA に結合できない➡タンパク質合成阻害➡増殖抑制。
呼吸器感染症の起炎菌（マイコプラズマ等）に特に有用。

 体重・年齢ごとの製剤量(g ／ mL ／包)

	1 日量　＊分 3 〜 4
DS10%	0.3g ／ kg
シロップ 3%	1mL ／ kg

  ● 有益＞危険

〔DS〕調整後は冷所。

ジョサマイシン　抗菌薬＞マクロライド系　　　　錠

細菌の翻訳過程を阻害し, タンパク質合成を阻害する（静菌的）。

 ジョサマイシン

大サブユニットrRNA に結合➡続きのアミノアシルt-RNA がmRNA に結合できない➡タンパク質合成阻害➡増殖抑制。
呼吸器感染症の起炎菌（マイコプラズマ等）に特に有用。

 ● 有益＞危険

ジラゼプ　抗血小板, 冠血管拡張…コメリアン
ジルチアゼム　狭心症, 高血圧＞Ca²⁺ チャネル遮断…ヘルベッサー

ジルテック　アレルギー＞抗ヒスタミン（第 2 世代）　　　錠 DS

アレルギー症状を誘発するヒスタミンのH1受容体をブロック。
メディエーター放出も抑制。
眠くなりにくい。口喝も少ない。

 セチリジン

◎H₁ 拮抗➡痒み, 鼻炎等を改善。
◎メディエータ遊離↓➡アレルギー予防。
◎中枢移行少ない➡眠くならない。
◎抗コリン作用弱い➡口渇, 眼圧上昇,

尿閉等が弱い。
★併注：アルコール。

 体重・年齢ごとの製剤量(g ／ mL ／包)

DS1.25%

1回量	＊1日2回，朝食後・寝前
2 〜 6 歳	0.2g
7 〜 14 歳	0.4g

● 有益＞危険 　B2

シルデナフィル(肺高血圧症)　肺動脈性肺高血圧＞PDE5 阻害…レバチオ
シルデナフィル(勃起不全)　勃起不全＞PDE5 阻害…バイアグラ
シルニジピン　高血圧＞Ca 拮抗薬…アテレック
ジルムロ　高血圧＞Ca 拮抗薬＋ARB…ザクラス

ジレニア　多発性硬化症治療剤　　　　　　　　　　　　　　力

自己免疫反応を抑え，多発性
硬化症の再発を予防，進行を
抑制する。

 フィンゴリモド
リンパ節からのリンパ球の移動を抑制➡
自己反応性のT 細胞の中枢神経組織へ
の浸潤を抑制➡自己免疫反応抑制。
★女性：投与中・投与後 2 カ月間は避妊。

 ● 投与不可 　D

 感染症，徐脈性不整脈，リンパ球減少，
白血球減少，頭痛，下痢，肝機能検査
値異常。

25℃以下保存。

シロスタゾール　抗血栓＞抗血小板＞PDE 阻害…プレタール
シロドシン　前立腺肥大＞α 1 遮断…ユリーフ

シングレア　気管支喘息，アレルギー性鼻炎＞LT 拮抗　　細 錠 OD

◎喘息＞気管支の炎症や収縮
を抑える。

◎鼻炎＞鼻粘膜の炎症や充
血，分泌液の分泌を抑える。

 モンテルカスト
呼吸器粘膜や炎症細胞のLT 受容体拮
抗。
・気管支の収縮抑制

・血管透過性の亢進↓
・気道の炎症・分泌↓
効果に個人差がある。
★錠とチュアブルは代用してはいけない（チュアブルの方が生物学的利用能が高い）。

〔細〕開封後15分以内に服用（光に不安定）。

体重・年齢ごとの製剤量（g ／ mL ／包）

細粒 1包(0.5g) 中：4mg

1回量 *1日1回，寝前	
1〜5歳	1包

 ● 有益＞危険 B1

〔細〕再分包不可（光に不安定）。

人工カルルス塩　便秘＞浸透圧性　　　　　　　　　　末

便を軟らかくして排便を促す。

人工カルルス塩
腸内に水分を引き寄せ，便を軟化し，かさを増す➡蠕動運動促進。

● 大量投与回避

シンバスタチン　脂質異常
＞HMG-CoA還元酵素阻害（スタチン）…リポバス

シンフェーズT28　経口避妊剤　　　　　　　　　　錠

低用量ピル（避妊薬）。

ノルエチステロン・エチニルエストラジオール

①視床下部へのネガティブ・フィードバック➡FSH，LH分泌↓➡排卵抑制。
②子宮内膜増殖抑制➡着床しにくい。
③頸管粘液粘度↑➡精子泳ぎにくい。
★35歳以上で1日15本以上の喫煙者は投与不可。★禁煙を指導。★飲み忘

れた場合(だいたい色錠を除く),翌日までに気づけば直ちに忘れた分を服用し,その日の錠剤も服用。2日以上忘れた場合は中止し,次の月経を待って再開。

 月経開始の次の日曜日から開始(月経が日曜日に始まった場合はその日)。一定時刻に服用。

 高血圧

 ● 投与不可

 不正性器出血,悪心。

シンメトレル　パーキンソン病＞ドパミン遊離促進　精神活動改善薬 　細錠

◎パーキンソン病＞不足しているドパミンの遊離を促進する。
◎精神活動改善＞脳内の神経活動を活発にする。

 アマンタジン
◎パーキンソン病＞ドパミン放出↑・再取込み阻害➡ドパミン量↑。
数日〜1週間以内に効果がみられる。
◎精神活動改善＞ドパミン放出↑,セロトニン神経伝達を促進。
★授乳婦投与不可。

 ● 投与不可　B3

シンレスタール　脂質異常＞プロブコール製剤 　細錠

コレステロールの胆汁へ排泄を促進する。
LDLの酸化を防ぎ,動脈硬化を予防する。
血中のLDLを下げる。

 プロブコール
・胆汁へのCh排泄↑
・血中から肝細胞へのLDL-Ch取込み↑
・LDLの酸化抑制➡動脈硬化を抑制
HDL-Chも低下させてしまう。
不整脈に注意。

 ● 投与不可　B1

水酸化アルミニウムゲル〔乾燥〕　制酸剤　末 細

胃酸を中和する。

 乾燥水酸化アルミニウムゲル

CO_2 を遊離せず二次的酸分泌を起こさない。皮膜形成し，潰瘍面を保護。

スイニー　糖尿病＞DPP-4阻害　錠

食事刺激で分泌されインスリン分泌を促すホルモン（インクレチン）の分解を阻害し，インスリンの分泌量を増やす。

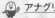 アナグリプチン

食事刺激で腸管から分泌されインスリン分泌を促すインクレチンの分解酵素DPP-4を阻害➡インスリン分泌↑。
低血糖，体重増加を起こしにくい。
食欲抑制効果もある。

 ● 有益＞危険

スインプロイク　経口末梢性μオピオイド受容体拮抗薬　錠

オピオイド鎮痛薬に起因する便秘を改善する。

 ナルデメジン

腸管のオピオイド受容体に拮抗し，便秘改善作用を示す。
オピオイド鎮痛薬の鎮痛作用には影響しにくい。

 ● 有益＞危険

 下痢。

スオード　抗菌薬＞ニューキノロン系　錠

DNA合成時のDNAのねじれ解消を阻害し，DNA合成を阻害する（殺菌性）。

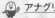 プルリフロキサシン

細菌のDNA複製時，DNAを切断・再結合してDNAのねじれを解消するトポイソメラーゼを阻害➡DNA合成阻害➡溶菌。
スペクトルが広い（GP，緑膿菌含むGN等）。
尿路感染症や呼吸器感染症等に有用。

● 投与不可

スーグラ　糖尿病＞SGLT2阻害　　　　　　　　　　　錠

血中の糖を尿に排泄して血糖値を下げる。

肥満・メタボの比較的若年向き。

イプラグリフロジン

腎で糖を再吸収する輸送体SGLT2を阻害➡糖の再吸収↓➡糖の尿中排泄↑。体重も減る。低血糖を起こしにくいが，脱水に注意。

● 本剤不可，インスリン製剤等を使用

頻尿。

スクラルファート　胃粘膜保護・修復…アルサルミン

スージャヌ　糖尿病＞DPP-4阻害＋SGLT2阻害　　　錠

◎食事刺激で分泌されインスリン分泌を促すホルモン（インクレチン）の分解を阻害する。

◎血中の糖を尿に排泄する。

肥満・メタボの比較的若年向き。

シタグリプチン・イプラグリフロジン

◆DPP-4阻害：
食事刺激で分泌されインスリン分泌を増強するインクレチンの分解を阻害。
低血糖や体重増加を起こしにくい。
食欲抑制効果もある。

◆SGLT2阻害：
腎での糖の再吸収を阻害。
体重減少作用もある。低血糖を起こしにくいが，脱水を起こしやすい。

● 本剤不可，インスリン製剤等を使用

頻尿。

スターシス　糖尿病＞速効型インスリン分泌促進　　錠

速効，短時間でインスリンの分泌を促す。

食後の血糖値が高い人向き。

ナテグリニド

膵β細胞のSU受容体刺激➡インスリン分泌↑。

SU薬と異なり，ほどほどの量のインスリンを速く短時間に分泌させる。

空腹時血糖の影響が少ないが，服用の
タイミングが悪いと低血糖を起こす。

 食直前（10分以内）。

 ● 投与不可　C

 〔90mg錠〕PTP保存（分包機は適さない）。

スタラシド　悪性腫瘍＞ピリミジン代謝拮抗＞シタラビン　力

DNAポリメラーゼを阻害し，DNA
合成を阻害する。
DNA鎖の伸長を阻害する。
急性骨髄性白血病の主力。

 シタラビン　オクホスファート
①DNAポリメラーゼ阻害➡DNA合成阻害。
②dCTPと間違えてDNAに取り込まれ，DNA伸長を阻害。
★性腺に対する影響を考慮。

 ● 望非投与　D

 10%以上 悪心・嘔吐，食欲不振。

スタレボ　パーキンソン病＞ドパミン補充　錠

不足しているドパミンを補充する。

 レボドパ・カルビドパ・エンタカポン
BBBを通過できるドパミンの前駆物質。
運動症状を強力に改善。
・カルビドパ：末梢でのレボドパからドパミンへの変換を阻害。
・エンタカポン：レボドパの代謝を阻害し，作用時間を延長。
★高蛋白食でレボドパの吸収低下の報告。

 緑内障

 ● 望非投与　B3

 傾眠，幻覚，不眠症，ジスキネジー，ジストニー，便秘，悪心，着色尿，貧血。

スチバーガ　悪性腫瘍＞VEGFR チロシンキナーゼ・多標的阻害　錠

血管新生を促す受容体VEGFR を阻害し，癌細胞への血管形成を阻害し，癌細胞に酸素や栄養が届かないようにする。

 レゴラフェニブ

血管新生のシグナル伝達系を活性化する受容体VEGFR のチロシンキナーゼを阻害➡血管新生阻害。
様々なチロシンキナーゼ阻害➡増殖抑制。
NO 産生↓による高血圧や手足症候群が高頻度に出現。
★女性：投与中，投与後一定期間は避妊。

食後（空腹時は吸収↓）。

● 投与不可　🇦🇺D

10％以上　手足症候群，高血圧，下痢，食欲減退，口内炎，悪心，発声障害，発疹，疲労，疼痛，無力症，体重減少，粘膜炎。

ステーブラ　過活動膀胱＞抗コリン　錠 OD

膀胱の収縮を抑え，膀胱容量を増加させ，頻尿や尿意切迫感を緩和する。

 イミダフェナシン

排尿筋（収縮で排尿促進）M_3 遮断➡弛緩➡排尿運動抑制。
M_1 遮断によるACh 遊離↓作用もある。

食後（空腹時より効果↑）。

緑内障／排尿障害

● 望非投与

便秘，口渇・口内乾燥。

スーテント　悪性腫瘍＞VEGFR チロシンキナーゼ・多標的阻害　カ

血管新生を促す受容体VEGFR を阻害し，癌細胞への血管形

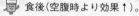 スニチニブ

血管新生のシグナル伝達系を活性化す

成を阻害し, 癌細胞に酸素や栄養が届かないようにする。

る受容体VEGFR のチロシンキナーゼを阻害➡血管新生阻害。

様々なチロシンキナーゼ阻害➡増殖抑制。

NO 産生↓による高血圧や手足症候群が高頻度に出現。

★併注：グレープフルーツジュース。
★毛髪又は皮膚の色素脱失又は変色。
★皮膚の乾燥, 肥厚又はひび割れ, 手掌及び足底の水泡又は発疹などのおそれ。必要に応じ皮膚科受診等を指導。
★女性：避妊。

 ● 投与不可 D

 20%以上 骨髄抑制, 高血圧, 食欲不振, 味覚異常, 下痢, 悪心, 口内炎, 嘔吐, 消化不良, 皮膚変色, 手足症候群, 発疹, 疲労。

ストックリン　HIV 薬＞非ヌクレオシド系逆転写酵素阻害(NNRTI)　錠

HIV RNAから逆転写酵素によってウイルスDNAが合成されるのを阻害する。

 エファビレンツ

逆転写酵素の活性中心近傍に結合➡アロステリック効果により酵素活性を阻害➡DNA 合成停止➡宿主DNA に組込むDNA が合成できない➡増殖抑制。

★併注：アルコール。★女性：投与中・中止後 12 週間は避妊。

食事に関係なく投与できるが, 副作用軽減のため空腹時, 可能な限り就寝前が良い。

 ● 望非投与 D

 10%以上 頭痛, インフルエンザ様症候群, 疼痛, 嘔気, 嘔吐, 下痢, 消化不良, めまい, 不眠, 集中力障害, 疲労, 発疹, 斑状丘疹性皮疹, 紅斑。

ストミンA　耳鳴緩和剤　　　　　　　　　　　　錠

耳の中の血流をよくしたり，電解質バランスを調整して，耳鳴りを緩和する。

 ニコチン酸アミド・パパベリン

◎内耳血管条カリウムの騒音刺激による変動を予防。

◎内耳血管壁の平滑筋に直接作用して内耳血行を改善。

 ● 有益＞危険

ストラテラ　AD/HD治療薬　　　　　　　　　　カ液

中枢神経を興奮させ，集中力を高める。

 アトモキセチン

NAトランスポーター阻害➡NA神経系の機能不全を改善。

投与2週目から改善，6〜8週で安定。

★〔液〕希釈しないで包装品のまま交付。手などに付着したらすぐ水で洗浄（眼刺激性）。

 体重・年齢ごとの製剤量（g／mL／包）

液0.4%

	1日量　＊分2 18歳未満
開始	0.125mL／kg
その後①	0.2mL／kg
その後②	0.3mL／kg
維持	0.3〜0.45mL／kg ※Max 0.45mL／kg or 30mL

 緑内障

 ● 有益＞危険　B3

悪心，食欲減退，腹痛，嘔吐，便秘，口渇，頭痛，傾眠，浮動性めまい，動悸，体重減少。

ストロカイン　消化管粘膜局所麻酔剤 錠

局所麻酔作用で,胃の痛みや嘔吐などを抑える。

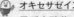 **オキセサゼイン**

局所麻酔薬。末梢神経軸索のNa⁺チャネル遮断➡脱分極抑制。

ガストリン遊離↓➡二次的に胃液分泌↓。

★口内にしびれ感等が残らないよう速やかに飲む。

 ●有益>危険

ストロメクトール　駆虫薬 錠

神経や筋細胞の活動を阻害し,寄生虫を麻痺させる。

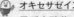 **イベルメクチン**

線虫の神経や筋細胞の細胞膜のClˉに対する透過性を上昇させ,細胞の過分極を起こす➡麻痺。

水のみで服用。空腹時が望ましい(高脂肪食で血中濃度↑)。

 ●有益>危険 ▓▓B3

スナイリン　便秘>腸刺激性…ラキソベロン

スパカール　膵・胆道疾患治療剤 細錠

胆汁や膵液の排出を促進し,鎮痙や利胆作用を現す。

 トレピブトン

消化管平滑筋,特にOddi括約筋を直接弛緩。胆汁や膵液の排出,分泌を促進。

食直後。

 ●有益>危険

スパトニン　フィラリア駆除剤 錠

フィラリアを駆除する。

 ジエチルカルバマジン

免疫力を高める。フィラリアの酸素消費を抑制する。

● 望非投与 🇦🇺 B2

スピラマイシン　抗トキソプラズマ原虫＞マクロライド系抗菌薬　　　錠

先天性トキソプラズマ症（生まれる前に母親から感染）発症を抑制する。

スピラマイシン
大サブユニットrRNA に結合➡ペプジニルtRNA のA 部位からP 部位への移動を阻害➡続きのアミノアシルt-RNA がmRNAに結合できない➡タンパク質合成阻害➡増殖抑制。

スピロノラクトン　利尿薬＞抗アルドステロン性（K 保持性）…アルダクトンA

スピロピタン　抗精神病＞定型＞ブチロフェノン系　　　錠

脳神経系の過度な興奮を抑え，幻覚や妄想など統合失調症の陽性症状を抑える。

スピペロン
中脳辺縁系のD₂ 遮断➡陽性症状（幻覚，妄想など）を抑制。
D_2 遮断が強く錐体外路症状が出やすい。
★併注：アルコール。

🚫 パーキン

● 望非投与

アカシジア，パーキンソン症候群，不眠，眠気，倦怠感。

スピロペント　気管支拡張＞β2 刺激　　　錠
　　　　　　　腹圧性尿失禁治療剤

◎気管支を拡げる。
◎尿をためやすくし，尿道を閉める。

クレンブテロール
◎気管支平滑筋β₂ 刺激➡気管支拡張。抗アレルギー作用も有する。
◎腹圧性尿失禁➡膀胱平滑筋を弛緩し，外尿道括約筋の収縮を増強。

🚫 排尿障害

● 有益＞危険

 振戦。

 Tmax 3.6hr T1/2 35hr

ズファジラン　脳・末梢血行動態改善・子宮鎮痙剤　錠

◎血行をよくする。

◎子宮の筋肉を緩める。

 イソクスプリン

◎脳・末梢血行改善＞血管拡張。

◎早・切迫産，月経困難＞子宮筋を弛緩。

● 12週未満不可　C

スプラタスト　アレルギー性疾患＞Th2サイトカイン阻害…アイピーディ

スプリセル　悪性腫瘍＞BCR/ABLチロシンキナーゼ阻害　錠

適応：白血病。

受容体刺激が無くても増殖シグナルを核に送り続ける異常タンパク質BCR/ABL融合タンパクを阻害し，増殖を抑制する。

 ダサチニブ

相互転座(Ph染色体)により発現され，受容体刺激が無くても増殖シグナルを出し続ける異常なBCR/ABL融合タンパクのチロシンキナーゼを阻害➡増殖抑制，アポトーシス誘導。

Ph染色体陽性のCML，ALLに用いる。

他多数のキナーゼを阻害。

★併注：グレープフルーツジュース。

★女性：投与中・終了後一定期間は避妊。

 ● 投与不可　D

 10%以上 骨髄抑制，胸水，リンパ球数減少，電解質異常，頭痛，出血，咳嗽，下痢，悪心，AST・ALT上昇，LDH上昇，発疹，筋痛，CK上昇，発熱，表在性浮腫，倦怠感，体重増加。

スプレンジール　高血圧＞Ca 拮抗薬　　　　　　　　　　　錠

血管を拡げて血圧を下げる。

🧑‍⚕️ **フェロジピン**
血管平滑筋Ca^{2+}チャネル遮断➡Ca^{2+}流入↓➡平滑筋弛緩➡血管拡張，血圧↓。
◎Ca拮抗作用としては血管拡張が主。
★併注：グレープフルーツジュース。

🤰 ● 投与不可　🇦🇺C

💊 ほてり，頭痛・頭重。

スペリア　去痰＞気道分泌細胞正常化　　　　　　　　　錠 液

痰をさらさらにする。
気道の炎症を抑える。

🧑‍⚕️ **フドステイン**
痰の粘液物質ムチンを分泌する杯細胞の過形成抑制➡ムチン量↓➡痰の正常化，抗炎症。

🤰 ● 有益＞危険

スマイラフ　抗リウマチ＞JAK 阻害　　　　　　　　　　　錠

過剰な免疫反応を抑制し，リウマチの活動性を抑える。

🧑‍⚕️ **ペフィシチニブ**
炎症性サイトカインが受容体に結合した後，シグナル伝達を活性化するJAK1～3，TYK2を阻害➡T細胞の増殖↓，炎症性サイトカイン産生↓。
★女性：投与中，終了後少なくとも1月経周期は避妊。

🍚 食後（空腹時は吸収↓）。

🤰 ● 投与不可

💊 感染症，リンパ球減少症，黄疸，咽頭炎，上咽頭炎，上気道感染，気管支炎，インフルエンザ，膀胱炎，血中CK増加，脂質増加。

スマトリプタン　片頭痛＞トリプタン系…イミグラン

スルカイン　胃粘膜局麻剤　　　　　　　　　　　　　　　　　錠

胃の痛みをとる。

🧑 ピペリジノアセチルアミノ安息香酸エチル
胃粘膜に軽度な表面麻酔作用を示す。
★口内にしびれ感等が残らないよう速やかに飲む。

🍶 ● 有益＞危険

スルピリド　抗潰瘍，消化管運動促進，抗うつ …ドグマチール
　　　　　　抗精神病＞定型＞ベンズアミド系

スルモンチール　抗うつ薬＞三環系　　　　　　　　　　　　散 錠

ノルアドレナリン（NA），セロトニン再取込みを阻害しシナプス間隙量を増やす。

セロトニンは不安，脅迫，NAは意欲低下，疼痛等を改善。

🧑 トリミプラミン
モノアミントランスポーター阻害➡シナプス間隙のセロトニン，NA濃度↑。
強力だが副作用が多い（抗コリンによる口喝，排尿障害等）。
★併注：アルコール。

😎 緑内障

🍶 ● 有益＞危険　🇦🇺C

😊 口渇，眠気，めまい，倦怠感。

セイブル　糖尿病＞α- グルコシダーゼ阻害（α-GI）　　　　　錠 OD

糖の消化・吸収を穏やかにする。

安全性が高く，食後の血糖値が高い人向き。

🧑 ミグリトール
小腸でのα- グルコシダーゼ阻害➡単糖へ分解抑制➡糖の消化・吸収遅延。
小腸で糖質と一緒になるよう服用。
未消化の糖が腸内細菌のエサになる➡ガス発生。

🥤 食直前。

🍶 ● 投与不可　🇦🇺B3

😊 腹部膨満，鼓腸，下痢。

セキコデ　鎮咳去痰剤　シ

咳を止める。

痰を出しやすくする。

 ジヒドロコデイン・エフェドリン

◎咳中枢の求心性刺激に対する閾値を上昇させる。

◎β_2刺激➡気管支拡張。

★併注：アルコール。★ 12 歳未満不可。

 体重・年齢ごとの製剤量（g ／ mL ／包）

シロップ

1回量 ＊1日3回，食後または食間	
12 ～ 14 歳	2 ～ 3.3mL

● 有益＞危険

セキソビット　排卵誘発薬　錠

視床下部から分泌され女性ホルモンの分泌を促すGnRHの分泌を促進し，排卵を誘発する。

排卵障害が比較的軽度な例に有用。

 シクロフェニル

エストロゲン受容体拮抗➡中枢へのフィードバック解除➡視床下部からGnRH分泌↑➡下垂体からFSH，LH分泌↑➡排卵誘発。

効果は穏やかで副作用が少ない。

● 投与不可

ゼジューラ　悪性腫瘍＞PARP 阻害　錠カ

適応：卵巣癌。

癌細胞のDNA損傷時の修復を阻害し，細胞死させる。

 ニラパリブ

DNA の 2 本鎖切断を修復できないBRCA遺伝子変異が多い卵巣癌に対し，1 本鎖切断を修復するPARP を阻害➡1 本，2 本とも修復できない➡細胞死。

正常ヒト細胞は，二本鎖が切断されてもBRCA は正常なので修復される。

★女性：投与中・終了後一定期間は避妊。

● 有益＞危険 ▥ D

 10％以上 骨髄抑制, 頭痛, 不眠症, 悪心, 便秘, 嘔吐, 食欲減退, 下痢, 疲労, 無力症。

 〔カ〕2 〜 8℃。

セスデン　鎮痙薬＞抗コリン　　　　　　　　　　カ

消化管など腹部の臓器の動き過ぎを抑え, 痛みを軽減する。

 チメピジウム

腹部中腔臓器のM₃拮抗➡消化管, 胆道, 泌尿器, 女性器などの痙攣抑制。
★尿が赤味がかる。

 緑内障／排尿障害

 ● 有益＞危険

ゼスラン　アレルギー＞抗ヒスタミン(第2世代)　　細 錠 シ

アレルギー症状を誘発するヒスタミンのH1受容体をブロック。
メディエーター放出も抑制。
眠くなりにくい。口喝も少ない。

 メキタジン

◎H₁拮抗➡痒み, 鼻炎等を改善。
◎メディエータ遊離↓➡アレルギー予防。
◎中枢移行少ない➡眠くならない。
◎抗コリン作用弱い➡口渇, 眼圧上昇, 尿閉等が弱い。
★併注：アルコール。

 体重・年齢ごとの製剤量(g／mL／包)

	1回量　＊1日2回			
	細粒 0.6％		シロップ 0.03％	
	喘息	鼻炎, 瘙痒等	喘息	鼻炎, 瘙痒等
／kg	0.02g／kg	0.01g／kg	0.4mL／kg	0.2mL／kg
8 〜 11kg	0.2g	0.1g	4mL	2mL

12 ～ 16kg	0.3g	0.15g	6mL	3mL
17 ～ 24kg	0.4g	0.2g	8mL	4mL
25 ～ 39kg	0.6g	0.3g	12mL	6mL
40kg ～	1g	0.5g	20mL	10mL

 緑内障／排尿障害

 ● 望非投与

セタプリル　高血圧＞ACE 阻害薬　錠

強力に血管を収縮するAng Ⅱの産生を阻害。
・血管を拡げる
・体液量を減らす
・心臓や腎臓を保護する

 アラセプリル

①AngⅠ から Ang Ⅱ への変換を阻害➡Ang Ⅱ産生↓。
・血管収縮抑制➡血圧低下。
・アルドステロン分泌↓➡Na⁺ 再吸収↓➡利尿, 心負担減, K⁺ 排泄↓。
・心臓など臓器リモデリング抑制。
②ブラジキニン分解↓➡血管拡張, 空咳。
空咳, 高K 血症, 血管浮腫に注意。

 ● 投与不可

ゼチーア　脂質異常＞小腸コレステロールトランスポーター阻害　錠

食事や胆汁に含まれるコレステロールの小腸からの吸収を阻害する。
血中のLDLを下げる。

 エゼチミブ

小腸Ch トランスポーター阻害➡Ch 吸収↓➡肝細胞Ch ↓➡LDL 受容体合成↑➡血中からのLDL 取込み↑➡血中LDL ↓。
脂溶性ビタミンの吸収に影響しない。
腸肝循環されるので作用が持続。

 ● 有益＞危険　B3

セチロ　便秘 > 腸刺激性　　　　　　　　　　　　錠

便を軟らかくし，大腸を刺激して排便を促す。

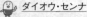 **ダイオウ・センナ**
腸粘膜を刺激して大腸運動と水分の分泌を増加させる。
センナはOTC下剤のほとんどに配合。
連用による効果減弱，腸管麻痺あり。
★併注：大量の牛乳。★尿が黄褐色又は赤色化。

🚫 腎障害

⚖ ● 有益 > 危険

セディール　抗不安 > セロトニン作動性　　　　　　　錠

神経細胞の興奮を抑えて，気分を安定させる。

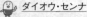 **タンドスピロン**
海馬，縫線核等に分布するセロトニンの自己受容体 5-HT$_{1A}$ を活性化➡過分極➡シナプス伝達抑制。
BZD 系に比べて眠気が少ないが，効果発現は遅い。

⚖ ● 有益 > 危険

⏱ T_{max} 0.8 〜 1.4hr　$T_{1/2}$ 1.2 〜 1.4hr

セドリーナ　パーキンソン病 > 抗コリン…アーテン

セネガ　去痰剤　　　　　　　　　　　　　　　シ

痰をきりやすくする。

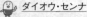 **セネガ**
1735 年から使われているサポニン系生薬。気管支炎や去痰薬として用いる。

⚖ ● 有益 > 危険

セパゾン　抗不安 > BZD 系 > 長時間型　　　　　散 錠

神経細胞の興奮を抑えて，気分を安定させる。

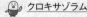 **クロキサゾラム**
抑制性GABA$_A$ 受容体のBZD 結合部位に

結合➡受容体機能↑➡Cl^-チャネル開口
頻度↑➡過分極➡神経細胞の興奮↓。
★日数制限：30 日★併注：アルコール。

 ● 有益＞危険

眠気，ふらつき。

セパミット　高血圧，狭心症＞Ca 拮抗薬　　　　　　　　　　細 力

血管を拡げて血圧を下げる。
心臓の負担を減らし，狭心症
発作を予防する。

ニフェジピン
①血管平滑筋Ca^{2+}チャネル遮断➡Ca^{2+}
流入↓➡平滑筋弛緩➡血管拡張，血圧
↓。
②冠血管拡張，末梢血管抵抗↓➡後負
荷↓➡抗狭心症。
◎Ca 拮抗作用としては①が主。
★併注：グレープフルーツジュース。

〔R 細〕食後。

 ● 有益＞危険(動物で催奇形性等報
告)　■■ C

セファクロル　抗菌薬＞セフェム系(第 1 世代)　…ケフラール

セファドール　抗めまい剤　　　　　　　　　　　　　　　顆 錠

脳の血流をよくして，めまいを
改善する。

ジフェニドール
前庭系機能障害側の椎骨動脈の血管攣
縮を緩解➡脳血流↑➡左右の血流のアン
バランスを是正。

● 有益＞危険

セファランチン　脱毛症，白血球減少症　　　　　　　　　末 錠

放射線による白血球減少症，
円形脱毛症等に有効。

セファランチン
生体膜安定化，抗アレルギー，副腎皮
質ホルモン産生↑，末梢循環改善等。

 ● 有益＞危険

セファレキシン　抗菌薬＞セフェム系（第1世代）…ケフレックス
セフィキシム　抗菌薬＞セフェム系（第3世代）…セフスパン

ゼフィックス　B型肝炎ウイルス＞逆転写酵素阻害　　　　　　　錠

B型肝炎ウイルスが，RNAから逆転写酵素によってウイルスDNAを合成する過程を阻害する。

 ラミブジン
細胞内で活性体となり，逆転写酵素がそれを正常ヌクレオチドの代わりにDNA鎖に取込む➡DNA合成停止➡宿主DNAに組込むDNAが作れない➡増殖抑制。中止でウイルスが再増殖するので長期で服用。

 ● 妊娠3カ月以内望非投与（他は有益＞危険）　B3

 10%以上 頭痛，CK上昇。

セフカペンピボキシル　抗菌薬＞セフェム系（第3世代）…フロモックス
セフジトレンピボキシル　抗菌薬＞セフェム系（第3世代）…メイアクト
セフジニル　抗菌薬＞セフェム系（第3世代）…セフゾン

セフスパン　抗菌薬＞セフェム系（第3世代）　　　　　　　細 力

細菌の細胞壁合成を阻害し，細胞壁を崩壊，菌を破裂させる（殺菌性）。

 セフィキシム
細胞壁の主成分ペプチドグリカンを合成する酵素PBPに結合➡ペプチド同士の架橋を阻害➡細胞壁が崩壊➡浸透圧に耐えられず破裂（溶菌）。
GNスペクトル広い，GP抗菌活性低い。
軽症の気道感染症，中耳炎等に汎用。
★〔細粒〕牛乳，ジュース等に懸濁したまま放置しない。

 体重・年齢ごとの製剤量（g／mL／包）
細粒5%

1回量　＊1日2回
0.03 ～ 0.06g／kg
（重症0.12g／kg）

● 有益＞危険

セフゾン　抗菌薬＞セフェム系(第3世代)　　　細力

細菌の細胞壁合成を阻害し、細胞壁を崩壊、菌を破裂させる(殺菌性)。

 セフジニル

細胞壁の主成分ペプチドグリカンを合成する酵素PBPに結合➡ペプチド同士の架橋を阻害➡細胞壁が崩壊➡浸透圧に耐えられず破裂(溶菌)。
GN スペクトル広い、GP 抗菌活性低い。
軽症の気道感染症、中耳炎等に汎用。
★便や尿が赤くなる。

 鉄剤は本剤投与後3時間以上あける(併用で吸収↓)。

 体重・年齢ごとの製剤量(g／mL／包)

細粒 10%

1日量　＊分3
0.09 ～ 0.18g／kg

 ● 有益＞危険

セフポドキシムプロキセチル　抗菌薬＞セフェム系(第3世代)　…バナン

セムブリックス　悪性腫瘍＞BCR/ABL ミストイルポケット結合　　　錠

適応：白血病。
受容体刺激が無くても増殖シグナルを核に送り続ける異常タンパク質BCR/ABL融合タンパクの不活化を誘導。

 アシミニブ

相互転座(Ph 染色体)によるBCR/ABL 融合遺伝子が発現する異常タンパク質 BCR/ABL 融合タンパクが、受容体刺激が無くても増殖シグナルを出し続ける。
BCR/ABL 融合タンパクを不活化するミストイルポケットに結合➡活性↓。
★女性：投与中・終了後一定期間は避妊。

空腹時、食前1時間～食後2時間は避ける(食後は血中濃度↓)。

● 有益＞危険 D

 骨髄抑制, 頭痛, 悪心, 発疹, 疲労。

25℃以下。

セラピナ 非ピリン系感冒剤…PL

セララ 高血圧, 心不全＞選択的アルドステロン阻害(K保持性) 　　　錠

穏やかな利尿薬。血圧を下げる。

 エプレレノン
集合管・遠位尿細管でアルドステロン受容体を阻害➡Na$^+$, 水再吸収↓, K$^+$排泄↓➡利尿, 低K改善。
MRの選択性が高い➡スピロノラクトンより副作用(女性化乳房, 月経異常等)少ない。

 腎障害(高血圧症)

 ● 有益＞危険 B3

慢性心不全：高カリウム血症。

セリプロロール 高血圧, 狭心症＞β1遮断(ISA＋)…セレクトール

セリンクロ アルコール依存症飲酒量低減薬 　　　錠

断酒の手助けをするアルコール依存症の薬。

 ナルメフェン
オピオイド受容体に作用し, 内因性オピオイドにより引き起こされる快・不快の情動を調節。明確な機序は不明。
★服薬せずに飲酒し始めた場合は気付いた時点で服用。ただし, 飲酒終了後は服薬しない。★分割, 粉砕不可(皮膚感作)。★治療目標は断酒

 飲酒の1～2時間前。

 浮動性めまい, 傾眠, 頭痛, 不眠症, 悪心, 嘔吐, 倦怠感。

セルシン　抗不安＞BZD 系＞長時間型　散 錠 シ

神経細胞の興奮を抑えて, 気分を安定させる。

 ジアゼパム

抑制性 $GABA_A$ 受容体の BZD 結合部位に結合➡受容体機能↑➡Cl^- チャネル開口頻度↑➡過分極➡神経細胞の興奮↓。
★日数制限：90 日★併注：アルコール。

 体重・年齢ごとの製剤量(g ／ mL ／包)

1日量 ＊分 1 ～ 3		
	散 1%	シロップ 0.1%
～ 3 歳	0.1 ～ 0.5g	1 ～ 5mL
4 ～ 12 歳	0.2 ～ 1g	2 ～ 10mL

 ● 有益＞危険 C

セルセプト　免疫抑制薬＞プリン代謝拮抗　散 力

B細胞, キラーT細胞などの増殖を抑制する。
・B細胞減➡抗体産生↓。
・キラーT細胞減➡殺細胞↓。

 ミコフェノール酸　モフェチル

B 細胞, キラー T 細胞のプリン代謝を阻害➡DNA 合成の材料合成を阻害➡ヘルパー T 細胞のサイトカイン刺激を受けても増殖できない。
臓器移植後の拒絶反応の抑制, ループス腎炎などに有用。
★投与前・中・後 6 週間は避妊。★日光, UV を避ける。

 ● 投与不可 D

白血球減少, 貧血, 下痢。

セルトラリン　抗うつ薬＞SSRI…ジェイゾロフト

セルニルトン　前立腺肥大症治療剤　錠

前立腺肥大による排尿障害を緩和する。

 セルニチンポーレンエキス

8 種の植物エキス配合。慢性前立腺炎, 初期前立腺肥大症に有用。抗炎症, 排尿促進, 抗前立腺肥大作用等。

セルベックス　胃粘膜保護＞粘液産生促進　　　　　　　細 力

胃粘膜を修復，保護する。

テプレノン
胃粘膜のPG ↑➡胃粘液（ムチン，HCO₃⁻）
分泌↑，胃粘膜血流↑

 ● 有益＞危険

ゼルボラフ　悪性腫瘍＞BRAF 阻害　　　　　　　　　　　錠

悪性黒色腫に用いる。
受容体への結合がなくても増
殖シグナルを核に送り続ける
BRAFを阻害し，増殖を抑制す
る。

ベムラフェニブ
BRAF 遺伝子変異により，受容体刺激
がなくても増殖シグナル伝達を活性化
し続ける変異型BRAF を阻害➡増殖抑
制。
BRAF 遺伝子変異例に用いる。
★日光やUV 光線の照射を避ける。★
女性：投与中・終了後一定期間は避妊。

食前 1 時間〜食後 2 時間は避ける（食
後で吸収↑）。

 ● 有益＞危険 　D

10 ％以上（重大）皮膚有棘細胞癌。
20％以上（その他）発疹，光線過敏症，
脱毛症，過角化，瘙痒症，関節痛，悪心，
下痢，疲労，皮膚乳頭腫。

PTP のまま保存。

ゼルヤンツ　抗リウマチ，潰瘍性大腸炎＞JAK 阻害　　　錠

過剰な免疫反応を抑制し，リウ
マチの活動性を抑える。

トファシチニブ
T 細胞やマクロファージ内で，シグナル伝
達経路のJAK を阻害➡免疫グロブリン産
生↓，炎症性サイトカイン産生↓。
★女性：投与中・終了後少なくとも 1
月経周期は避妊。★併注：グレープフルー
ツ。

● 投与不可　🇦🇺 D

 鼻咽頭炎, 頭痛, 血中クレアチンホスホキナーゼ増加。

セレキノン　消化管運動調律剤　　　　　　　　　　　　　　錠

消化管の運動を活発にする。

 トリメブチン
消化管平滑筋への直接作用や, オピオイド受容体を介した腸管運動調節作用により, 異常な消化管の動きを正常化。

セレギリン　パーキンソン病＞ドパミン分解酵素(MAO-B) 阻害…エフピー

セレクトール　高血圧, 狭心症＞β1遮断(ISA +)　　　　　　　錠

交感神経の働きを抑えて,
◎心臓の負担を軽くする
◎血管を拡げて血圧を下げる

 セリプロロール
心臓β₁遮断➡心拍数↓心拍出量↓➡心負担↓。
◎ISA +➡弱めに遮断。
◎長期では腎レニン産生↓➡降圧。
徐脈に注意。

 食後(空腹時はCmax2 倍)。

 ● 投与不可

セレコキシブ　中性NSAIDs(コキシブ系)…セレコックス

セレコックス　中性NSAIDs(コキシブ系)　　　　　　　　　　錠

炎症や発熱を起こしブラジキニンの発痛を増強させるPGの産生を抑える。

 セレコキシブ
細胞膜リン脂質から遊離されたアラキドン酸をPG に変換するCOX2 を阻害➡PG合成↓➡鎮痛, 解熱, 抗炎症。
炎症部位に発現するCOX2 選択的➡胃腸障害少なめ。

 〔鎮痛〕間隔 6 時間以上。

 アスピ喘息／消化性潰瘍

● 初中期：有益＞危険／末期：不可
B3

 β_2- マイクログロブリン増加。

 Tmax 2hr T1/2 5 ～ 9hr

セレジスト　脊髄小脳変性症(SCD)治療剤　　　　　錠 OD

脊髄小脳変性症の運動失調を改善する。

 タルチレリン

神経伝達物質などに多彩な作用を及ぼすTRH（甲状腺刺激ホルモン放出ホルモン）の誘導体。
中枢神経の様々な神経系を活性化。
★〔OD〕分包機には適さない。

 ● 有益＞危険

セレスタミン　ステロイド＋抗ヒスタミン(第1世代)　　　　錠 シ

炎症やアレルギー症状を緩和する。

 <u>ベタメタゾン・d- クロルフェニラミン</u>

◎ステロイド：
抗炎症・免疫抑制作用を発揮。
◎抗ヒスタミン：
アレルギー症状を引き起こすヒスタミンの受容体をブロック。眠くなる。
★併注：アルコール。

 体重・年齢ごとの製剤量(g ／ mL ／包)
シロップ

1回量　＊1日1～4回
5mL

 緑内障／排尿障害

 ● 有益＞危険

セレナール　抗不安＞BZD系＞長時間型　　　　　散 錠

神経細胞の興奮を抑えて，気 <u>オキサゾラム</u>

分を安定させる。

抑制性GABA_A受容体のBZD結合部位に結合➡受容体機能↑➡Cl⁻チャネル開口頻度↑➡過分極➡神経細胞の興奮↓。
★日数制限：30日★併注：アルコール。

 ● 有益＞危険

セレニカR　抗てんかん／双極性障害＞気分安定薬　　　　　　　顆錠
　　　　　　片頭痛治療薬

◎てんかん＞脳内神経の興奮を抑える。全般発作の第1選択。
◎双極性障害＞神経の興奮を抑える。
◎片頭痛発作を予防する。

 バルプロ酸Na

◎てんかん＞大脳神経細胞において
・GABA分解酵素阻害➡GABA濃度↑➡抑制シグナル増強。
・T型Ca²⁺チャネル抑制➡興奮シグナル抑制。
◎片頭痛＞Na⁺チャネル遮断，GABAトランスアミナーゼ阻害。
★便に白いカス（賦形剤）が排泄。

● 片頭痛の予防：投与不可。その他：原則禁忌　D

〔R錠〕PTP保存（一包化は避ける）。

セレネース　抗精神病＞定型＞ブチロフェノン系　　　　　　　細錠液

脳神経系の過度な興奮を抑え，幻覚や妄想など統合失調症の陽性症状を抑える。

 ハロペリドール

中脳辺縁系のD₂遮断➡陽性症状（幻覚，妄想など）を抑制。
D₂遮断が強く錐体外路症状が出やすい。
★併注：アルコール。

 パーキン

 ● 投与不可　C

パーキンソン症候群，アカシジア，不眠，焦燥感，神経過敏。

セロクエル　抗精神病＞非定型＞多元受容体作用(MARTA)　細 錠

脳神経系の様々な受容体に作用し，統合失調症の陽性症状（幻覚や妄想等）や陰性症状（無関心，ひきこもり等）を改善。

 **クエチアピン**
H_1，α_1 遮断➡鎮静。
5-HT$_{1A}$ 刺激，α_2 遮断➡陰性症状改善。
5-HT$_{2A}$ 遮断➡陰性症状改善。
D_2 遮断(弱い)➡陽性症状改善。
錐体外路症状は出にくいが，鎮静作用が強い。
★併注：アルコール。

 糖尿病

 ● 有益＞危険　🅲

 10%以上 不眠，易刺激性，傾眠。

セロクラール　鎮暈剤　錠

脳梗塞・脳出血後遺症に伴うめまいを改善する。
脳梗塞の再発を抑制する。

 イフェンプロジル
血管平滑筋のα_1 遮断➡脳血管拡張➡脳血流↑。
血栓形成を抑制する作用もある。

 ● 望非投与

セロケン　高血圧，狭心症，不整脈＞β1遮断　錠

交感神経の働きを抑えて，
◎心臓の負担を軽くする
◎血管を拡げて血圧を下げる

 メトプロロール
心臓β_1 遮断➡心拍数↓心拍出量↓➡心負担減。
長期ではレニン産生↓➡降圧効果。
徐脈に注意。

〔L〕食後(空腹時で効果↓)。

● 投与不可　🅲

セロシオン　B型慢性肝炎治療剤(免疫賦活薬)　カ

免疫力を高めてB型肝炎ウイル 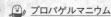 **プロパゲルマニウム**

スをの増殖を抑制する。

IFN 産生増強作用によるウイルスの増殖抑制，免疫増強作用によるウイルスの排除。

 ● 有益＞危険

ゼローダ　悪性腫瘍＞ピリミジン代謝拮抗　錠

DNA合成に必要な核酸の材料dTMPの合成を阻害する。

RNA機能障害を起こし，アポトーシスを誘導する。

 カペシタビン

①ピリミジン合成経路でチミジル酸合成酵素阻害➡dTMP 合成阻害➡DNA 合成の材料足りない➡複製阻害。

②RNA に取り込まれRNA 機能障害➡アポトーシス誘導。

消化器癌のスペクトルが広い。

★男女とも：投与中・終了後一定期間は避妊。

 食後 30 分以内。

 ● 投与不可　D

 20％以上（単独療法）悪心，食欲不振，赤血球数減少，白血球数減少，リンパ球数減少，血中ビリルビン増加。30％以上（併用投与）神経毒性，味覚異常，悪心，食欲不振，嘔吐，好中球数減少，血小板数減少，色素沈着障害，疲労，注射部位反応。

ゼンタコート　クローン病＞ステロイド　カ

炎症や過剰な免疫反応を抑える。

 ブデソニド

様々な転写活性を調整し，抗炎症，免疫抑制作用を発揮。

★併注：グレープフルーツ（ジュース）。

 ● 有益＞危険

 8 週間を目安に効果を判定。

センナ・センナ実　便秘＞腸刺激性…アローゼン
センノシド　便秘＞腸刺激性…プルゼニド

センブリ・重曹　健胃・制酸剤　　　　　　　　　　　　散

胃酸を中和し，胃を元気にする。

 センブリ・重曹

 ● 有益＞危険

ゾコーバ　COVID-19＞プロテアーゼ阻害　　　　　　　錠

子孫ウイルス形成に必要なウイルスタンパク質の産生を抑制する。

エンシトレルビル
翻訳合成された複合タンパク質を切断するプロテアーゼを阻害➡ウイルスタンパク質の産生阻害➡増殖↓。
★日数制限：14 日（2024.3 月末まで）
★女性：投与中・終了後 2 週間は避妊。

🥛 12 歳以上。★症状発現から 3 日目までに投与開始。

 ● 投与不可

🫚 HDL コレステロール低下。

ゾスパタ　悪性腫瘍＞FLT3 チロシンキナーゼ阻害　　錠

適応：急性骨髄性白血病。

癌細胞の増殖や抗癌剤への耐性獲得に関わる受容体型チロシンキナーゼを阻害し，増殖を抑制する。

ギルテリチニブ
①増殖・分化に関わるFLT3 遺伝子変異から発現されるFLT3 受容体型チロシンキナーゼを阻害。
②抗癌剤の耐性に関わるAXL 受容体型チロシンキナーゼを阻害。
FLT3 遺伝子変異陽性例に用いる。
★男女とも：投与中・終了後一定期間は避妊。

 ● 有益＞危険

 骨髄抑制，QT 間隔延長，肝機能障害，悪心，下痢，ALP 増加，CK 増加，便秘，

嘔吐，疲労，発熱，筋肉痛，食欲減退，頭痛，味覚異常。

ソセゴン　鎮痛＞オピオイド＞非麻薬　　　　　　　　　　　錠

痛覚伝導路に作用する痛み止め。

癌性疼痛などに使う。

 ペンタゾシン

オピオイドκ受容体刺激➡軽～中等度の鎮痛（モルヒネの 1/4 ～ 1/2）。

鎮痛効果，多幸感，依存性はモルヒネより弱い。

注射化による乱用防止のためナロキソンが添加されている。

★日数制限：14 日★併注：アルコール。

 追加は 3 ～ 5 時間間隔をおく。

 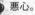 ● 有益＞危険　C

 悪心。

T_{max} 2hr　$T_{1/2}$ 1.6 ～ 3.2hr

ソタコール　不整脈＞K⁺チャネル遮断(第Ⅲ群)　　　　　　錠

心筋の拍動をつくる活動電位の不応期を延ばし，異常な電気回路の発生を抑えて不整脈を予防する。

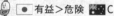 **ソタロール**

心筋の K^+ 流出↓➡再分極遅延➡活動電位幅・不応期延長➡主にリエントリー性不整脈を予防。

β遮断作用もある。

致死的な再発性不整脈に用いる。

 喘息

 ● 望非投与　C

ソタロール　不整脈＞K⁺チャネル遮断(第Ⅲ群)　…ソタコール

ソーティクツ　乾癬治療剤＞TYK2 阻害　　　　　　　　　錠

炎症性サイトカインの刺激が核に伝わるのを抑制する。

 デュークラバシチニブ

炎症性サイトカインが結合する受容体に

付随しているTYK2を阻害➡サイトカインの刺激が核に伝わらない➡抗炎症。
★24週間で治療反応が得られない場合は継続の可否を考慮。

 ● 有益＞危険 ▨ B1

 上気道感染。

ゾテピン　抗精神病＞定型＞チエピン系…ロドピン

ソニアス　糖尿病＞インスリン抵抗性改善＋SU薬（第3世代）　　錠

インスリンの感受性をよくする。
インスリンの分泌を促進する。
常時, 血糖値が高い人向き。

ピオグリタゾン・グリメピリド
◆インスリン抵抗性改善:
小さな脂肪細胞数↑➡インスリン抵抗性を改善するアディポネクチン分泌↑, 抵抗性を惹起するTNF-α等分泌↓
低血糖は少ないが, 体重が増える。
◆SU薬＞第3世代:
膵β細胞のSU受容体刺激➡インスリン分泌を強力に促進。
低血糖を起こしやすい。体重が増える。
インスリン抵抗性改善作用もある。

 ● 投与不可

 浮腫, LDH・CKの上昇。

ゾニサミド　抗てんかん薬…エクセグラン
ゾピクロン　睡眠薬＞非BZD系（超短時間型）…アモバン

ゾビラックス　抗ヘルペスウイルス薬　　顆錠

ヘルペスウイルスのDNA鎖伸長を停止させ, DNA合成を阻害する。

アシクロビル
感染細胞内で活性体となる➡DNAポリメラーゼによりdGTPの代わりにDNA鎖に取込まれる➡DNA鎖の伸長停止。
非感染の細胞への障害性は少ない。
★発病初期ほど効果大（帯状疱疹:5日以内, 水痘:3日以内）。

体重・年齢ごとの製剤量(g / mL /包)

顆粒 40%

	1回量 ＊1日4回
単純疱疹(予防含む)・性器ヘルペス再発抑制(40kg ～)	0.05g / kg ※Max 0.5g
帯状疱疹・水痘	0.05g / kg ※Max 2g

🍼 ● 有益＞危険 B3

ソファルコン 胃粘膜保護・修復　　　　　　　　細 錠 力

胃粘膜の炎症を抑え、損傷部位を保護・修復する。

🍼 **ソファルコン**

内因性PG ↑、血流 ↑、粘液 ↑作用など、防御因子を増強する。

🍼 ● 有益＞危険

ゾフルーザ 抗インフルエンザウイルス薬　　　　　　　錠
　　　　　＞キャップ依存性エンドヌクレアーゼ阻害

インフルエンザウイルスのmRNA合成の開始を阻害し、増殖を抑制する。

🍼 **バロキサビル　マルボキシル**

ウイルスのmRNA合成開始に必要なキャップ構造を得るために働くキャップ依存性エンドヌクレアーゼの活性を阻害➡キャップ構造が手に入らずmRNA合成が始められない➡タンパク合成阻害➡増殖抑制。

🍼 症状発現から48時間以内。

🍼 ● 有益＞危険 B3

ゾーミッグ 片頭痛＞トリプタン系　　　　　　　　錠 OD

頭痛発作時に過度に拡張した脳血管を収縮する。

発作が起きたらすぐ服用。予防

🍼 **ゾルミトリプタン**

脳血管、三叉神経の 5-HT$_{1B/1D}$ 刺激➡過度に拡張した頭蓋内外の血管を収縮➡

効果はない。

神経原生炎症を抑制。
中時間作用型。

 追加は 2 時間以上あける。1 日総量 10mg 以内。予防不可。

 高血圧

 ● 有益＞危険 B3

 Tmax 3hr T1/2 2.4-3hr

ソメリン　睡眠薬＞BZD 系＞長時間型　　　　　　　　　　細 錠

神経細胞の興奮を抑えて、睡眠障害を改善する。
早期覚醒, 熟眠困難に有用

 ハロキサゾラム

抑制性GABA_A 受容体のBZD 結合部位に結合➡受容体機能↑➡Cl⁻ チャネル開口頻度↑➡過分極➡神経細胞の興奮↓。
筋弛緩作用は弱い➡転倒リスク少。
★日数制限：30 日★併注：アルコール。

 ● 有益＞危険

 眠気, ふらつき, 頭重感, 倦怠感, 脱力感。

ソラナックス　抗不安, 睡眠薬＞BZD 系＞中時間型　　　　　錠

神経細胞の興奮を抑えて、気分を安定させる。

 アルプラゾラム

抑制性GABA_A 受容体のBZD 結合部位に結合➡受容体機能↑➡Cl⁻ チャネル開口頻度↑➡過分極➡神経細胞の興奮↓。
ジアゼパムの 2 〜 7 倍の効力。
★日数制限：30 日★併注：アルコール。

 ● 有益＞危険 ▓C

 Tmax 2hr T1/2 14hr

ソランタール　塩基性NSAIDs　錠

穏やかな痛み止め。
胃を傷つけにくい。

 チアラミド

機序不明(COX 阻害作用はほとんどない)。
抗炎症作用は, 酸性NSAIDs より穏やか。
胃腸障害が少ない。

アスピ喘息/消化性潰瘍

● 有益>危険

Tmax 1hr 以内

ソリタ-T　電解質製剤　顆

電解質を補給する。

 Na・カリウム・Mg

脱水症や手術後の回復期に用いる。

1 包を 100mL の水に溶解。

体重・年齢ごとの製剤量(g / mL /包)

顆粒 2 号, 3 号　分包 4g(製剤量)

1 回量	* 1 日8 ～ 10 回, 2 ～ 3hr 毎
	1 包(4g) を水 100mL に溶解
	20 ～ 100mL

ソリフェナシン　過活動膀胱>抗コリン…ベシケア

ゾリンザ　悪性腫瘍>エピジェネティクス標的　カ

癌細胞によって抑えられている
転写を正常に機能させ, アポ
トーシス誘導, 細胞周期停止を
促す。

 ボリノスタット

転写を抑制している酵素HDAC の活性
を阻害➡DNA に巻き付いているヒストン
がアセチル化して緩み, 転写が正常に
機能➡細胞周期停止, アポトーシス誘導。
★女性:投与中は避妊。★カプセル内
の粉末に接触したら, 完全に洗い流す。

● 有益>危険　D

10%以上　血小板減少症, 貧血, 下痢,

悪心, 口内乾燥, 嘔吐, 便秘, 脱毛症, 血中クレアチニン増加, 筋痙縮, 味覚異常, 疲労, 悪寒, 食欲不振, 体重減少。

ゾルピデム　睡眠薬＞非BZD系（超短時間型）…マイスリー
ゾルミトリプタン　片頭痛＞トリプタン系…ゾーミッグ

ソレトン　NSAIDs＞プロピオン酸系　　　　　　　　　　　　錠

炎症や発熱を起こしブラジキニンの発痛を増強させるPGの産生を抑える。

 ザルトプロフェン
細胞膜リン脂質から遊離されるアラキドン酸をPGに変換するCOXを阻害➡PG合成↓➡鎮痛, 解熱, 抗炎症。

 アスピ喘息／消化性潰瘍

 ● 有益＞危険

 T_{max} 1.2hr $T_{1/2}$ β9hr

ダイアート　利尿薬＞ループ系　錠

尿量を増やしてむくみをとる。

作用発現が速く強力な利尿薬。

 アゾセミド

ヘンレ係蹄のNa⁺/K⁺/2Cl⁻共輸送体阻害
➡Na⁺再吸収↓➡Na⁺と連動し水再吸収↓。
◎利尿作用は強いが降圧作用は弱め。
◎発現が早く持続的。低K血症に注意。

● 妊娠6カ月まで：有益＞危険

T_{max} 3.3hr $T_{1/2}$ 2.6hr

ダイアモックス　炭酸脱水酵素阻害薬　末錠

◎眼圧低下＞眼球を充たす眼房水の産生を抑制。

◎てんかん＞脳内神経の興奮を抑える。

◎メニエル病＞内耳のリンパ液を減らし症状を緩和。

 アセタゾラミド

◎眼圧低下＞房水を産生する毛様体上皮の炭酸脱水酵素阻害➡房水産生↓。
◎てんかん＞中枢神経のCO₂増加➡興奮性低下。
◎メニエル病＞内耳のリンパ分泌↓，利尿➡内耳水腫改善。

 ● 望非投与　B3

睡眠時無呼吸症候群 知覚異常（しびれ等），多尿。

T_{max} 2～4hr $T_{1/2}$ 10～12hr

タイケルブ　悪性腫瘍＞HER2・EGFR チロシンキナーゼ阻害　錠

適応：乳癌。

受容体が過剰発現し，増殖因子の結合がなくても増殖シグナルを核に送り続けるHER2を阻害し，増殖を抑制する。

 ラパチニブ

HER2が異常発現し，受容体刺激がなくても2量体形成・活性化し，増殖シグナルを活性化するHER2チロシンキナーゼを阻害➡増殖抑制，アポトーシス誘導。
EGFR阻害作用もある。
HER2異常発現例（乳癌の20～30%）に用いる。

皮膚障害，下痢が出やすい。心毒性に注意。

★女性：投与中，終了後一定期間は避妊。★併注：グレープフルーツ（ジュース）。

 食事の1時間以上前または食後1時間以降（食後は血中濃度↑）。分割投与しない。

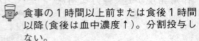 ● 投与不可　C

10%以上 下痢，悪心，嘔吐，手掌・足底発赤知覚不全症候群，発疹，爪の障害，皮膚乾燥，疲労。

耐性乳酸菌　整腸薬(耐性乳酸菌製剤)…ビオフェルミン/ラックビー

ダイドロネル　骨粗鬆症＞ビスホスホネート製剤　錠

骨を壊す破骨細胞をアポトーシスさせて，骨形成に導く。

 エチドロン酸

ヒドロキシアパタイトと結合し破骨細胞に取り込まれる➡破骨細胞のアポトーシス誘導➡骨吸収↓。

★小児不可。

 食間（前後2時間は他薬，食物を摂取しない）（吸収↓）。

 ● 投与不可　B3

第二リン灰　カルシウム製剤…リン酸水素カルシウム

ダイピン　鎮痙薬＞抗コリン　錠

消化管など腹部の臓器の動き過ぎを抑え，お腹の痛みをとる。

 N-メチルスコポラミン

腹部中腔臓器のM$_3$拮抗➡消化管，胆道などの痙攣を抑制。

 緑内障／排尿障害

 ● 有益＞危険

口渇，便秘。

ダイフェン　抗菌薬＞ST 合剤…バクタ
ダイメジンスリービー　複合ビタミンB 剤…ビタメジン

タウリン　肝・循環機能改善剤　　　　　　　　　　散

肝臓の機能を高める。
心臓の機能を高める。

 タウリン

◎肝＞肝細胞賦活，胆汁酸分泌↑。
◎心＞心筋におけるCa^{2+}動態を調節
し，心機能を賦活・改善。

体重・年齢ごとの製剤量（g ／ mL ／包）

散 98%

	1 回量　＊1 日3 回，食後
～ 14kg	1.02g
15 ～ 24kg	2.04g
25 ～ 39kg	3.06g
40kg ～	4.08g

タガメット　胃酸分泌抑制＞H_2 ブロッカー　　　錠

胃酸の分泌を抑える。

 シメチジン

壁細胞のH_2 拮抗➡壁細胞表面のプロト
ンポンプ発現↓➡胃酸分泌↓。
◎PPI と比べて
・発現が早く，夜間も分泌抑制。
・効果が劣る，持続時間が短い。

 ● 有益＞危険 ＜B1

ダクチル　鎮痙薬＞抗コリン　　　　　　　　　錠

消化管など腹部の臓器の動き
過ぎを抑え，痛みを軽減する。

 ピペリドレート

平滑筋M_3 遮断➡腸管，子宮平滑筋の痙
攣抑制。
鎮痙，切迫流産・切迫早産に有用。

 緑内障／排尿障害

タグリッソ　悪性腫瘍＞EGFR チロシンキナーゼ阻害　　　　　　　錠

適応：非小細胞肺癌。
受容体への結合がなくても増殖シグナルを核に送り続けるEGFRを阻害し，増殖を抑制する。
EGFR変異陽性例に用いる。

 オシメルチニブ

受容体刺激がなくても増殖シグナルを出し続けるEGFR遺伝子変異から発現されたEGFRのチロシンキナーゼを阻害
➡増殖抑制，アポトーシス誘導。
EGFRは皮膚組織にも発現するので皮膚障害が高頻度に出現。
★男女とも，投与期間中・終了後一定期間は避妊。

 ● 投与不可　■■ D

 10％以上　白血球減少，発疹・ざ瘡等，皮膚乾燥・湿疹等，爪の障害，瘙痒症，下痢，口内炎。

タクロリムス　免疫抑制薬＞カルシニューリン阻害…プログラフ

タケキャブ　胃酸分泌抑制＞プロトンポンプ阻害(PPI)　　　　　錠 OD

胃酸を分泌するプロトンポンプを阻害し，胃酸分泌を強力に抑える。

 ボノプラザン

胃壁細胞のプロトンポンプをK⁺ と競合する形で阻害➡H⁺ 分泌↓。
従来PPIと異なり効果の個体差が少ない，胃酸による活性化が不要，発現が早い。
H₂ 拮抗薬と異なり持続的。

 ● 有益＞危険

 10％以上 (H・ピロリ) 下痢。

タケプロン　胃酸分泌抑制＞プロトンポンプ阻害(PPI)　　　　OD 力

胃酸を分泌するプロトンポンプを阻害し，胃酸分泌を強力に抑える。

 ランソプラゾール

胃壁細胞のプロトンポンプを阻害➡胃酸分泌を強力に抑制。
発現まで時間がかかるが，数日持続。

食事で活性化➡日中によく効く。

 ● 有益＞危険　 B3

 H・ピロリ　軟便，下痢。

タケルダ　抗血栓＞抗血小板＞アスピリン＋PPI　　　錠

血小板を活性化させるTXA2の合成を抑え，血液をさらさらにする。

 アスピリン・ランソプラゾール

血小板内でCOX-1阻害➡TXA$_2$合成↓➡血小板活性化↓➡血小板凝集抑制。
効果発現は速やか。不可逆なので血小板が死ぬまで(10日間程)効果が続く。
PPIは，消化性潰瘍の再発を防止。
★併注：アルコール。

 消化性潰瘍／アスピ喘息

 ● 出産12週以内不可(他は有益＞危険)

ダサチニブ　悪性腫瘍＞BCR/ABLチロシンキナーゼ阻害…スプリセル

タシグナ　悪性腫瘍＞BCR/ABLチロシンキナーゼ阻害　　　カ

適応：白血病。
受容体刺激が無くても増殖シグナルを核に送り続ける異常タンパク質BCR/ABL融合タンパクを阻害し，増殖を抑制する。

 ニロチニブ

相互転座(Ph染色体)により発現され，受容体刺激が無くても増殖シグナルを出し続ける異常なBCR/ABL融合タンパクのチロシンキナーゼを阻害➡増殖抑制，アポトーシス誘導。
Ph染色体陽性のCML，ALLに用いる。
KIT，PDGFRのチロシンキナーゼ阻害作用等もある。
★併注：グレープフルーツジュース。★女性：投与中・終了後一定期間は避妊。

 食事の1時間以上前または食後2時間以降(食後で血中濃度↑。食事の影響を避ける)。

● 投与不可　D

10％以上 骨髄抑制，発疹，瘙痒症，脱毛症，頭痛，筋骨格痛，悪心，ビリルビン増加，ALT 増加，AST 増加，疲労，低リン酸血症，リパーゼ増加。

タズベリク　悪性腫瘍＞エピジェネティクス標的　　　錠

癌細胞によって抑えられている転写を正常に機能させ，アポトーシス誘導，細胞周期停止を促す。

 タゼメトスタット
ヒストン凝集に関与している酵素EZH2のメチル化活性を阻害➡DNA に巻き付いているヒストンの凝集促進が解除➡転写が正常に機能➡細胞周期停止，アポトーシス誘導。
★女性：投与中・終了後一定期間は避妊。★併注：グレープフルーツジュース。

 ● 望非投与

 10％以上 骨髄抑制，感染症，悪心，味覚異常，脱毛症。

タダラフィル（前立腺肥大）　前立腺肥大＞PDE5 阻害…ザルティア
タダラフィル（肺高血圧症）　肺動脈性肺高血圧＞PDE5 阻害…アドシルカ
タダラフィル（勃起不全）　勃起不全＞PDE5 阻害…シアリス

タチオン　解毒剤　　　散錠

体の解毒作用を高める。

 グルタチオン
薬物中毒，自家中毒，金属中毒，つわりなどに有効。

タナドーパ　ドパミンプロドラッグ　　　顆

体内の血液循環を良くする。

 ドカルパミン
ドパミン作用により，腎，腸間膜，冠動脈の血管拡張➡循環不全改善，利尿。

 ● 有益＞危険

タナトリル　高血圧＞ACE 阻害薬 錠

強力に血管を収縮するAng Ⅱ
の産生を阻害。
・血管を拡げる
・体液量を減らす
・心臓や腎臓を保護する

 イミダプリル

①AngⅠからAng Ⅱへの変換を阻害➡
Ang Ⅱ産生↓。
・血管収縮抑制➡血圧低下。
・アルドステロン分泌↓➡Na⁺再吸収↓➡
利尿, 心負担減, K⁺排泄↓。
・心臓など臓器リモデリング抑制。
②ブラジキニン分解↓➡血管拡張, 空咳。
1 型糖尿病性腎症にも有用。
空咳, 高K 血症, 血管浮腫に注意。

 ● 投与不可

タバリス　特発性血小板減少性紫斑病＞脾臓チロシンキナーゼ阻害 錠

血小板がマクロファージに取込
まれるのを阻害し, 血小板の分
解を抑制する。

 ホスタマチニブナトリウム

自己抗体が結合した血小板を, 脾臓マ
クロファージが取込む際に介するチロシ
ンキナーゼを阻害➡血小板を取込めな
い➡血小板の破壊・分解抑制。
★日数制限：14 日（2024.3 月末まで）
★投与中・終了後一定期間は避妊。★一
包化調剤は避ける（吸湿により溶出性
に影響）。

 ● 投与不可

 高血圧, 好中球減少, 肝機能障害, 下痢,
悪心, 浮動性めまい, 腹痛。

タフィンラー　悪性腫瘍＞BRAF 阻害 カ

適応：悪性黒色腫, 非小細胞
肺癌。
受容体への結合がなくても増
殖シグナルを核に送り続ける
BRAFを阻害し, 増殖を抑制す

 ダブラフェニブ

BRAF 遺伝子変異により, 受容体刺激
がなくても増殖シグナル伝達を活性化
し続ける変異型BRAF を阻害➡増殖抑
制。

る。

BRAF 遺伝子変異例に用いる。

★男女とも投与中・終了後一定期間は避妊。

 空腹時(食前 1 時間～食後 2 時間は避ける。食後は吸収↓)。

 ● 投与不可 D

 10%以上(トラメチニブ併用時)肝機能障害。頭痛, 悪心, 下痢, 嘔吐, 発疹, 皮膚乾燥, 関節痛, 筋肉痛, 発熱, 疲労, 悪寒, 無力症。10%以上(単独投与)頭痛, 発疹, 過角化, 脱毛症, 手掌・足底発赤知覚不全症候群, 関節痛, 疲労, 発熱, 無力症。

ダフクリア　抗菌薬>マクロライド系　　　　　錠

抗菌薬で腸内フローラが乱れ, 感染性腸炎を起こしている主要な原因菌を減らす。

 フィダキソマイシン

RNA ポリメラーゼを阻害し転写開始を阻害➡転写・翻訳阻害➡タンパク質合成阻害➡芽胞やトキシン産生阻害。

スペクトルが狭く, クロストリジウム・ディフィシルに選択的に作用するので腸内細菌叢を攪乱しにくい。

腸管吸収されず腸管内で作用。

 ● 有益>危険 B1

タブネオス　多発血管炎性肉芽腫症治療薬　　　　カ

好中球の活性化を抑制し, 血管炎を抑制する。

 アバコパン

血栓や炎症に関わる補体C5a が結合する好中球のC5a 受容体を遮断➡好中球のプライミング抑制➡ANCA の好中球への結合抑制➡好中球の活性化↓➡血管炎抑制。

★併注:グレープフルーツジュース。

食後(空腹時は吸収↓)。

 ● 望非投与 🇦🇺 D

タフマックE　消化酵素製剤 〔顆〕〔力〕

繊維素・でんぷん・タンパク質・脂肪の分解酵素。

 ジアスターゼ配合剤

食後。

牛豚タンパク

● 有益>危険

タブレクタ　悪性腫瘍>MET チロシンキナーゼ阻害 〔錠〕

適応:非小細胞肺癌。

受容体刺激が無くても増殖シグナルを核に送り続けるMETチロシンキナーゼを阻害し,増殖を抑制する。

カブマチニブ

MET 遺伝子変異により,受容体刺激がなくても活性化し続けて増殖や浸潤,血管新生などを促進するMET を阻害➡増殖抑制。
MET 遺伝子エクソン 14 スキッピング変異陽性例に用いる。

★男女とも:投与中・終了後一定期間は避妊。男性はコンドームを使う。

 ● 有益>危険

 10%以上 体液貯留, 肝機能障害, 腎機能障害, 食欲減退, 悪心, 嘔吐, 下痢, リパーゼ増加, 疲労。

ダーブロック　腎性貧血(造血>HIF 活性化) 〔錠〕

造血機能を高め,貧血を改善する。

 ダプロデュスタット

低酸素誘導因子であるHIF を分解するHIF-PH を阻害➡HIF 経路活性化➡低酸素状態と同様エリスロポエチン増加➡赤血球産生↑。

 ● 有益>危険

タベジール　アレルギー＞抗ヒスタミン（第1世代）　　　　　　散 錠 シ

アレルギー症状を誘発するヒス
タミンの受容体をブロックする。
眠気，口渇はやや少ない。

 クレマスチン

◎H₁拮抗➡痒み，鼻炎等を改善。
◎中枢移行あり➡眠気，倦怠感。
◎抗コリン➡口渇，眼圧上昇，尿閉等。
第1世代では副作用は少ない方。
★併注：アルコール。

 体重・年齢ごとの製剤量（g／mL／包）
シロップ 0.01%

	1日量　＊分2
1～2歳	4mL
3～4歳	5mL
5～7歳	7mL
8～10歳	10mL
11～14歳	13mL

 緑内障／排尿障害／消化性潰瘍

● 有益＞危険　A

眠気。

タペンタ　鎮痛＞オピオイド＞麻薬　　　　　　　　　　　　　　　錠

痛覚伝導路に作用する強力な
痛み止め。
癌性疼痛に使う。

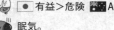 タペンタドール

オピオイドμ受容体刺激➡脊髄，脳レベ
ルでの痛みの閾値上昇➡鎮痛。
NA再取込み阻害作用もある。
便秘は頻発。
悪心等は耐性が生じて次第に消失。
★日数制限：30日★併注：アルコール。
★薬が不要になったら病院又は薬局へ
返却。

● 有益＞危険　C

 10%以上 傾眠，便秘，悪心，嘔吐。

Tmax 5hr T1/2 4.7 ～ 6.1hr

タミフル　抗インフルエンザウイルス薬＞ノイラミニダーゼ阻害　　力 DS

宿主細胞内で増殖したインフルエンザウイルスが, 細胞内から出られないようにし, 罹病期間を短縮する。

 オセルタミビル

宿主細胞内で増殖したウイルスが細胞外に遊離する際に必要なノイラミニダーゼを阻害➡子孫ウイルスの放出阻害。
★症状発現から 48 時間以内に投与。
★予防は保険がきかない。

体重・年齢ごとの製剤量(g ／ mL ／包)
DS3%

	1 回量	
	治療 1 日 2 回, 5 日間	予防 1 日 1 回, 10 日間
幼小児	0.0667g ／ kg ※Max 2.5g	
新生児・乳児	0.1g ／ kg ※Max 2.5g	-

● 有益＞危険　B1

〔DS〕開栓後は冷所(10℃以下)。

タムスロシン　前立腺肥大＞α 1 遮断…ハルナールD
タモキシフェン　乳癌＞選択的エストロゲン受容体調節…ノルバデックス

ダラシン　抗菌薬＞リンコマイシン系　　力

細菌の翻訳過程を阻害し, タンパク質合成を阻害する(静菌的)。

 クリンダマイシン

rRNA に結合➡アミノ酸同士のペプチド結合を阻害➡タンパク質合成阻害➡増殖抑制。

水又は牛乳で服用(食道潰瘍防止)。

● 望非投与　A

タリオン　アレルギー＞抗ヒスタミン(第2世代)　錠 OD

アレルギー症状を誘発するヒスタミンのH1受容体をブロック。
メディエーター放出も抑制。
眠くなりにくい。口喝も少ない。

ベポタスチン

◎H₁拮抗➡痒み，鼻炎等を改善。
◎メディエータ遊離↓➡アレルギー予防。
◎中枢移行少ない➡眠くならない。
◎抗コリン作用弱い➡口渇，眼圧上昇，尿閉等が弱い。

 ● 有益＞危険

タリージェ　鎮痛薬＞Ca²⁺チャネルα2δリガンド　錠 OD

末梢神経障害によるピリピリした痛みや冷感，しびれ等を改善する。

ミロガバリン

シナプス前終末においてCa²⁺流入↓➡グルタミン酸等の興奮性神経伝達物質の過剰放出↓。
★併注：アルコール(飲酒)。

 ● 有益＞危険

傾眠，浮動性めまい，浮腫。

タリビッド　抗菌薬＞ニューキノロン系　錠

DNA合成時のDNAのねじれ解消を阻害し，DNA合成を阻害する(殺菌性)。

オフロキサシン

細菌のDNA複製時，DNAを切断・再結合してDNAのねじれを解消するトポイソメラーゼを阻害➡DNA合成阻害➡溶菌。
スペクトルが広い(GP, GN, 緑膿菌, クラミジア等)。
尿路感染症や呼吸器感染症等に有用。

 ● 投与不可　 B3

タルグレチン　抗悪性腫瘍剤＞分化誘導　カ

癌細胞の増殖サイクルを止める，自死させる。

ベキサロテン

レチノイド受容体のうち，レチノイドX受

容体に結合➡転写活性化➡アポトーシス誘導，細胞周期停止➡腫瘍増殖抑制。

★女性：投与開始前の少なくとも1カ月前から，投与中・終了後少なくとも1カ月後は必ず避妊。次の正常な生理周期の2日目または3日目まで投与不可。男性：投与期間中・終了後少なくとも3カ月以上は避妊。★日光やUV光線の照射を避ける。

 食後（空腹時で効果↓）。

 ● 投与不可

 10%以上 脂質異常症，下垂体性甲状腺機能低下症，白血球減少症，好中球減少症，貧血，肝機能障害，血小板数増加，悪心，嘔吐，頭痛，倦怠感。

タルセバ　悪性腫瘍＞EGFRチロシンキナーゼ阻害 錠

適応：非小細胞肺癌，膵癌。

受容体への結合がなくても増殖シグナルを核に送り続けるEGFRを阻害し，増殖を抑制する。

 エルロチニブ

受容体刺激がなくても増殖シグナルを送り続けるEGFR遺伝子変異から発現されたEGFRのチロシンキナーゼを阻害➡増殖抑制，アポトーシス誘導。

EGFR変異陽性例で有効性が高い。

EGFRは皮膚組織にも発現するので皮膚障害が高頻度に出現。

★併注：グレープフルーツジュース，タバコ。★女性：避妊。

 食事の1時間以上前，または食後2時間以降（食事でAUC↑）。

 ● 有益＞危険 C

 非小細胞肺癌 10%以上 ざ瘡様皮疹等の発疹，下痢。膵癌 10%以上 ざ瘡様皮疹等の発疹，爪囲炎等の爪の障害，

皮膚乾燥，皮膚亀裂，血小板減少，白血球減少，貧血，好中球減少，食欲不振，下痢，口内炎，悪心，疲労。

タルチレリン　脊髄小脳変性症(SCD) 治療剤…セレジスト

ダルメート　睡眠薬＞BZD系＞長時間型　カ

神経細胞の興奮を抑えて，睡眠障害を改善する。
早期覚醒，熟眠困難に有用

 フルラゼパム
抑制性GABA$_A$受容体のBZD結合部位に結合➡受容体機能↑➡Cl$^-$チャネル開口頻度↑➡過分極➡神経細胞の興奮↓。
★日数制限：30日★併注：アルコール。

 ● 有益＞危険 ▨▨ C

 T_{max} 1 ～ 8hr　$T_{1/2}$ 24hr

炭カル　制酸剤　錠

胃酸を中和する。

 沈降炭酸Ca
胃潰瘍，胃酸過多症に有用。
★併注：大量の牛乳。

 ● 有益＞危険

炭酸水素ナトリウム　制酸剤　末 錠

◎胃酸を中和する。
◎尿をアルカリ化する。
◎尿酸を排泄する。

 炭酸水素Na
制酸作用，アシドーシスの改善，尿酸排泄促進，痛風発作の予防等。
★併注：大量の牛乳。★他剤との配合注意。

● 妊娠高血圧症：投与不可。

炭酸ランタン　高リン血症＞リン吸着薬…ホスレノール
炭酸リチウム　躁病・躁状態＞気分安定薬…リーマス
タンドスピロン　抗不安＞セロトニン作動性…セディール

ダントリウム　痙性麻痺緩解・悪性症候群　[カ]

◎骨格筋の収縮を抑える。

◎悪性症候群治療薬。

ダントロレン

筋小胞体からのCa²⁺放出↓。

・筋収縮抑制。

・Ca²⁺過剰放出によって起こる悪性症候群に奏効。

肝障害

● 望非投与　B2

脱力感。

タンニン酸アルブミン　止瀉剤　[末]

腸管の表面に膜をつくって刺激から守る。

タンニン酸アルブミン

腸管粘膜のタンパク質と結合➡不溶性の被膜を形成。

牛乳アレ

タンボコール　不整脈＞Na⁺チャネル遮断＞Ic群　[細][錠]

心臓の拍動をつくる活動電位の立ち上がりを抑え，興奮が伝わる速度を緩やかにし，不整脈を予防する。

フレカイニド

心筋細胞内へのNa⁺流入↓➡活動電位の立ち上がり抑制➡伝導速度↓，自動能抑制。

活動電位幅に影響なし。

Ⅰ群の中では作用が強い。

催不整脈に注意。

● 投与不可　B3

チアトン　鎮痙薬＞抗ムスカリン　[カ]

消化管など腹部の臓器の動き過ぎを抑え，痛みを軽減する。

チキジウム

腹部中腔臓器のM₃拮抗➡消化管，胆道，泌尿器，女性器などの痙攣抑制。

緑内障／排尿障害

　　　　　　　　　　　　　　　　😊💊 ● 有益＞危険

チアプリド　抗精神病＞定型＞ベンズアミド系…グラマリール

チアミン塩化物　ビタミンB1製剤　　　　　　　　　　　　　　　　　　　散

ビタミンB1を補充する。　　　　😊💊 チアミン塩化物
　　　　　　　　　　　　　　　　補酵素としてグルコース代謝に関与。

チアミンジスルフィド　ビタミンB1製剤　　　　　　　　　　　　　　　　錠

ビタミンB1を補充する。　　　　😊💊 チアミンジスルフィド
　　　　　　　　　　　　　　　　補酵素としてグルコース代謝に関与。

チウラジール　抗甲状腺薬　　　　　　　　　　　　　　　　　　　　　　錠

甲状腺ホルモンの合成を阻害
し,甲状腺ホルモンの産生を抑
制する。

😊💊 プロピルチオウラシル
甲状腺ホルモンの合成過程で働く酵素
ペルオキシダーゼを阻害➡産生↓。
効果確認まで2〜4週間ほどかかる。

😊💊 ● 有益＞危険 🏴 D

チオデロン　腎性貧血・抗乳腺腫瘍剤　　　　　　　　　　　　　　　　　カ

◎造血機能を高め,貧血を改
善する。
◎抗エストロゲン作用で乳癌の
進行を抑える。

😊💊 メピチオスタン
◎造血機能亢進➡赤血球数↑➡貧血改
善。
◎抗エストロゲン➡抗乳癌

😊💊 ● 投与不可

🗄 冷所。

チオラ　代謝改善解毒・シスチン尿症治療剤　　　　　　　　　　　　　　錠

◎肝臓を保護する。
◎水銀を排泄する。
◎尿中のシスチン排泄量を減

😊💊 チオプロニン
肝保護＞細胞膜保護, 修復促進, 肝代
謝促進。
水銀排泄＞水銀と結合➡水銀解毒。

らす。

シスチン排泄＞易溶性複合体，システイン生成。

 ● 有益＞危険

チガソン　角化症＞ビタミンA剤　[力]

皮膚の代謝を正常に整える。

 エトレチナート

合成レチノイド製剤。
皮膚や粘膜の分化を誘導する。
★催奇形性があるため，①服用中・後，女性は2年間，男性は6カ月間避妊，②投与中・後2年間は献血不可。★牛乳や高脂肪食で吸収↑。

腎障害／肝障害

● 投与不可

10％以上　落屑，皮膚菲薄化，瘙痒，脱毛，口唇炎，口内乾燥，鼻腔乾燥。

チキジウム臭化物　鎮痙薬＞抗ムスカリン…チアトン
チクロピジン　抗血栓＞抗血小板＞ADP受容体遮断…パナルジン
チザニジン　筋緊張改善剤…テルネリン

チスタニン　去痰＞気道粘液溶解　[錠]

痰をさらさらにして，出しやすくする。

 L-エチルシステイン

痰の粘度を上げるムコタンパク質のジスルフィド結合を分解➡喀痰の粘度↓。

 ● 有益＞危険

チニダゾール　抗トリコモナス剤　[錠]

トリコモナス原虫のDNAを破壊，DNA合成を阻害する。

 チニダゾール

投与後48時間以上にわたり腟トリコモナスの殺虫濃度が持続。
★併注：アルコール。

● 妊娠 3 カ月以内は不可（他は有益＞
危険）　B3

チバセン　高血圧＞ACE 阻害薬　錠

強力に血管を収縮する Ang Ⅱ
の産生を阻害。
・血管を拡げる
・体液量を減らす
・心臓や腎臓を保護する

 ベナゼプリル

①AngⅠ から Ang Ⅱ への変換を阻害➡
Ang Ⅱ 産生↓。
・血管収縮抑制➡血圧低下。
・アルドステロン分泌↓ ➡Na⁺ 再吸収↓ ➡
利尿, 心負担減, K⁺ 排泄↓。
・心臓など臓器リモデリング抑制。
②ブラジキニン分解↓➡血管拡張, 空咳。
空咳, 高K 血症, 血管浮腫に注意。

 ● 投与不可

 咳嗽。

チミペロン　抗精神病＞定型＞ブチロフェノン系…トロペロン
チメピジウム臭化物　鎮痙薬＞抗コリン…セスデン

チャンピックス　禁煙補助＞α4β2 ニコチン受容体部分作用　錠

喫煙の満足感を抑えつつ, 切
望感を軽減して禁煙をサポート
する。

 バレニクリン

ニコチン依存性の形成に寄与する $\alpha_4\beta_2$
ニコチン受容体に対し, 刺激と拮抗の
両作用を示す。
◎拮抗：喫煙による満足感を抑制。
◎刺激：少量のドパミンを放出し, たば
こに対する切望感を軽減。
★〔保険給付〕処方せんの「備考」欄に
「ニコチン依存症管理料の算定に伴う処
方である」と記載。

 禁煙開始日の 1 週間前から開始。

 ● 有益＞危険　B3

 不眠症, 異常な夢, 頭痛, 嘔気, 鼓腸

便秘。

チョコラA　ビタミンA剤　末錠液

ビタミンAを補充する。

 ビタミンA剤
上皮組織の保護，視紅の生成に関与。
欠乏すると，夜盲症や上皮組織の乾燥，
角化の原因となる。

● 3カ月以内は欠乏症のみ 5000IU／
日未満に留める（他は投与不可）

チラーヂンS　甲状腺ホルモン剤　散錠

甲状腺ホルモン（T4）を補充する。

 レボチロキシン
T4製剤。肝臓で徐々にT3に変換。
$T_{1/2}$ が長く安定した血中濃度を保てる
ので使いやすい。
・発育と骨格形成の正常化
・基礎代謝向上，心機能亢進

体重・年齢ごとの製剤量（g／mL／包）
散 0.01%

	1回量　＊1日1回
未熟児	開始：0.05g／kg 8日目〜：0.1g／kg
乳幼児	0.1g／kg

● 有益＞危険

チロナミン　甲状腺ホルモン剤　錠

甲状腺ホルモン（T3）を補充する。

 リオチロニン
T3製剤。$T_{1/2}$ が短く血中濃度が安定し
ないが，効果発現が速い。
・発育と骨格形成の正常化
・基礎代謝向上，心機能亢進

 ● 有益＞危険　A

沈降炭酸カルシウム錠　高リン血症　錠

腸内でリン吸収を阻害し, 血中リン濃度を下げる。

 沈降炭酸Ca

腸管内でリン酸イオンと不溶性の塩を作り, 腸管からのリン吸収↓ ➡血中リン濃度↓。
★2週間で効果が認められない場合は投与中止。★併注：大量の牛乳。

食直後（食後では効果↓）。

沈降炭酸カルシウム末　制酸剤　末

胃酸を中和する。

 沈降炭酸Ca

胃・十二指腸潰瘍, 胃炎等を改善。
★併注：大量の牛乳。

ツイミーグ　糖尿病＞ミトコンドリア作用薬　錠

ミトコンドリアに作用し, インスリン分泌低下とインスリン抵抗性亢進の両方を改善する。

 イメグリミン

膵臓・肝臓・骨格筋のミトコンドリアに作用➡①膵臓：インスリン分泌↑, β細胞数↑, ②肝臓：糖新生↓, 脂肪肝抑制, ③骨格筋：糖取込み↑。

 ● インスリン製剤を投与

 低血糖。

ツインライン　経腸栄養剤　液

栄養素, エネルギーの補給。

 経腸成分栄養剤

● 3カ月未満用法・用量留意

 下痢, 腹部膨満感, 腹痛。

 調整後, 12時間以内。禁凍結。

ツートラム　鎮痛＞オピオイド＞非麻薬…トラマール／ワントラム

ツベルミン　抗結核薬　錠

結核菌の細胞壁合成を阻害する。

 __エチオナミド__

結核菌に特異的な細胞壁成分ミコール酸の合成を阻害。
イソニアジド耐性菌に有効。

 ● 原則不可

ツルバダ　HIV薬＞ヌクレオシド系逆転写酵素阻害(NRTI)　錠

HIV RNAから逆転写酵素によってウイルスDNAが合成されるのを阻害する。

 __エムトリシタビン・テノホビル　ジソプロキシル__

細胞内で活性体となり，逆転写酵素がそれを正常ヌクレオチドの代わりにDNA鎖に取込む➡DNA合成停止➡宿主DNAに組込むDNAが作れない➡増殖抑制。

 ● 有益＞危険　B3

悪心，下痢，血中アミラーゼ増加，CK増加。

ツロブテロール　気管支拡張＞β2刺激…ホクナリン

デアメリンS　糖尿病＞SU薬(第1世代)　錠

インスリンの分泌を促進する。
常時，血糖値が高い人向き。

 __グリクロピラミド__

膵β細胞のSU受容体刺激➡インスリン分泌を強力に促進。
常時作用するので低血糖を起こしやすい。
細胞への糖取込み↑➡体重増加。

● 投与不可

ディアコミット　抗てんかん薬　カ DS

脳内の神経細胞の興奮を抑え

 __スチリペントール__

て,てんかん発作を起こりにくくする。

① 抑制性神経伝達物質GABA のシグナル伝達を増強
② チトクロームP450 アイソザイムの阻害作用に基づく,併用抗てんかん薬の効果を増強。
★併注：カフェイン含有食品(チョコレート, コーヒー, 紅茶, 日本茶, コーラ等)。
★食欲減退が高頻度で現れることを説明する。★DS は赤褐色の粒が見られることがある。

🥛 食事中または食直後(空腹時は効果↓)。

👶 体重・年齢ごとの製剤量(g ／ mL ／包)
DS

1 日量	*分 2 ～ 3, 食事中or 食直後 1 歳以上, 50kg 未満	
	分包 250mg	分包 500mg
開始	0.08 包／ kg	0.04 包／ kg
維持	0.2 包／ kg ※Max 10 包	0.1 包／ kg ※Max 5 包

💊 ● 有益＞危険　B3

💥 15％以上 傾眠, 運動失調, 振戦, 食欲減退, AST 上昇, γ-GTP 上昇。

🧊 〔DS〕服用時に開封する。調整後の残液は保存しないで廃棄する。

ティーエスワン　悪性腫瘍＞ピリミジン代謝拮抗　　　顆 OD カ

DNA合成に必要な核酸材料の合成を阻害する。
RNAの機能障害を起こし,アポトーシスを誘導する。

👤 テガフール・ギメラシル・オテラシルK
① ピリミジン合成経路でチミジル酸合成酵素阻害➡dTMP 合成阻害➡複製阻害。
② RNA 機能障害➡アポトーシス。
消化器癌のスペクトルが広い。
ギメラシル：5-FU の分解を阻害。
オテラシル：腸管粘膜での 5-FU 活性化

を阻害し消化器症状を軽減。

食後(空腹時は効果減弱)。

● 投与不可

骨髄抑制, 白血球・好中球・血小板・赤血球・ヘモグロビン・ヘマトクリット値・リンパ球減少, AST・ALT・ビリルビン・ALP 上昇, 食欲不振, 悪心・嘔吐, 下痢, 口内炎, 味覚異常, 色素沈着, 発疹, 全身倦怠感, LDH 上昇, 総蛋白減少, アルブミン低下。

---

dl- メチルエフェドリン　鎮咳剤＞β刺激(非選択)　　　　散

気管支を拡げる, 咳を抑える。

dl- メチルエフェドリン
気管支平滑筋の β_2 刺激➡気管支拡張。
中枢性鎮咳作用もある。

 ● 有益＞危険

ディオバン　高血圧＞Ang Ⅱ受容体拮抗(ARB)　　　錠 OD

強力に血管を収縮するAng Ⅱの受容体を遮断。
・血管を拡げる
・体液量を減らす
・心臓や腎臓を保護する

バルサルタン
①AT_1 受容体拮抗
・血管収縮抑制➡血圧低下。
・アルドステロン分泌↓➡Na^+再吸収↓➡利尿, 心負担減, K^+排泄↓。
・心臓など臓器リモデリング抑制。
②AT_2 受容体活性化➡心血管系保護。
◎降圧作用はACE 阻害薬より強め。
◎高K 血症, 血管浮腫に注意。
◎空咳がない。

 ● 投与不可　D

〔OD〕PTP 保存(分包機不適(吸湿性))。

ディクアノン　消化性潰瘍・胃炎治療剤…マーロックス
d- クロルフェニラミン　アレルギー＞抗ヒスタミン(第 1 世代)…ポララミン

ディナゲスト　子宮内膜症・月経困難症治療剤　錠 OD

子宮内膜の過剰な増殖を抑え，内膜の再生を促す。

 ジエノゲスト

①プロゲストーゲン作用➡子宮内膜の増殖抑制。
②中枢へのネガティブフィードバック➡卵胞発育・排卵抑制。
★投与中は非ホルモン法により避妊。

 月経周期2〜5日目から投与。

 ● 投与不可

〔1mg〕ほてり，頭痛，不正出血，外陰部かぶれ・かゆみ，悪心。
〔0.5mg〕不正出血。

ディレグラ　アレルギー性鼻炎＞抗ヒスタミン（第2世代）＋α刺激　錠

眠気や口渇が少ない抗アレルギー薬に，鼻づまりを改善する血管収縮薬を配合。

 フェキソフェナジン・プソイドエフェドリン

◎第2世代抗ヒスタミン➡鼻炎，アレルギー予防。
眠気，口渇，眼圧上昇，尿閉が少ない。
◎α刺激➡血管収縮➡鼻閉改善。

 空腹時（食後は効果↓）。

 緑内障／排尿障害

● 有益＞危険

デエビゴ　睡眠薬＞オレキシン受容体拮抗　錠

覚醒を保持する神経系の働きを抑えて睡眠に導く。

 レンボレキサント

覚醒状態を作り出すモノアミン神経系を活性化させるオレキシンの受容体を遮断➡不眠改善。
依存性，筋弛緩作用が少ない。
★併注：アルコール。

食事と同時または食直後は避ける（食

後で血中濃度↓)。

 ● 有益＞危険 B3

 傾眠。

 Tmax 1 ～ 1.5hr

テオドール　気管支拡張＞キサンチン系　　　　　　　　　　顆錠

気管支を拡げる。

 テオフィリン

◎気管支平滑筋においてPDE阻害➡
cAMP↑➡気管支拡張。
◎気管支アデノシン受容体遮断➡気管支
平滑筋弛緩➡気管支拡張。
★併注：タバコ。

 体重・年齢ごとの製剤量（g／mL／包）

顆粒20%

1回量　＊1日2回，朝・寝前
0.5 ～ 1g
（6 ～ 15歳の開始：0.02 ～ 0.025g／kg）

 ● 有益＞危険

 Tmax 5.7-7.2hr

テオロング　気管支拡張＞キサンチン系　　　　　　　　　　錠

気管支を拡げる。

 テオフィリン

◎気管支平滑筋においてPDE阻害➡
cAMP↑➡気管支拡張。
◎気管支アデノシン受容体遮断➡気管支
平滑筋弛緩➡気管支拡張。
★併注：タバコ。★便に白色顆粒がみ
られる。

● 有益＞危険

 悪心，嘔吐，食欲不振。

⏱ Tmax 4.9hr

デカドロン　副腎皮質ホルモン剤　　　　　　　　錠液

抗炎症，免疫抑制，抗アレル
ギー作用など。

　　デキサメタゾン
　　抗炎症作用が強い。コルチゾールの25
　　倍。
　　強すぎるのとT₁/₂が長いので，副腎萎
　　縮が問題。

　　体重・年齢ごとの製剤量（g／mL／包）
　　エリキシル0.01%

1日量 ＊分1〜4
1.5〜40mL

 ● 有益＞危険 🦘A

テガフール・ギメラシル・オテラシル　悪性腫瘍＞ピリミジン代謝拮抗…ティーエスワン
デキサメタゾン　副腎皮質ホルモン剤…デカドロン
デキストロメトルファン　中枢性鎮咳薬(非麻薬性)…メジコン

テクフィデラ　多発性硬化症治療剤　　　　　　　　力

過剰な免疫反応を抑える。
神経細胞を保護する。

　　フマル酸ジメチル
　　酸化や炎症，生体異物ストレスを軽減す
　　る細胞防御機構であるNrf2転写経路を
　　活性化➡抗炎症，神経保護作用。

 ● 有益＞危険 🦘B1

 10%以上 潮紅，下痢，悪心。

テグレトール　抗てんかん薬　　　　　　　　　　細錠
　　　　　　　　双極性障害＞気分安定薬

◎てんかん＞神経の興奮を抑
え，てんかん発作を予防。興奮

　　カルバマゼピン
　　てんかん：大脳神経細胞のNa⁺チャネル

が脳全体に拡がるのを阻止する。

部分発作の第1選択。

◎双極性障害➡神経の興奮を抑え気分を落ち着かせる。

遮断➡脱分極抑制➡過剰興奮を抑制➡興奮が周囲へ拡大するのを阻止。

躁状態や統合失調症の興奮状態にも有用。

★併注：アルコール，グレープフルーツジュース。

 体重・年齢ごとの製剤量(g ／ mL ／包)

細粒 50%

1 日量　＊分服
0.2 〜 1.2g

 ● 有益>危険　🇦🇺D

ALT，ALP，γ-GTP 上昇，ふらつき，眠気，めまい。

デザレックス　アレルギー>抗ヒスタミン(第 2 世代)　　　　　　　錠

アレルギー症状を誘発するヒスタミンのH1受容体をブロック。

メディエーター放出も抑制。

眠くなりにくい。口喝も少ない。

 デスロラタジン

◎H₁ 拮抗➡痒み，鼻炎等を改善。

◎メディエータ遊離↓➡アレルギー予防。

中枢移行ほとんどない➡眠くならない。

抗コリン作用弱い➡口渇，眼圧上昇，尿閉等が弱い。

 ● 望非投与　🇦🇺B1

デシコビ　HIV 薬>ヌクレオシド系逆転写酵素阻害(NRTI)　　　錠

HIV RNAから逆転写酵素によってウイルスDNAが合成されるのを阻害する。

 エムトリシタビン・テノホビル

細胞内で活性体となり，逆転写酵素がそれを正常ヌクレオチドの代わりにDNA鎖に取込む➡DNA 合成停止➡宿主DNAに組込むDNA が作れない➡増殖抑制。

★皮膚が変色(原因は不明)。

 ● 有益>危険　🇦🇺B3

テシプール　抗うつ薬＞四環系　錠

ノルアドレナリンの遊離を促進し，シナプス間隙量を増やす。

うつ症状，とくに意欲低下，疼痛等を改善。

 セチプチリン

前シナプスα₂自己受容体を遮断➡NA遊離↑➡精神賦活。

作用は弱めだが，発現が早く，副作用が少ない。

★併注：アルコール。

 ● 有益＞危険

デジレル　抗うつ薬＞5-HT₂ₐ遮断(SARI)　錠

脳内のセロトニン量を増やし，うつ症状，とくに不安や脅迫等を改善する。

睡眠の質をよくする。

トラゾドン

①弱いセロトニン再取込み阻害➡セロトニン濃度↑。

②5-HT₂ₐ受容体拮抗➡睡眠維持，睡眠時間延長。

鎮静作用が強い。

★併注：アルコール。

 ● 有益＞危険

デソパン　コルチゾール合成阻害薬　錠

副腎皮質ホルモンの産生を抑制する。

トリロスタン

副腎皮質ホルモンの合成過程で働く酵素(3β-HSD)を阻害➡アルドステロン，コルチゾール産生↓。

★投与中は非ホルモン法により避妊。

 ● 投与不可

デタントール　高血圧＞α1遮断　錠

血管を収縮する交感神経の働きを抑え，血圧を下げる。

ブナゾシン

血管平滑筋のα₁遮断➡血管拡張➡末梢血管抵抗減少，血圧低下。

交感神経作用が過剰な褐色細胞腫によ
る高血圧などに有用。
起立性低血圧に注意。

 ● 有益＞危険

テトラミド　抗うつ薬＞四環系 錠

ノルアドレナリンの遊離を促進
し，シナプス間隙量を増やす。

うつ症状，とくに意欲低下，疼
痛等を改善。

 ミアンセリン

前シナプスα_2自己受容体を遮断➡NA遊
離↑➡精神賦活。
作用は弱めだが，発現が早く，副作用
が少ない。
★併注：アルコール。

 ● 有益＞危険 ▨▨ B2

 眠気。

デトルシトール　過活動膀胱＞抗コリン 力

膀胱の収縮を抑え，膀胱容量
を増加させ，頻尿や尿意切迫
感を緩和する。

 トルテロジン

排尿筋（収縮で排尿促進）M_3遮断➡弛
緩➡排尿運動↓。

 緑内障／排尿障害

 ● 有益＞危険 ▨▨ B3

 10%以上 口内乾燥。

テナキシル　利尿薬＞チアジド類似 錠

尿量を増やしてむくみをとる。
血圧を下げる。
高血圧症の利尿に有用。

 インダパミド

遠位尿細管のNa^+/Cl^-共輸送体阻害➡
Na^+再吸収↓➡水の再吸収↓。
長期では降圧効果を現す➡高血圧症に
好んで使われる。
利尿作用はループ系より弱い。
低K血症に注意。
★併注：アルコール。

● 有益＞危険 C

 Tmax 1.7 ～ 1.9hr T1/2 13 ～ 20hr

テネリア　糖尿病＞DPP-4 阻害　　　　　　　　　　　　　　　錠 OD

食事刺激で分泌されインスリン
分泌を促すホルモン（インクレチ
ン）の分解を阻害し，インスリン
の分泌量を増やす。

 テネリグリプチン
食事刺激で腸管から分泌されインスリ
ン分泌を促すインクレチンの分解酵素
DPP-4 を阻害➡インスリン分泌↑。
低血糖，体重増加を起こしにくい。
食欲抑制効果もある。

 ● 有益＞危険

 低血糖。

テノゼット　B 型肝炎ウイルス＞逆転写酵素阻害　　　　　　　　　錠

B 型肝炎ウイルスが，RNA から逆
転写酵素によってウイルス DNA
を合成する過程を阻害する。

 テノホビル　ジソプロキシル
細胞内で活性体となり，逆転写酵素が
それを正常ヌクレオチドの代わりに DNA
鎖に取込む➡DNA 合成停止➡宿主 DNA
に組込む DNA が作れない➡増殖抑制。
中止でウイルスが再増殖するので長期
で服用。

 ● 有益＞危険 B3

デノタス　Ca／天然型ビタミン D3／Mg 配合剤　　　　　　　　　OD

血中の Ca 濃度を上げる。

 沈降炭酸Ca・コレカルシフェロール・炭酸
Mg
ビタミン D3：小腸の Ca 吸収↑，腎の Ca
再吸収↑。
Mg：Ca のブラザーイオン。
Ca：Ca の補給。
★併注：大量の牛乳。★分包不可（吸湿・
光により品質低下）。

デノパミン　心機能改善剤…カルグート

テノーミン　高血圧, 狭心症, 不整脈＞β1遮断　　　　　　　錠

交感神経の働きを抑えて,
◎心臓の負担を軽くする
◎血管を拡げて血圧を下げる

 アテノロール

心臓β₁遮断➡心拍数↓心拍出量↓➡心負担減。
長期ではレニン産生↓➡降圧効果。
徐脈に注意。

● 有益＞危険　C

デパケン　抗てんかん／双極性障害＞気分安定薬　　　細錠シ
　　　　　　片頭痛治療薬

◎てんかん＞脳内神経の興奮
を抑える。全般発作の第1選
択。
◎双極性障害＞神経の興奮を
抑える。
◎片頭痛発作を予防する。

 バルプロ酸Na

◎てんかん＞大脳神経細胞において
・GABA分解酵素阻害➡GABA濃度↑➡
抑制シグナル増強。
・T型Ca^{2+}チャネル抑制➡興奮シグナル抑制。
◎片頭痛＞Na^+チャネル遮断, GABAトランスアミナーゼ阻害。

● 片頭痛の予防：投与不可／その他：
原則禁忌　D

傾眠。

〔普通錠〕PTP保存（一包化避ける（吸湿性））。

デパス　抗不安＞BZD系＞短時間型　　　　　　　　　　細錠

神経細胞の興奮を抑えて, 気
分を安定させる。

 エチゾラム

抑制性$GABA_A$受容体のBZD結合部位に
結合➡受容体機能↑➡Cl⁻チャネル開口
頻度↑➡過分極➡神経細胞の興奮↓。
筋弛緩作用があり, 緊張性頭痛や肩こ
りにも有用。

★日数制限：30 日★併注：アルコール。

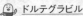 ● 有益＞危険

眠気，ふらつき。

T_{max} 3.3hr $T_{1/2}$ 6.3hr

テビケイ　HIV 薬＞インテグラーゼ阻害 　　　　　　　　　錠

HIVが, HIV DNAを宿主細胞の DNAに組込むのを阻止する。

ドルテグラビル

ウイルスDNA を宿主DNA へ組込むのに必要なインテグラーゼに結合し，宿主DNA への組込み抑制➡増殖プロセス停止。

★女性：投与中・終了後一定期間は避妊。

● 有益＞危険（初期は望非投与）
B1

デフェラシロクス　鉄過剰症＞鉄キレート剤…ジャドニュ

テプミトコ　悪性腫瘍＞MET チロシンキナーゼ阻害 　　　　錠

適応：非小細胞肺癌。
受容体刺激が無くても増殖シグナルを核に送り続けるMETチロシンキナーゼを阻害し，増殖を抑制する。

テポチニブ

MET 遺伝子変異により，受容体刺激がなくても活性化し続けて増殖や浸潤，血管新生などを促進するMET を阻害➡増殖抑制。
MET 遺伝子エクソン 14 スキッピング変異陽性例に用いる。

★男女とも：投与中・終了後一定期間は避妊。

食後（高脂肪食で吸収↑）。

● 有益＞危険　D

体液貯留，肝機能障害，腎機能障害，無力症，疲労，悪心，下痢，上部腹痛，

食欲減退, アミラーゼ増加, リパーゼ増加。

テプレノン　胃粘膜保護＞粘液産生促進…セルベックス

デプロメール　抗うつ薬＞SSRI　　　　　　　　　　　　　　　　　　　錠

セロトニンの再取込みを阻害
し, シナプス間隙量を増やす。
うつ症状, とくに不安, 強迫等
を改善。

 フルボキサミン

セロトニン再取込み阻害➡シナプス間隙
量↑。
マイルドな抗うつ効果。
抗コリン等の副作用は少ないが, 5-TH$_3$
刺激による悪心, 嘔吐等が出やすい。
★併注：アルコール。★かみ砕くと苦味,
しびれ感あり。

 ● 望非投与 C

眠気, 嘔気・悪心, 口渇, 便秘。

デベルザ　糖尿病＞SGLT2 阻害　　　　　　　　　　　　　　　　　　錠

血中の糖を尿に排泄して血糖
値を下げる。
肥満・メタボの比較的若年向
き。

 トホグリフロジン

腎で糖を再吸収する輸送体SGLT2 を阻
害➡糖の再吸収↓➡糖の尿中排泄↑。
体重も減る。低血糖を起こしにくいが,
脱水に注意。

 ● 本剤不可, インスリン製剤等を使用

低血糖, 頻尿, 血中ケトン体増加, 口渇。

デムサー　チロシン水酸化酵素阻害剤　　　　　　　　　　　　　　　カ

褐色細胞腫から過剰分泌され
血圧上昇や頻脈等を引き起こ
すカテコールアミンの産生を抑え
る。

 メチロシン

カテコールアミン生合成の律速酵素であ
るチロシン水酸化酵素を阻害➡褐色細
胞腫からの過剰なカテコールアミンの分
泌を抑制。
★1 日 1L を目安に水分摂取を行うよ
う指導（結晶尿の予防）。★併注：アル

コール。

 ● 有益＞危険

 10%以上 鎮静，傾眠，嘔吐，体重増加。

テモカプリル　高血圧＞ACE 阻害薬…エースコール
テモゾロミド　悪性腫瘍＞アルキル化薬＞トリアジン類…テモダール

テモダール　悪性腫瘍＞アルキル化薬＞トリアジン類　　　　　　　　　カ

DNAの構造を変化させて，DNA を損傷，細胞死を引き起こす。

 テモゾロミド

DNA をアルキル化➡DNA 損傷➡細胞死。
悪心・嘔吐は白金製剤ほどではない。
BBB 通過➡脳内の腫瘍に有用。
★カプセル内容物に曝露したら速やか
に洗浄。

空腹時が望ましい（食後はCmax ↓）。

● 投与不可　D

10%以上 倦怠感，頭痛，貧血，白血
球減少，リンパ球減少，好中球減少，
血小板減少，AST上昇，ALT上昇，ALP
上昇，悪心，嘔吐，食欲不振，便秘，
下痢，疲労。

デュオドーパ　パーキンソン病＞ドパミン補充　　　　　　　　　　　　液

不足しているドパミンを補充する。

レボドパ・カルビドパ

BBB を通過できるドパミンの前駆物質。
運動症状を強力に改善。
末梢でドパミンに変換しないよう，変換
酵素阻害薬のカルビドパ配合。
★高蛋白食でレボドパの吸収低下の報
告。★投与開始 20 分前に冷蔵庫及び
外箱からカセットを取り出しておく。

 緑内障

 ● 望非投与　B3

腹痛, 便秘, 口腔咽頭痛, ジスキネジア, 頭痛, 鼻出血, 異常高熱, 切開部位痛, 過剰肉芽組織, 術後疼痛, 切開部位紅斑, 医療機器挿入合併症, ストーマ部感染, 切開部位発疹, 縫合関連合併症。

 凍結を避け 2 ～ 8℃。冷蔵庫内で外箱に入れて保存。

デュタステリド(前立腺肥大)　前立腺肥大 > 5 α 還元酵素阻害…アボルブ
デュタステリド(男性型脱毛)　男性型脱毛症(AGA) > 抗アンドロゲン…ザガーロ

デュファストン　黄体ホルモン製剤　錠

・性腺機能を改善
・調節卵巣刺激の開始時期を調整

 ジドロゲステロン
黄体ホルモンを補充し
・月経異常を改善
・エストロゲンの作用抑制
・妊娠維持
・調節卵巣刺激の開始時期を調整

〔調節卵巣刺激下における早発排卵の防止〕月経周期 2 ～ 5 日目より開始。

 ● 安全未確立

デュロキセチン　抗うつ薬 > SNRI…サインバルタ
デラキシ　ビタミンC・パントテン酸Ca 配合剤…シナール
テラムロ　高血圧 > Ca 拮抗薬＋ARB…ミカムロ
テルチア　高血圧 > ARB ＋利尿薬(チアジド系) …ミコンビ

デルティバ　抗結核薬　錠

結核菌の細胞壁合成を阻害する。

 デラマニド
結核菌に特異的な細胞壁成分ミコール酸の合成を阻害。
細胞内結核菌に対しても有効。

 食後(空腹時は吸収↓)。

● 投与不可

QT 延長, めまい, 頭痛, 傾眠, 不眠症, 悪心, 嘔吐, 腹痛。

 PTP 保存。

テルネリン　筋緊張改善剤 　顆錠

筋肉をほぐし, こわばりやコリ, 痛みを改善する。

 チザニジン
中枢性α_2刺激➡NA 分泌↓➡脊髄の多シナプス反射を抑制➡過度な筋緊張を抑制➡骨格筋弛緩。
★併注：アルコール。

● 有益＞危険

デルパント　複合パントテン酸製剤 　顆

ビタミンを補充する。

 パントテン酸Ca・B2・B6・ニコアミ
皮疹や皮膚炎に有用。

テルビナフィン　抗真菌＞アリルアミン系…ラミシール
テルミサルタン　高血圧＞Ang Ⅱ受容体拮抗 (ARB) …ミカルディス
テルミサルタン・アムロジピン　高血圧＞Ca 拮抗薬＋ARB…ミカムロ
テルミサルタン・ヒドロクロロチアジド　高血圧＞ARB ＋利尿薬(チアジド系) …ミコンビ
トアラセット　鎮痛＞オピオイド〉非麻薬…トラムセット

ドウベイト　HIV 薬＞インテグラーゼ阻害＋NRTI 　錠

HIV RNAからウイルスDNAが合成されるのを阻害し, また, ウイルスDNAを宿主細胞DNAに組込むのを阻止する。

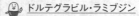 ドルテグラビル・ラミブジン
◆インテグラーゼ阻害：
ウイルスDNA を宿主DNA へ組込むのに必要なインテグラーゼを阻害する。
◆逆転写酵素阻害：
逆転写酵素を阻害し, DNA 合成を停止させる。
★女性：投与中・終了後一定期間は避妊。

 ● 有益＞危険

ドキサゾシン　高血圧＞α 1 遮断…カルデナリン

ドグマチール　抗潰瘍, 消化管運動促進, 抗うつ　
　　　　　　　抗精神病＞定型＞ベンズアミド系

◎精神系＞脳内神経系の興奮を抑え, 幻覚, 妄想等を抑える。

◎消化管＞胃の動きや血流を改善。吐き気を抑える。

◎抗うつ作用もある。

 スルピリド

◎中脳辺縁系のD$_2$遮断➡陽性症状（幻覚, 妄想など）を緩和。

◎末梢D$_2$遮断➡消化管運動亢進, 胃血流↑。

◎延髄CTZのD$_2$遮断➡制吐。

低用量で抗うつ, 高用量で抗精神病。

D$_2$遮断による高プロラクチンに注意。

★併注：アルコール。

● 有益＞危険

トコフェロール酢酸エステル　ビタミンE剤…ユベラ
トコフェロールニコチン酸エステル　微小循環賦活＞ビタミンE剤…ユベラN
トスキサシン　抗菌薬＞ニューキノロン系…オゼックス
トスフロキサシン　抗菌薬＞ニューキノロン系…オゼックス
ドネペジル　アルツハイマー型, レビー小体型認知症…アリセプト
　　　　　　＞コリンエステラーゼ阻害
ドパコール　パーキンソン病＞ドパミン補充…ネオドパストン／メネシット
ドパストン　パーキンソン病＞ドパミン補充…ドパゾール

ドパゾール　パーキンソン病＞ドパミン補充　錠

不足しているドパミンを補充する。

 レボドパ

BBBを通過できるドパミンの前駆物質。

運動症状を強力に改善する。

★高蛋白食でレボドパの吸収低下の報告。

 緑内障

 ● 望非投与　B3

悪心・嘔吐, 食欲不振, 不随意運動, 起立性低血圧。

トビエース　過活動膀胱＞抗コリン 　錠

膀胱の収縮を抑え，膀胱容量を増加させ，頻尿や尿意切迫感を緩和する。

🧑 フェソテロジン

排尿筋（収縮で排尿促進）M₃遮断➡弛緩➡排尿運動↓。

☠️ 緑内障／排尿障害

⚖️ ● 有益＞危険

💊 10%以上 口内乾燥。

📦 PTP保存。

トピナ　抗てんかん薬 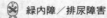　細錠

脳内の神経細胞の興奮を抑えて，てんかん発作を起こりにくくする。

🧑 トピラマート

・大脳神経細胞のNa⁺チャネル遮断➡興奮シグナル抑制。
・炭酸脱水酵素阻害➡Cl⁻流入➡抑制シグナル増強。

👶 体重・年齢ごとの製剤量（g／mL／包）

細粒10%

	1日量　*分2 2歳以上
開始	0.01g／kg
2週間～	0.02g／kg
維持	0.06g／kg ※Max 0.09g／kg or 6g

⚖️ ● 有益＞危険 D

💊 10%以上 傾眠，めまい，摂食異常，血中重炭酸塩減少，電解質異常，肝機能異常，体重減少。

トピラマート　抗てんかん薬…トピナ

トピロリック　高尿酸血症＞尿酸生成抑制 錠

尿酸の生合成過程で働く酵素を阻害し，尿酸の産生を抑える。

 トピロキソスタット

プリン体から尿酸への代謝過程で働くキサンチンオキシダーゼを阻害。
発作中の開始は症状を悪化させるので，関節炎が消退してから投与。
★投与初期に痛風発作が発現しやすいが，用量は変更せずコルヒチン，NSAIDs，ステロイドを併用。

 ● 有益＞危険

ALT・AST 増加，痛風関節炎，β-N アセチルD グルコサミニダーゼ増加，α1 ミクログロブリン増加。

トフィソパム　自律神経調整剤…グランダキシン

ドプス　ノルアドレナリン作動性神経機能改善薬 細 OD

欠乏しているノルアドレナリンを補充する。

 ドロキシドパ

NA の前駆物質。
BBB を通過し，脳内でNA に変換され，すくみ足，たちくらみを改善。

 緑内障

 ● 投与不可

ドプテレット　血小板産生促進(トロンボポエチン受容体作動) 錠

血小板数が少ない慢性肝疾患患者に対し，出血を伴う手術をする前に投与して血小板数を増やしておく。

 アバトロンボパグ

トロンボポエチンのシグナル伝達経路活性化➡骨髄前駆細胞の分化・増殖促進➡血小板数↑。
★日数制限：14 日(2024.5 月末まで)

 食後。

 ● 有益＞危険

📦 ブリスターシート保存。

トフラニール　抗うつ薬＞三環系 ［錠］

ノルアドレナリン（NA），セロトニン再取込みを阻害しシナプス間隙量を増やす。

セロトニンは不安，脅迫，NAは意欲低下，疼痛等を改善。

😊 **イミプラミン**

モノアミントランスポーター阻害➡シナプス間隙のセロトニン，NA濃度↑。
遺尿症にも有用。
強力だが副作用が多い（抗コリンによる口渇，排尿障害等）。
★併注：アルコール。★コンタクトで角膜障害発現。

😖 緑内障／排尿障害

🤰 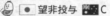 ● 望非投与　🏳 C

💊 錐体外路障害，眠気，口渇，排尿困難，便秘，悪心・嘔吐，ふらつき，めまい，発汗。

ドーフル　鎮痛・止瀉剤＞オピオイド ［散］

◎強い痛みを抑える。
◎咳を鎮める。
◎下痢を止める。

😊 **アヘン・トコン**

オピオイド受容体を刺激。
鎮痛，鎮咳，止瀉薬などに用いる。
去痰作用のある生薬配合。
★日数制限：14日★併注：アルコール。
★薬が不要になったら病院又は薬局へ返却。

🤰  ● 有益＞危険

トミロン　抗菌薬＞セフェム系（第3世代） ［細］［錠］

細菌の細胞壁合成を阻害し，細胞壁を崩壊，菌を破裂させる（殺菌性）。

😊 **セフテラム　ピボキシル**

細胞壁の主成分ペプチドグリカンを合成する酵素PBPに結合➡ペプチド同士の架橋を阻害➡細胞壁が崩壊➡浸透圧に耐えられず破裂（溶菌）。

GN スペクトル広い，GP 抗菌活性低い。
軽症の気道感染症，中耳炎等に汎用。

 体重・年齢ごとの製剤量（g ／ mL ／包）

細粒 20%

1日量	＊分3
0.045 ～ 0.09g ／ kg	

 ● 有益＞危険

ドメナン　気管支喘息＞TXA2 合成酵素阻害　　　　錠

気管支を過敏にしたり収縮させたりするTXA2の合成を抑える。予防的。

 オザグレル

マスト細胞などでのTXA$_2$ 合成酵素阻害
➡TXA$_2$ 産生↓➡気管支収縮抑制，過敏性亢進抑制。

 ● 有益＞危険

トライコア　脂質異常＞フィブラート系　　　　錠

中性脂肪の合成を抑えたり，分解を促したりする。
TG, LDLを減らし，HDL増加させる。

 フェノフィブラート

肝・脂肪細胞の転写因子PPARα活性。
①肝：脂肪酸β酸化↑➡TG 合成↓。
②肝：アポタンパク質A-I 合成↑➡末梢から余ったCh 回収↑➡HDL ↑。
③脂肪細胞：リパーゼの合成↑➡VLDL 中のTG 分解↑。
尿酸値低下作用もある。
★授乳婦投与不可。

 食後（空腹時は吸収↓）。

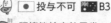 腎障害／肝障害

 ● 投与不可　　B3

肝機能検査値異常，CK 上昇，抗核抗体陽性。

開封後は遮光（光により微黄色に変

化）。

トラクリア　肺動脈性肺高血圧症＞エンドセリン受容体拮抗　　　　　錠

肺動脈血管を拡げ，肺循環を
改善する。

 ボセンタン

強力な血管収縮物質エンドセリンの受容
体への結合を阻害。
・血管拡張
・血管透過性亢進抑制
・リモデリング抑制
★併注：グレープフルーツジュース。
★〔分散錠〕服用時の分散は水以外使
用しない。

 肝障害

 ● 投与不可 X

 10％以上 頭痛，肝機能異常，筋痛，
倦怠感，AST・ALT 上昇，γ-GTP 上昇，
白血球数減少，ヘモグロビン減少。

〔分散錠〕分割後は密閉容器で7日以内。

トラセミド　利尿薬＞ループ系…ルプラック

トラゼンタ　糖尿病＞DPP-4 阻害　　　　　　　　　　　　　　　錠

食事刺激で分泌されインスリン
分泌を促すホルモン（インクレチ
ン）の分解を阻害し，インスリン
の分泌量を増やす。

 リナグリプチン

食事刺激で腸管から分泌されインスリ
ン分泌を促すインクレチンの分解酵素
DPP-4 を阻害➡インスリン分泌↑。
低血糖，体重増加を起こしにくい。
食欲抑制効果もある。

 ● 有益＞危険 B3

トラゾドン　抗うつ薬＞5-HT₂ₐ 遮断（SARI）…デジレル／レスリン

トラディアンス　糖尿病＞SGLT2阻害＋DPP-4阻害 ［錠］

◎食事刺激で分泌されインスリン分泌を促すホルモン（インクレチン）の分解を阻害する。

◎血中の糖を尿に排泄する。

肥満・メタボの比較的若年向き。

 エンパグリフロジン・リナグリプチン

◆DPP-4阻害：
食事刺激で分泌されインスリン分泌を増強するインクレチンの分解を阻害。
低血糖や体重増加を起こしにくい。
食欲抑制効果もある。

◆SGLT2阻害：
腎での糖の再吸収を阻害。
体重減少作用もある。低血糖を起こしにくいが，脱水を起こしやすい。

 ● 本剤不可，インスリン製剤等を使用
D

トラニラスト　アレルギー性疾患＞メディエーター遊離抑制…リザベン
　　　　　　　ケロイド・肥厚性瘢痕治療剤
トラネキサム酸　抗プラスミン…トランサミン
トラピジル　狭心症＞冠血管拡張…ロコルナール

トラベルミン　鎮暈剤＞H1拮抗 ［錠］

内耳からの吐き気に関する情報が中枢に伝わらないようにし，めまいを抑える。

 ジフェンヒドラミン・ジプロフィリン

内耳の半規管などからの情報が伝わる前庭神経への刺激（H_1受容体）を遮断
➡嘔吐中枢への刺激を抑制。
★かみ砕くと苦味，しびれ感。
★併注：アルコール。

緑内障／排尿障害

● 有益＞危険

トラマドール　鎮痛＞オピオイド＞非麻薬…トラマール／ワントラム
トラマドール・アセトアミノフェン　鎮痛＞オピオイド＞非麻薬…トラムセット

ドラマミン　鎮暈・鎮吐剤 ［錠］

内耳からの吐き気に関する情報が中枢に伝わらないように

 ジメンヒドリナート

内耳の半規管などからの情報が伝わる

し，吐き気やめまいを抑える。

前庭神経への刺激（H₁受容体）を遮断
➡嘔吐中枢への刺激を抑制。
★併注：アルコール。

 予防は 30 分 ～ 1 時間前で，1 日 200mg は超えない。

 ● 有益＞危険 A

トラマール　鎮痛＞オピオイド＞非麻薬　OD

痛覚伝導路に作用する強力な痛み止め。
癌性疼痛や慢性疼痛，抜歯後疼痛などに使う。

 トラマドール
オピオイドμ受容体刺激➡脊髄，脳レベルでの痛みの閾値上昇➡鎮痛。
NA，セロトニン再取込み阻害作用もある➡鎮痛，抗うつ。
鎮痛作用はモルヒネの 1/5。
★併注：アルコール。

 ● 有益＞危険 C

 傾眠，浮動性めまい，頭痛，悪心，嘔吐，便秘，食欲減退，口渇，倦怠感。

⏱ T_{max} 2hr $T_{1/2}$ β6 ～ 7hr

トラムセット　鎮痛＞オピオイド＞非麻薬　錠

痛覚伝導路に作用する強力な痛み止め。
癌性疼痛や慢性疼痛，抜歯後疼痛などに使う。

トラマドール・アセトアミノフェン
オピオイドμ受容体刺激➡脊髄，脳レベルでの痛みの閾値上昇➡鎮痛。
NA，セロトニン再取込み阻害作用もある➡鎮痛，抗うつ。
鎮痛作用はモルヒネの 1/5。
鎮痛作用を増強するアセトアミノフェン配合。
★併注：アルコール。

 間隔 4 時間以上。1 回 2 錠，1 日 8 錠を超えない。

 ● 有益＞危険

傾眠，浮動性めまい，頭痛，悪心，嘔吐，便秘，胃不快感，肝機能検査異常，瘙痒症，異常感。

ドラール　睡眠薬＞BZD系＞長時間型　　　　　　　　　　錠

神経細胞の興奮を抑えて，睡眠障害を改善する。
早期覚醒，熟眠困難に有用

 クアゼパム

抑制性GABA$_A$受容体のBZD結合部位に結合➡受容体機能↑➡Cl$^-$チャネル開口頻度↑➡過分極➡神経細胞の興奮↓。
筋弛緩作用は弱い➡転倒リスク少。
★日数制限：30日★併禁：食物。併注：アルコール。

 食後は避ける（食事で効果過剰）。

 ● 有益＞危険

 眠気・傾眠。

 Tmax 3.4hr T1/2 37hr

トランコロン　過敏大腸症＞抗コリン　　　　　　　　　錠

大腸が動き過ぎるのを抑え，腹痛や下痢の症状を改善する。

 メペンゾラート

腹部中腔臓器のM$_3$拮抗➡主に下部消化管の痙攣を抑制。

 緑内障／排尿障害

 ● 有益＞危険

トランコロンP　過敏大腸症＞抗コリン　　　　　　　　錠

大腸が動き過ぎるのを抑え，腹痛や下痢の症状を改善する。
軽い鎮静効果としてフェノバルビタールを少量配合。

 メペンゾラート・フェノバルビタール

腹部中腔臓器のM$_3$拮抗➡主に下部消化管の痙攣を抑制。
★日数制限：30日★併注：アルコール。

 緑内障／排尿障害

● 望非投与

トランサミン　抗プラスミン

散 錠 カ シ

◎血を固まりやすくする。

◎アレルギーや炎症を抑える。

 __トラネキサム酸__

◎線溶系のプラスミンやプラスミノゲンとフィブリンとの結合を阻止➡フィブリン分解阻害➡血栓溶解を阻害。

◎キニン産生↓➡抗アレルギー，抗炎症。

 体重・年齢ごとの製剤量(g ／ mL ／包)

シロップ 5%

	1日量　＊分 3 ～ 4
～ 12 カ月	1.5 ～ 4mL
2 ～ 3 歳	3 ～ 7mL
4 ～ 6 歳	5 ～ 13mL
7 ～ 14 歳	8 ～ 20mL
15 歳～	15 ～ 40mL

 ● 有益＞危険 B1

トランデート　高血圧＞α1β遮断

錠

交感神経の働きを抑えて，

◎心臓の負担を軽くする

◎血管を拡げて血圧を下げる。

 __ラベタロール__

◎血管平滑筋 α_1 遮断➡血管拡張。

◎心臓 β_1 遮断➡心拍数↓心拍出量↓➡心負担減。

β_2 遮断➡気管支収縮(副作用)。

徐脈，起立性低血圧に注意。

 喘息

 ● 有益＞危険 C

トランドラプリル　高血圧＞ACE 阻害薬…オドリック

トリアゾラム　睡眠薬＞BZD 系＞超短時間型…ハルシオン

トリキュラー　経口避妊剤

錠

低用量ピル(避妊薬)。

 __レボノルゲストレル・エチニルエストラジ__

オール

①視床下部へのネガティブ・フィードバック➡FSH, LH分泌↓➡排卵抑制。
②子宮内膜増殖抑制➡着床しにくい。
③頸管粘液粘度↑➡精子泳ぎにくい。
★35歳以上で1日15本以上の喫煙者は投与不可。★禁煙を指導。★飲み忘れた場合(28錠製剤の白錠(大)を除く),翌日までに気づけば直ちに服用し,その日の錠剤も服用。2日以上忘れた場合は中止し,次の月経を待って再開。

 毎日一定の時刻に。開始日は月経第1日目から。

 高血圧

 ● 投与不可 ░░ B3

 下腹部痛, 乳房緊満感, 悪心, 嘔吐, 頭痛。

トリクロリール 催眠＞非BZD系(短時間)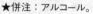

神経の興奮を抑えて,検査時などに眠らせる。

トリクロホスNa

一般の睡眠障害では使わない。
★併注：アルコール。

● 有益＞危険

凍結を避け冷所(1～15℃)。

T_{max} 1hr $T_{1/2}$ β8.2hr

トリクロルメチアジド 利尿薬＞チアジド系…フルイトラン

トリテレン 利尿薬＞K$^+$保持性 カ

尿量を増やしてむくみをとる。
血圧を下げる。

トリアムテレン

◎遠位尿細管・集合管のNa$^+$チャネル阻

穏やかな利尿薬。	害➡Na⁺再吸収↓➡水の再吸収↓。 ◎Na⁺/K⁺ATPase抑制➡K⁺保持。 作用は弱めでチアジド系やループ系と相性がよい。 低K血症に注意。

 ● 有益＞危険 C

⏱ Tmax 0.8～2.3hr

トリプタノール　抗うつ薬＞三環系　　　　　　錠

ノルアドレナリン（NA），セロトニン再取込みを阻害しシナプス間隙量を増やす。

セロトニンは不安，脅迫，NAは意欲低下，疼痛等を改善。

 アミトリプチリン

モノアミントランスポーター阻害➡シナプス間隙のセロトニン，NAの再取込み阻害➡濃度上昇。

夜尿症にも有用。

強力だが副作用が多い（抗コリンによる口渇，排尿障害等）。

★併注：アルコール。

🚫 緑内障／排尿障害

 ● 有益＞危険 C

😊 眠気，口渇。

トリヘキシフェニジル　パーキンソン病＞抗コリン…アーテン

トリーメク　HIV薬（3成分配合）　　　　　　錠

3成分配合のHIV薬。

 ドルテグラビル・アバカビル・ラミブジン

◎インテグラーゼ阻害

◎ヌクレオシド系逆転写酵素阻害

★併注：アルコール。★女性：投与中・終了後一定期間は避妊。

 ● 有益＞危険 B3

トリメブチン　消化管運動調律剤…セレキノン

トリモール　パーキンソン病＞抗コリン　細錠

脳内神経のバランスを整えて
パーキンソン病の症状を緩和す
る。

 ピロヘプチン

ドパミン-ACh 神経が協調制御している
黒質-線条体系における，ドパミン減少
によるACh 優位を是正。
とくに筋固縮と振戦に奏効。
脳内のACh 作用低下は認知症を悪化さ
せる➡高齢者は注意。

 緑内障／排尿障害

 ● 有益＞危険

トリラホン　抗精神病＞定型＞フェノチアジン系　散錠

脳神経の過度な興奮を抑制。
◎幻覚や妄想などを緩和
◎鎮静
◎吐き気を抑制

 ペルフェナジン

◎中脳辺縁系のD₂ 遮断➡陽性症状（幻
覚，妄想など）改善。
◎H₁，α₁ 遮断➡鎮静。
◎延髄CTZ のD₂ 遮断➡制吐。
D₂ 遮断作用が強く，錐体外路症状が出
やすい。
★併注：アルコール。★初期の起立性
低血圧に注意。

 ● 望非投与　C

トリンテリックス　抗うつ薬＞セロトニン再取込み阻害・受容体調節　錠

うつ症状，とくに不安，強迫等
を改善する。

 ボルチオキセチン

セロトニン再取込み阻害，セロトニン受容
体調節作用➡不安，うつ，落ち込み等
を改善。
★併注：アルコール。

 ● 有益＞危険　B3

 10%以上 悪心。

ドルナー　PGI2 誘導体製剤　

血管を拡げ, 血栓を予防する。
◎血流悪化による痛みや冷感, しびれ等を改善。
◎肺動脈性肺高血圧症を改善。

 ベラプロストNa
◎血管平滑筋細胞内cAMP ↑ ➡ 弛緩 ➡ 血管拡張。
◎血小板内cAMP ↑ ➡ 血小板凝集抑制。
★「ケアロード」「ベラサス」と同一成分であるが用法・用量は異なる。

 ● 投与不可

頭痛, 顔面潮紅。

トルバプタン　V2-受容体拮抗…サムスカ

トレドミン　抗うつ薬 > SNRI　錠

ノルアドレナリン（NA）, セロトニン再取込みを阻害しシナプス間隙量を増やす。

セロトニンは不安, 脅迫, NAは意欲低下, 疼痛等を改善。

 ミルナシプラン
セロトニン・NA トランスポーター阻害 ➡ セロトニン, NA 濃度↑。
SSRI に比べて, ◎意欲向上や疼痛抑制効果が強い, ◎悪心, 嘔吐が少ない。
効果発現が早い。
★併注：アルコール。

空腹時は避ける（嘔気, 嘔吐が出やすい）。

排尿障害

● 有益 > 危険　B3

悪心・嘔吐, 便秘。

トレミフェン　乳癌 > 選択的エストロゲン受容体調節…フェアストン

トレリーフ　パーキンソン病 > ドパミン代謝賦活　OD

不足している脳内のドパミン量を増やす。

 ゾニサミド
◎ドパミン放出↑。
◎ドパミン分解酵素MAO-B を阻害。

● 投与不可 D

眠気，食欲不振。

ドロエチ　月経困難症（卵胞ホルモン＋黄体ホルモン）…ヤーズ
ドロキシドパ　ノルアドレナリン作動性神経機能改善薬…ドプス
トロキシピド　胃粘膜保護＞粘膜血流改善…アプレース
ドロスピレノン・エチニルエストラジオール・プラセボ　月経困難症（卵胞ホルモン＋黄体ホルモン）…ヤーズ

トロペロン　抗精神病＞定型＞ブチロフェノン系　　　細 錠

脳神経系の過度な興奮を抑え，幻覚や妄想など統合失調症の陽性症状を抑える。

 チミペロン

中脳辺縁系のD$_2$遮断➡陽性症状（幻覚，妄想など）を抑制。
D$_2$遮断が強く錐体外路症状が出やすい。
★併注：アルコール。

パーキン

● 投与不可

アカシジア，パーキンソン症候群，睡眠障害。

トロンビン〔経口用〕　上部消化管用止血剤　　　細

出血部位に直接散布する止血薬。

 トロンビン

フィブリノーゲンをフィブリンに変換➡血小板凝集でできた血栓をしっかり固めて強化する。
★事前に牛乳など緩衝液等で胃酸を中和しておく。

牛血過敏

● 有益＞危険 B2

トーワチーム　非ピリン系感冒剤…PL
ドンペリドン　消化管運動改善＞D$_2$拮抗…ナウゼリン

ナイキサン　NSAIDs ＞ プロピオン酸系　　錠

炎症や発熱を起こしブラジキニ
ンの発痛を増強させるPGの産
生を抑える。

 ナプロキセン
細胞膜リン脂質から遊離されたアラキド
ン酸をPG に変換するCOX を阻害➡PG
合成↓➡鎮痛，解熱，抗炎症。
効果発現が早く，持続的。

 アスピ喘息／消化性潰瘍

 ● 初中期：有益＞危険／末期：不可
　C

 Tmax 2 〜 4hr T1/2 14hr

ナウゼリン　消化管運動改善 ＞ D2 拮抗　　錠 OD DS

吐き気を抑えつつ，胃の働きを
活発にして内容物を腸へ送る。

 ドンペリドン
①延髄CTZ のD2 拮抗➡制吐作用。
②上部消化管のD2 拮抗➡ACh 遊離↑
➡消化管運動亢進➡内容物排出促進➡
CTZ，VC への刺激入力がなくなる。

 食前。

 体重・年齢ごとの製剤量（g ／ mL ／包）
DS1%

	1 日量　＊分 3，食前
〜 5 歳	0.1 〜 0.2g ／ kg ※Max 3g
6 歳〜	0.1g ／ kg ※Max 3g

 ● 投与不可　B2

ナゼアOD　制吐薬 ＞ 5-HT3 拮抗　　OD

消化管からの伝達刺激を抑制
し，吐き気を抑える。

抗癌剤による悪心に有用。

 ラモセトロン
消化管やCTZ の 5-HT3 受容体を遮断➡
VC への刺激阻害➡強力な制吐作用。
★分包機には適さない。

抗悪性腫瘍剤の投与1時間前。

 ● 有益＞危険

ナディック　高血圧, 狭心症, 不整脈＞非選択β遮断　　　　　　　　錠

交感神経の働きを抑えて，
◎心臓の負担を軽くする
◎血管を拡げて血圧を下げる

 ナドロール
◎心臓β₁遮断➡心拍数↓心拍出量↓➡
心負担減。
◎長期ではレニン産生↓➡降圧効果。
β₂遮断➡気管支収縮（副作用）
徐脈，喘息に注意。

 喘息

 ● 投与不可

ナテグリニド　糖尿病
　　　　　　＞速効型インスリン分泌促進 …スターシス／ファスティック

ナトリックス　利尿薬＞チアジド類似　　　　　　　　　　　　　　錠

尿量を増やしてむくみをとる。
血圧を下げる。
高血圧症の利尿に有用。

 インダパミド
遠位尿細管のNa⁺/Cl⁻共輸送体阻害➡
Na⁺再吸収↓➡水の再吸収↓。
長期では降圧効果を現す➡高血圧症に
好んで使われる。
利尿作用はループ系より弱い。
低K血症に注意。
★併注：アルコール。

 ● 有益＞危険　　C

 Tmax 1.7～1.9hr　T1/2 13～20hr

ナフトピジル　前立腺肥大＞α1遮断 …フリバス

ナボールSR　NSAIDs＞フェニル酢酸系　　　　　　　　　　　　　カ

炎症や発熱を起こしブラジキニ
ンの発痛を増強させるPGの産
生を抑える。

 ジクロフェナクNa
細胞膜リン脂質から遊離されるアラキド
ン酸をPGに変換するCOXを阻害➡PG

合成↓➡鎮痛，解熱，抗炎症。
★多めの水で服用（食道潰瘍防止）。

😖 消化性潰瘍／アスピ喘息

😀 ● 投与不可 🚩C

⏱ Tmax 7hr T1/2 1.5hr

ナラトリプタン　片頭痛＞トリプタン系…アマージ

ナルサス　鎮痛＞オピオイド＞麻薬　　　　　　　　　　　　　　　　錠

痛覚伝導路に作用する強力な
痛み止め。

癌性疼痛に使う。

😀 ヒドロモルフォン
オピオイドμ受容体刺激➡脊髄，脳レベ
ルでの痛みの閾値上昇➡鎮痛。
便秘は頻発。
悪心等は耐性が生じ次第に消失。
★日数制限：30日★併注：アルコール。
★薬が不要になったら病院又は薬局へ
返却。

😀 ● 有益＞危険 🚩C

😖 傾眠，悪心，嘔吐，便秘。

⏱ Tmax 3.3〜5hr T1/2 8.9〜16.8hr

ナルフラフィン　そう痒改善＞オピオイドκ受容体作動…レミッチ

ナルラピド　鎮痛＞オピオイド＞麻薬　　　　　　　　　　　　　　　錠

痛覚伝導路に作用する強力な
痛み止め。

癌性疼痛に使う。臨時追加投
与（レスキュー薬の投与）として
も使える。

😀 ヒドロモルフォン
オピオイドμ受容体刺激➡脊髄，脳レベ
ルでの痛みの閾値上昇➡鎮痛。
便秘は頻発。
悪心等は耐性が生じ次第に消失。
★日数制限：30日★併注：アルコール。
★薬が不要になったら病院又は薬局へ
返却。

● 有益＞危険 C

 傾眠，悪心，嘔吐，便秘。

 T_{max} 0.5 ～ 1hr $T_{1/2}$ 5.3 ～ 18.3hr

ニカルジピン　高血圧＞Ca拮抗薬…ペルジピン

ニコチン酸アミド　ナイアシン 〔散〕

ナイアシンを補充する。

 ニコチン酸アミド

NAD経路の出発・中間物質で，細胞内の酸化・還元反応に関与。
生体内でも肝臓で生合成される。

● 有益＞危険

ニコランジル　狭心症＞冠血管拡張…シグマート
ニザチジン　胃酸分泌抑制＞H₂ブロッカー…アシノン

ニシスタゴン　腎性シスチン症治療剤 〔カ〕

細胞内に蓄積したシスチンを減らす。

 システアミン

細胞のライソゾーム内に蓄積したシスチンと反応➡反応生成物をライソゾーム外に排泄➡シスチン濃度↓。
★オレンジジュース等の酸性飲料は避ける（混ざりにくい，凝固する）。

高脂肪・高タンパク食で吸収↓の報告。

● 有益＞危険 B3

10%以上 嘔吐，悪心，下痢，食欲不振，嗜眠，発熱。

ニセルゴリン　脳循環・代謝改善…サアミオン
ニチファーゲン　肝臓疾患・アレルギー用剤…グリチロン／ネオファーゲンC

ニッパスカルシウム　抗結核薬 〔顆〕

結核菌のDNA合成を阻害す パラアミノサリチル酸Ca

る。

p- アミノ安息香酸と競合して，ジヒドロ葉酸の合成阻害➡核酸合成阻害。

 ● 望非投与

ニトギス　抗血栓＞抗血小板＞アスピリン…バファリン（81mg）
ニトラゼパム　てんかん薬＞BZD 誘導体
　　　　　　　睡眠薬＞BZD 系＞中時間型…ベンザリン
ニトレンジピン　高血圧，狭心症＞Ca 拮抗薬…バイロテンシン

ニトロペン　狭心症＞硝酸薬　　　　　　　　　　　　　　　[舌]

心臓に近い太い血管を拡げる。

静脈を拡げる。

狭心症の発作時に使用。

1～2分で効果発現。

 ニトログリセリン

NO 遊離による血管拡張。
◎静脈拡張➡血液を末梢にプール➡前負荷↓➡心筋O_2消費↓。
◎冠動脈拡張➡心筋へのO_2供給↑。
初回通過効果を強く受ける➡舌下。
★初期の一過性の頭痛はだんだん起こらなくなる★併注：アルコール。★内服では効果なし。

 緑内障

● 有益＞危険　B2

ニトロール　虚血性心疾患＞硝酸薬　　　　　　　　　　[錠][力]

心臓に近い太い血管を拡げる。

静脈を拡げる。

 硝酸イソソルビド

NO 遊離による血管拡張。
◎静脈拡張➡血液を末梢にプール➡前負荷↓➡心筋O_2消費↓。
◎冠動脈拡張➡心筋へのO_2供給↑。
★併注：アルコール。★〔R カプセル〕かみ砕くと頭痛発生のおそれ。

緑内障

● 有益＞危険　B1

〔錠 5mg〕頭痛。

ニバジール　高血圧＞Ca 拮抗薬　錠

血管を拡げて血圧を下げる。

ニルバジピン

血管平滑筋Ca^{2+}チャネル遮断➡Ca^{2+}流入↓➡平滑筋弛緩➡血管拡張，血圧↓。
◎Ca 拮抗作用としては血管拡張が主。
★併注：グレープフルーツジュース。

● 投与不可

ニフェジピン　高血圧，狭心症＞Ca 拮抗薬…アダラート
ニフェジピン（12 時間）　高血圧，狭心症＞Ca 拮抗薬…アダラート
ニフェジピン（24 時間）　高血圧，狭心症＞Ca 拮抗薬…アダラート

ニフレック　腸管洗浄剤　散

検査や手術の前に，腸の中を
からっぽにする。

ナトリウム・カリウム

腸管内に水分を引き込み，便を軟化・かさ増しし，排便を促す。

1 袋を 2L の水に溶かし，1L ／時間。排泄液が透明になったら終了。最大 4L。

● 有益＞危険

ふらつき感，冷感，腹部膨満感，嘔気，腹痛，嘔吐，倦怠感。

溶解液は冷蔵庫で 48 時間以内。

ニポラジン　アレルギー＞抗ヒスタミン（第 2 世代）　細 錠 シ

アレルギー症状を誘発するヒス
タミンのH1受容体をブロック。
メディエーター放出も抑制。
眠くなりにくい。口喝も少ない。

メキタジン

◎H_1拮抗➡痒み，鼻炎等を改善。
◎メディエータ遊離↓➡アレルギー予防。
◎中枢移行少ない➡眠くならない。
◎抗コリン作用弱い➡口渇，眼圧上昇，尿閉等が弱い。
★併注：アルコール。★〔シロップ〕他剤

との配合はなるべく回避。

 体重・年齢ごとの製剤量（g ／ mL ／包）

		1回量　＊1日2回		
	細粒 0.6%		シロップ 0.03%	
	喘息	鼻炎, 瘙痒等	喘息	鼻炎, 瘙痒等
／kg	0.02g ／kg	0.01g ／kg	0.4mL ／kg	0.2mL ／kg
8 〜 11kg	0.2g	0.1g	4mL	2mL
12 〜 16kg	0.3g	0.15g	6mL	3mL
17 〜 24kg	0.4g	0.2g	8mL	4mL
25 〜 39kg	0.6g	0.3g	12mL	6mL
40kg 〜	1g	0.5g	20mL	10mL

 緑内障／排尿障害

 ● 望非投与

乳酸カルシウム　カルシウム製剤　　　　　　　　　　　末

カルシウムを補充する。　　　　 乳酸カルシウム

ニュベクオ　前立腺癌＞抗アンドロゲン　　　　　　　錠

前立腺癌は男性ホルモン作用
で増殖が促進するので，男性
ホルモンの作用を抑える。

 ダロルタミド
アンドロゲン受容体への結合を阻害し，
核内への移動とDNAとの結合を阻害➡
増殖抑制。

 食後（空腹時はAUC・Cmax↓）。

D

ほてり，疲労。

ニューレプチル　抗精神病＞定型＞フェノチアジン系　［細］［錠］［液］

脳神経系の過度な興奮を抑え、幻覚や妄想など統合失調症の陽性症状を抑える。

 プロペリシアジン

中脳辺縁系のD$_2$遮断➡陽性症状（幻覚、妄想など）を抑制。
D$_2$遮断が強く錐体外路症状が出やすい。
★併注：アルコール。
〔細〕直接触らない（接触皮膚炎等）。光により分解変色。

 〔液〕希釈して服用（誤用防止）。

 ● 望非投与　■C

 〔液〕冷所保存。開封後は冷蔵で8週間。

ニューロタン　高血圧＞Ang Ⅱ受容体拮抗（ARB）　［錠］

強力に血管を収縮するAng Ⅱの受容体を遮断。
・血管を拡げる
・体液量を減らす
・心臓や腎臓を保護する

 ロサルタン

①AT$_1$受容体拮抗
・血管収縮抑制➡血圧低下。
・アルドステロン分泌↓➡Na$^+$再吸収↓➡利尿、心負担減、K$^+$排泄↓。
・心臓など臓器リモデリング抑制。
②AT$_2$受容体活性化➡心血管系保護。
ACE阻害より降圧強め。空咳がない。
高K血症、血管浮腫に注意。
2型糖尿病性腎症にも有用。
★併注：グレープフルーツジュース。

● 投与不可　■D

ニルバジピン　高血圧＞Ca拮抗薬…ニバジール

ニンラーロ　悪性腫瘍＞プロテアソーム阻害　［力］

タンパク質の分解を阻害し、癌細胞内を不要なタンパク質でいっぱいにし、アポトーシスを誘

イキサゾミブクエン酸エステル

細胞分裂の過程で発生した様々なタンパク質を分解する20Sプロテアソームを

導する。

阻害➡不要なタンパク質がどんどん蓄積➡アポトーシス誘導。
★男女とも：投与中・終了後一定期間は避妊。★カプセルを噛んだり，開けたりしない。

空腹時（食前1時間～食後2時間は避ける。食後はCmax・AUC↓）。

 ● 投与不可　C

10%以上 血小板減少症，末梢性感覚ニューロパチー，感染症，好中球減少症，悪心，下痢，嘔吐，発疹，疲労。

PTP保存。

ネイリン　抗真菌>トリアゾール誘導体　　　　　　カ

真菌の細胞膜の合成を阻害する。

 ホスラブコナゾール
真菌細胞膜の構成成分エルゴステロールの合成酵素を阻害➡膜透過性を障害。深在性。

授乳回避

● 投与不可

γ-GTP増加，ALT・AST増加。

PTP保存（吸湿性）。

ネオイスコチン　抗結核薬　　　　　　末錠

結核菌の細胞壁合成を阻害する。

 イソニアジドメタンスルホン酸Na
結核菌に特異的な細胞壁成分ミコール酸の合成を阻害。
他，核酸の生合成阻害，糖やアミノ酸の代謝阻害作用もある。
★併注：ヒスチジンを多く含有する魚（マグロ等），チラミンを多く含有する食物

（チーズ等）。

 ● 望非投与 A

ネオドパストン　パーキンソン病＞ドパミン補充 　　　　　　　錠

不足しているドパミンを補充する。

 レボドパ・カルビドパ

BBB を通過できるドパミンの前駆物質。
運動症状を強力に改善。
末梢でドパミンに変換しないよう，変換酵素阻害薬のカルビドパ配合。
★高蛋白食でレボドパの吸収低下の報告。

🚫 緑内障

● 望非投与 B3

不随意運動，悪心。

ネオドパゾール　パーキンソン病＞ドパミン補充 　　　　　　　錠

不足しているドパミンを補充する。

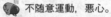 レボドパ・ベンセラジド

BBB を通過できるドパミン前駆物質。
運動症状を強力に改善。
脳内に移行する前に代謝されるのを防ぐベンセラジド配合。
★高蛋白食でレボドパの吸収低下の報告。

🚫 緑内障

● 望非投与 B3

不随意運動，不眠，悪心，食欲不振。

ネオファーゲンC　肝臓疾患・アレルギー用剤 　　　　　　　錠

◎肝機能を高める。
◎アレルギー症状を緩和する。

 グリチルリチン・グリシン・DL- メチオニン

抗炎症，免疫調節作用などにより，肝細胞の破壊を抑制。
抗アレルギー作用もある。

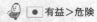 ● 有益＞危険

ネオフィリン　気管支拡張＞キサンチン系　　　　　末錠

気管支を拡げる。

 アミノフィリン

◎気管支平滑筋においてPDE阻害➡cAMP↑➡気管支拡張。

◎気管支アデノシン受容体遮断➡気管支平滑筋弛緩➡気管支拡張。

★他剤との配合はなるべく避ける（配合変化が多い）。★併注：タバコ。

 体重・年齢ごとの製剤量（g ／ mL ／包）

末

1回量　＊1日3〜4回
0.002 〜 0.004g ／ kg

 ● 有益＞危険

 Tmax 1.4hr　T1/2 9.5hr

ネオーラル　免疫抑制薬＞カルシニューリン阻害　　　　力液

免疫システムを活性化するサイトカインの産生を抑制し，免疫反応を抑える。

 シクロスポリン

ヘルパーT細胞内で，IL-2等の産生を促すシグナル経路を中継するカルシニューリンの活性化を阻害➡IL-2等産生↓➡免疫細胞の活性化・増殖抑制。

★併注：グレープフルーツジュース。

 体重・年齢ごとの製剤量（g ／ mL ／包）

液 10%

	1日量　＊分2
ネフローゼ症候群	・頻回再発型：0.025mL ／ kg ・ステロイド抵抗性：0.05mL ／ kg

川崎病の 急性期	1 日 0.05mL ／ kg 原則 5 日間

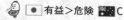 ● 有益＞危険　C

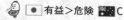 腎障害，多毛。

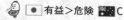 〔液〕20℃以下でゼリー状になる（20℃以上で溶解してから使用する）。〔カ〕湿気で変質。服用直前までPTP保存。

ネオレスタミン　アレルギー＞抗ヒスタミン（第 1 世代）…アレルギン

ネキシウム　胃酸分泌抑制＞プロトンポンプ阻害（PPI）　　　顆 カ

胃酸を分泌するプロトンポンプを阻害し，胃酸分泌を強力に抑える。

 エソメプラゾール

胃壁細胞のプロトンポンプを阻害➡胃酸分泌を強力に抑制。

発現まで時間がかかるが，数日持続。

食事で活性化➡日中によく効く。

★〔懸濁用〕懸濁後 2 ～ 3 分おいて粘性が増してから服用。30 分以内。開封後や懸濁後の残りは廃棄。

 体重・年齢ごとの製剤量（g ／ mL ／包）

顆粒

	1 回量　＊1 日 1 回	
	分包 10mg 1 歳～	分包 20mg
～ 19kg	1 包	-
20kg ～	1 ～ 2 包 （非びらん性 胃食道逆流 症は 1 包）	0.5 ～ 1 包

 ● 有益＞危険　B3

 H・ピロリ　下痢，軟便，味覚異常。

ネクサバール 悪性腫瘍＞VEGFR チロシンキナーゼ・多標的阻害 錠

血管新生を促す受容体VEGFR を阻害し,癌細胞への血管形成を阻害し,癌細胞に酸素や栄養が届かないようにする。

 ソラフェニブ

血管新生のシグナル伝達系を活性化する受容体VEGFR のチロシンキナーゼを阻害➡血管新生阻害。

様々なチロシンキナーゼ阻害➡増殖抑制。

NO 産生↓による高血圧や手足症候群が高頻度に出現。

★投与中・中止後少なくとも2週間は避妊。

 高脂肪食時は食前1時間～食後2時間は避ける(AUC↓)。

 ● 投与不可 D

10%以上 手足症候群,脱毛,発疹・皮膚落屑,瘙痒,高血圧,下痢,リパーゼ上昇,口内炎,食欲不振,悪心,疼痛,疲労,体重減少。

ネシーナ 糖尿病＞DPP-4 阻害 錠

食事刺激で分泌されインスリン分泌を促すホルモン(インクレチン)の分解を阻害し,インスリンの分泌量を増やす。

 アログリプチン

食事刺激で消管から分泌されインスリン分泌を促すインクレチンの分解酵素DPP-4 を阻害➡インスリン分泌↑。

低血糖,体重増加を起こしにくい。

食欲抑制効果もある。

● 有益＞危険 B3

ネルボン てんかん薬＞BZD 誘導体 散錠
睡眠薬＞BZD 系＞中時間型

脳内の神経細胞の興奮を抑える。

・てんかん発作を予防

 ニトラゼパム

抑制性GABA$_A$ 受容体機能↑➡Cl⁻ チャネルの開口頻度↑➡神経細胞の興奮↓。

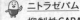

・睡眠障害を改善

睡眠障害では，入眠，中途・早朝覚醒に有用。
★日数制限：90 日★併注：アルコール。

 ● 有益＞危険　🇦🇺 C

🕐 Tmax 2hr

ノアルテン　黄体ホルモン製剤　錠

・性腺機能を改善
・調節卵巣刺激の開始時期を調整

ノルエチステロン
黄体ホルモンを補充し
・月経異常を改善
・エストロゲンの作用抑制
・妊娠維持
・調節卵巣刺激の開始時期を調整

● 投与不可　🇦🇺 D

ノイエル　胃粘膜保護＞粘膜血流改善　細 力

胃粘膜を修復，保護する。

セトラキサート
胃粘膜血流↑，胃粘膜内 PGE_2，I_2 生合成↑，胃粘液合成促進作用等。

 ● 有益＞危険

ノイキノン　代謝性強心剤　錠

心臓の機能を高める。

ユビデカレノン
心筋細胞内ミトコンドリアでの ATP 産生を活発にする。

● 有益＞危険

ノイビタ　ビタミンB1誘導体　錠

ビタミンB1を補充する。

オクチアミン
補酵素としてグルコース代謝に関与。

ノイロトロピン 下行性疼痛抑制系賦活型疼痛治療剤 錠

冷感やピリピリした痛みなど, 神経痛をやわらげる。

 <u>ワクシニアウイルス接種家兎炎症皮膚抽出液</u>

下行性疼痛抑制系の機能を修復, 賦活 ➡鎮痛。

速効的でなく反復により次第に効果を現す(2〜4週間必要)。

 ● 有益>危険

ノイロビタン 複合ビタミンB剤 錠

ビタミンB群を補充する。

 <u>オクトチアミン・B2・B6・B12</u>

★尿が黄変。

ノウリアスト パーキンソン病薬>アデノシンA2A受容体拮抗 錠

薬が効く時間が短くなる wearing off現象を改善する。

 <u>イストラデフィリン</u>

線条体と淡蒼球のニューロンのアデノシンA2A受容体を遮断➡GABA出力の過剰を改善。

★併注: タバコ。

 ● 投与不可

便秘, ジスキネジー。

ノクサフィル 抗真菌>トリアゾール誘導体 錠

真菌の細胞膜の合成を阻害する。

 <u>ポサコナゾール</u>

真菌細胞膜の構成成分エルゴステロールの合成酵素を阻害➡膜透過性を障害。

深在性。

★女性: 投与中・終了後一定期間は避妊。

 ● 有益>危険 ▓▓B3

悪心, 下痢, ALT増加。

ノックビン　抗酒癖剤　末

アルコール依存症の薬。

アルコール摂取後5～10分で顔面潮紅，頭痛，悪心などが発現。

 ジスルフィラム

肝臓のアルデヒド脱水素酵素を阻害➡飲酒時の血中アセトアルデヒド↑➡悪酔いの状態となる。

感受性は6～14日間持続。

★禁忌：アルコール類（医薬品，食品，化粧品）。

● 投与不可　B2

ノバミン　抗精神病＞定型＞フェノチアジン系　錠

脳神経の過度な興奮を抑制。

◎幻覚や妄想などを緩和

◎鎮静

◎吐き気を抑制

 プロクロルペラジン

◎中脳辺縁系のD₂遮断➡陽性症状（幻覚，妄想など）改善。

◎H₁，α₁遮断➡鎮静。

◎延髄CTZのD₂遮断➡制吐。

D₂遮断作用が強く，錐体外路症状が出やすい。

★併注：アルコール。

● 望非投与　C

ノービア　HIV薬＞プロテアーゼ阻害　錠

HIV子孫ウイルスの成熟に必要なウイルスタンパク質の産生を抑制する。

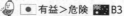 リトナビル

複合タンパク質を切断してウイルスタンパク質をつくるプロテアーゼを阻害➡ウイルスタンパク質の産生阻害➡子孫ウイルスが形成できない。

★併注：タバコ。

● 有益＞危険　B3

10％以上　悪心，下痢，嘔吐，腹痛，異常感覚，頭痛，口周囲感覚異常，味覚倒錯，無力症。

ノベルジン　ウイルソン病・低亜鉛血症治療剤　　顆 錠

◎過剰な銅を排出する。
◎亜鉛を補充する。

 酢酸亜鉛
◎亜鉛が腸管粘膜細胞において，銅と強いキレートを形成するメタロチオネインの生成を誘導➡食物由来の銅と結合し，糞便中に排出。
◎亜鉛そのものを補給。

 〔ウィルソン病〕食前 1 時間以上または食後 2 時間以上あける（食物と同時は効果遅延）。

体重・年齢ごとの製剤量（g ／ mL ／包）
顆粒 5%

-ウィルソン病-
6 歳～	1 回 0.5g ＊1 日 3 回，食前 1 時間以上 又は食後 2 時間以上あける
1 ～ 5 歳	1 回 0.5g ＊1 日 2 回，食前 1 時間以上 又は食後 2 時間以上あける

- 低亜鉛血症（体重 30kg 未満） -
開始：1 回 0.01 ～ 0.015g ／ kg ＊1 日 2 回，食後 （1 回 0.5g，1 日 1 回も可） ※ 1 日最大量 10 ～ 30kg 未満：1 日 1.5g　＊分 3 10kg 未満　　　：1 日 0.5g　＊分 1 ～ 2

 ● 有益＞危険

 リパーゼ増加，アミラーゼ増加，血清鉄減少。

ノリトレン　抗うつ薬＞三環系　錠

ノルアドレナリン（NA），セロトニン再取込みを阻害しシナプス間隙量を増やす。

ノルトリプチリン
モノアミントランスポーター阻害➡シナプス間隙のセロトニン，NA 濃度↑。

セロトニンは不安，脅迫，NAは意欲低下，疼痛等を改善。

NA 取込み阻害が強く精神賦活効果が大きい。

強力だが副作用が多い。

★併注：アルコール。

 緑内障／排尿障害

😊 ● 有益＞危険 🇦🇺 C

👄 口渇。

ノルエチステロン・エチニルエストラジオール　月経困難症，生殖補助医療（卵胞ホルモン＋黄体ホルモン）…ルナベル

ノルバスク　高血圧，狭心症＞Ca 拮抗薬　　　　錠 OD

血管を拡げて血圧を下げる。

心臓の負担を減らし，狭心症発作を予防する。

😊 アムロジピン

①血管平滑筋Ca^{2+} チャネル遮断➡Ca^{2+} 流入↓➡平滑筋弛緩➡血管拡張，血圧↓。

②冠血管拡張，末梢血管抵抗↓➡後負荷↓➡抗狭心症。

◎Ca 拮抗作用としては①が主。

★併注：グレープフルーツジュース。

😊 ● 有益＞危険 🇦🇺 C

💊 分割後は早めに使用（普通錠は遮光で30 日以内）。

ノルバデックス　乳癌＞選択的エストロゲン受容体調節　　　錠

乳癌は女性ホルモン作用で増殖が促進するので，女性ホルモンの作用を抑える。

😊 タモキシフェン

乳腺組織のエストロゲン受容体拮抗➡増殖抑制。

閉経後の骨のエストロゲン受容体では弱いアゴニストとして作用し，骨粗鬆症を予防する。

★女性：投与中・終了後 9 カ月間はホルモン剤以外で避妊。★男性：投与中・終了後 6 カ月間はコンドームで避妊。

● 投与不可　B3

　悪心，嘔吐。

　PTP 保存。

ノルフロキサシン　抗菌薬>ニューキノロン系…バクシダール

ノルモナール　利尿薬>チアジド類似　　　　　　　　　　　錠

尿量を増やしてむくみをとる。
血圧を下げる。
高血圧症の利尿に有用。

　トリパミド
・末梢血管拡張。
・腎のNa$^+$再吸収↓→Na$^+$と連動して水再吸収↓。
作用が緩和。低K血症に注意。
★併注：アルコール。

　食後(空腹時は効果↓)。

　● 有益>危険

　T_{max} 3～4hr　$T_{1/2}$ 9～10hr

ノルレボ　緊急避妊剤　　　　　　　　　　　　　　　　錠

国内試験での妊娠阻止率は81%。
着床以降の避妊効果はない。

　レボノルゲストレル
視床下部へのネガティブ・フィードバック→下垂体からLH，FSH分泌↓→エストラジオール分泌↓→排卵抑制。
★完全に妊娠を阻止するわけではない。★外箱開封後はできる限り速やかに使用。

　性交後72時間以内。できる限り速やかに服用。

　● 投与不可　B3

　頭痛，傾眠，消退出血，不正子宮出血，悪心，倦怠感。

バイアグラ　勃起不全＞PDE5 阻害　錠

陰茎の毛細血管に血液を流入させ、勃起させる。

 シルデナフィル
PDE5 による cGMP 分解↓➡cGMP 濃度↑➡陰茎海綿体平滑筋が弛緩➡血液が海綿体の毛細血管に流入➡陰茎勃起。30 〜 60 分で効果発現。

 性行為の 1 時間前。間隔は 24 時間以上。原則、空腹時（高脂肪食で吸収遅延）。

 高血圧

 B1

 血管拡張（ほてり、潮紅）。

バイアスピリン　抗血栓＞抗血小板＞アスピリン　錠

血小板を活性化させる TXA2 の合成を抑え、血液をさらさらにする。

 アスピリン
血小板内で COX-1 阻害➡TXA$_2$ 合成↓➡血小板活性化↓➡血小板凝集抑制。
◎効果発現は速やか。血小板が死ぬまで(10 日間程) 持続。
★併注：アルコール。

 アスピ喘息／消化性潰瘍

 ● 出産 12 週以内不可（他は有益＞危険）

バイカロン　利尿薬＞チアジド類似　錠

尿量を増やしてむくみをとる。
血圧を下げる。
高血圧症の利尿に有用。

 メフルシド
遠位尿細管の Na$^+$/Cl$^-$ 共輸送体阻害➡Na$^+$ 再吸収↓➡水の再吸収↓。
長期では降圧効果を現す➡高血圧症に好んで使われる。
利尿作用はループ系より弱い。
低 K 血症に注意。

★併注：アルコール。

 ● 有益＞危険 C

 Tmax 1.5 〜 5.5hr T1/2 3 〜 13hr

ハイコバール　補酵素型ビタミンB12 製剤　　カ

ビタミンB12を補充する。

 コバマミド

DNA 合成やアミノ酸代謝に関与。
VtB12 は吸収に胃内因子が必要なので，
胃切除後や萎縮性胃炎は欠乏する。

ハイシー　ビタミンC 製剤　　顆

ビタミンCを補充する。

アスコルビン酸

コラーゲンの機能成熟などに関与。
毛細管出血，薬物中毒，副腎皮質機能
障害，骨形成，色素沈着等に有用。
★牛乳その他の飲料に添加する際は加
熱しない。★保存条件により着色。

バイシリンG　抗菌薬＞ペニシリン系　　顆

細菌の細胞壁合成を阻害し，
細胞壁を崩壊，菌を破裂させ
る（殺菌性）。

 ベンジルペニシリンベンザチン

細胞壁の主成分ペプチドグリカンを合成
するPBP に結合➡ペプチド同士の架橋を
阻害➡細胞壁が崩壊➡浸透圧に耐えら
れず破裂（溶菌）。
酸に弱く消化管吸収が不安定。
主なターゲット：GPC（肺炎球菌，A 群
レンサ球菌，感受性の黄色ブドウ球菌な
ど）。

 ● 有益＞危険 A

ハイゼット　脂質異常，心身症＞植物ステロール　　細錠

総コレステロール，中性脂肪を
低下させる。

ガンマオリザノール

◎小腸からのCh の吸収を抑制。

| HDL-Chを上昇させる。 | ◎Ch の合成↓，分解↑。 |
| | ● 有益＞危険 |

ハイチオール　L-システイン製剤　散 錠

| 体の代謝機能を整えて皮膚疾患などを改善する。 | L-システイン |
| | SH 酵素を賦活し，解毒やエネルギー発生促進，皮膚代謝促進作用等を現す。 |

ハイドレア　悪性腫瘍＞代謝拮抗　カ

DNA合成に必要な核酸の材料，とくにプリン体（dATP, dGTP）を不足させ，DNA合成を阻害，増殖を抑制する。

ヒドロキシカルバミド

リボヌクレオチドレダクターゼ阻害➡とくにプリン体（dATP, dGTP）量が減少➡DNA 合成阻害。
★女性・男性：投与中・終了後一定期間は避妊。★小児・生殖可能患者：性腺への影響を考慮。

 ● 投与不可　D

 骨髄抑制。

ハイパジール　高血圧, 狭心症＞非選択β遮断　錠

交感神経の働きを抑えて，
◎心臓の負担を軽くする
◎血管を拡げて血圧を下げる

ニプラジロール

◎心臓β_1遮断➡心拍数↓心拍出量↓➡心負担減。
◎長期ではレニン産生↓➡降圧効果。
β_2遮断➡気管支収縮（副作用）
徐脈，喘息に注意。

喘息

 ● 投与不可

ハイペン　NSAIDs＞ピラノ酢酸系　錠

炎症や発熱を起こしブラジキニ

エトドラク

ンの発痛を増強させるPGの産生を抑える。

細胞膜リン脂質から遊離されたアラキドン酸をPGに変換するCOXを阻害➡PG合成↓➡鎮痛，解熱，抗炎症。
COX-2選択性が高め➡胃腸障害少。

 アスピ喘息／消化性潰瘍

 ● 末期：不可／初中期：有益＞危険

 Tmax 1.4hr T1/2 6hr

ハイボン　高コレステロール血症改善ビタミンB2剤　細錠

ビタミンB2を補充する。
コレステロール値を改善。

リボフラビン酪酸エステル

酸化還元酵素の補酵素として，多くの酸化還元反応を触媒。
★尿が黄変。

ハイヤスタ　悪性腫瘍＞エピジェネティクス標的　錠

癌細胞によって抑えられている転写を正常に機能させ，アポトーシス誘導，細胞周期停止を促す。

ツシジノスタット

転写を抑制している酵素HDACの活性を阻害➡DNAに巻き付いているヒストンがアセチル化して緩み，転写が正常に機能➡細胞周期停止，アポトーシス誘導。
★女性：投与中・終了後一定期間は避妊。★生殖機能低下の可能性を考慮。
★併注：グレープフルーツ含有食品。

 食後。

 ● 投与不可

 10％以上 骨髄抑制，下痢，悪心，倦怠感，γ-GTP増加，食欲減退。

バイロテンシン　高血圧，狭心症＞Ca拮抗薬　錠

血管を拡げて血圧を下げる。
心臓の負担を減らし，狭心症発作を予防する。

 ニトレンジピン

①血管平滑筋Ca²⁺チャネル遮断➡Ca²⁺流入↓➡平滑筋弛緩➡血管拡張，血圧

↓。
②冠血管拡張，末梢血管抵抗↓➡後負荷↓➡抗狭心症。
◎Ca 拮抗作用としては①が主。
★併注：グレープフルーツジュース。

 ● 投与不可

パキシル　抗うつ薬＞SSRI　　　　　　　　　　　　　　　　　錠

セロトニンの再取込みを阻害し，シナプス間隙量を増やす。

うつ症状，とくに不安，強迫等を改善。

 パロキセチン

セロトニン再取込み阻害➡シナプス間隙量↑。
マイルドな抗うつ効果。
抗コリン等の副作用は少ないが，5-TH$_3$ 刺激による悪心，嘔吐等が出やすい。
★併注：アルコール。★ 5mg・6.25mg 錠は減量・中止時のみに使用。

 ● 有益＞危険　D

〔普通錠〕10％以上 傾眠，めまい，嘔気。眠気。

バキソ　NSAIDs＞オキシカム系　　　　　　　　　　　　　　　カ

炎症や発熱を起こしブラジキニンの発痛を増強させるPGの産生を抑える。

ピロキシカム

細胞膜リン脂質から遊離されたアラキドン酸を PG に変換するCOX を阻害➡PG 合成↓➡鎮痛，解熱，抗炎症。
T$_{1/2}$ が長い➡関節リウマチなど整形外科領域に有用。

アスピ喘息／消化性潰瘍

 ● 初期中：有益＞危険／末期：不可　C

 T$_{max}$ 2.8 ～ 4.3hr　T$_{1/2}$ 1.5 日

パーキネス　パーキンソン病＞抗コリン…アーテン

パキロビッド　COVID-19＞プロテアーゼ阻害

子孫ウイルス形成に必要なウイルスタンパク質の産生を抑制する。

 ニルマトレルビル・リトナビル

翻訳合成された複合タンパク質を切断するプロテアーゼを阻害➡ウイルスタンパク質の産生阻害➡増殖↓。

リトナビルはニルマトレルビルの分解を阻害し，ニルマトレルビルの濃度を長時間維持する。

★日数制限：14日（2024.3月末まで）
★併注：タバコ。

12歳以上かつ体重40kg以上。★症状発現から6日目以降の投与開始例の有効性は未確認。

 ● 有益＞危険

バクシダール　抗菌薬＞ニューキノロン系　　　　　　　　　錠

DNA合成時のDNAのねじれ解消を阻害し，DNA合成を阻害する（殺菌性）。

 ノルフロキサシン

細菌のDNA複製時，DNAを切断・再結合してDNAのねじれを解消するトポイソメラーゼを阻害➡DNA合成阻害➡溶菌。

スペクトルが広い（GP，緑膿菌含むGN等）。

尿路感染症や呼吸器感染症等に有用。

 ● 投与不可　🇦🇺B3

バクタ　抗菌薬＞ST合剤　　　　　　　　　　　　　　顆 錠

核酸合成に必要な葉酸の合成を阻害し，細菌のDNA合成を阻害する。

ニューモシスチス肺炎に特に有用。

 スルファメトキサゾール・トリメトプリム

葉酸合成を阻害し，相乗的に核酸合成を阻害➡DNA複製阻害。

①p-アミノ安息香酸と競合して，ジヒドロ葉酸の合成を阻害。

②ジヒドロ葉酸からテトラヒドロ葉酸への

還元を阻害。

 体重・年齢ごとの製剤量(g ／ mL ／包)

顆粒

	1日量
治療	0.19 ～ 0.25g ／ kg ＊分 3 ～ 4
発症抑制	0.05 ～ 0.1g ／ kg ＊分 2

 ● 投与不可

バクトラミン　抗菌薬＞ST 合剤　　　　　　　　　　顆 錠

核酸合成に必要な葉酸の合成を阻害し，細菌のDNA合成を阻害する。

ニューモシスチス肺炎に特に有用。

 スルファメトキサゾール・トリメトプリム

葉酸合成を阻害し，相乗的に核酸合成を阻害➡DNA 複製阻害。

①p- アミノ安息香酸と競合して，ジヒドロ葉酸の合成を阻害。

②ジヒドロ葉酸からテトラヒドロ葉酸への還元を阻害。

 体重・年齢ごとの製剤量(g ／ mL ／包)

顆粒

	1日量
治療	0.19 ～ 0.25g ／ kg ＊分 3 ～ 4
発症抑制	0.05 ～ 0.1g ／ kg ＊分 2

 ● 投与不可

パシーフ　鎮痛＞オピオイド＞麻薬　　　　　　　　　　カ

痛覚伝導路に作用する強力な痛み止め。

癌性疼痛などに使う。

 モルヒネ塩酸塩

オピオイドμ受容体刺激➡脊髄，脳レベルでの痛みの閾値上昇➡鎮痛。

便秘はほぼ必発。

悪心等は耐性が生じ次第に消失。

★日数制限：30 日★併注：アルコール。

★薬が不要になったら病院又は薬局へ返却。

 ● 有益>危険 C

 眠気, 嘔気, 嘔吐, 便秘。

バスタレルF　虚血性心疾患>冠血管拡張 　　　錠

血管を拡げて, 心臓の負担を軽くする。

 トリメタジジン

血管拡張, 心仕事量減少, 副血行路形成促進作用等を有する。
2～6週間頃から狭心症が改善。

 ● 有益>危険

バゼドキシフェン　骨粗鬆症>選択的エストロゲン受容体モジュレーター…ビビアント

パセトシン　抗菌薬>ペニシリン系 　　　細

細菌の細胞壁合成を阻害し, 細胞壁を崩壊, 菌を破裂させる(殺菌性)。

 アモキシシリン

細胞壁の主成分ペプチドグリカン合成酵素PBPに結合➡ペプチド同士の結合(架橋)を阻害➡細胞壁が崩壊➡浸透圧に耐えられず破裂(溶菌)。
主なターゲット:GPC(腸球菌, 肺炎球菌, A群レンサ球菌等), 一部のGN(大腸菌, インフルエンザ菌等)等。

 体重・年齢ごとの製剤量(g／mL／包)

細粒10%

1日量　＊分3～4
0.2～0.4g／kg
※Max 0.9g／kg

 ● 有益>危険 A

 H・ピロリ 下痢, 軟便。

バソメット　高血圧＞α1遮断
前立腺肥大＞α1遮断

錠

◎高血圧＞血管を収縮する交感神経の働きを抑え，血圧を下げる。

◎前立腺肥大＞尿道を収縮する交感神経の働きを抑え，尿道をゆるめて尿を出やすくする。

 テラゾシン

◎血管平滑筋α1遮断➡血管拡張➡血圧低下。
交感神経作用が過剰な褐色細胞腫による高血圧や排尿障害の合併例に有用。
◎尿道・前立腺平滑筋（収縮でアンチ排尿）α1遮断➡弛緩➡尿道抵抗↓。
起立性低血圧に注意。

● 有益＞危険　🇦🇺B2

バッサミン(81mg)　抗血栓＞抗血小板＞アスピリン…バファリン(81mg)

バップフォー　過活動膀胱＞抗コリン

細 錠

膀胱の収縮を抑え，膀胱容量を増加させ，頻尿や尿意切迫感を緩和する。

 プロピベリン

◎排尿筋（収縮で排尿促進）M3遮断➡弛緩➡排尿運動抑制。
◎Ca拮抗➡直接的に排尿筋を弛緩。
★〔細粒〕速やかに服用（苦味が残る）。

緑内障／排尿障害

● 望非投与

口渇。

パナルジン　抗血栓＞抗血小板＞ADP受容体遮断

細 錠

血液をさらさらにする。
血栓をつくる血小板を活性化させないようにする。

 チクロピジン

①血小板のADP受容体を遮断➡血小板の活性化阻害。
②血小板のGP IIb/IIIa受容体の活性化を阻害➡フィブリノーゲンと結合を阻害➡血栓形成を阻害。
★投与開始2カ月は原則1回2週間分を処方。★手術の場合は原則，10〜

14 日前に投与中止。

 ● 望非投与 🇦🇺 B1

バナン　抗菌薬＞セフェム系（第 3 世代）　錠 DS

細菌の細胞壁合成を阻害し，細胞壁を崩壊，菌を破裂させる（殺菌性）。

 セフポドキシム　プロキセチル

細胞壁の主成分ペプチドグリカンを合成する酵素PBP に結合➡ペプチド同士の架橋を阻害➡細胞壁が崩壊➡浸透圧に耐えられず破裂（溶菌）。
GN スペクトル広い，GP 抗菌活性低い。
軽症の気道感染症，中耳炎等に汎用。

 体重・年齢ごとの製剤量（g ／ mL ／包）

DS5%

1 回量
0.06g ／ kg ＊1 日 2 ～ 3 回 重症：0.09g ／ kg ＊1 日 3 回

 ● 有益＞危険 🇦🇺 B1

 〔DS〕調整後は冷所で 2 週間以内。

バファリン（81mg）　抗血栓＞抗血小板＞アスピリン　錠

血小板を活性化させるTXA2の合成を抑え，血液をさらさらにする。

 アスピリン・ダイアルミネート

血小板内でCOX-1 阻害➡TXA$_2$ 合成↓➡血小板活性化↓➡血小板凝集抑制。
◎効果発現は速やか。
◎血小板が死ぬまで（10 日間程）持続。
消化性潰瘍を防ぐ制酸薬配合。
★併注：アルコール。

 アスピ喘息／消化性潰瘍

 ● 出産 12 週以内不可（他は有益＞危険）

バフセオ　腎性貧血(造血＞HIF 活性化)　錠

造血機能を高め，貧血を改善する。

バダデュスタット

低酸素誘導因子であるHIF を分解するHIF-PH を阻害➡HIF 経路活性化➡低酸素状態と同様エリスロポエチン増加➡赤血球産生↑。

● 有益＞危険

ハーボニー　C 型肝炎ウイルス＞NS5A 複製複合体阻害＋NS5B ポリメラーゼ阻害　錠

増殖に必要なHCV由来のタンパク質を阻害し，増殖を抑制する。

レジパスビル・ソホスブビル

◎NS5A 複製複合体阻害：
HCV 複製複合体のNS5A 複製複合体を阻害➡ゲノム複製抑制。
◎NS5B ポリメラーゼ阻害：
RNA 依存性RNA ポリメラーゼ活性を阻害➡RNA 伸長を停止。

● 有益＞危険　B1

バラクルード　B 型肝炎ウイルス＞逆転写酵素阻害　錠

B型肝炎ウイルスが，RNAから逆転写酵素によってウイルスDNAを合成する過程を阻害する。

エンテカビル

細胞内で活性体となり，逆転写酵素がそれを正常ヌクレオチドの代わりにDNA鎖に取込む➡DNA 合成停止➡宿主DNAに組込むDNA が作れない➡増殖抑制。
中止でウイルスが再増殖するので長期で服用。
DNA 合成開始に必要なプライミング阻害作用もある。
★女性：避妊。

空腹時(食事の前後 2 時間を除く) (食事で吸収↓)。

● 有益＞危険　B3

10%以上 頭痛, 血中アミラーゼ増加, リパーゼ増加, 血中乳酸増加, 白血球減少。

バラシクロビル　**抗ヘルペスウイルス薬**…バルトレックス

パラミヂン　**高尿酸血症＞尿酸排泄促進**　　　　　　　　　　　　カ

◎炎症や腫れを抑える。

◎尿酸の尿排泄を促進する。

 ブコローム

・抗炎症・抗腫脹。

・尿酸の再吸収↓。

 アスピ喘息／消化性潰瘍

 ● 初中期：有益＞危険／末期：望非投与

バランス　**抗不安＞BZD 系＞長時間型**　　　　　　　　　　散 錠

神経細胞の興奮を抑えて, 気分を安定させる。

 クロルジアゼポキシド

抑制性GABA$_A$受容体のBZD 結合部位に結合➡受容体機能↑➡Cl$^-$チャネル開口頻度↑➡過分極➡神経細胞の興奮↓。

★日数制限：30 日★併注：アルコール。

 体重・年齢ごとの製剤量（g ／ mL ／包）

散 10%

1 日量　＊分 2 ～ 4
0.1 ～ 0.2g

 ● 有益＞危険　　C

 Tmax 3hr

パリエット　**胃酸分泌抑制＞プロトンポンプ阻害(PPI)**　　　　錠

胃酸を分泌するプロトンポンプを阻害し, 胃酸分泌を強力に抑える。

 ラベプラゾールNa

胃壁細胞のプロトンポンプを阻害➡胃酸分泌を強力に抑制。

発現まで時間がかかるが, 数日持続。

食事で活性化➡日中によく効く。

 ● 有益＞危険 ▓▓ B1

バリキサ　抗サイトメガロウイルス薬＞核酸アナログ型　　　錠DS

サイトメガロウイルスのDNA鎖伸長を停止させ，DNA合成を阻害する。

 バルガンシクロビル

サイトメガロウイルスのプロテインキナーゼにより活性体となり，DNA ポリメラーゼがそれをdGTP の代わりにDNA 鎖に取込む➡DNA 鎖の伸長停止。
★女性：投与中は避妊。男性：投与中・投与後 90 日間は避妊。★錠：割らない，粉砕しない，DS：直接触れない（催奇形性・発癌性）。

 食後（空腹時で吸収↓）。

 ● 投与不可 ▓▓ D

 白血球減少。

〔DS〕調整後は凍結を避け 2 ～ 8℃保存。49 日以内。

ハリゾン　抗真菌＞ポリエン系…ファンギゾン
バルサルタン　高血圧＞Ang Ⅱ受容体拮抗（ARB）…ディオバン
バルサルタン・アムロジピン　高血圧＞Ca 拮抗薬＋ARB…エックスフォージ
バルサルタン・ヒドロクロロチアジド　高血圧＞ARB ＋利尿薬（チアジド系）…コディオ

ハルシオン　睡眠薬＞BZD 系＞超短時間型　　　錠

神経細胞の興奮を抑えて，睡眠障害を改善する。
入眠障害に有用。

 トリアゾラム

抑制性GABA_A 受容体のBZD 結合部位に結合➡受容体機能↑➡Cl⁻ チャネル開口頻度↑➡過分極➡神経細胞の興奮↓。
★日数制限：30 日★併注：アルコール，グレープフルーツジュース。

 ● 有益＞危険 ▓▓ C

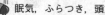 眠気，ふらつき，頭重，倦怠感。

Tmax 1.2hr T1/2 2.9hr

パルタンM　子宮収縮止血剤　[錠]

子宮を収縮して出血を止める。

 メチルエルゴメトリン
子宮平滑筋のα_1作用➡持続的に収縮➡分娩後の出血防止。
3〜5分で発現，3〜6時間持続。
★併注：グレープフルーツジュース。

 ● 投与不可

バルデナフィル　勃起不全＞PDE5阻害　[錠]

陰茎の毛細血管に血液を流入させ，勃起させる。

 バルデナフィル
PDE5によるcGMP分解↓➡cGMP濃度↑➡陰茎海綿体平滑筋が弛緩➡血液が海綿体の毛細血管に流入➡陰茎勃起。
30〜60分で効果発現。

 性行為の1時間前。間隔は24時間以上。

高血圧

B3

ほてり，頭痛。

バルトレックス　抗ヘルペスウイルス薬　[顆][錠]

ヘルペスウイルスのDNA鎖伸長を停止させ，DNA合成を阻害する。

 バラシクロビル
感染細胞内で活性体となり，DNAポリメラーゼがそれをdGTPの代わりにDNA鎖に取込む➡DNA鎖の伸長停止。
非感染細胞への障害性は少ない。
アシクロビルのプロドラッグ。
★発病初期ほど効果大（帯状疱疹：5日以内，水痘：2日以内）。

 体重・年齢ごとの製剤量（g／mL／包）

顆粒 50%

	1回量
単純疱疹 （予防含む）	0.05g／kg ※Max 1g ＊〜9kg：1日3回 ＊10kg〜：1日2回
帯状疱疹・ 水痘	0.05g／kg ※Max 2g ＊1日3回
性器ヘルペ ス再発抑制 （40kg〜）	1g ＊1日1回 ＊HIV感染者：1日2回

 ● 有益＞危険 B3

ハルナールD　前立腺肥大＞α1遮断　　　　OD

尿道を収縮する交感神経の働きを抑え，尿道をゆるめて尿を出やすくする。

タムスロシン

尿道・前立腺平滑筋（収縮でアンチ排尿）
α_1 遮断➡弛緩➡尿道抵抗↓。
前立腺肥大を伴う排尿障害に有用。
起立性低血圧に注意。

 B2

バルネチール　抗精神病＞定型＞ベンズアミド系　　　細 錠

脳神経系の過度な興奮を抑え，幻覚や妄想など統合失調症や躁病の症状を抑える。

スルトプリド

中脳辺縁系のD_2遮断➡統合失調症の陽性症状（幻覚，妄想など）を抑制。
躁症状も抑える。D_2遮断による高プロラクチン血症が起こりやすい。
★併注：アルコール。

パーキン

 ● 有益＞危険

パーキンソン症候群，アカシジア。

バルヒディオ　高血圧＞ARB ＋利尿薬（チアジド系）…コディオ

バルプロ酸Na　抗てんかん／双極性障害＞気分安定薬…セレニカR ／デパケン
片頭痛治療薬

パルモディア　脂質異常＞選択的PPAR αモジュレーター　　　　　　　　　錠

肝臓での中性脂肪の合成を抑え，分解を促進する。
中性脂肪を減らし，HDLコレステロール値を上げる。

 ペマフィブラート
TG の合成や分解に関わるPPARα を活性化
①肝臓でのTG 合成↓，リポ蛋白リパーゼ合成↑➡TG 分解↑➡TG ↓。
②脂質代謝に関わる遺伝子群の発現を調節➡HDL-Ch ↑。

 ● 投与不可

バレオン　抗菌薬＞ニューキノロン系　　　　　　　　　　　　　　　　錠 力

DNA合成時のDNAのねじれ解消を阻害し，DNA合成を阻害する（殺菌性）。

 ロメフロキサシン
細菌のDNA 複製時，DNA を切断・再結合してDNA のねじれを解消するトポイソメラーゼを阻害➡DNA 合成阻害➡溶菌。
スペクトルが広い（GP，緑膿菌含むGN 等）。
尿路感染症や呼吸器感染症等に有用。
★日光曝露をなるべく避ける。

 ● 投与不可

パロキセチン　抗うつ薬＞SSRI…パキシル

パーロデル　ドパミン作用薬　　　　　　　　　　　　　　　　　　　錠

◎高プロラクチン，末端肥大症
＞下垂体前葉からのプロラクチン，成長ホルモンの分泌を抑制。
◎パーキンソン病＞不足しているドパミンの受容体を刺激する。

 ブロモクリプチン
◎高プロラクチン，末端肥大症＞持続的なドパミン受容体作用➡下垂体前葉からのプロラクチン，成長ホルモン分泌↓。
◎パーキンソン病＞ドパミン受容体に直接作用。
麦角系。消化器症状の副作用が強い。

★授乳婦投与不可。★併注：アルコール。

 食直後（悪心軽減）。

 ● 有益＞危険 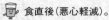 A

 悪心。

ハロペリドール　抗精神病＞定型＞ブチロフェノン系…セレネース

パンオピン　鎮痛・鎮静剤＞オピオイド　　　　　　　　　　　　末

◎強い痛みを抑える。
◎咳を鎮める。
◎下痢を止める。

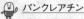 アヘンアルカロイド
アルカロイドを多く含むオピオイド受容体作用薬。
鎮痛，鎮咳，止瀉薬などに用いる。
★日数制限：14日★併注：アルコール。
★薬が不要になったら病院又は薬局へ返却。

 ● 有益＞危険

パンクレアチン　消化酵素製剤　　　　　　　　　　　　　　　末

でんぷん，タンパク質，脂質を分解。

 パンクレアチン
ブタの膵臓から抽出。
★速やかに飲み下す（口内炎等防止）。

 食後。

 牛豚タンパク

バンコマイシン　抗菌薬＞グリコペプチド系　　　　　　　　　散

細菌の細胞壁合成を阻害し，細胞壁を崩壊，菌を破裂させる（殺菌性）。

 バンコマイシン
ペプチドグリカンの構成成分ムレインモノマーに結合➡PBP の作用阻害➡細胞壁合成阻害➡細胞壁が崩壊➡浸透圧に耐えられず破裂（溶菌）。

GPに抗菌活性，GNは無効。
主なターゲット：薬剤耐性のGP（MRSAなど），嫌気性菌（クロストリジウム・ディフィシル）等。

 ● 有益＞危険  B2

パンテチン　パンテチン製剤…パントシン

パントシン　パンテチン製剤　　　　　　　　　　　　　散細錠

パントテン酸を補充する。

 パンテチン
リポタンパク代謝異常や血管壁脂質代謝異常，血小板機能異常を改善。
腸管運動を促進し弛緩性便秘も改善。

パンビタン〔調剤用〕　総合ビタミン剤　　　　　　　　　　末

ビタミンを補充する。

 レチノール・カルシフェロール
★尿が黄変。

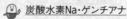 ● 3カ月以内及び大量投与不可

ビアサン　健胃剤　　　　　　　　　　　　　　　　　　末

胃酸を中和し，胃を元気にする。

 炭酸水素Na・ゲンチアナ
制酸剤と健胃薬の配合剤。
★ロットによって色調等が異なるが問題ない。

 ● 有益＞危険

ピーエイ　非ピリン系感冒剤　　　　　　　　　　　　　錠

風邪の様々な症状を緩和する。

非ピリン系感冒剤
PL顆粒と同一有効成分。解熱鎮痛薬，カフェイン，抗ヒスタミン等。
★併注：アルコール。

緑内障／アスピ喘息／排尿障害／消化性潰瘍

😋 ● 有益＞危険

PL　非ピリン系感冒剤　　　　　　　　　　　顆

風邪の様々な症状を緩和する。

😊 非ピリン系感冒剤
ピーエイ錠と同一有効成分。解熱鎮痛薬，カフェイン，抗ヒスタミン等。
★併注：アルコール。

👶 体重・年齢ごとの製剤量(g ／ mL ／包)
幼児顆粒　1包 1g(製剤量)

	1回量　＊1日4回
2～4歳	1包
5～8歳	2包
9～11歳	3包

😣 緑内障／アスピ喘息／排尿障害／消化性潰瘍

😋 ● 有益＞危険

ピオグリタゾン　糖尿病＞インスリン抵抗性改善…アクトス

ビオスミン　整腸薬(ビフィズス菌製剤)　　　　　散

腸内細菌叢のバランスを整え，腸内環境を改善する。

😊 ビフィズス菌配合剤
◎酢酸や乳酸産生➡腸内pH↓➡有害細菌の増殖抑制。
◎細菌の栄養源になる。

ビオスリー　整腸薬(活性生菌製剤)　　　散 錠 OD

腸内細菌叢のバランスを整え，腸内環境を改善する。

😊 酪酸菌配合剤
◎酢酸や乳酸産生➡腸内pH↓➡有害細菌の増殖抑制。
◎細菌の栄養源になる。

ビオヂアスミンF-2　整腸薬(ラクトミン製剤)　…ビオフェルミン／ラックビー

ビオチン　抗皮膚炎ビタミン剤　　　　　　　　　　　散 DS

ビタミンHを補充する。
湿疹，皮膚炎に有用。

 ビオチン
カルボキシラーゼの補酵素として働く。
皮膚の正常化に関与。

ビオフェルミン　整腸薬　　　　　　　　　　　　　散 錠

腸内細菌叢のバランスを整え，
腸内環境を改善する。

 ビフィズス菌製剤
◎酢酸や乳酸産生➡腸内pH↓➡有害細
菌の増殖抑制。
◎細菌の栄養源になる。

ビオプテン　天然型テトラヒドロビオプテリン製剤　　　　顆

異常に増加したフェニルアラニ
ン量を正常にする。

 サプロプテリン
フェニルアラニンを代謝する酵素の働き
をサポート➡血清フェニルアラニン値を正
常化。

 ● 有益＞危険　🔲 B1

 痙攣，下痢，肝機能異常。

ビオラクト　整腸薬(ラクトミン製剤)…ビオフェルミン／ラックビー
ビカルタミド　前立腺癌＞抗アンドロゲン…カソデックス

ビクシリン　抗菌薬＞ペニシリン系　　　　　　　　　カ DS

細菌の細胞壁合成を阻害し，
細胞壁を崩壊，菌を破裂させ
る（殺菌性）。

 アンピシリン
細胞壁の主成分ペプチドグリカン合成酵
素PBPに結合➡ペプチド同士の結合（架
橋）を阻害➡細胞壁が崩壊➡浸透圧に
耐えられず破裂（溶菌）。
主なターゲット：GPC(腸球菌，肺炎球菌，
A群レンサ球菌等)，一部のGN(大腸菌，
インフルエンザ菌等)等。

 体重・年齢ごとの製剤量(g／mL／包)

DS10%

1日量　＊分4
0.25 ～ 0.5g ／ kg

 ● 有益＞危険 🇦🇺A

ビクシリンS　抗菌薬＞ペニシリン系　　　　　　　　　　　　錠

細菌の細胞壁合成を阻害し，細胞壁を崩壊，菌を破裂させる（殺菌性）。

 アンピシリン・クロキサシリンNa

細胞壁の主成分ペプチドグリカン合成酵素PBP に結合➡ペプチド同士の結合（架橋）を阻害➡細胞壁が崩壊➡浸透圧に耐えられず破裂（溶菌）。
主なターゲット：GPC（腸球菌，肺炎球菌，A群レンサ球菌等），一部のGN（大腸菌，インフルエンザ菌等）等。

 ● 有益＞危険

ビクタルビ　HIV薬（3成分配合）　　　　　　　　　　　　　錠

3成分配合のHIV薬。

 ビクテグラビル・エムトリシタビン・テノホビル

◎インテグラーゼ阻害
◎ヌクレオシド系逆転写酵素阻害

 ● 有益＞危険 🇦🇺B3

ピコスルファートNa　便秘＞腸刺激性…ラキソベロン

ピコプレップ　腸管洗浄剤　　　　　　　　　　　　　　　散

検査や手術の前に，腸の中をからっぽにする。

 ピコスルファートNa・酸化Mg・無水クエン酸

★水のみの飲用は避け，総飲量の半量以上はお茶やソフトドリンク等の他の透明な飲料を飲用。★開封後は速やかに使用。未使用の粉末や溶解液は廃棄。

 ● 有益＞危険

ビジクリア　腸管洗浄剤　　　　　　　　　　　　　　　　　　　錠

大腸検査の前に腸の中をか
らっぽにする。

 <u>リン酸二水素Na・無水リン酸水素二Na</u>

腸管内に水分を引き込み，便を軟化・か
さ増しし，排便を促す。
★7日間以内の再投与不可。★食事は
投与の12時間前までに済ませ，検査
終了まで絶食（水，お茶等のみ可）。

 200mLの水とともに15分毎，計10
回（計50錠）。

 ● 有益＞危険

 悪心，血清ビリルビン上昇，AST上昇，
血清カリウム低下，血清リン低下，トリグ
リセリド上昇。

ビ・シフロール　パーキンソン病＞D2作用薬　　　　　　　　　錠

不足しているドパミンの受容体
を刺激する。

 <u>プラミペキソール</u>

ドパミン受容体に直接作用。
非麦角系。消化器症状の副作用は弱い
が，眠気が強い。
レストレスレッグス症候群にも適応。
★併注：アルコール。

 〔レストレスレッグス症候群〕寝る2～3
時間前。

 ● 投与不可　🇦🇺B3

 幻覚，CK上昇，ジスキネジア，傾眠，
めまい，頭痛，口内乾燥，食欲不振，
不眠，悪心，消化不良，便秘，胃不快感，
嘔吐。

 PTP保存。

ビジンプロ　悪性腫瘍＞EGFRチロシンキナーゼ阻害　錠

非小細胞肺癌。

受容体への結合がなくても増殖シグナルを核に送り続けるEGFRを阻害し,増殖を抑制する。

EGFR変異陽性例に用いる。

 ダコミチニブ

受容体刺激がなくても増殖シグナルを出し続けるEGFR遺伝子変異から発現されたEGFRのチロシンキナーゼを阻害
➡増殖抑制,アポトーシス誘導。
EGFRは皮膚組織にも発現するので皮膚障害が高頻度に出現。
★女性:投与中・終了後一定期間は避妊。

 ● 有益＞危険

 10%以上 重度の皮膚障害,肝機能障害,口内炎,悪心,下痢,結膜炎,食欲減退,爪囲炎,ざ瘡様皮膚炎,皮膚炎,皮膚乾燥,瘙痒症,発疹・斑状丘疹状皮疹・紅斑性皮疹等,手掌・足底発赤知覚不全症候群,脱毛症,体重減少。

ヒスタブロック　ステロイド＋抗ヒスタミン(第1世代)　…セレスタミン
ビスミラー　アレルギー＞抗ヒスタミン(第1世代)　…アレルギン

ヒスロン　黄体ホルモン製剤　錠

・性腺機能を改善
・調節卵巣刺激の開始時期を調整

 メドロキシプロゲステロン

黄体ホルモンを補充し
・月経異常を改善
・エストロゲンの作用抑制
・妊娠維持
・調節卵巣刺激の開始時期を調整

 ● 大量・長期投与回避　🔲 D

ヒスロンH　悪性腫瘍＞黄体ホルモン製剤　錠

乳癌や子宮体癌は女性ホルモン作用で増殖が促進するので,女性ホルモンの作用を抑え

 メドロキシプロゲステロン

抗エストロゲン,抗ゴナドトロピン作用。
タモキシフェンを服用できない患者の代

る。

替薬。

 ● 投与不可 D

満月様顔貌。

ピーゼットシー　抗精神病>定型>フェノチアジン系　散 錠

脳神経の過度な興奮を抑制。
◎幻覚や妄想などを緩和
◎鎮静
◎吐き気を抑制

 ペルフェナジン

◎中脳辺縁系のD_2遮断➡陽性症状（幻覚、妄想など）改善。
◎H_1、α_1遮断➡鎮静。
◎延髄CTZのD_2遮断➡制吐。
D_2遮断作用が強く、錐体外路症状が出やすい。
★併注：アルコール。★初期の起立性低血圧に注意。

● 望非投与 C

ビソプロロール　高血圧，心疾患>β1遮断…メインテート
ビタダン　複合ビタミンB剤…ビタノイリン

ビタノイリン　複合ビタミンB剤　カ

ビタミンB群を補充する。

 フルスルチアミン・B2・B6・B12

神経痛、筋肉痛・関節痛、末梢神経炎・末梢神経麻痺に有用。
★尿が黄色に変色。

ビタバスタチンCa　脂質異常
　　　　　　　　　>HMG-CoA還元酵素阻害（スタチン）…リバロ

ビタミンB6　ビタミンB6製剤　散 錠

ビタミンB6を補充する。

 ピリドキシン

各種代謝や、神経伝達物質、ヒスタミンなど生体物質の合成に関与。

ビタミンC　ビタミンC製剤…ハイシー
ビタミンK1　ビタミンK1製剤…カチーフN／ケーワン

ビタメジン　複合ビタミンB剤　　　　　　　　　　　　　　　　　散 力

ビタミンB群を補充する。

 ベンフォチアミン・B6・B12
神経機能の円滑化に必要なビタミンB₁,
B₆, B₁₂を配合。

ヒダントール　抗てんかん薬　　　　　　　　　　　　　　　　　　錠

脳内の神経細胞の興奮を抑え
て,てんかん発作を起こりにくく
する。

 フェニトイン
大脳神経細胞のNa⁺チャネル遮断➡脱分
極抑制➡過剰興奮抑制。

 ● 有益＞危険

ヒダントールD／E／F　抗てんかん剤　　　　　　　　　　　　　　錠

脳内の神経細胞の興奮を抑え
て,てんかん発作を起こりにくく
する。

 フェニトイン・フェノバルビタール
◆フェニトイン:大脳神経細胞のNa⁺チャ
ネル遮断➡脱分極↓➡過剰興奮↓。
◆フェノバルビタール:抑制性GABA_A受
容体作用➡神経興奮↓。
鎮静作用が強い。
★日数制限:90日★併注:アルコール。

 ● 有益＞危険

ビットサン　健胃・消化剤　　　　　　　　　　　　　　　　　　　末

胃酸を中和し,消化を助け,胃
を元気にする。

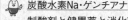 炭酸水素Na・ゲンチアナ
制酸剤と健胃薬と消化剤の配合剤。
★ロットによって色調等が異なるが問題
ない。

 食後。

 ● 有益＞危険

ピドキサール　活性型ビタミンB6製剤　　　　　　　　　　　　　　錠

ビタミンB6を補充する。

 ピリドキサールリン酸エステル

各種代謝や，神経伝達物質，ヒスタミンなど生体物質の合成に関与。

ピートル　高リン血症　　　　　　　　　　　　顆 OD

血中のリンを減らす。

 スクロオキシ水酸化鉄

消化管内でリンに吸着し複合体を形成
➡体外に排出➡血中リン濃度↓。
★便が黒色化。★〔チュアブル〕口内が
一時的に着色（茶褐色）。

食直前。〔チュアブル〕噛み砕いて服用
する。

 ● 有益＞危険 ■■ B3

20%以上 下痢。

〔チュアブル〕PTP 保存（分包機不適）。

ヒドロキシジン　抗アレルギー性緩和精神安定剤…アタラックス

ヒドロクロロチアジド　利尿薬＞チアジド系　　　錠 OD

尿量を増やしてむくみをとる。
血圧を下げる。
高血圧症の利尿に有用。

 ヒドロクロロチアジド

遠位尿細管のNa$^+$/Cl$^-$ 共輸送体阻害➡
Na$^+$ 再吸収↓➡水の再吸収↓。
長期では降圧効果を現す➡高血圧症に
好んで使われる。
利尿作用はループ系より弱い。
低K 血症に注意。
★併注：アルコール。

 ● 妊娠後期：有益＞危険 ■■ C

 Tmax 2hr T1/2 9 ～ 10hr

ビバンセ　AD/HD 治療薬　　　　　　　　　　　カ

中枢神経を興奮させ，集中力　　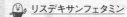 リスデキサンフェタミン

を高める。

機序不明。
NA, ドパミン作用を高める。
★日数制限：30 日★目的以外の使用や他人への譲渡をしないよう指導。薬が不要になった場合は，医療機関や薬局に返却。

 午後の服用は避ける（睡眠に影響）。

 甲状腺亢進／緑内障

 ● 有益＞危険　 B3

 頻脈，不眠，頭痛，めまい，食欲減退，悪心，腹痛，下痢，嘔吐，体重減少。

 PTP 保存（分包不可，吸湿で品質低下）。

ビビアント　骨粗鬆症＞選択的エストロゲン受容体モジュレーター　　　　[錠]

女性ホルモン作用で骨吸収を抑制。乳癌や子宮体癌のリスクは上げない。
閉経後骨粗鬆症の第1選択。

 バゼドキシフェン
エストロゲン受容体を刺激または拮抗。
・破骨細胞：アゴニスト➡骨吸収↓。
・乳房・子宮：アンタゴニスト➡癌リスクの上昇を抑制。

 ● 投与不可

ビフィスゲン　整腸薬（ビフィズス菌製剤）　　　　　　　　　　　　[散]

腸内細菌叢のバランスを整え，腸内環境を改善する。

 ビフィズス菌製剤
◎酢酸や乳酸産生➡腸内pH↓➡有害細菌の増殖抑制。
◎細菌の栄養源になる。

ピフェルトロ　HIV 薬＞非ヌクレオシド系逆転写酵素阻害(NNRTI)　　[錠]

HIV RNAから逆転写酵素によってウイルスDNAが合成されるのを阻害する。

 ドラビリン
逆転写酵素の活性中心近傍に結合➡アロステリック効果により酵素活性を阻害➡DNA 合成停止➡宿主DNA に組込む

DNA が合成できない➡増殖抑制。

 ● 有益＞危険

ビブラマイシン　抗菌薬＞テトラサイクリン系　　　　錠

細菌の翻訳過程を阻害し,タンパク質合成を阻害する(静菌的)。

 ドキシサイクリン

rRNA 小サブユニットに結合➡アミノアシルtRNA と mRNA の結合阻害➡タンパク質合成阻害➡増殖抑制。
スペクトルは広いが副作用が多い。
歯牙着色, 骨発育不全➡小児は回避。
金属とキレート形成➡吸収阻害。
主なターゲット:リケッチア, クラミジア等。
★多めの水で服用(食道潰瘍防止)。

 ● 有益＞危険 D

ビプレッソ　抗精神病＞非定型＞多元受容体作用(MARTA)　　　錠

脳神経系の様々な受容体に作用し,統合失調症の陽性症状(幻覚や妄想等)や陰性症状(無関心,ひきこもり等)を改善。

 クエチアピン

H_1, α_1 遮断➡鎮静。
5-HT_{1A} 刺激, α_2 遮断➡陰性症状改善。
5-HT_{2A} 遮断➡陰性症状改善。
D_2 遮断(弱い) ➡陽性症状改善。
錐体外路症状は出にくいが, 鎮静作用が強い。
★併注:アルコール。

🥛 食後 2 時間以上の寝る前(高脂肪食で吸収↑)

🤰 糖尿病

 ● 有益＞危険 C

 めまい, 頭痛, 傾眠, アカシジア, 便秘, 食欲亢進, 高プロラクチン血症, 口渇・口内乾燥, 倦怠感, 体重増加。

ビフロキシン　ビタミンB2, B6製剤　錠

ビタミンB2とB6を補充する。

リボフラビン・ピリドキシン

B₂：補酵素として酸化還元反応を触媒
B₆：各種代謝，生体物質合成に関与
★尿が黄変。

● 有益>危険

ピペリジノアセチルアミノ安息香酸エチル　胃粘膜局麻剤…スルカイン
ビペリデン　パーキンソン病>抗コリン…アキネトン

ヒベルナ　抗ヒスタミン・抗パーキンソン剤　散　錠

◎抗パーキンソン>脳内神経系
のバランスを整える。
◎抗ヒスタミン>アレルギー症状
を誘発するヒスタミンの受容体
をブロック。

プロメタジン製剤

抗ヒスタミン，抗コリン作用を併せもち，
鎮静，催眠，制吐作用を現す。
抗ヒスタミン作用はジフェンヒドラミンの
30倍。抗パーキンソン作用はトリヘキシ
フェニジルの2.8倍。
★2歳未満投与不可。★併注：アルコー
ル。

緑内障／排尿障害

 ● 望非投与 C

ヒポカ　高血圧>Ca拮抗薬　力

血管を拡げて血圧を下げる。

バルニジピン

血管平滑筋Ca²⁺チャネル遮断➡Ca²⁺流
入↓➡平滑筋弛緩➡血管拡張，血圧↓。
◎Ca拮抗作用としては血管拡張が主。
★併注：グレープフルーツジュース。

● 投与回避

ヒマシ油　便秘>腸刺激性　液

小腸を刺激して排便を促す。

ヒマシ油

小腸刺激作用，潤滑作用。
★即効性なので就寝前は避ける。

 体重・年齢ごとの製剤量（g ／ mL ／包）

油

| 乳幼児 | 1 ～ 5mL |
| 小児 | 5 ～ 15mL |

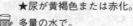 ● 望非投与

ビーマス　便秘治療剤　錠

便を軟らかくし，腸の動きをよく
する。

 ジオクチルソジウムスルホサクシネート・カ
サンスラノール

界面活性作用で水分浸透➡便軟化，ぜ
ん動運動促進。
★尿が黄褐色または赤化。

多量の水で。

● 有益＞危険

ビムパット　抗てんかん薬　錠 DS

脳内の神経細胞の興奮を抑え
て，てんかん発作を起こりにくく
する。

 ラコサミド

Na⁺チャネルの緩徐な不活性化を選択的
に促進➡活性化できるNa⁺チャネルが減
少し，過興奮状態にある神経細胞膜を
安定させる。

 体重・年齢ごとの製剤量（g ／ mL ／包）

DS10%

	1日量　＊分2　4歳以上	
	開始	維持
～29kg	0.02g ／ kg	0.06g ／ kg ※Max 0.12g ／ kg
30 ～49kg		0.04g ／ kg ※Max 0.08g ／ kg

● 有益＞危険 ※B3

 3%以上 浮動性めまい，頭痛，傾眠，悪心，嘔吐，疲労。

ビムロ　便秘＞腸刺激性…アローゼン

ピメノール　不整脈＞Na⁺チャネル遮断＞Ia群　　　　　　　　　　　[力]

心臓の拍動をつくる活動電位の立ち上がりを抑え，興奮が伝わる速度を緩やかにし，不整脈を予防する。

ピルメノール

心筋細胞へのNa⁺流入↓➡活動電位の立ち上がり抑制➡伝導速度↓，不応期延長，自動能抑制。
K⁺チャネル遮断➡活動電位幅延長。
◎催不整脈に注意。

 緑内障／排尿障害

 ● 有益＞危険

ピモベンダン　心不全治療薬　　　　　　　　　　　　　　　　　[錠]

心筋の収縮力を高める。
血管を拡張する。

ピモベンダン

①PDE Ⅲ阻害➡心筋や血管平滑筋の細胞内cAMP↑➡心収縮力↑，血管拡張。
②心筋のCa²⁺に対する感受性↑➡心収縮力↑。

 ● 有益＞危険

ビラノア　アレルギー＞抗ヒスタミン(第2世代)　　　　　　　　[錠][OD]

アレルギー症状を誘発するヒスタミンのH1受容体をブロック。
メディエーター放出も抑制。
眠くなりにくい。口喝も少ない。

ビラスチン

◎H₁拮抗➡痒み，鼻炎等を改善。
◎メディエータ遊離↓➡アレルギー予防。
◎中枢移行少ない➡眠くならない。
◎抗コリン作用弱い➡口渇，眼圧上昇，尿閉等が弱い。

空腹時（食後はCmax・AUC↓）。

 ● 有益＞危険 B3

ビラフトビ　悪性腫瘍＞BRAF阻害　　　　　　　　　　　　　力

悪性黒色腫に用いる。

受容体への結合がなくても増殖シグナルを核に送り続けるBRAFを阻害し，増殖を抑制する。

 エンコラフェニブ

BRAF遺伝子変異により，受容体への結合がなくても増殖シグナル伝達を活性化し続ける変異型BRAFを阻害➡増殖抑制。

BRAFの下流で働くMEKを阻害するビニメチニブとセットで用いる。

BRAF遺伝子変異例に用いる。

★女性：投与中，終了後一定期間は避妊。

 ● 有益＞危険 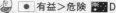 D

 10%以上 眼障害，20%以上 下痢，悪心，疲労，ざ瘡様皮膚炎，発疹。

 服用直前までPTP保存。

ピラマイド　抗結核薬　　　　　　　　　　　　　　　　　　末

結核菌の細胞壁合成を阻害する。

 ピラジナミド

細胞壁の合成を阻害し，酸性環境・細胞内において殺菌的に作用。

他剤無効な酸性環境で抗菌作用を発揮。

 肝障害

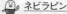 ● 有益＞危険 B2

ビラミューン　HIV薬＞非ヌクレオシド系逆転写酵素阻害(NNRTI)　　錠

HIV RNAから逆転写酵素によってウイルスDNAが合成されるのを阻害する。

ネビラピン

逆転写酵素の活性中心近傍に結合➡アロステリック効果により酵素活性を阻害

➡DNA 合成停止➡宿主DNA に組込む
DNA が合成できない➡増殖抑制。
★女性は発疹や発熱に伴う肝機能障害
が発現しやすい。

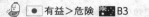 ● 有益＞危険 🇦🇺 B3

肝不全，嘔気，傾眠，頭痛，発疹，発熱。

高湿度で溶出率低下。

ビリアード　HIV 薬＞ヌクレオシド系逆転写酵素阻害(NRTI)　［錠］

HIV RNAから逆転写酵素に
よってウイルスDNAが合成され
るのを阻害する。

テノホビル　ジソプロキシル
細胞内で活性体となり，逆転写酵素が
それを正常ヌクレオチドの代わりにDNA
鎖に取込む➡DNA 合成停止➡宿主DNA
に組込むDNA が作れない➡増殖抑制。

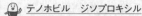 ● 有益＞危険 🇦🇺 B3

頭痛，悪心，下痢，腹痛，無力症，CK
増加，血中トリグリセリド増加，血中アミ
ラーゼ増加，AST 増加。

ピリドキサール　活性型ビタミンB6 製剤…ピドキサール
ピルシカイニド　不整脈＞Na⁺ チャネル遮断＞Ic 群…サンリズム

ビルトリシド　吸虫駆除剤　［錠］

吸虫を駆除する。

プラジカンテル
吸虫の膜構造を不安定化させる➡Ca^{2+}
透過性亢進➡麻痺。
★用量厳守。

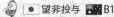 ● 望非投与 🇦🇺 B1

γ-GTP 上昇，赤血球・血小板減少，好
酸球増多，白血球増加，嘔気・嘔吐，頭痛・
頭重感，倦怠感

ヒルナミン　抗精神病＞定型＞フェノチアジン系　散細錠

脳神経系の過度な興奮を抑制。

◎幻覚や妄想などを緩和

◎鎮静

 レボメプロマジン

◎中脳辺縁系のD₂遮断➡陽性症状（幻覚，妄想など）抑制。

◎H_1，α_1遮断➡鎮静。

★併注：アルコール。★初期の起立性低血圧に注意。★散・細粒は直接の接触を極力避ける（接触皮膚炎発現）。

● 望非投与

ピルフェニドン　抗線維化剤…ピレスパ

ピレスパ　抗線維化剤　錠

肺間質の線維化を抑制し，特発性肺線維症を改善。

 ピルフェニドン

◎増殖因子の産生↓➡抗線維化作用。

◎炎症性サイトカイン産生↓➡抗炎症。

★外出時は光曝露を防ぐ。

★併注：タバコ。

 食後（副作用を軽減）。

● 望非投与　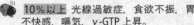 B3

10%以上 光線過敏症，食欲不振，胃不快感，嘔気，γ-GTP上昇。

ピレチア　抗ヒスタミン・抗パーキンソン剤　細錠

◎抗パーキンソン＞脳内神経系のバランスを整える。

◎抗ヒスタミン＞アレルギー症状を誘発するヒスタミンの受容体をブロック。

 プロメタジン

抗ヒスタミン，抗コリン作用を併せもち，鎮静，催眠，制吐作用を現す。

抗ヒスタミン作用はジフェンヒドラミンの30倍。抗パーキンソン作用はトリヘキシフェニジルの2.8倍。

★2歳未満：投与不可。★併注：アルコール。

緑内障／排尿障害

 ● 望非投与 C

ピレチノール　アニリン系鎮痛解熱薬…カロナール

ピレンゼピン　胃酸分泌抑制＞抗ガストリン　　　　　　　　　　錠

胃酸の分泌を抑える。

 ピレンゼピン

胃のM$_1$遮断➡胃酸，ガストリン分泌↓。
胃酸分泌抑制作用は，H$_2$拮抗薬やPPI
ほどではない。

 ● 有益＞危険

ピロキシカム　NSAIDs＞オキシカム系…バキソ

ビンダケル　TTR型アミロイドーシス治療剤　　　　　　　　　　力

アミロイドの形成を抑制し，アミロ
イドの組織内への沈着を抑制
する。

 タファミジスメグルミン

異常TTR（4量体）からつくられた単量
体が凝集して形成するアミロイドの産生
を阻害する。
TTR4量体に結合➡TTR4量体を安定化
➡単量体への解離を阻害➡アミロイドの
形成や組織内への沈着抑制。
★投与中・終了後1カ月間は避妊。★タ
ファミジス61mgはタファミジスメグルミン
80mgに相当。★噛まずに服用。

 ● 有益＞危険

 3%以上 下痢，悪心，頭痛，尿路感染。

ピンドロール　高血圧，狭心症，不整脈
　　　　　　　＞β遮断（ISA＋）…カルビスケン

ビンマック　TTR型アミロイドーシス治療剤　　　　　　　　　　力

アミロイドの形成を抑制し，アミロ
イドの組織内への沈着を抑制

 タファミジス

異常TTR（4量体）からつくられた単量

する。

体が凝集して形成するアミロイドの産生を阻害する。

TTR4 量体に結合➡TTR4 量体を安定化➡単量体への解離を阻害➡アミロイドの形成や組織内への沈着抑制。

★投与中・終了後 1 カ月間は避妊。★タファミジス 61mg はタファミジスメグルミン 80mg に相当。★噛まずに服用。

 ● 有益＞危険 🇦🇺D

ファスティック　糖尿病＞速効型インスリン分泌促進　　　錠

速効，短時間でインスリンの分泌を促す。

食後の血糖値が高い人向け。

 ナテグリニド

膵 β 細胞のSU 受容体刺激➡インスリン分泌↑。

SU 薬と異なり，ほどほどの量のインスリンを速く短時間に分泌させる。

空腹時血糖の影響が少ないが，服用のタイミングが悪いと低血糖を起こす。

 食直前(10 分以内)。

 ● 投与不可 🇦🇺C

 〔90mg 錠〕PTP 保存(分包機は適さない)。

ファボワール　経口避妊剤　　　錠

低用量ピル(避妊薬)。

 デソゲストレル・エチニルエストラジオール

①視床下部へのネガティブ・フィードバック➡FSH，LH 分泌↓➡排卵抑制。

②子宮内膜増殖抑制➡着床しにくい。

③頸管粘液粘度↑➡精子泳ぎにくい。

★ 35 歳以上で 1 日 15 本以上の喫煙者は投与不可。★禁煙を指導。★飲み忘れた場合(緑色錠を除く)，翌日までに気づけば直ちに忘れた分を服用し，その日の錠剤も服用。2 日以上忘れた場

合は中止し，次の月経を待って再開。

 毎日一定の時刻。開始日は月経第1日目から。

高血圧

● 投与不可　B3

乳房痛，悪心，頭痛。

ファムシクロビル　抗ヘルペスウイルス薬…ファムビル

ファムビル　抗ヘルペスウイルス薬　[錠]

ヘルペスウイルスのDNA鎖伸長を停止させ，DNA合成を阻害する。

 ファムシクロビル

感染細胞内で活性体となる➡DNAポリメラーゼによりdGTPの代わりにDNA鎖に取込まれる➡DNA鎖の伸長停止。
非感染の細胞への障害性は少ない。

再発性の単純疱疹は症状発現後6時間以内，帯状疱疹は5日以内に投与。

● 有益＞危険　B1

光により変色（変色したものは使用不可）。

ファモター　抗血栓＞抗血小板＞アスピリン…バファリン（81mg）
ファモチジン　胃酸分泌抑制＞H₂ブロッカー…ガスター

ファリーダック　悪性腫瘍＞エピジェネティクス標的　[カ]

癌細胞によって抑えられている転写を正常に機能させ，アポトーシス誘導，細胞周期停止を促す。

 パノビノスタット

転写を抑制している酵素HDACの活性を阻害➡DNAに巻き付いているヒストンがアセチル化して緩み，転写が正常に機能➡細胞周期停止，アポトーシス誘導。
★患者とそのパートナーは，投与期間中・終了後一定期間は避妊。

● 有益＞危険 D

 10%以上 重度の下痢, 血小板減少症, 貧血, 好中球減少症, 悪心, 嘔吐。

 PTP保存。

ファロム　抗菌薬＞ペネム系　　　　　　　　　錠 DS

細胞の細胞壁合成を阻害し, 細胞壁を崩壊, 菌を破裂させる（殺菌性）。

 ファロペネムNa

細胞壁の主成分ペプチドグリカンを合成するPBPに結合➡ペプチド同士の架橋を阻害➡細胞壁が崩壊➡浸透圧に耐えられず破裂（溶菌）。
GP, GN, 嫌気性とも広くカバー。
第1選択とはならない。
消化管吸収が悪く, 小児は下痢を起こしやすい。

 体重・年齢ごとの製剤量(g ／ mL ／包)
DS10%

1回量 ＊1日3回
0.05g ／ kg
※Max 0.1g ／ kg
(年長児はMax 1回3g, 1日9g)

 ● 有益＞危険

 DS 好酸球増多, 下痢。

 〔DS〕調整後の保存は避ける（やむを得ない場合冷蔵）。

ファンギゾン　抗真菌＞ポリエン系　　　　　　　シ

真菌の細胞膜を破壊し, 細胞質成分を漏出させて殺す。

 アムホテリシンB

真菌の細胞膜成分エルゴステロールに結合➡細胞膜の透過性↑➡細胞質成分が露出➡死滅。
消化管からほとんど吸収されない➡消

化管カンジダ症に有用。
★一過性で歯が黄変（ハブラシで取れる）。

 体重・年齢ごとの製剤量（g ／ mL ／包）

シロップ 100mg ／ mL

1回量　＊1日2～4回，食後
0.5 ～ 1mL

 ● 有益＞危険　 B3

フィコンパ　抗てんかん薬　　　　　　細 錠

脳内の神経細胞の興奮を抑えて，てんかん発作を起こりにくくする。

 ペランパネル

興奮系の神経伝達物質としててんかん発作の発生や伝播に大きく関わるグルタミン酸のAMPA 受容体を阻害➡神経の過剰興奮を抑制。
★併注：アルコール。

 体重・年齢ごとの製剤量（g ／ mL ／包）

細粒 1%

1日量　＊分1，寝前　4 ～ 11 歳，部分発作		
	開始	維持
単剤療法	0.2g	0.4 ～ 0.8g　※Max 0.8g
併用療法	0.2g	本剤の代謝を促進する抗てんかん薬の併用：なし：0.4 ～ 0.8g　あり：0.8 ～ 1.2g　※Max：1.2g

● 有益＞危険

易刺激性，浮動性めまい，傾眠。

フィトナジオン　ビタミンK1 製剤…カチーフN ／ケーワン
フィナステリド　男性型脱毛症（AGA）＞抗アンドロゲン…プロペシア

ブイフェンド　抗真菌＞トリアゾール誘導体　　　　　　　　錠 DS

真菌の細胞膜の合成を阻害する。

 ボリコナゾール

真菌細胞膜の構成成分エルゴステロールの合成酵素を阻害➡膜透過性を障害。深在性。

★紫外線の照射を避ける。

 食間（食後は吸収↓）。

 体重・年齢ごとの製剤量（g ／ mL ／包）

DS 瓶 2800mg

1回量　＊1日2回，食間 1瓶に水 46mL 溶解（40mg ／ mL）	
2 〜 11 歳, 12 歳以上で 50kg 未満	0.225mL ／ kg ※Max 8.75mL
12 歳以上で 50kg 以上	5mL ※Max 7.5mL

 ● 投与不可　B3

肝障害，羞明，霧視，視覚障害，悪心，嘔吐，食欲不振，頭痛，不眠症，ALT 増加，AST・ALP 増加，γ-GTP 増加。

〔DS〕2 〜 8℃保存。調製後は 30℃以下で 2 週間以内。

フィンテプラ　抗てんかん薬　　　　　　　　　　　　　　液

脳内の神経細胞の興奮を抑えて，てんかん発作を起こりにくくする。

 フェンフルラミン

抑制性の神経伝達物質セロトニンの放出↑ ➡ 5-HT$_{1D}$, 5-HT$_{2A}$, 5-HT$_{2C}$ 受容体への作用↑➡興奮抑制。

★他の飲料，食品，薬剤と混合しない。

 体重・年齢ごとの製剤量（g ／ mL ／包）

液 2.2mg ／ mL

	1日量　＊分2 2歳以上
スチリペン トール併用	0.09mL(Max0.18mL)／kg ※Max 1日量 7.7mL
同併用しな い	0.09mL(Max0.32mL)／kg ※Max 1日量 11.8mL

 ● 有益＞危険

疲労, 心エコー像異常, 食欲減退, 傾眠, 下痢, 体重減少, 嗜眠, 痙攣発作。

禁冷蔵・禁凍結。開封後3カ月以内。

フェアストン　乳癌＞選択的エストロゲン受容体調節　錠

乳癌は女性ホルモン作用で増殖が促進するので, 女性ホルモンの作用を抑える。

 トレミフェン

乳腺組織のエストロゲン受容体拮抗➡増殖抑制。

閉経後の骨のエストロゲン受容体では弱いアゴニストとして作用し, 骨粗鬆症を予防する。

★投与中はホルモン剤以外の方法で避妊。

 ● 投与不可　B3

フェキソフェナジン　アレルギー＞抗ヒスタミン(第2世代) …アレグラ
フェキソフェナジン・プソイドエフェドリン　アレルギー性鼻炎＞抗ヒスタミン(第2世代)＋α刺激…ディレグラ

フェノテロール　気管支拡張＞β2刺激　DS

気管支を拡げる。

 フェノテロール

気管支平滑筋のβ_2刺激➡気管支拡張。
サルブタモールより作用が強く, 持続的。

 ● 有益＞危険　A

 Tmax 2.2hr T1/2 4.4hr

フェノバール　てんかん，抗不安，睡眠薬　　　末散錠液
＞バルビツール酸系＞長時間

脳内の神経細胞の興奮を抑えて，痙攣や睡眠障害を改善する。

 フェノバルビタール

抑制性のGABA$_A$受容体作用➡抑制シグナル増強➡神経細胞の興奮抑制。
電位依存性Ca^{2+}チャネル抑制作用もある。鎮静作用が強い。
★日数制限：90日★併注：アルコール。
★〔エリキシル〕単独，原液投与が望ましい（析出する）。

 ● 有益＞危険　D

フェノバルビタール　てんかん，抗不安，睡眠薬　　　末散
＞バルビツール酸系＞長時間

脳内の神経細胞の興奮を抑えて，痙攣や睡眠障害を改善する。

 フェノバルビタール

抑制性のGABA$_A$受容体作用➡抑制シグナル増強➡神経細胞の興奮抑制。
電位依存性Ca^{2+}チャネル抑制作用もある。鎮静作用が強い。
★日数制限：90日★併注：アルコール。

 ● 有益＞危険　D

フェノフィブラート　脂質異常＞フィブラート系…トライコア／リピディル
フェブキソスタット　高尿酸血症＞尿酸生成抑制…フェブリク

フェブリク　高尿酸血症＞尿酸生成抑制　　　錠

尿酸の生合成過程で働く酵素を阻害し，尿酸の産生を抑える。

 フェブキソスタット

プリン体から尿酸への代謝過程で働くキサンチンオキシダーゼを阻害。
発作中の開始は症状を悪化させるので，関節炎が消退してから投与。

 ● 有益＞危険　B1

フェマーラ　閉経後乳癌, 生殖補助医療＞アロマターゼ阻害　〔錠〕

女性ホルモンの合成を抑え
・閉経後：乳癌の増殖抑制
・閉経前：卵胞発育促進

 レトロゾール

①閉経後：主要なエストロゲン供給元であるアンドロゲン(副腎から分泌)をエストロゲンへ変換するアロマターゼを阻害➡エストロゲン合成↓。
②閉経前：エストロゲン合成↓➡FSH(卵胞刺激ホルモン)分泌➡卵巣内にアンドロゲン蓄積➡FSHとアンドロゲンの作用により卵巣が刺激➡卵胞発育促進。

 (閉経後乳癌を除く)月経周期3日目から5日間。

 ● 投与不可　🇦🇺 D

 血中コレステロール増加, 頭痛, ほてり, AST・ALT・ALP 増加, 関節痛。

フェルム　鉄剤　〔カ〕

鉄を補充する。

 フマル酸第一鉄

鉄を補充➡ヘモグロビン合成↑➡O$_2$運搬量↑➡貧血改善。
フェリチン値が正常になるまで継続。
悪心等が辛かったら食後や寝前に変更してみる。
★便が黒色化。★併注：タンニン酸含有物(濃い緑茶, コーヒー等)。

フェロ・グラデュメット　鉄剤　〔錠〕

鉄を補充する。徐放鉄。

乾燥硫酸鉄

鉄を補充➡ヘモグロビン合成↑➡O$_2$運搬量↑➡貧血改善。
フェリチン値が正常になるまで継続。
悪心等が辛かったら食後や寝前に変更してみる。

★便が黒色化。★併注：タンニン酸含有物（濃い緑茶，コーヒー等）。

🥛 空腹時（副作用が強い場合は食直後）。

フェロジピン　高血圧＞Ca 拮抗薬…スプレンジール

フェロベリン　止瀉剤　　　　　　　　　　　　　　　　錠

腸内細菌叢を整える。

😊 ベルベリン・ゲンノショウコエキス

胆汁分泌作用，腐敗発酵抑制作用により，腸内細菌の異常増殖を抑制。

フェロミア　鉄剤　　　　　　　　　　　　　　　　顆 錠

鉄を補充する。

😊 クエン酸第一鉄

鉄を補充➡ヘモグロビン合成↑➡O_2 運搬量↑➡貧血改善。
フェリチン値が正常になるまで継続。
悪心等が辛かったら食後や寝前に変更してみる。
★便が黒化。歯や舌が一時的に着色（茶褐色等）。重曹等で除去。★併注：タンニン酸含有物（濃い緑茶，コーヒー等）。

🐷 悪心・嘔吐。

フェンラーゼ　消化酵素製剤　　　　　　　　　　　　カ

消化を助ける。

😊 ビオヂアスターゼ 1000 配合剤

でんぷん，タンパク質，脂肪，繊維を消化。

🥛 食後。

🍴 牛豚タンパク

フオイパン　蛋白分解酵素阻害薬　　　　　　　　　　錠

膵液や胆汁を含む腸液が消化管を傷つけるのを防ぐ。

😊 カモスタット

トリプシンなど，膵臓のタンパク分解酵

素を阻害➡膵炎を抑制。
★オルメサルタン（オルメテック，レザルタス配合錠等）との一包化は避ける（変色）。

 ● 有益＞危険

フォサマック　骨粗鬆症＞ビスホスホネート製剤　錠

骨を壊す破骨細胞をアポトーシスさせて，骨形成に導く。

 アレンドロン酸

ヒドロキシアパタイトと結合し破骨細胞に取り込まれる➡破骨細胞のアポトーシス誘導➡骨吸収↓。

起床時，180mL の水で服用，水以外の飲食・他剤服用も避ける（吸収低下防止）。服用後 30 分は横にならない（食道炎防止）。

 ● 有益＞危険　B3

フォシーガ　糖尿病＞SGLT2 阻害　錠

血中の糖を尿に排泄して血糖値を下げる。

肥満・メタボの比較的若年向き。

 ダパグリフロジン

腎で糖を再吸収する輸送体SGLT2 を阻害➡糖の再吸収↓➡糖の尿中排泄↑。体重も減る。低血糖を起こしにくいが，脱水に注意。

 ● 本剤不可，インスリン製剤等を使用　D

 性器感染。

フォスブロック　高リン血症＞リン吸着薬　錠

腸内でリン吸収を阻害する。

 セベラマー

腸管で食物由来のリン酸イオンと結合し，吸収されることなく糞便中に排泄。腎のリン酸排泄低下による高リン酸血症

に有用。
★脂溶性ビタミン，葉酸塩の吸収阻害。
★速やかに飲み下す（口中で膨潤）。

 食直前（食事に含まれるリン酸と結合させる）。

 ● 有益＞危険 B3

 便秘・便秘増悪，腹部膨満。

フォゼベル　高リン血症＞NHE3 阻害　錠

腸管からのリン吸収を阻害し，血中リン濃度を下げる。

 テナパノル

腸管上皮細胞のNa+ イオン/H+ 交換輸送体 3（NHE3）を阻害➡Na+ 吸収↓，H+ 排泄↓➡腸管上皮細胞内のpH低下➡クローディンが構造変化➡細胞間隙が閉じる➡腸管からのリン吸収↓➡血中リン濃度↓
★日数制限：14 日（2024.11 月末まで）
★ 2 歳未満投与不可。

 食直前（薬力学的作用が高い）。

 ● 有益＞危険

 50％以上 下痢。

フォリアミン　葉酸製剤　散 錠

葉酸を補充する。

 葉酸

ビタミンB$_{12}$ とともにDNA 合成に関与。
一部のアミノ酸代謝に関与。
多量の飲酒，妊娠や授乳期などで欠乏しやすい。

 体重・年齢ごとの製剤量（g ／ mL ／包）

散 10%

1 日量　＊分 2 ～ 3
0.05 ～ 0.1g

ブシラミン　抗リウマチ…リマチル

フスコデ　鎮咳剤　錠シ

咳止め，気管支拡張薬，抗ヒス
タミン薬等を配合。

 鎮咳配合剤

依存の少ないジヒドロコデインに，気管
支拡張薬，抗ヒスタミン薬を配合。
★併注：アルコール。★ 12 歳未満不可。

 体重・年齢ごとの製剤量（g ／ mL ／包）

シロップ

	1日量　＊分3
12 〜 14 歳	6.7mL

緑内障／排尿障害

● 有益＞危険

ブスコパン　鎮痙薬＞抗コリン　錠

消化管など腹部の臓器の動き
過ぎを抑え，痛みを軽減する。

 ブチルスコポラミン

腹部中腔臓器のM₃拮抗➡消化管，胆道，
泌尿器，女性器などの痙攣抑制。

緑内障／排尿障害

● 有益＞危険

 口渇。

フスコブロン　鎮咳剤…フスコデ

フスタゾール　中枢性鎮咳薬（非麻薬性）　散錠

咳中枢に作用し咳を止める。

 クロペラスチン

延髄の咳中枢を直接抑制➡咳反射を抑
制。
抗ヒスタミン作用も示す。

体重・年齢ごとの製剤量(g ／ mL ／包)

散 10%

	1日量 ＊分3
～1歳	0.075g
2～3歳	0.075～0.15g
4～6歳	0.15～0.3g

 ● 有益＞危険

プソフェキ　アレルギー性鼻炎＞抗ヒスタミン(第2世代)＋α刺激…ディレグラ
ブチルスコポラミン　鎮痙薬＞抗コリン…ブスコパン

ブフェニール　尿素サイクル異常症用剤　　　　　　　顆 錠

代謝できずにたまったアンモニアを排泄する。

 フェニル酪酸Na

グルタミンと結合し,尿中に排泄される。グルタミンの合成過程でアンモニアを2分子使うので,血中アンモニア濃度が低下。

★顆粒:食物との混合が望ましい(液体では添加物が溶けない)。★錠剤は分包機に適さない。

 食事とともにまたは食直後。

 体重・年齢ごとの製剤量(g ／ mL ／包)

顆粒 94%

	1日量 ＊分3～6, 食事と共に or 食直後
～ 19kg	0.48～0.64g ／ kg

 ● 有益＞危険　B3

 高アンモニア血症,脱毛症。

ブホルミン　糖尿病＞ビグアナイド系…ジベトス

ブライアン　鉛解毒剤　　　　　　　　　　　　　　　錠

体内の鉛を排出する。

 エデト酸Ca 二Na

鉛などの重金属とキレートを形成➡体外に排出。

 食後 30 分以上経ってから。

プラケニル　免疫調整剤＞皮膚・全身エリテマトーデス　　　錠

過剰な免疫反応を抑える。

皮膚・全身エリテマトーデスに用いる。

 ヒドロキシクロロキン

リソソーム内に蓄積し，様々な免疫反応を抑制。
・抗原提示阻害
・サイトカイン産生・放出↓
・トール様受容体を介する免疫反応抑制
★6歳未満は投与不可。★女性：避妊が望ましい。

 ● 有益＞危険　D

 下痢。

プラザキサ　抗血栓＞抗凝固薬＞抗トロンビン　　　カ

フィブリンの生成を阻害し，血が固まらないようにする。

 ダビガトランエテキシラート

トロンビンの活性部位に結合し活性化を阻害➡フィブリン産生を阻害。
血小板の活性も抑制する。
ワルファリンと違って，当日から効果発現，食事制限がない。
★服用し忘れたら1回分を服用し，次回まで6時間以上あける。

 速やかに胃に到達させるため，十分量の水で服用。

 ● 有益＞危険　C

🗄 PTP 保存（吸湿性）。

フラジール　抗原虫剤　　　錠

細菌や原虫のDNAを破壊。

 メトロニダゾール

DNA合成を阻害（殺菌性）。
◎嫌気性菌で利用価値大。
・ピロリ除菌
・トリコモナス症（原虫）

原虫・細菌内でニトロソ化合物に変化し，フリーラジカルを生成➡DNA合成阻害，DNA損傷（DNA切断，DNAらせん構造を不安定化）。
★併注：アルコール。

 ● 妊娠3カ月未満は不可（他は有益＞危険） B2

ブラダロン　頻尿治療剤 錠

膀胱容量を増大させ，排尿回数を減らし，頻尿，残尿感などを改善する。

 フラボキサート
主に中枢性の排尿反射抑制作用により頻尿を改善。
副作用は少ないが，作用も強くない。

排尿障害

● 望非投与

プラデスミン　ステロイド＋抗ヒスタミン（第1世代）…セレスタミン

プラノバール　月経困難症，生殖補助医療（卵胞ホルモン＋黄体ホルモン） 錠

・子宮内膜の過剰な増殖を抑える
・調節卵巣刺激の開始時期を調整する

 ノルゲストレル・エチニルエストラジオール
◎月経困難症
・視床下部へのネガティブフィードバック➡LH・FSH分泌↓➡卵胞発育抑制。
・黄体ホルモンによる子宮内膜の増殖抑制。
◎生殖補助医療
・投与・中止による血中濃度の急激な低下➡子宮内膜がはく落し，調節卵巣刺激の開始時期を規定する消退出血発現。
★投与中は禁煙が望ましい。特に35歳以上の女性，1日15本以上の喫煙者は血栓症の危険性が増大。

 （機能性子宮出血を除く）月経周期5

日より開始

 ● 投与不可

プラノプロフェン　NSAIDs＞プロピオン酸系　カ

炎症や発熱を起こしブラジキニンの発痛を増強させるPGの産生を抑える。

 プラノプロフェン

細胞膜リン脂質から遊離されるアラキドン酸をPGに変換するCOXを阻害➡PG合成↓➡鎮痛，解熱，抗炎症。

😫 アスピ喘息／消化性潰瘍

 ● 初期中：有益＞危険／末期：不可

⏰ T_{max} 0.9hr　$T_{1/2}$ 1.4hr

プラバスタチンNa　脂質異常 ＞HMG-CoA還元酵素阻害（スタチン）…メバロチン

フラビタン　補酵素型ビタミンB2製剤　シ

ビタミンB2を補充する。

 フラビンアデニンジヌクレオチド

酸化還元酵素の補酵素として働く。
多くの酸化還元反応を触媒。
★尿が黄変。

プラビックス　抗血栓＞抗血小板＞ADP受容体遮断　錠

血液をさらさらにする。
血栓をつくる血小板を活性化させないようにする。

 クロピドグレル

①血小板のADP受容体を遮断➡血小板の活性化阻害。
②血小板のGP IIb/IIIa受容体の活性化を阻害➡フィブリノーゲンと結合を阻害➡血栓形成を阻害。
チクロピジンより副作用が少ない。

 空腹時は避ける（消化器症状が出やすい）。

 ● 有益＞危険　🇦🇺B1

フラボキサート　頻尿治療剤…ブラダロン
プラミペキソール　パーキンソン病＞D2 作用薬…ビ・シフロール／ミラペックス

フランドル　虚血性心疾患＞硝酸薬　錠

心臓に近い太い血管を拡げる。

静脈を拡げる。

 硝酸イソソルビド

NO 遊離による血管拡張。
◎静脈拡張➡血液を末梢にプール➡前負荷↓➡心筋O_2消費↓。
◎冠動脈拡張➡心筋へのO_2供給↑。
★併注：アルコール。

 緑内障

 ● 有益＞危険 B1

プランルカスト　気管支喘息、アレルギー性鼻炎＞LT 拮抗…オノン
フリウェル　月経困難症（卵胞ホルモン＋黄体ホルモン）…ルナベル

ブリカニール　気管支拡張＞β2 刺激　錠シ

気管支を拡げる。

 テルブタリン

気管支平滑筋のβ_2刺激➡気管支拡張。
メディエータ遊離抑制，線毛による粘液クリアランス促進作用もある。

 体重・年齢ごとの製剤量（g／mL／包）

シロップ 0.05%

	1 日量　＊分 3
／kg	0.45mL／kg
6〜12カ月	3〜4mL
1〜2歳	4〜6mL
3〜4歳	6〜8mL
5〜6歳	8〜10mL

 ● 有益＞危険 A

⏱ Tmax 2〜4hr

プリジスタ　HIV薬＞プロテアーゼ阻害　錠

HIV子孫ウイルスの成熟に必要なウイルスタンパク質の産生を抑制する。

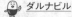 ダルナビル

複合タンパク質を切断してウイルスタンパク質をつくるプロテアーゼを阻害➡ウイルスタンパク質の産生阻害➡子孫ウイルスが形成できない。

食事中または食直後（空腹時は効果↓）。

● 有益＞危険　B2

高トリグリセリド血症，頭痛，下痢，悪心，腹痛，嘔吐，発疹，瘙痒症，疲労，無力症。

フリバス　前立腺肥大＞α1遮断　錠 OD

尿道を収縮する交感神経の働きを抑え，尿道をゆるめて尿を出しやすくする。

ナフトピジル

尿道・前立腺平滑筋（収縮でアンチ排尿）
α1遮断➡弛緩➡尿道抵抗↓。
前立腺肥大を伴う排尿障害に有用。
起立性低血圧に注意。

変色したものは使用不可。

プリマキン　抗マラリア薬　錠

マラリア再発の原因となるマラリア原虫の休眠体を殺滅して完全治癒させる。

プリマキン

他剤で赤血球中のマラリア原虫を殺滅した後，肝細胞中に残存する休眠体（ヒプノゾイト）を殺滅して完全治癒させる。
★患者とそのパートナーは避妊。

● 投与不可　D

プリミドン　抗てんかん薬　細 錠

脳内の神経細胞の興奮を抑えて，てんかん発作を起こりにくく

プリミドン

抑制性のGABA_A受容体作用➡神経の興

する。

奮を抑制。
電位依存性Ca^{2+}チャネル抑制作用もある。
鎮静作用が強い。
★併注：アルコール。

 体重・年齢ごとの製剤量（g ／ mL ／包）
細粒 99.5%

	1日量	
	初期 3 日間	標準量
～ 2 歳	0.125g ＊分 1, 寝前	0.25 ～ 0.5g ＊分 2 ～ 3
3 ～ 5 歳		0.5 ～ 0.75g ＊分 2 ～ 3
6 ～ 15 歳		0.75 ～ 1g ＊分 2 ～ 3

 ● 有益＞危険 D

プリモボラン　蛋白同化ステロイド剤　　　　　　　　錠

骨量↑, 筋肉量↑, 造血能↑。

 メテノロン
アンドロゲンの男性化作用を弱めてタンパク同化作用を強化。
臨床ではあまり使われない。
ドーピングに使われることがある。
★女性：変声の可能性。

 ● 投与不可

ブリリンタ　抗血栓＞抗血小板＞ADP 受容体拮抗　　錠

血液をさらさらにする。
血栓をつくる血小板の活性化を抑制する。

 チカグレロル
血小板のADP 受容体に拮抗➡血小板の活性化抑制➡血小板凝集を抑制。
★飲み忘れたら次の服用時間に 1 回分服用。2 回分服用しない。

 肝障害

 ● 有益＞危険 B1

10%以上 皮下出血，呼吸困難。

プリンペラン　消化管運動改善＞D₂拮抗　　　　　　　　細 錠 シ

吐き気を抑えつつ，胃の働きを
活発にして内容物を腸へ送る。

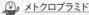 **メトクロプラミド**
①延髄CTZのD₂拮抗➡制吐作用。
②上部消化管のD₂拮抗➡ACh遊離↑
➡消化管運動亢進➡内容物排出促進➡
CTZ，VCへの刺激入力がなくなる。
★〔シロップ〕他剤との配合で沈殿のお
それ（振って使用）。

食前。

体重・年齢ごとの製剤量（g ／ mL ／包）

シロップ 0.1%

1日量　＊分2～3，食前
0.5～0.7mL ／ kg

● 有益＞危険 A

フルイトラン　利尿薬＞チアジド系　　　　　　　　　　　　錠

尿量を増やしてむくみをとる。
血圧を下げる。
高血圧症の利尿に有用。

 トリクロルメチアジド
遠位尿細管のNa⁺/Cl⁻共輸送体阻害➡
Na⁺再吸収↓➡水の再吸収↓。
長期では降圧効果を現す➡高血圧症に
好んで使われる。
利尿作用はループ系より弱い。
低K血症に注意。
★併注：アルコール。

● 妊娠後期：有益＞危険

⏱ Tmax 3hr

フルカム　NSAIDs＞オキシカム系　　　　　　　　　　　　カ

炎症や発熱を起こしブラジキニ

 アンピロキシカム

ンの発痛を増強させるPGの産
生を抑える。

細胞膜リン脂質から遊離されるアラキド
ン酸をPGに変換するCOXを阻害➡PG
合成↓➡鎮痛，解熱，抗炎症。

 アスピ喘息／消化性潰瘍

 ● 末期：不可／初中期：有益＞危険

 T_{max} 4 〜 4.2hr $T_{1/2}$ 40 〜 42hr

フルコナゾール　抗真菌＞トリアゾール誘導体…ジフルカン

フルスタン　活性型ビタミンD3製剤　　　　　　　　　　　　　　　錠

◎腸管からのCa吸収促進。

◎破骨細胞の機能を抑制。

◎骨吸収を促進する副甲状腺
からのPTH分泌を抑制。

 ファレカルシトリオール

◎腸管からのCa吸収↑➡血清Ca値↑，
副甲状腺ホルモンPTH分泌↓➡骨吸収
↓。

◎RANKLの発現↓➡破骨細胞活性↓。

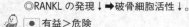

 ● 有益＞危険

高カルシウム血症。

フルスルチアミン　ビタミンB1誘導体…アリナミンF
フルスルチアミン・B2・B6・B12　複合ビタミンB剤…ビタノイリン

プルゼニド　便秘＞腸刺激性　　　　　　　　　　　　　　　　　錠

便を軟らかくし，大腸運動を促
進する。

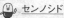 センノシド

腸粘膜刺激➡大腸運動促進，水分泌↑。
OTC下剤のほとんどに配合。依存性や
連用による効果減弱，腸管麻痺あり。
★尿が黄褐色または赤化。

 ● 有益＞危険

 腹痛。

フルタミド　前立腺癌＞抗アンドロゲン…オダイン

フルダラ　悪性腫瘍＞プリン代謝拮抗　錠

DNAやRNAの合成，DNA修復を阻害し，癌細胞の増殖を抑制する。

 フルダラビンリン酸エステル

DNA・RNA ポリメラーゼを阻害➡DNA，RNA 合成やDNA 修復を阻害➡増殖・静止細胞のいずれにも抗腫瘍効果を発揮。

★投与中・終了後，女性は 6 カ月間，男性は 95 日間は避妊。★不妊など性腺に対する影響を考慮。

 ● 投与不可 D

上気道炎，鼻咽頭炎，咽頭炎，咳，悪心，食欲不振，下痢，便秘，胃部不快感，口内炎，頭痛，不眠，めまい，感覚減退，不整脈，動悸，ALT・AST 上昇，LDH 上昇，総ビリルビン上昇，AlP 上昇，γ-GTP 上昇，血清アルブミン低下，血清総蛋白減少，ウロビリン尿，発疹，表皮剥離，高尿酸血症，蛋白尿，高カリウム血症，低ナトリウム血症，クレアチニン上昇，CRP 上昇，疲労，発熱，体重減少。

フルツロン　悪性腫瘍＞ピリミジン代謝拮抗　カ

DNA合成に必要な核酸の材料dTMPの合成を阻害する。

RNA機能障害を起こし，アポトーシスを誘導する。

 ドキシフルリジン

①DNA の構成塩基チミジル酸の合成を阻害➡DNA 合成障害。
②DNA，RNA に取り込まれDNA，RNA 障害を起こす➡アポトーシス誘導。
消化器癌のスペクトルが広い。

 ● 望非投与

 下痢，食欲不振，悪心，嘔吐。

フルニトラゼパム　睡眠薬＞BZD 系＞中時間型…サイレース

フルバスタチン	脂質異常 ＞HMG-CoA還元酵素阻害（スタチン）…ローコール

ブルフェン　NSAIDs＞プロピオン酸系 　　　　　　　顆 錠

炎症や発熱を起こしブラジキニンの発痛を増強させるPGの産生を抑える。

 イブプロフェン

細胞膜リン脂質から遊離されるアラキドン酸をPGに変換するCOXを阻害➡PG合成↓➡鎮痛，解熱，抗炎症。

 体重・年齢ごとの製剤量（g／mL／包）

顆粒20%

	1日量　＊分3
5～7歳	1～1.5g
8～10歳	1.5～2g
11～15歳	2～3g

 消化性潰瘍／アスピ喘息

 ● 妊娠後期不可（それ以外は有益＞危険）　C

 Tmax 2.1hr T1/2 1.8hr

フルボキサミン	抗うつ薬＞SSRI…デプロメール／ルボックス

フルメジン　抗精神病＞定型＞フェノチアジン系 　　　　　散 錠

脳神経系の過度な興奮を抑え，幻覚や妄想など統合失調症の陽性症状を抑える。

 フルフェナジン

中脳辺縁系のD2遮断➡陽性症状（幻覚，妄想など）を抑制。

D2遮断が強く，錐体外路症状や高プロラクチン血症が出やすい。

★併注：アルコール。★初期の起立性低血圧に注意。

 ● 望非投与　C

フレカイニド	不整脈＞Na⁺チャネル遮断＞Ic群…タンボコール
プレガバリン	鎮痛薬＞Ca²⁺チャネルα2δリガンド…リリカ

ブレーザベス　グルコシルセラミド合成酵素阻害剤　

蓄積により神経変性を引き起こしているスフィンゴ糖脂質の産生を阻害する。

 ミグルスタット

スフィンゴ糖脂質の生合成経路で働くグルコシルセラミド合成酵素を阻害➡神経内のスフィンゴ糖脂質の蓄積↓➡神経症状改善。

★男性：3 か月は避妊。★下痢が認められたら, 食事内容を変更(炭水化物を避ける等)。

 ● 投与不可 🔴 D

10%以上 体重減少, 食欲減退, 振戦, 下痢, 鼓腸, 腹痛。

プレジコビックス　HIV 薬＞プロテアーゼ阻害(ブースター配合)　錠

HIV子孫ウイルスの成熟に必要なウイルスタンパク質の産生を抑制する。

 ダルナビル・コビシスタット

複合タンパク質を切断してウイルスタンパク質をつくるプロテアーゼを阻害➡ウイルスタンパク質が産生阻害➡子孫ウイルスが形成阻害。
ブースター配合。

★3 歳未満の乳幼児は投与不可。

🥄 食事中または食直後。

 ● 望非投与

 頭痛, 下痢, 悪心, 嘔吐, 腹痛, 鼓腸, 発疹, 疲労, 膵型アミラーゼ増加, リパーゼ増加, 血中クレアチニン増加, 総コレステロール増加, 血中ブドウ糖増加, LDL コレステロール増加, ALT・AST 増加。

プレタール　抗血栓＞抗血小板＞PDE 阻害　散 OD

血小板の活性化を抑制し, 血液をさらさらにする。

 シロスタゾール

血小板凝集促進に関わるPDE を阻害➡

cAMP 分解↓ ➡血小板内cAMP↑➡血小板活性化↓。

血管拡張作用もある。

★併注：グレープフルーツジュース。

 ● 投与不可 B3

頭痛・頭重感。

ブレディニン　免疫抑制薬＞プリン代謝拮抗　　錠 OD

B細胞，キラーT細胞などの増殖を抑制する。

・B細胞減➡抗体産生↓。

・キラーT細胞減➡殺細胞↓。

 ミゾリビン

B細胞，キラーT細胞のプリン代謝を阻害➡DNA合成の材料を合成できない➡ヘルパーT細胞のサイトカインの刺激を受けても増殖できない。

腎移植の拒絶反応抑制，ネフローゼ症候群，ループス腎炎などに有用。

● 投与不可

プレドニゾロン　合成副腎皮質ホルモン　　散 錠

抗炎症，免疫抑制，抗アレルギー作用など。

 プレドニゾロン

抗炎症作用はコルチゾールの4倍。

高血圧や心不全が発現しにくく，$T_{1/2}$も適度で使いやすい。

体重・年齢ごとの製剤量（g／mL／包）

散 1%

1日量 ＊分3
0.2g／kg
※Max 6g

● 有益＞危険 A

プレドニン　合成副腎皮質ホルモン　　錠

抗炎症，免疫抑制，抗アレルギー作用など。

 プレドニゾロン

抗炎症作用はコルチゾールの4倍。

高血圧や心不全が発現しにくく，$T_{1/2}$

も適度で使いやすい。

 ● 有益＞危険　A

プレバイミス　抗サイトメガロウイルス薬＞核酸アナログ型　　　　　　錠

サイトメガロウイルス粒子の形成を阻害する。

 レテルモビル

複製されたウイルスDNA の切断に必要なDNA ターミナーゼ複合体を阻害➡ウイルス粒子つくれない➡増殖抑制。
★女性：投与中・終了後一定期間は避妊。

 ● 有益＞危険　B3

悪心。

PTP 保存。

プレマリン　エストロゲン製剤　　　　　　　　　　　　　　　　　　錠

女性ホルモンを補充する。

 結合型エストロゲン

卵巣の機能回復，腟粘液増加，腟の清浄化，更年期障害改善。

 ● 投与不可　D

プレミネント　高血圧＞ARB ＋利尿薬(チアジド系)　　　　　　　　錠

血圧を下げる。
◎血管を収縮するAngⅡの受容体を遮断する。
◎尿量を増やしむくみをとる。

 ロサルタン・ヒドロクロロチアジド

◆ARB：
①AT_1 受容体拮抗➡血圧低下，アルドステロン分泌↓による利尿。
②AT_2 受容体活性化➡心血管系保護。
◆チアジド系利尿薬：
遠位尿細管のNa^+/Cl^- 共輸送体阻害。
長期では緩やかな降圧効果を示す。
★併注：アルコール，グレープフルーツジュース。

 ● 投与不可

プロカテロール　気管支拡張＞β2刺激…メプチン

プロカルバジン　悪性腫瘍＞アルキル化薬＞トリアジン類　　　　　　[力]

DNAの構造を変化させて, DNAを損傷, 細胞死を引き起こす。

 プロカルバジン
DNAをアルキル化➡DNA損傷➡DNA複製阻害➡細胞死。
悪心・嘔吐は白金製剤ほどではない。
★併禁：アルコール。

 ● 望非投与　🔲D

骨髄抑制, ALT増加, 食欲不振, 悪心, 嘔吐, 脱毛症, 発疹。

プログラフ　免疫抑制薬＞カルシニューリン阻害　　　　　　[顆][力]

免疫システムを活性化するサイトカインの産生を抑制し, 免疫反応を抑える。

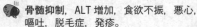 タクロリムス
ヘルパーT細胞内で, IL-2等の産生を促すシグナル経路を中継するカルシニューリンの活性化を阻害➡IL-2等産生↓➡免疫細胞の活性化・増殖↓。
作用はシクロスポリンの10〜100倍。
★併注：グレープフルーツジュース。

 ● 有益＞危険　🔲C

感染症, 高血糖, 腎障害, 高カリウム血症, 高尿酸血症, 低マグネシウム血症, 血圧上昇, 振戦, 肝機能異常。

プロサイリン　PGI2誘導体製剤　　　　　　[錠]

血管を拡げ, 血栓を予防する。
◎血流悪化による痛みや冷感, しびれ等を改善。
◎肺動脈性肺高血圧症を改善。

 ベラプロストNa
◎血管平滑筋細胞内cAMP↑➡弛緩➡血管拡張。
◎血小板内cAMP↑➡血小板凝集抑制。
★「ケアロード」「ベラサス」と同一成分であるが用法・用量は異なる。

● 投与不可

 頭痛，顔面潮紅。

プロスタグランジンE2　陣痛誘発・促進剤＞子宮収縮　　　　　　　　錠

子宮平滑筋を律動的に収縮して陣痛を誘発する。

 ジノプロストン
子宮平滑筋のEP$_1$，EP$_3$受容体に作用
➡細胞外からCa^{2+}流入，筋小胞体から
Ca^{2+}放出➡細胞内Ca^{2+}↑➡平滑筋収縮。

 ● 末期以外不可　🇦🇺C

プロスタール 25　前立腺肥大・癌＞抗アンドロゲン　　　　　　　　　錠

男性ホルモンの作用を抑える。
・前立腺肥大を小さくする
・前立腺癌の増殖を抑える

 クロルマジノン
◎アンドロゲン受容体拮抗
◎テストステロン分泌↓
◎前立腺肥大細胞へのテストステロン取込み障害
➡前立腺肥大縮小，制癌作用。

 食後（空腹時で効果↓）。

 16週間を目安に効果を判定。

プロスタールL　前立腺肥大＞抗アンドロゲン　　　　　　　　　　　　錠

男性ホルモンの作用を抑えて，前立腺肥大を小さくする。

 クロルマジノン
◎アンドロゲン受容体拮抗
◎テストステロン分泌↓
◎前立腺肥大細胞へのテストステロン取込み阻害
➡前立腺肥大縮小。

 食後（空腹時で効果↓）。

 16週間を目安に効果を判定。

プロセキソール　前立腺癌, 乳癌＞卵胞ホルモン剤　　　　　　　錠

◎前立腺癌＞男性ホルモン作用を抑えて増殖を抑制する。

◎乳癌＞女性ホルモン作用を抑えて増殖を抑制する。

　　エチニルエストラジオール
　　　◎前立腺癌＞前立腺, 精嚢重量の減少, 血中テストステロン値低下作用。
　　　◎乳癌＞視床下部に作用し排卵抑制。

　　　🔲 B3

フロセミド　利尿薬＞ループ系…ラシックス

プロタノールS　心機能・組織循環促進剤(β1β2刺激)　　　　錠

心臓に作用する神経を刺激して, 心臓の機能を高める。

　　dl- イソプレナリン
　　　①心臓β₁刺激➡心収縮力↑心拍数↑。
　　　②骨格筋や内臓のβ₂刺激➡血管拡張。

　　　● 有益＞危険　🔲 A

プロチアデン　抗うつ薬＞三環系　　　　　　　　　　　　　　錠

ノルアドレナリン(NA), セロトニン再取込みを阻害しシナプス間隙量を増やす。

セロトニンは不安, 脅迫, NAは意欲低下, 疼痛等を改善。

　　ドスレピン
　　　モノアミントランスポーター阻害➡シナプス間隙のセロトニン, NA濃度↑。
　　　強力だが副作用が多い(抗コリンによる口渇, 排尿障害等)。
　　　★併注：アルコール。

　　🚫 緑内障／排尿障害

　　　● 有益＞危険　🔲 C

　　🫀 口渇。

プロチゾラム　睡眠薬＞BZD 系＞短時間型…レンドルミン

プロテカジン　胃酸分泌抑制＞H₂ ブロッカー　　　　　　錠 OD

胃酸の分泌を抑える。

　　ラフチジン
　　　壁細胞のH₂ 拮抗➡壁細胞表面のプロトンポンプ発現↓➡胃酸分泌↓。

◎PPI と比べて
・発現が早く，夜間も分泌抑制。
・効果が劣る，持続時間が短い。

 ● 有益＞危険

ブロナンセリン　抗精神病＞非定型＞セロトニン-ドパミン拮抗(SDA) …ロナセン

ブロニカ　気管支喘息＞TXA2 拮抗　　　　　　　顆 錠

気管支を過敏にしたり，炎症を
起こさせるTXA2の受容体を遮
断する。予防的。

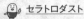 セラトロダスト
TXA$_2$受容体拮抗➡気管支収縮抑制，過
敏性亢進抑制。
即時型・遅延型反応を抑制。

 ● 有益＞危険

プロノン　不整脈＞Na$^+$チャネル遮断＞Ic 群　　　　　錠

心臓の拍動をつくる活動電位
の立ち上がりを抑え，興奮が伝
わる速度を緩やかにし，不整
脈を予防する。

プロパフェノン
心筋細胞内へのNa$^+$流入↓➡活動電位
の立ち上がり抑制➡伝導速度↓，自動
能抑制。
活動電位幅に影響なし。
I 群の中では作用が強い。
催不整脈に注意。

 ● 有益＞危険

プロパジール　抗甲状腺薬　　　　　　　　　　錠

甲状腺ホルモンの合成を阻害
し，甲状腺ホルモンの産生を抑
制する。

プロピルチオウラシル
甲状腺ホルモンの合成過程で働く酵素
ペルオキシダーゼを阻害➡産生↓。
効果確認まで 2 ～ 4 週間ほどかかる。

 ● 有益＞危険　🇦🇺 D

プロパフェノン　不整脈＞Na$^+$チャネル遮断＞Ic 群…プロノン

プロ・バンサイン　鎮痙薬＞抗コリン　錠

消化管など腹部の臓器の動き過ぎを抑え，痛みを軽減する。

 プロパンテリン
腹部中腔臓器のM₃拮抗➡消化管，胆道，泌尿器，女性器などの痙攣抑制，胃液分泌抑制。
★投与中は自動車の運転等に従事させない（眼の調節障害，眠気が発現）。

 緑内障／排尿障害

 ● 有益＞危険　B2

 眼の調節障害等，口渇，便秘，排尿障害。

 2 ～ 8°C保存。

プロピタン　抗精神病＞定型＞ブチロフェノン系　錠

脳神経系の過度な興奮を抑え，幻覚や妄想など統合失調症の陽性症状を抑える。

 ピパンペロン
中脳辺縁系のD₂遮断➡陽性症状（幻覚，妄想など）を抑制。
D₂遮断が強く錐体外路症状が出やすい。
★併注：アルコール。

 パーキン

 ● 望非投与

 血圧降下，パーキンソン症候群，倦怠感。

プロピベリン　過活動膀胱＞抗コリン…バップフォー
プロブコール　脂質異常＞プロブコール製剤…シンレスタール／ロレルコ
プロプラノロール 10mg　高血圧，狭心症，不整脈＞非選択β遮断…インデラル

プロプラノロール 60mg　高血圧，狭心症，不整脈＞非選択β遮断　カ

交感神経の働きを抑えて，◎心臓の負担を軽くする

プロプラノロール
◎心臓β₁遮断➡心拍数↓心拍出量↓➡心負担減。

◎血管を拡げて血圧を下げる

◎片頭痛を予防する

◎長期ではレニン産生↓➡降圧効果。

β_2遮断➡気管支収縮(副作用)
徐脈, 喘息に注意。

★併注:アルコール。

 喘息

 ● 緊急以外不可　C

ブロプレス　高血圧, 慢性心不全＞Ang Ⅱ受容体拮抗(ARB)　錠

強力に血管を収縮するAng Ⅱ
の受容体を遮断。

・血管を拡げる

・体液量を減らす

・心臓や腎臓を保護する

カンデサルタン　シレキセチル

①AT$_1$受容体拮抗

・血管収縮抑制➡血圧低下。

・アルドステロン分泌↓➡Na$^+$再吸収↓➡
利尿, 心負担減, K$^+$排泄↓。

・心臓など臓器リモデリング抑制。

②AT$_2$受容体活性化➡心血管系保護。

◎降圧作用はACE阻害薬より強め。

◎高K血症, 血管浮腫に注意。

◎空咳がない。

 ● 投与不可　D

 慢性心不全 立ちくらみ, 低血圧, ふら
つき, γ-GTP上昇, 貧血, BUN, クレ
アチニンの上昇, 血中カリウム上昇, 血
中尿酸上昇, 血中CK上昇。

プロペシア　男性型脱毛症(AGA)＞抗アンドロゲン　錠

過剰な皮脂を分泌させ, 毛穴
を塞いで脱毛を誘発するジヒ
ドロテストステロンの合成を阻害
する。

90%で抜け毛進行抑制・改
善。

フィナステリド

テストステロンをジヒドロテストステロンへ
変換する5α還元酵素を阻害。

ジヒドロテストステロンは, 皮脂腺のアン
ドロゲン受容体と結合し, 過剰な皮脂を
分泌させ, 毛穴を塞ぐ。

★分割・粉砕不可(男子胎児の生殖器官
等の正常発育に影響)。★女性は適応
外。

効果確認まで6カ月の連日投与が必要。

 ● 投与不可 ■X

プロベラ　黄体ホルモン製剤 錠

黄体ホルモンを補充し, 性腺機能を改善する。

 メドロキシプロゲステロン
・月経異常を改善
・エストロゲンの作用抑制
・妊娠維持

 ● 大量・長期投与回避 ■D

フロベン　NSAIDs＞プロピオン酸系 顆 錠

炎症や発熱を起こしブラジキニンの発痛を増強させるPGの産生を抑える。

 フルルビプロフェン
細胞膜リン脂質から遊離されるアラキドン酸をPGに変換するCOXを阻害➡PG合成↓➡鎮痛, 解熱, 抗炎症。
★多めの水で服用(食道潰瘍防止)。

 消化性潰瘍／アスピ喘息

 ● 妊娠後期不可(それ以外は有益＞危険)

 T_{max} 1.4hr $T_{1/2}$ 2.7hr

ブロマゼパム　抗不安, 睡眠薬＞BZD系＞中時間型…レキソタン

プロマック　胃粘膜保護・修復(亜鉛含有) 顆 OD

胃粘膜を修復, 保護する。

 ポラプレジンク
創傷治癒促進・抗潰瘍作用をもつ亜鉛と, 組織修復促進・免疫調節作用等をもつL-カルノシンを錯体にした薬剤。

 ● 有益＞危険

ブロムヘキシン　去痰＞気道粘液溶解 錠 シ

痰をさらさらにして, 出しやすく ブロムヘキシン

する。
痰が切れにくい人に効果的

・痰の構成成分ムコ多糖類を低分子化
・線毛運動を充進
★痰が一時的に増加。

 ● 有益＞危険 🇦🇺A

ブロムペリドール　抗精神病＞定型＞ブチロフェノン系　　　　　　細錠

脳神経系の過度な興奮を抑
え，幻覚や妄想など統合失調
症の陽性症状を抑える。

 ブロムペリドール
中脳辺縁系のD$_2$遮断➡陽性症状（幻覚，
妄想など）を抑制。
D$_2$遮断が強く，錐体外路症状や高プロ
ラクチン血症が出やすい。
★併注：アルコール。

😈 パーキン

 ● 投与不可

ブロムワレリル尿素　不眠，不安＞非BZD系（短時間）　　　　　　末

寝つきをよくする。
気分をやわらげる。

 ブロモバレリル尿素
大脳皮質の機能を抑制するとともに上
行性脳幹網様体賦活系を抑制して催
眠・鎮静作用を現す。
★併注：アルコール。

 ● 望非投与

プロメタジン等配合非ピリン系感冒剤　非ピリン系感冒剤…PL
ブロモクリプチン　ドパミン作用薬…パーロデル

フロモックス　抗菌薬＞セフェム系（第3世代）　　　　　　　　細錠

細菌の細胞壁合成を阻害し，
細胞壁を崩壊，菌を破裂させ
る（殺菌性）。

 セフカペン　ピボキシル
細胞壁の主成分ペプチドグリカンを合成
する酵素PBPに結合➡ペプチド同士の架
橋を阻害➡細胞壁が崩壊➡浸透圧に耐
えられず破裂（溶菌）。
GNスペクトル広い，GP抗菌活性低い。

軽症の気道感染症，中耳炎等に汎用。
★〔小児用細〕牛乳，ジュース等に懸濁した場合は速やかに服用（時間の経過とともに力価低下）。

 体重・年齢ごとの製剤量（g ／ mL ／包）

細粒 10%

1回量 ＊1日3回，食後
0.03g ／ kg

 ● 有益＞危険

フロリード　抗真菌＞イミダゾール系　　　　ゲ

真菌の細胞膜合成を阻害する。
口腔カンジダに有用。

 ミコナゾール

真菌細胞膜の構成成分エルゴステロールの合成経路を阻害➡細胞膜透過性を障害。
★投与後は，うがいや飲食を控える。
★義歯にも洗浄後，塗布する。

 〔口腔カンジダ〕口腔内に塗布。〔食道カンジダ〕口に含んだ後，少量ずつ嚥下。

 ● 投与不可

フロリネフ　合成鉱質コルチコイド剤　　　　錠

不足している鉱質コルチコイドを補充する。

 フルドロコルチゾン

強力な鉱質コルチコイド作用があり，Na貯留作用は合成副腎皮質ステロイド中で最強。
遠位尿細管でNa$^+$，水の再吸収↑，K$^+$排泄↑。

 ● 有益＞危険　C

 血圧上昇，高ナトリウム血症。

ベイスン　糖尿病＞α-グルコシダーゼ阻害（α-GI）　錠 OD

糖の消化・吸収を穏やかにする。
安全性が高く，食後の血糖値が高い人向き。

 ボグリボース
小腸でのα-グルコシダーゼ阻害➡単糖へ分解抑制➡糖の消化・吸収遅延。
小腸で糖質と一緒になるよう服用。
未消化の糖が腸内細菌のエサになる➡ガス発生。

 食直前。

 ● 有益＞危険

 下痢，放屁，腹部膨満。

ベオーバ　過活動膀胱＞β3作動　錠

膀胱の収縮を抑えて膀胱容量を増加させ，頻尿や尿意切迫感を緩和する。

 ビベグロン
膀胱平滑筋（収縮で排尿促進）のβ₃刺激➡弛緩➡膀胱容量増大。

 食後（空腹時はCmax・AUC↑）。

 ● 有益＞危険

ペオン　NSAIDs＞プロピオン酸系　錠

炎症や発熱を起こしブラジキニンの発痛を増強させるPGの産生を抑える。

 ザルトプロフェン
細胞膜リン脂質から遊離されるアラキドン酸をPGに変換するCOXを阻害➡PG合成↓➡鎮痛，解熱，抗炎症。

 アスピ喘息／消化性潰瘍

 ● 有益＞危険

 Tmax 1.2hr T1/2 β9hr

ベサコリン　M3刺激＞消化器機能改善，排尿促進 散

副交感神経作動薬。
・消化管運動を促進する。
・排尿を促す。

 ベタネコール塩化物

①消化管平滑筋M₃刺激➡消化管運動促進。
②膀胱排尿筋M₃刺激➡排尿促進。

 甲状腺亢進／喘息／消化性潰瘍／てんかん／パーキン

 ● 投与不可 B2

ベザトールSR　脂質異常＞フィブラート系 錠

中性脂肪の合成を抑えたり，分解を促したりする。
TG，LDLを減らし，HDL増加させる。

 ベザフィブラート

肝・脂肪細胞の転写因子PPARα活性化。
①肝：脂肪酸β酸化↑➡TG合成↓。
②肝：アポタンパク質A-I 合成↑➡末梢から余ったCh回収↑➡HDL↑。
③脂肪細胞：リパーゼの合成↑➡VLDL中のTG分解↑。

 ● 投与不可

ベサノイド　急性前骨髄球性白血病＞分化誘導 力

成熟できずに増殖していく異常な白血球芽細胞を，成熟させて減らす。

 トレチノイン

活性型ビタミンA。
APLにより産生され，白血球芽細胞の分化を阻害する異常タンパクを破壊➡分化回復。
★女性：投与開始前１カ月間・投与中・終了後１カ月間は避妊。

 腎障害／肝障害

 ● 投与不可 X

 白血球増多症，皮膚乾燥，口唇乾燥，TG上昇，βリポ蛋白上昇，ALT・AST・

LDH・ALP 上昇，頭痛，食欲不振，発熱。

ベザフィブラート　脂質異常＞フィブラート系…ベザトールSR

ベシケア　過活動膀胱＞抗コリン　　　　　　　　　　　　　　錠 OD

膀胱の収縮を抑え，膀胱容量を増加させ，頻尿や尿意切迫感を緩和する。

 コハク酸ソリフェナシン
排尿筋（収縮で排尿促進）M₃ 遮断➡弛緩➡排尿運動↓。

 緑内障／排尿障害

 ● 有益＞危険　 B3

口内乾燥，便秘。

ベージニオ　悪性腫瘍＞CDK4/6 セリン・スレオニンキナーゼ阻害　　錠

適応：乳癌。
増殖サイクルを過剰に活性化させているCDK4/6を阻害し，癌細胞の増殖サイクルを停止させる。

 アベマシクリブ
増殖サイクルを過剰に活性化させているCDK4/6 を阻害➡サイクリンD とCDK4/6 の複合体形成を阻害➡E2F の活性抑制➡G1 期からS 期への移行を阻害➡増殖サイクルを停止。
★併注：グレープフルーツ（ジュース含む）。★女性は投与中，終了後一定期間は避妊。

 ● 有益＞危険　 D

重大 肝機能障害，重度の下痢，骨髄抑制。その他 20%以上 下痢，腹痛，悪心，疲労。

ベスタチン　悪性腫瘍　　　　　　　　　　　　　　　　　　　カ

免疫力を高めて，癌細胞の増殖を抑える。

 ウベニメクス
免疫細胞表面にあるアミノペプチダーゼを活性化➡骨髄細胞の分化促進，マクロファージの活性化，キラー T 細胞の誘導➡種々のサイトカインを介して免疫

ネットワークが連鎖的に活性化。

 ● 有益>危険

ベストン　ビタミンB1誘導体 錠

ビタミンB1を補充する。

 ビスベンチアミン

補酵素としてグルコース代謝に関与。

β-ガラクトシダーゼ（アスペルギルス）　乳糖分解酵素製剤…ガランターゼ
ベタキソロール　高血圧，狭心症>β1遮断…ケルロング
ベタセレミン　ステロイド＋抗ヒスタミン（第1世代）…セレスタミン

ベタナミン　ナルコレプシー治療薬 錠

中枢神経を興奮させ，覚醒させる。

 ペモリン

覚醒，全般的精神賦活，大脳皮質の賦活，脳幹の鎮静作用等。
★日数制限：30日★投与15～30分後の一過性の逆説的傾眠に注意。

 夕刻以降は避ける（睡眠に影響）。

 緑内障／てんかん／甲状腺亢進

 ● 望非投与

 口渇，不眠。

ベタニス　過活動膀胱>β3作動 錠

膀胱の収縮を抑えて，頻尿や尿意切迫感を緩和する。

 ミラベグロン

膀胱平滑筋（収縮で排尿促進）のβ3刺激➡弛緩➡畜尿➡過活動膀胱による頻尿，切迫性尿失禁を改善。
★授乳不可。

 食後（空腹時はCmax・AUC↑）。

 ● 投与不可　B3

ベタヒスチン　めまい・平衡障害治療剤…メリスロン

ベタメタゾン　合成副腎皮質ホルモン…リンデロン
ベタメタゾン・d- クロルフェニラミン　ステロイド＋抗ヒスタミン(第 1 世代) …セレスタミン
ベナゼプリル　高血圧＞ACE 阻害薬…チバセン
ベニジピン　高血圧，狭心症＞Ca 拮抗薬…コニール

ベネクレクスタ　悪性腫瘍＞BCL-2 阻害　　　　　　　　　　　　　　　　　　　　錠

適応：慢性リンパ性白血病。

白血球細胞のアポトーシスを促
進する。

 ベネトクラクス

アポトーシス抑制作用をもち慢性リンパ
性白血病で過剰発現しているBCL-2 を
阻害➡白血病細胞のアポトーシス機能が
回復➡アポトーシス誘導。
★女性：投与中・終了後 30 日間は避妊。
男性：不妊など性腺に対する影響を考
慮。★併注：グレープフルーツ。

 食後(空腹時は吸収↓)。

 ● 有益＞危険　🇦🇺 C

🟠 10 ％以上 骨髄抑制，感染症，悪心，
下痢，嘔吐，食欲減退。

ベネシッド　高尿酸血症＞尿酸排泄促進　　　　　　　　　　　　　　　　　　　錠

尿酸の尿排泄を促進し，尿酸
値を下げる。

 プロベネシド

近位尿細管で尿酸輸送を阻害➡再吸収
↓➡尿酸排泄↑。
発作中に開始すると症状が悪化するの
で関節炎が消退してから投与。
尿酸濃度上昇で結石ができやすくなる
➡水分摂取(1 日 2L 以上)，尿アルカリ
化薬併用。
★投与初期に発作が一時的に増強する
ことがある。★ 12 歳未満不可。

 ● 有益＞危険　🇦🇺 B2

ベネット　骨粗鬆症＞ビスホスホネート製剤　　　　　　　　　　　　　　　　　錠

骨を壊す破骨細胞をアポトーシ

 リセドロン酸

スさせて，骨形成に導く。

ヒドロキシアパタイトと結合し破骨細胞に取り込まれる➡破骨細胞のアポトーシス誘導➡骨吸収↓。
★併注：水以外の飲料・食物（特に牛乳，乳製品などの高Ca含有飲食物）。★類薬でオレンジジュースやコーヒーとの併用で利用率低下。★〔錠75mg〕毎月同じ日に服用。

 起床時，180mLの水で服用，水以外の飲食・他剤服用も避ける（吸収低下防止）。服用後30分は横にならない（食道炎防止）。

 ● 投与不可 B3

 〔2.5mg・17.5mg〕胃不快感。
〔75mg〕下痢。

ベネトリン　気管支拡張＞β2刺激　　　　　　シ

気管支を拡げる。

 サルブタモール

気管支平滑筋の$β_2$刺激➡気管支拡張。短時間作用。気道閉塞に有用。
メディエーター遊離抑制，線毛による粘液クリアランス促進作用もある。

 体重・年齢ごとの製剤量（g／mL／包）

シロップ 0.04%

	1日量　＊分3
／kg	0.75mL／kg
～12カ月	3～6mL
1～2歳	6～9mL
3～4歳	9～15mL

 ● 有益＞危険 A

ヘパアクト　分岐鎖アミノ酸製剤…リーバクト

ベハイド　利尿薬＞チアジド系 錠

尿量を増やしてむくみをとる。
血圧を下げる。
高血圧症の利尿に有用。

 ベンチルヒドロクロロチアジド
遠位尿細管のNa$^+$/Cl$^-$共輸送体阻害➡
Na$^+$再吸収↓➡水の再吸収↓。
長期では降圧効果を現す➡高血圧症に
好んで使われる。
利尿作用はループ系より弱い。
低K血症に注意。
★併注：アルコール。

● 妊娠後期：有益＞危険

ヘパンED　肝不全用栄養剤 散

慢性肝不全患者の栄養状態
を改善。

 肝不全用成分栄養剤
アミノ酸インバランスを是正し，血中
Fischer比を上昇させる。肝性脳症の
誘因となるアンモニアの濃度を低下。

 ● 3カ月以内は用法・用量留意

溶解後6時間（冷蔵で24時間）。

ベプシド　悪性腫瘍＞トポイソメラーゼ阻害 カ

DNAが複製や転写をする時に
生じる，DNAのねじれ解消を阻
害する。

 エトポシド
複製や転写で生じたねじれを，切断し
て解消し再結合するトポイソメラーゼを
阻害➡再結合できない➡DNAが切れた
まま➡細胞死。
★生殖可能な患者：性腺への影響を考
慮。★投与中は男女共に避妊。

 ● 投与不可　D

 10%以上 骨髄抑制，悪心・嘔吐，食欲
不振，脱毛，倦怠感。

ベプリコール　不整脈＞Ca²⁺チャネル遮断（Ⅳ群）　錠
　　　　　　　　狭心症＞Ca²⁺チャネル遮断

◎不整脈＞心臓の拍動をつくる興奮の伝わりを整える。

◎狭心症＞心臓の負担を軽減する。

 ベプリジル

◎不整脈＞刺激伝導系の心筋Ca²⁺チャネル遮断➡伝導系興奮↓。

◎狭心症＞
①心筋Ca²⁺チャネル遮断➡心収縮力↓。
②血管平滑筋Ca²⁺チャネル遮断➡血管拡張➡心負担↓。
Ca拮抗作用は，抗不整脈作用が主。
K⁺，Na⁺チャネル遮断作用もある。
催不整脈に注意。

 ● 投与不可

 血中濃度安定まで3週間。

ヘプロニカート　血行改善剤　錠

手足の血流をよくし，しびれや冷感，痛み等を改善。

 ヘプロニカート

血管平滑筋に直接作用して，末梢血管を拡張。

 ● 投与不可

ベポタスチン　アレルギー＞抗ヒスタミン（第2世代）…タリオン

ペマジール　悪性腫瘍＞FGFRチロシンキナーゼ阻害　錠

適応：胆道癌。

受容体への結合がなくても増殖シグナルを核に送り続けるFGFR融合タンパクのチロシンキナーゼを阻害し，増殖を抑制。

 ペミガチニブ

FGFR遺伝子転座により発現され，恒常的に活性化している異常なFGFR融合タンパクのチロシンキナーゼを阻害➡増殖抑制。

★女性・男性：投与中・終了後一定期間は避妊（男性はコンドーム使用）。

 ● 有益＞危険 🔲 D

10％以上 高リン血症, ドライアイ, 睫毛乱生, 角膜障害, 結膜炎, 下痢, 口内炎, 口内乾燥, 悪心, 便秘, 腹痛, 疲労, 体重減少, 食欲減退, 低リン血症, 関節痛, 四肢痛, 味覚異常, 脱毛症, 爪の障害, 手掌・足底発赤知覚不全症候群, 皮膚乾燥。

ヘマンジオル　乳児血管腫治療剤　　　　　　　　　　　シ

乳児血管腫を改善する。

 プロプラノロール
機序不明。以下の作用が示唆。
・血管収縮
・細胞増殖抑制
・血管新生抑制
・アポトーシス誘導
★薬剤を吐き出した場合も追加投与はしない。★瓶は使用前に振らない。

空腹時は避ける（低血糖の防止）。授乳中・食事中又は直後。

体重・年齢ごとの製剤量（g ／ mL ／包）

シロップ 0.375％

1 日量	＊分 2, 9hr 以上毎（空腹時不可）
開始	0.27mL ／ kg
維持	0.8mL ／ kg

喘息

🇦🇺 C

ベミラストン　アレルギー疾患＞メディエーター遊離抑制…アレギサール
ペミロラストK　アレルギー疾患＞メディエーター遊離抑制…アレギサール

ベムリディ　B 型肝炎ウイルス＞逆転写酵素阻害　　　　錠

B型肝炎ウイルスが, RNAから逆転写酵素によってウイルスDNA

 テノホビル　アラフェナミド
細胞内で活性体となり, 逆転写酵素が

を合成する過程を阻害する。

それを正常ヌクレオチドの代わりにDNA鎖に取込む➡DNA合成停止➡宿主DNAに組込むDNAが作れない➡増殖抑制。中止でウイルスが再増殖するので長期で服用。

 ● 有益＞危険 B3

ヘモクロン　痔疾治療剤　　　　　　　　　　　　　　　　　　カ

痔の腫れや痛み，出血を緩和する。

 トリベノシド
患部のうっ血状態を改善。

● 有益＞危険

PTP保存（一包化は避ける（吸湿））。

ヘモナーゼ　痔疾治療剤　　　　　　　　　　　　　　　　　　錠

痔の腫れや出血を抑え，症状を緩和する。

 ブロメライン・トコフェロール酢酸エステル
ペプチド結合分解➡消炎，壊死組織の分解・除去。血流↑➡うっ血改善。

 ● 有益＞危険

ヘモリンガル　痔疾治療剤　　　　　　　　　　　　　　　　　舌

痔核の症状（出血，疼痛，腫脹，瘙痒感）を緩解する。

 静脈血管叢エキス
雑食動物の静脈血管叢を加水分解して得た乾燥エキス。
★嚥下すると効果が著しく低下。

 ● 有益＞危険

ベラサスLA　PGI2誘導体製剤　　　　　　　　　　　　　　　錠

肺動脈性肺高血圧症薬
・肺の血管を拡げる。
・血栓を予防する。

 ベラプロストNa
◎血管平滑筋細胞内cAMP↑➡弛緩➡血管拡張。
◎血小板内cAMP↑➡血小板凝集抑制。
★「ドルナー」「プロサイリン」と同一成

分であるが用法・用量は異なる。

● 投与不可

10%以上 頭痛, ふらつき, 不眠, 嘔気, 下痢, 腹痛, 胃不快感, 嘔吐, 顔面潮紅, ほてり, 動悸, 倦怠感, 浮腫, 疼痛。

ペラゾリン　悪性腫瘍＞トポイソメラーゼ阻害　　　　　　　　　　　細

DNAが複製や転写をする時に生じる, DNAのねじれ解消を阻害する。

ソブゾキサン
複製や転写で生じたねじれを, 切断して解消し再結合するトポイソメラーゼを阻害➡再結合できない➡DNA が切れたまま➡細胞死。

● 望非投与

骨髄抑制, AST・ALT 上昇, 食欲不振, 悪心・嘔吐。

ペラチン　気管支拡張＞β2 刺激…ホクナリン
ベラパミル　　不整脈＞Ca²⁺チャネル遮断(Ⅳ群)
　　　　　　　狭心症＞Ca²⁺チャネル遮断　…ワソラン
ベラプロストNa　PGI2 誘導体製剤…ドルナー／プロサイリン

ペリアクチン　アレルギー＞抗ヒスタミン(第1世代)　　　　散 錠 シ

アレルギー症状を誘発するヒスタミンの受容体をブロックする。

痒みによく効く。

眠くなる。喉も渇く。

シプロヘプタジン
◎H₁ 拮抗➡痒み, 鼻炎等を改善。
◎中枢移行あり➡眠気, 倦怠感。
◎抗コリン➡口渇, 眼圧上昇, 尿閉等。
★併注：アルコール。

緑内障／排尿障害

● 有益＞危険 A

眠気。

ベリキューボ　慢性心不全＞可溶性グアニル酸シクラーゼ(sGC)刺激剤　　錠

心収縮力や血管拡張, 心リモ　**ベルイシグアト**

デリングを活性化するcGMPの産生を増やし，心機能を改善する。

血管と心臓の可溶性グアニル酸シクラーゼ（sGC）刺激➡cGMP産生↑➡心収縮力↑，血管拡張，心リモデリング活性化。
★女性：投与中・終了後一定期間は避妊。

 食後（空腹時はAUC・Cmax↓）。

 ● 望非投与 D

 低血圧。

ベリシット 脂質代謝・末梢循環改善＞ニコチン酸誘導体 　　　　　　　　　錠

ビタミンの一種ナイアシンとして様々な代謝に関与。
・中性脂肪を下げる。
・HDL-Chを増やす。

 ニセリトロール

◎脂肪細胞での脂肪分解↓➡遊離脂肪酸産生↓➡肝でのVLDL産生↓。
◎リパーゼ活性促進➡TG分解↑。
◎肝でのアポA-I合成↑➡末梢Ch回収↑➡HDL↑。

 食直後（空腹時は潮紅，熱感が発現しやすい）。

 ● 望非投与

ベリチーム 消化酵素製剤 　　　　　　　　　　　　　　　　　　　　顆

消化を助ける。

 膵臓性消化酵素配合剤

4種類の消化酵素を含有。
★直ちに飲み下す（舌や口腔粘膜を刺激）。

 食後。

🍖 牛豚タンパク

 ● 有益＞危険

ベルサン　鎮痛・健胃剤　末

胃の痛みを抑える。
胃を元気にする。

🙂 ロートエキス・ゲンチアナ

★ロットによって色調等が異なるが問題ない。

😷 緑内障／排尿障害

🍼 ● 投与回避

ペルサンチン　虚血性心疾患＞冠血管拡張, 抗血小板　錠

◎血液をさらさらにする。
◎冠血管を拡げる。
◎尿タンパクを減少させる。

🙂 ジピリダモール

①冠血管拡張：アデノシン取込み阻害➡アデノシン濃度↑➡アデノシンの血管拡張作用↑。
②抗血小板：血小板のPDE阻害➡cAMP↑➡血小板の活性化阻害。

🍼 ● 有益＞危険　B1

ペルジピン　高血圧＞Ca 拮抗薬　散 錠 力

血管を拡げて血圧を下げる。

🙂 ニカルジピン

血管平滑筋Ca^{2+}チャネル遮断➡Ca^{2+}流入↓➡平滑筋弛緩➡血管拡張, 血圧↓。
◎Ca 拮抗作用としては血管拡張が主。
★併注：グレープフルーツジュース。

🍼 ● 投与不可　C

ベルソムラ　睡眠薬＞オレキシン受容体拮抗　錠

覚醒を保持する神経系の働きを抑えて睡眠に導く。

🙂 スボレキサント

覚醒状態を作り出すモノアミン神経系を活性化させるオレキシンの受容体を遮断➡不眠改善。
依存性, 筋弛緩作用が少ない。
★併注：アルコール。

食事と同時または食直後は避ける（食後は発現が遅れる）。

 ● 有益＞危険

 Tmax 1.5hr　T1/2 10hr

ヘルベッサー　狭心症, 高血圧＞Ca²⁺ チャネル遮断　錠 カ

血管を拡げて血圧を下げる。
心臓の負担を減らし, 狭心症発作を予防する。

 ジルチアゼム
◎降圧＞血管平滑筋細胞へのCa²⁺ 流入↓➡血管平滑筋弛緩。
◎狭心症＞
①心筋細胞内へのCa²⁺ 流入↓➡心収縮力↓➡心負担↓。
②血管拡張による末梢血管抵抗↓, 冠血管拡張➡心負担↓, O₂供給↑。
催不整脈に注意。

 ● 投与不可　C

ベルベリン・ゲンノショウコエキス　止瀉剤…フェロベリン

ペルマックス　パーキンソン病＞D1, D2 作用薬　錠

不足しているドパミンの受容体を刺激する。

 ペルゴリド
ドパミン受容体に直接作用。
麦角系。消化器症状の副作用が強い。
★粉砕は避ける（眼刺激性・吸入毒性（動物）, 異臭, 頭重感等の報告）。

 食直後。

 ● 望非投与　C

 幻覚, 妄想, 不安・興奮・焦燥感, ジスキネジア, めまい・ふらつき, 悪心, 嘔吐, 胃部不快感・胸やけ, 食欲不振。

ベレキシブル　悪性腫瘍＞ブルトン型チロシンキナーゼ阻害　

悪性リンパ腫に用いる。

癌細胞の増殖を促すシグナル経路を阻害し，増殖を抑制する。

 チラブルチニブ

リンパ腫細胞の表面に発現しているB細胞受容体からのシグナル伝達系を中継しているブルトン型チロシンキナーゼ（BTK）を阻害➡増殖抑制。

★女性：投与中・終了後一定期間は避妊。

 空腹時。食前1時間～食後2時間は避ける（食後は吸収↑）。

 ● 有益＞危険

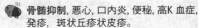 骨髄抑制，悪心，口内炎，便秘，高K血症，発疹，斑状丘疹状皮疹。

ペレックス　非ピリン系感冒剤　

風邪の様々な症状を緩和する。

 非ピリン系感冒剤

アニリン系。解熱鎮痛薬，カフェイン，抗ヒスタミンなど配合。

★併注：アルコール。

 体重・年齢ごとの製剤量（g／mL／包）

小児用顆粒

1回量	＊1日3～4回
2～4歳	1g
5～8歳	2g
9～12歳	3g

 緑内障／アスピ喘息／排尿障害／消化性潰瘍

● 有益＞危険

ペロスピロン　抗精神病＞非定型＞セロトニン-ドパミン拮抗（SDA）…ルーラン

ペングッド　抗菌薬＞ペニシリン系　　　　　　　　　　　錠

細菌の細胞壁合成を阻害し，
細胞壁を崩壊，菌を破裂させ
る（殺菌性）。

 バカンピシリン

細胞壁の主成分ペプチドグリカン合成酵
素PBPに結合➡ペプチド同士の結合（架
橋）を阻害➡細胞壁が崩壊➡浸透圧に
耐えられず破裂（溶菌）。
主なターゲット：GPC（腸球菌，肺炎球菌，
A群レンサ球菌等），一部のGN（大腸菌，
インフルエンザ菌等）等。
★多めの水で服用（食道潰瘍防止）。

● 有益＞危険

ベンザリン　てんかん薬＞BZD誘導体　　　　　　　　　細 錠
　　　　　　　睡眠薬＞BZD系＞中時間型

脳内の神経細胞の興奮を抑え
る。

・てんかん発作を予防

・睡眠障害を改善

 ニトラゼパム

抑制性GABA$_A$受容体機能↑➡Cl⁻チャネ
ルの開口頻度↑➡神経細胞の興奮↓。
睡眠障害では，入眠，中途・早朝覚醒に
有用。
★日数制限：90日★併注：アルコール。

● 有益＞危険 C

T_{max} 1.6hr $T_{1/2}$ 27hr

ベンズブロマロン　高尿酸血症＞尿酸排泄促進…ユリノーム

ペンタサ　潰瘍性大腸炎，クローン病＞5-ASA剤　　　顆 錠

腸の炎症部に直接作用して，
炎症を抑える。

 メサラジン

小腸から大腸にかけて全域に放出。
・活性酸素産生↓
・アラキドン酸カスケード阻害
・サイトカイン産生↓
★混合粉砕は避ける。

 体重・年齢ごとの製剤量(g／mL／包)

顆粒 94%

| | 1 日量　＊分 3，食後 | |
	潰瘍性大腸炎	クローン病
分包 250mg	0.12 ～ 0.24 包／ kg ※Max 9 包	0.16 ～ 0.24 包／ kg
分包 500mg	0.06 ～ 0.12 ／ kg ※Max 4.5 包	0.08 ～ 0.12 包／ kg
分包 1,000mg	0.03 ～ 0.06 ／ kg ※Max 2.25 包	0.04 ～ 0.06 包／ kg
分包 2,000mg	0.015 ～ 0.03 包／ kg ※Max 1.125 包	0.02 ～ 0.03 包／ kg

 ● 有益＞危険 🇦🇺 C

ペントキシベリン　中枢性鎮咳薬(非麻薬性)　錠

咳中枢に作用し咳を止める。

 <u>ペントキシベリン</u>
延髄咳中枢を直接抑制➡咳反射抑制。

🚫 緑内障

● 有益＞危険

ベンフォチアミン　ビタミンB1 誘導体　錠

ビタミンB1を補充する。

 <u>ベンフォチアミン</u>
補酵素としてグルコース代謝に関与。

ボカブリア　HIV 薬＞インテグラーゼ阻害　錠

HIVが，HIV DNAを宿主細胞の DNAに組込むのを阻止する。

カボテグラビル
ウイルスDNA を宿主DNA へ組込むのに必要なインテグラーゼに結合し，宿主 DNA への組込み抑制➡増殖プロセス停止。

● 有益＞危険 🇦🇺 B1

ホクナリン　気管支拡張＞β2刺激　　　錠 DS

気管支を拡げる。
12時間近く持続。

 ツロブテロール

気管支平滑筋のβ2刺激➡気管支拡張。
サルブタモールより強い。

 体重・年齢ごとの製剤量（g／mL／包）

DS0.1%

	1日量　＊分2
／kg	0.04g／kg
0.5～2歳	0.25～0.5g
3～8歳	0.5～1g
9～14歳	1～2g

 ● 有益＞危険

 T_{max} 1-3hr　$T_{1/2}$ 3-4hr

ボグリボース　糖尿病＞α-グルコシダーゼ阻害（α-GI）…ベイスン

ボシュリフ　悪性腫瘍＞BCR/ABLチロシンキナーゼ阻害　　　錠

適応：白血病。
受容体刺激が無くても増殖シグナルを核に送り続ける異常タンパク質BCR/ABL融合タンパクを阻害し，増殖を抑制する。

 ボスチニブ

相互転座（Ph染色体）により発現され，受容体刺激が無くても増殖シグナルを出し続ける異常なBCR/ABL融合タンパクのチロシンキナーゼを阻害➡増殖抑制，アポトーシス誘導。
Ph染色体陽性のCML，ALLに用いる。
Srcファミリーキナーゼも阻害。
★併注：グレープフルーツ含有食品。
★女性：投与中・最終投与後一定期間は避妊。

 食後（空腹時は吸収↓）。

 ● 投与不可

10%以上 肝機能障害, 骨髄抑制, 発疹, 下痢, 悪心, 嘔吐, 腹痛, 疲労。

ホスホマイシンCa　抗菌薬>ホスホマイシン系…ホスミシン

ホスミシン　抗菌薬>ホスホマイシン系　　　錠 DS

細菌の細胞壁合成を阻害し, 細胞壁を崩壊, 菌を破裂させる(殺菌性)。
臨床での使用機会は多くない。

ホスホマイシンCa

細胞壁合成の初期段階で, 細胞壁の構成成分NAMの合成を阻害➡細胞壁が崩壊➡浸透圧に耐えられず破裂(溶菌)。
黄色ブドウ球菌, GNR(緑膿菌含む) を広くカバー。

体重・年齢ごとの製剤量(g ／ mL ／包)

	1日量　＊分3〜4
DS20%	0.2〜0.6g ／ kg
DS40%	0.1〜0.3g ／ kg

 ● 望非投与 B2

ホスリボン　リン酸製剤　　　顆

リンを補給する。

リン酸二水素Na・無水リン酸水素二Na

★アルミ包装中で凝集することがあるが, 問題ない。

投与回数は多い方がいい(血清リン濃度を保つため。1〜2時間後の最高値の後, 急激に低下)。

 ● 有益>危険

アレルギー性皮膚炎, 腹痛, 下痢。

ホスレノール　高リン血症>リン吸着薬　　　顆 OD

腸内でリン吸収を阻害し, 血中リン酸濃度を下げる。

炭酸ランタン

食直後の投与で食事由来のリン酸と結合して塩を形成➡糞便中に排泄。
腎のリン酸排泄低下による高リン酸血症

に有用。

 食直後。

 ● 望非投与 ■■B3

 嘔吐, 悪心, 便秘。

〔チュアブル・OD〕PTP のまま保存(湿気で品質に影響)。

ボセンタン 肺動脈性肺高血圧症>エンドセリン受容体拮抗…トラクリア
ボトレンド 酸性尿・アシドーシス改善…ウラリット

ボナロン 骨粗鬆症>ビスホスホネート製剤 錠ゼ

骨を壊す破骨細胞をアポトーシスさせて, 骨形成に導く。

 アレンドロン酸
ヒドロキシアパタイトと結合し破骨細胞に取り込まれる➡破骨細胞のアポトーシス誘導➡骨吸収↓。
★〔ゼリー〕噛んだり口中で溶かしたりしない。噛んだら口腔内をすすぐ。残薬は廃棄。

 起床時, 180mL の水で服用, 水以外の飲食・他剤服用も避ける(吸収低下防止)。服用後 30 分は横にならない(食道炎防止)。

 ● 有益>危険 ■■B3

 〔ゼリー〕室温(冷蔵・冷凍は結晶析出)。

ホーネル 活性型ビタミンD3 製剤 錠

◎腸管からのCa吸収促進。
◎破骨細胞の機能を抑制。
◎骨吸収を促進する副甲状腺からのPTH分泌を抑制。

 ファレカルシトリオール
◎腸管からのCa 吸収↑➡血清Ca 値↑,副甲状腺ホルモンPTH 分泌↓➡骨吸収↓。
◎RANKL の発現↓➡破骨細胞活性↓。

 ● 有益>危険

高カルシウム血症。

ボノサップ　ヘリコバクター・ピロリ除菌剤

ヘリコバクター・ピロリを除菌する。

下痢・軟便，味覚異常などが出やすいが，重篤でない限り我慢して1週間服用する。

 ボノプラザン・アモキシシリン・クラリスロマイシン

◎プロトンポンプ阻害：
胃酸を抑えて除菌効果を高める。
◎抗菌薬＞ペニシリン系：
細胞壁合成を阻害する。
◎抗菌薬＞マクロライド系：
細菌のタンパク質合成を阻害する。

 ● 有益＞危険

 下痢。

ボノテオ　骨粗鬆症＞ビスホスホネート製剤　　　　　　　　　　　　　　錠

骨を壊す破骨細胞をアポトーシスさせて，骨形成に導く。

 ミノドロン酸

ヒドロキシアパタイトと結合し破骨細胞内に取り込まれる➡破骨細胞をアポトーシス誘導➡骨吸収↓。
骨吸収↓作用がとても強い。
★併注：水以外の飲料・食物（特に牛乳，乳製品などの高Ca含有飲食物）。

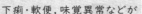 起床時，180mLの水で服用，水以外の飲食・他剤服用も避ける（吸収低下防止）。服用後30分は横にならない（食道炎防止）。

 ● 投与不可

ボノピオン　ヘリコバクター・ピロリ除菌剤

ヘリコバクター・ピロリを除菌する。

下痢・軟便，味覚異常などが

 ボノプラザン・アモキシシリン・メトロニダゾール

◎プロトンポンプ阻害：

出やすいが，重篤でない限り
我慢して1週間服用する。

胃酸を抑えて除菌効果を高める。
◎抗菌薬＞ペニシリン系：
細胞壁合成を阻害する。
◎抗原虫薬：
嫌気性菌感染で有用。
★併注：アルコール。

 ● 妊娠3カ月以内：不可・その他：有益＞危険

ポマリスト　造血器悪性腫瘍＞サリドマイド関連　[カ]

造血器悪性腫瘍に有用。
サリドマイド関連薬。

 ポマリドミド

・血管新生抑制。
・サイトカイン産生抑制。
・腫瘍細胞の増殖抑制。
サリドマイド関連薬の中で免疫調節作用
が最も強い。
★女性は，投与開始4週間前から終了
4週間後まで，男性は，投与終了4週
間後まで，避妊を徹底。★脱カプセル
不可。

 ● 投与不可 X

 骨髄抑制，感染症，過敏症，末梢神経
障害，便秘，疲労，下痢，筋痙縮，発熱，
無力症。

ホモクロルシクリジン　アレルギー＞抗ヒスタミン(第1世代)　[錠]

アレルギー症状を誘発するヒス
タミンの受容体をブロックする。
眠くなる。喉も渇く。

 ホモクロルシクリジン

◎H₁拮抗➡痒み，鼻炎等を改善。
◎中枢移行あり➡眠気，倦怠感。
◎抗コリン➡口渇，眼圧上昇，尿閉等。
★併注：アルコール。

 緑内障／排尿障害

 ● 望非投与 B3

ポラキス　過活動膀胱＞抗コリン　　　　　　　　　　　錠

膀胱の収縮を抑え，膀胱容量を増加させ，頻尿や尿意切迫感を緩和する。

 オキシブチニン

◎排尿筋（収縮で排尿促進）M_3 遮断➡弛緩➡排尿運動抑制。
◎Ca 拮抗➡直接的に排尿筋を弛緩。

排尿障害／緑内障

● 望非投与　🇯🇵 B1

口渇。

ポラプレジンク　胃粘膜保護・修復（亜鉛含有）…プロマック

ポララミン　アレルギー＞抗ヒスタミン（第 1 世代）　　散 錠 シ DS

アレルギー症状を誘発するヒスタミンの受容体をブロックする。
眠くなる。喉も渇く。

 d- クロルフェニラミン

◎H_1 拮抗➡痒み，鼻炎等を改善。
◎中枢移行あり➡眠気，倦怠感。
◎抗コリン➡口渇，眼圧上昇，尿閉等。
★併注：アルコール。

緑内障／排尿障害

● 有益＞危険

ポリカルボフィルCa　過敏性腸症候群＞高分子重合体…コロネル／ポリフル
ポリコナゾール　抗真菌＞トリアゾール誘導体…ブイフェンド
ポリスチレンスルホン酸Ca　高K 血症＞陽イオン交換樹脂…カリメート
ポリスチレンスルホン酸Na　高K 血症＞陽イオン交換樹脂…ケイキサレート

ホリゾン　抗不安＞BZD 系＞長時間型　　　　　　　　散 錠

神経細胞の興奮を抑えて，気分を安定させる。

 ジアゼパム

抑制性GABA$_A$ 受容体のBZD 結合部位に結合➡受容体機能↑➡Cl チャネル開口頻度↑➡過分極➡神経細胞の興奮↓。
★日数制限：90 日★併注：アルコール。

 体重・年齢ごとの製剤量（g ／ mL ／包）

散 1%

	1日量 ＊分1～3
～3歳	0.1～0.5g
4～12歳	0.2～1g

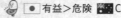 ● 有益＞危険 C

 Tmax 1hr

ホーリット　抗精神病＞定型＞インドール系　　　散 錠

脳神経系の過度な興奮を抑え、疎通性、対人接触、感情表出等を高める。

 オキシペルチン
脳内のNA量減少作用、ドパミン受容体遮断作用。
自発性減退等の情動表出障害を改善。

 ● 望非投与

手指振戦、アカシジア等、不眠。

ホリナート　還元型葉酸製剤（抗腫瘍効果増強）…ユーゼル／ロイコボリン錠 25mg

ポリフル　過敏性腸症候群＞高分子重合体　　　細 錠

吸水性と保水性をもち、硬い便は軟らかく、軟らかい便は硬くする。

 ポリカルボフィルCa
◎下痢＞軟らかい便の水分を吸収してゲル化し、便の通過速度を遅くする。
◎便秘＞腸管の水分を吸収して膨張し、硬い便に水分を与える。

 多めの水で服用（喉や食道につかえて膨張、閉塞）。

 ● 有益＞危険

ホーリン　卵胞ホルモン製剤　　　錠

女性ホルモン作用を介して、更年期症状を改善し、骨粗鬆症を予防する。

 エストリオール
◎エストロゲン補充➡更年期症状改善。
◎骨エストロゲン受容体作用➡破骨細胞アポトーシス➡骨吸収↓➡骨密度↑。

◎腟粘液↑➡腟を清浄化。

 ● 投与不可 ※ B1

ボルタレン　NSAIDs＞フェニル酢酸系　錠力

炎症や発熱を起こしブラジキニンの発痛を増強させるPGの産生を抑える。

 ジクロフェナクNa

細胞膜リン脂質から遊離されるアラキドン酸をPG に変換するCOX を阻害➡PG合成↓➡鎮痛，解熱，抗炎症。
★多めの水で服用（食道潰瘍防止）。

😵 消化性潰瘍／アスピ喘息

 ● 投与不可 ※ C

⏱ 〔普通錠〕Tmax 2.7hr T1/2 1.2hr
　〔徐放力〕Tmax 7hr T1/2 1.5hr

ボルトミー　消化酵素製剤…マックターゼ

ポルトラック　高アンモニア血症治療剤　末

腸管内で産生され解毒されずにたまったアンモニアを除去する。

 ラクチトール

◎腸管内pH↓➡アンモニア産生・吸収↓。
◎腸管内輸送能亢進➡血中アンモニア↓。
◎ビフィズス菌を増殖させる。
投与後ほとんど吸収されない。

 ● 有益＞危険

ボンゾール　子宮内膜症・乳腺症治療剤　錠

女性ホルモンの作用を抑えて，子宮内膜の増殖を抑える。

 ダナゾール

プロゲステロン作用。
◎子宮内膜細胞に直接作用➡増殖抑制
◎中枢へのネガティブフィードバック➡エストロゲン分泌↓
★投与中はホルモン剤以外の方法で避

妊。

 月経周期2〜5日から開始。

 ● 投与不可（女胎児の男性化） D

10%以上 ALT 上昇，ざ瘡，浮腫。

ポンタール　NSAIDs＞アントラニル酸系 　　　　　　散 細 カ シ

炎症や発熱を起こしブラジキニンの発痛を増強させるPGの産生を抑える。

 メフェナム酸

細胞膜リン脂質から遊離されるアラキドン酸をPGに変換するCOXを阻害➡PG合成↓➡鎮痛，解熱，抗炎症。
★〔カプセル〕多めの水で服用（食道潰瘍防止）。

 体重・年齢ごとの製剤量（g／mL／包）

1回量　＊原則1日2回まで	
散 50%	0.013g／kg
シロップ 3.25%	0.2mL／kg
細粒 98.5%	0.0066g／kg

アスピ喘息／消化性潰瘍

● 初中期：有益＞危険／末期：不可
C

Tmax 2hr

ボンビバ　骨粗鬆症＞ビスホスホネート製剤 　　　　　　　　　　　錠

骨を壊す破骨細胞をアポトーシスさせて，骨形成に導く。

 イバンドロン酸

ヒドロキシアパタイトと結合し破骨細胞に取り込まれる➡破骨細胞のアポトーシス誘導➡骨吸収↓。
★併注：水以外の飲料，食物（特に牛乳や乳製品のような高Ca含有飲食物）。

 起床時，180mLの水で服用，水以外の飲食・他剤服用も避ける（吸収低下防

止）。服用後 60 分は横にならない（食
道炎防止）。

 ● 投与不可　B3

マイスタン　抗てんかん薬＞BZD 誘導体　　　　　　　　　細 錠

脳内の神経細胞の興奮を抑えて，てんかん発作を起こりにくくする。

 クロバザム
抑制性GABA$_A$受容体機能↑➡Cl⁻チャネルの開口頻度↑➡神経細胞の興奮↓。
★日数制限：90 日★併注：アルコール。

 体重・年齢ごとの製剤量（g ／ mL ／包）

細粒 1%

	1 日量　＊分 1 ～ 3
開始	0.02g ／ kg
維持	0.02 ～ 0.08g ／ kg ※Max 0.1g ／ kg

 ● 有益＞危険 🏳 C

😖 眠気・傾眠，ふらつき・めまい。

マイスリー　睡眠薬＞非BZD 系（超短時間型）　　　　　　　錠

神経細胞の興奮を抑えて，睡眠障害を改善する。

 ゾルピデム
抑制性GABA$_A$受容体機能↑➡Cl⁻チャネル開口頻度↑➡過分極➡神経細胞の興奮↓。
筋弛緩作用が弱く，転倒の危険が少ないので高齢者で使いやすい。
★日数制限：30 日★併注：アルコール。

 ● 有益＞危険 🏳 B3

⏱ T_{max} 0.7 ～ 0.9hr $T_{1/2}$ 1.8 ～ 2.3hr

マイテラーゼ　重症筋無力症＞コリンエステラーゼ阻害　　　錠

筋肉を動かしやすくする。

 アンベノニウム
ChE 阻害➡ACh 量↑➡神経筋接合部の伝達促進➡筋収縮。

 ● 有益＞危険 🏳 B2

マヴィレット　C型肝炎ウイルス＞NS5A 複製複合体阻害＋NS3/4A プロテアーゼ阻害　顆 錠

増殖に必要なHCV由来のタンパク質を阻害し、増殖を抑制する。

 グレカプレビル・ピブレンタスビル

◎NS5A 複製複合体阻害：
HCV 複製複合体のNS5A 複製複合体を阻害➡ゲノム複製抑制。
◎NS3/4A プロテアーゼ阻害：
翻訳させた非構造タンパク質の切断を阻害➡ウイルス粒子の産生阻害。
★〔小児用顆〕水分が少ない軟らかい食品に混合し、混合後 15 分以内に速やかに噛まずに飲み込む。液体・液状の食品との混合は避ける（苦みがでる、急速な溶解により効果減弱）。砕かない（薬剤の吸収に影響）。

 〔錠〕食後（空腹時は効果↓）。〔顆小児用〕食後又は食事とともに（空腹時は効果↓）。

 体重・年齢ごとの製剤量（g ／ mL ／包）

顆粒

1回量　＊1日1回、 食後又は食事とともに 3 ～ 12 歳未満かつ体重 45kg 未満	
12 ～ 20kg 未満	3 包
20 ～ 30kg 未満	4 包
30 ～ 45kg 未満	5 包

 ● 有益＞危険　 B1

 〔顆小児用〕嘔吐、頭痛。

マグコロール　腸管洗浄剤　　　　　　　　　　　　　　　　散 液

検査や手術の前に、腸の中をからっぽにする。

 クエン酸Mg

腸管内に水分を引き込み、便を軟化・かさ増しし、排便を促す。

腎障害

 ● 有益＞危険

 〔散〕腹部膨満感，尿ケトン体の陽性化，総ビリルビン上昇，尿pH上昇，血清Mg上昇。

 〔液〕冷蔵庫保存は避ける（5℃以下で微量の結晶発生）。

マクサルト　片頭痛＞トリプタン系　　　錠 OD

頭痛発作時に過度に拡張した脳血管を収縮する。

発作が起きたらすぐ服用。予防効果はない。

 リザトリプタン

脳血管，三叉神経の 5-HT$_{1B/1D}$ 刺激➡過度に拡張した頭蓋内外の血管を収縮➡神経原生炎症を抑える。
短時間作用型。

 追加は 2 時間以上あける。1 日総量 20mg まで。予防不可。

 高血圧

 ● 有益＞危険　B1

 傾眠。

 〔RPD 錠〕外袋のまま保存。

 Tmax 1-1.3hr　T1/2 1.6hr

マグミット　便秘＞塩類下剤制酸薬…酸化マグネシウム

マスーレッド　腎性貧血(造血＞HIF 活性化)　　　錠

造血機能を高め，貧血を改善する。

 モリデュスタット

低酸素誘導因子であるHIF を分解するHIF-PH を阻害➡HIF 経路活性化➡低酸素状態と同様エリスロポエチン増加➡赤血球産生↑。
★女性：投与中・終了後一定期間は避

妊。

 食後（空腹時は吸収↑）。

 ● 投与不可

マーズレン　胃炎・潰瘍治療剤　　　　　　　　　顆 錠

消化管組織の炎症を抑え，保護・修復する。

アズレンスルホン酸Na・L-グルタミン

潰瘍組織の保護・再生，抗炎症，ヒスタミン遊離↓，上皮形成促進作用等。

● 有益＞危険

マックターゼ　消化酵素製剤　　　　　　　　　　錠

消化を助ける。

ビオヂアスターゼ 2000 配合剤

脂肪，タンパク質，でんぷん，繊維素を分解。

食後。

牛豚タンパク

● 有益＞危険

マックメット　消化性潰瘍・胃炎治療剤…マーロックス

マドパー　パーキンソン病＞ドパミン補充　　　　錠

不足しているドパミンを補充する。

レボドパ・ベンセラジド

BBB を通過できるドパミン前駆物質。
運動症状を強力に改善。
脳内に移行する前に代謝されるのを防ぐベンセラジド配合。
★高蛋白食でレボドパの吸収低下の報告。★アルカリ性薬剤との一包化により着色変化。

緑内障

 ● 望非投与　 B3

不眠，頭痛・頭重，嘔気，食欲不振，AST・ALT・ALP 上昇。

マナミンGA　胃炎・潰瘍治療剤…マーズレン
マナミンTM　健胃消化剤…M・M
マニジピン　高血圧>Ca 拮抗薬…カルスロット

マブリン　悪性腫瘍>アルキル化薬>スルホン酸アルキル　散

DNAやタンパク質を固定して，DNAを損傷させたり，癌細胞としての機能を破綻させる。

 ブスルファン
DNA やタンパク質をアルキル化➡架橋形成➡DNA 損傷，細胞傷害➡細胞死。

● 望非投与　D

マプロチリン　抗うつ薬>四環系…ルジオミール

マーベロン　経口避妊剤　錠

低用量ピル（避妊薬）。

 デソゲストレル・エチニルエストラジオール
①視床下部へのネガティブ・フィードバック➡FSH，LH 分泌↓➡排卵抑制。
②子宮内膜増殖抑制➡着床しにくい。
③頸管粘液粘度↑➡精子泳ぎにくい。
★35 歳以上で 1 日 15 本以上の喫煙者は投与不可。★禁煙を指導。★飲み忘れた場合（28 錠製剤の緑色錠を除く），翌日までに気づけば直ちに忘れた分を服用し，その日の錠剤も服用。2 日以上忘れた場合は中止し，次の月経を待って再開。

 毎日一定の時刻に。開始日は月経第 1 日目から。

 高血圧

 ● 投与不可　B3

 乳房痛，悪心，頭痛。

マラロン　抗マラリア薬 　錠

マラリア原虫のDNA合成を阻害し，増殖を抑える。

 アトバコン・プログアニル

ミトコンドリアの電子伝達系阻害➡ピリミジン合成↓➡DNA 合成阻害➡増殖抑制。葉酸合成阻害薬を配合し，ミトコンドリアの膜電位低下を増強。

★ヒプノゾイト(マラリア原虫の休眠体)には効果がない。★投与後 1 時間以内に嘔吐した場合は再投与。★予防は保険がきかない。

食後(絶食下で吸収↓)。食後か乳飲料とともに一定時刻に服用。〔予防〕流行地到着の 24 ～ 48 時間前より開始。流行地を離れた後 7 日間まで。

● 有益＞危険

マリキナ　非ピリン系感冒剤…PL

マリゼブ　糖尿病＞DPP-4 阻害 　錠

食事刺激で分泌されインスリン分泌を促すホルモン(インクレチン)の分解を阻害し，インスリンの分泌量を増やす。

2型糖尿病の早期に有用。

 オマリグリプチン

食事刺激で腸管から分泌されインスリン分泌を促すGLP-1 の分解酵素DPP-4 を阻害➡インスリン分泌↑。

低血糖，体重増加を起こしにくい。

食欲抑制効果もある。

再吸収，再利用されるので週 1 回投与。

週 1 回，同一曜日。

● 有益＞危険

マルファ　消化性潰瘍・胃炎治療剤…マーロックス
マーレッジ　消化性潰瘍・胃炎治療剤…マーロックス

マーロックス　消化性潰瘍・胃炎治療剤 　顆

胃酸を中和し，消化管粘膜を

 水酸化Al ゲル・水酸化Mg

保護する。

速やかに中和し，潰瘍部位に付着，保護。

★併注：大量の牛乳。

ミオカーム　ミオクローヌス治療剤　液

ミオクローヌス発作を予防する，症状を緩和する。

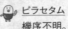 ピラセタム
機序不明。

 ● 望非投与

 白血球減少，眠気，下痢・軟便，肝機能異常。

 冷蔵庫等の低温保存で分離，凍結，結晶析出のおそれ。

ミオナール　筋緊張改善剤　顆 錠

筋肉をほぐし，こわばりやコリ，痛みを改善する。

 エペリゾン
脊髄の単・多シナプス反射を抑制➡過度な筋緊張を抑制➡骨格筋弛緩。
血管平滑筋にも作用➡血流↑。

● 有益＞危険

ミカトリオ　高血圧＞ARB＋Ca拮抗＋チアジド系利尿薬　錠

血圧を下げる。
◎血管を収縮するAngⅡの受容体を遮断する。
◎血管を拡げる。
◎尿量を増やしむくみをとる。

 テルミサルタン・アムロジピン・ヒドロクロロチアジド

◆ARB：
①AT$_1$受容体拮抗➡血圧低下，利尿。
②AT$_2$受容体活性化➡心血管系保護。
◆Ca拮抗：血管拡張，血圧↓。
交感神経抑制作用もあるので頻脈を起こしにくい。
◆チアジド系利尿：
遠位尿細管のNa$^+$/Cl$^-$共輸送体阻害。
長期では緩やかな降圧効果を示す。
★併注：アルコール，グレープフルーツ

ジュース。

 食後と決めたら毎回食後(空腹時はテルミサルタンの血中濃度↑)。

 肝障害

 ● 投与不可

 血中尿酸増加。

ミカムロ　高血圧＞Ca 拮抗薬＋ARB　錠

血圧を下げる。
◎血管を収縮させるAng Ⅱ の受容体を遮断する。
◎血管を拡げて血圧を下げる。

 テルミサルタン・アムロジピン

◆ARB：
①AT₁ 受容体拮抗➡血圧低下，アルドステロン分泌低下による利尿。
②AT₂ 受容体活性化➡心血管系保護。
◆Ca 拮抗：血管拡張，血圧↓。
★併注：グレープフルーツジュース。

食後と決めたら毎回食後(空腹時はテルミサルタンの血中濃度↑)。

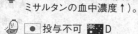 ● 投与不可　D

ミカルディス　高血圧＞Ang Ⅱ受容体拮抗(ARB)　錠

強力に血管を収縮するAng Ⅱ の受容体を遮断。
・血管を拡げる
・体液量を減らす
・心臓や腎臓を保護する

 テルミサルタン

①AT₁ 受容体拮抗
・血管収縮抑制➡血圧低下。
・アルドステロン分泌↓➡Na⁺ 再吸収↓➡利尿，心負担減，K⁺ 排泄↓。
・心臓など臓器リモデリング抑制。
②AT₂ 受容体活性化➡心血管系保護。
◎降圧作用はACE 阻害薬より強め。
◎高K 血症，血管浮腫に注意。
◎空咳がない。

食後と決めたら毎回食後(空腹時は血

中濃度↑)。

 ● 投与不可 ■D

ミグシス　片頭痛治療薬　錠

片頭痛の発作初期（前兆期）の血管収縮を抑制して、片頭痛を予防する。

 ロメリジン
Ca^{2+} チャネル遮断➡血管平滑筋、神経細胞内へのCa^{2+}流入↓➡血管収縮抑制。

● 投与不可

 Tmax 4.8hr T1/2 3.4hr

ミグリステン　片頭痛＞抗セロトニン　錠

脳血管を収縮して、頭痛発作を予防する。
予防なので発作が起きてから飲んでも効かない。

 ジメトチアジン
血小板からのセロトニンの異常放出による頭蓋血管収縮と、それに続く反跳性の血管拡張を抑制➡発作予防。
★併注：アルコール。

● 有益＞危険

 眠気、口渇。

ミグリトール　糖尿病＞α-グルコシダーゼ阻害（α-GI）…セイブル

ミケラン　高血圧, 狭心症, 不整脈＞非選択β遮断（ISA＋）　細錠力
　　　　　チアノーゼ発作＞非選択β遮断（ISA＋）

交感神経の働きを抑えて、
◎心臓の負担を軽くする
◎血管を拡げて血圧を下げる
◎チアノーゼ発作を改善する。

 カルテオロール
◎心臓β_1遮断➡心拍数↓心拍出量↓➡心負担減。
◎長期ではレニン産生↓➡降圧効果。
β_2遮断➡気管支収縮（副作用）
徐脈、喘息に注意。

 体重・年齢ごとの製剤量（g／mL／包）
細粒 0.2%

1日量　＊分2, 朝・夕
0.1 ～ 0.15g ／ kg

 喘息

 ● 投与不可

ミコフェノール酸モフェチル　免疫抑制薬＞プリン代謝拮抗…セルセプト

ミコブティン　抗酸菌症治療薬　　　　　　　　　　　　　　　　　　　　力

細菌の核酸合成を阻害して, 増殖を抑える。

 リファブチン

細菌のRNAポリメラーゼに直接作用し, RNA合成を阻害する。
★尿, 汗, 涙等が橙赤化, ソフトコンタクトが変色。

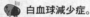 ● 有益＞危険　🇦🇺C

 白血球減少症。

ミコンビ　高血圧＞ARB ＋利尿薬(チアジド系)　　　　　　　　　　　　錠

血圧を下げる。
◎血管を収縮するAng Ⅱの受容体を遮断する。
◎尿量を増やしむくみをとる。

 テルミサルタン・ヒドロクロロチアジド

◆ARB：
①AT₁受容体拮抗➡血圧低下, アルドステロン分泌↓による利尿。
②AT₂受容体活性化➡心血管系保護。
◆チアジド系利尿薬：
遠位尿細管のNa⁺/Cl⁻共輸送体阻害。
長期では緩やかな降圧効果を示す。
★併注：アルコール。

 食後と決めたら毎回食後(空腹時はテルミサルタンの血中濃度↑)。

 ● 投与不可

 めまい。

ミゾリビン　免疫抑制薬＞プリン代謝拮抗…ブレディニン
ミチグリニドCa　糖尿病＞速効型インスリン分泌促進…グルファスト

ミティキュアダニ　ダニ抗原の減感作療法薬　　　　　　　　　　　舌

アレルゲンを体に少しずつ取り入れ，体に慣らしてアレルギー症状が出ないようにする。

 アレルゲンエキス

ダニ抗原によるアレルギー性鼻炎に対する減感作療法薬。
効果発現まで時間がかかる（数カ月～数年）。
★分包機に適さない。服用前後2時間は，激しい運動，アルコール摂取，入浴を避ける。

 舌下に1分間保持した後，飲み込む。その後5分間はうがいや飲食を控える。

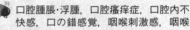 ● 有益＞危険

口腔腫脹・浮腫，口腔瘙痒症，口腔内不快感，口の錯感覚，咽喉刺激感，咽喉頭不快感，耳瘙痒症。

ミドドリン　低血圧治療剤…メトリジン

ミニプレス　高血圧＞α1遮断　　　　　　　　　　　　　　　　錠
　　　　　　　前立腺肥大＞α1遮断

◎高血圧＞血管を収縮する交感神経の働きを抑え，血圧を下げる。
◎前立腺肥大＞尿道を収縮する交感神経の働きを抑え，尿道をゆるめて尿を出やすくする。

 プラゾシン

◎血管平滑筋α_1遮断➡血管拡張➡血圧低下。
交感神経作用が過剰な褐色細胞腫による高血圧や排尿障害の合併例に有用。
◎尿道・前立腺平滑筋（収縮でアンチ排尿）α_1遮断➡弛緩➡尿道抵抗↓。
起立性低血圧に注意。

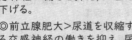 ● 有益＞危険 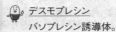B2

ミニリンメルト　抗利尿・脳下垂体ホルモン剤　　　　　　　　　　OD

尿量を減少させる抗利尿ホルモンを補充し，多尿を改善す

 デスモプレシン

バソプレシン誘導体。

る。

腎集合管のV$_2$受容体作用➡水再吸収
↑。
作用時間が長い。昇圧作用は弱い。
★〔夜尿症・夜間頻尿〕夕食後から翌朝
までは飲水を極力避ける。★〔25，50
μg〕男性の夜間頻尿に適応。

 水なしで服用（治療上，水分管理が大
切）。〔60，120，240μg〕食直後は避
ける（食後は吸収↓）。

 腎障害

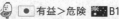 ● 有益＞危険 B1

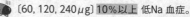 〔60，120，240μg〕10%以上 低Na血症。

 シート保存。

ミノブロ　高血圧＞ミネラルコルチコイド受容体拮抗　　　　　　　錠 OD

尿量を増やしてむくみをとる。
血圧を下げる。

 エサキセレノン
集合管のミネラルコルチコイド受容体を
拮抗➡体液量を維持するアルドステロン
作用に拮抗➡利尿，降圧。

 ● 有益＞危険

ミノアレ　抗てんかん薬　　　　　　　　　　　　　　　　　　　散

脳内の神経細胞の興奮を抑え
て，てんかん発作を起こりにくく
する。

 トリメタジオン
定型失神発作，小型（運動）発作に有用。

 ● 投与不可

 30℃以下。

ミノサイクリン　抗菌薬＞テトラサイクリン系…ミノマイシン
ミノドロン酸　骨粗鬆症＞ビスホスホネート製剤…ボノテオ／リカルボン

ミノマイシン　抗菌薬＞テトラサイクリン系　　　　　　　　顆 錠 力

細菌の翻訳過程を阻害し，タン　　 ミノサイクリン

パク質合成を阻害する（静菌
的）。

rRNA小サブユニットに結合➡アミノアシ
ルtRNAとmRNAの結合阻害➡タンパク
質合成阻害➡増殖抑制。
スペクトルは広いが副作用が多い。
歯牙着色，骨発育不全➡小児は回避。
金属とキレート形成➡吸収阻害。
主なターゲット：リケッチア，クラミジア，
マイコプラズマ等。
★尿が黄褐～茶褐色，緑，青変。★甲
状腺が黒色化。★〔錠・カ〕多めの水で
服用（食道潰瘍の防止）。

 体重・年齢ごとの製剤量(g ／ mL ／包)

顆粒 2%

1日量	＊ 12 ～ 24hr 毎
0.1 ～ 0.2g ／ kg	

 ● 有益＞危険　D

ミヤBM　整腸薬(生菌製剤)　　　　　細 錠

腸内細菌叢のバランスを整え，
腸内環境を改善する。

 酪酸菌製剤
◎酢酸や乳酸産生➡腸内pH↓➡有害細
菌の増殖抑制。
◎細菌の栄養源になる。

ミラペックス　パーキンソン病＞D2 作用薬　　　錠

不足しているドパミンの受容体
を刺激する。

 プラミペキソール
ドパミン受容体に直接作用。
非麦角系。消化器症状の副作用は弱い
が，眠気が強い。
★速放錠である「ビ・シフロール」と同一
成分だが，用法が異なる。
★併注：アルコール。

 ● 投与不可　B3

傾眠，浮動性めまい，悪心，末梢性浮腫。

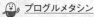 PTP 保存。

ミリダシン　NSAIDs＞インドール酢酸系 　錠

炎症や発熱を起こしブラジキニンの発痛を増強させるPGの産生を抑える。

🙂 プログルメタシン

細胞膜リン脂質から遊離されるアラキドン酸をPG に変換するCOX を阻害➡PG合成↓➡鎮痛，解熱，抗炎症。

🍴 食直後（胃腸障害の軽減）。

🚫 アスピ喘息／消化性潰瘍

🙂 ● 投与不可

⏱ T_{max} 2.4hr　$T_{1/2}$ 2hr

ミルタザピン　抗うつ薬＞NaSSA…リフレックス／レメロン
ミルナシプラン　抗うつ薬＞SNRI…トレドミン

ミルマグ　便秘＞塩類下剤 　錠 液
　　　　　　制酸薬

◎便秘＞便を軟らかくして排便を促す。
◎胃酸を中和する。

🙂 水酸化Mg

◎便秘＞腸管内浸透圧↑➡腸管内水分量↑➡便軟化。
◎制酸＞即効性があるが，一時的。
★併注：大量の牛乳。

🥛 〔緩下〕多めの水（180mL）で。

🚫 〔錠〕牛乳アレ

🙂 ● 有益＞危険

ミルラクト　乳糖分解酵素製剤 　細

乳糖が分解できないことで起こる下痢や消化不良を改善する。

🙂 β- ガラクトシダーゼ（ペニシリウム）

乳糖を分解する酵素。
作用pH 領域が広い。
★ 50℃以上のお湯で溶解しない（酵素力価が低下）。

〔消化不良〕哺乳時に。〔下痢等〕食餌とともに。

 体重・年齢ごとの製剤量（g ／ mL ／包）

細粒 50%

	1回量　＊ほ乳時と同時
	0.25 ～ 0.5g

 ● 有益＞危険

ムコサール　去痰＞気道粘膜潤滑化…ムコソルバン

ムコスタ　胃粘膜保護＞粘液産生促進　　　　　　　　顆 錠

胃粘膜を修復、保護する。

 レバミピド
胃粘膜のPG ↑ ➡ 胃粘液（ムチン，HCO_3^-）分泌↑，胃粘膜血流↑

 ● 有益＞危険

ムコソルバン　去痰＞気道粘膜潤滑化　　　　　　　錠 シ 液 DS

痰をさらさらにして、出しやすくする。

 アンブロキソール
痰や気道粘膜の潤滑をよくする肺サーファクタントの分泌↑ ➡ 痰の粘度↓，線毛運動↑ ➡ 排痰促進。
★〔シロップ〕抗生物質のDS と混合しない（濁り）。

 体重・年齢ごとの製剤量（g ／ mL ／包）

	1日量　＊分3
DS1.5%	0.06g ／ kg
シロップ 0.3%	0.3mL ／ kg

 ● 有益＞危険

ムコダイン　去痰＞気道粘膜修復　　　　　　　　　錠 シ DS

気道の粘膜を修復して痰を出しやすくする。

 カルボシステイン
気道粘膜修復 ➡ 痰の正常化，抗炎症。

痰を構成するシアル酸とフコースの比を正常化し粘度を低くする。

 体重・年齢ごとの製剤量(g / mL /包)

| シロップ 5% | 1 日 0.6mL / kg *分 3 |
| DS50% | 1 回 0.02g / kg *1日3回 |

 ● 望非投与

〔シロップ〕開栓後は冷所。

ムコプロチン　鎮咳剤…フスコデ

ムーベン　腸管洗浄剤　　　　　　　　　　液

検査や手術の前に, 腸の中をからっぽにする。

 ナトリウム・カリウム

便を軟化・かさ増しし, 排便を促す。

500mL を水で 2L に希釈し, 1L /時間で服用。排泄液が透明になったら終了。最大 4L。

 ● 有益＞危険

希釈液は冷蔵で 48 時間。

ムルプレタ　血小板産生促進(トロンボポエチン受容体作動)　錠

血小板数が少ない慢性肝疾患患者に対し, 出血を伴う手術をする前に投与して血小板数を増やしておく。

 ルストロンボパグ

トロンボポエチンのシグナル伝達経路活性化➡骨髄前駆細胞の分化・増殖促進➡血小板数↑。

 ● 有益＞危険

ムンデシン　悪性腫瘍＞プリンヌクレオシドホスホリラーゼ(PNP) 阻害　カ

癌細胞内の各ヌクレオチド量のバランスを大きく崩し, アポトーシスを誘導する。

 フォロデシン

dGuO を分解するPNP をほぼ完全に阻害➡dGuO 濃度↑➡代謝物のdGTP がT細胞内に蓄積➡細胞内ヌクレオチドに大

きな不均衡が生じる➡アポトーシス。

 ● 有益>胎児の危険

 10%以上 感染症, 骨髄抑制, 頭痛, 不眠症, 便秘, 発疹, 尿中蛋白陽性, 低アルブミン血症, ALT・AST 増加。

メイアクト　抗菌薬>セフェム系(第3世代)　　　細 錠

細菌の細胞壁合成を阻害し, 細胞壁を崩壊, 菌を破裂させる(殺菌性)。

 セフジトレン　ピボキシル

細胞壁の主成分ペプチドグリカンを合成する酵素PBP に結合➡ペプチド同士の架橋を阻害➡細胞壁が崩壊➡浸透圧に耐えられず破裂(溶菌)。
GN スペクトル広い, GP 抗菌活性低い。
軽症の気道感染症, 中耳炎等に汎用。

 体重・年齢ごとの製剤量(g / mL /包)

細粒 10%

1回量	＊1日3回, 食後
肺炎・中耳炎・副鼻腔炎	0.03g / kg ※Max 1 回0.06g / kg or 2g, 1 日6g
その他	0.03g / kg ※Max 1 回2g, 1 日6g

 ● 有益>危険

メイラックス　抗不安>BZD 系>超長時間型　　　細 錠

神経細胞の興奮を抑えて, 気分を安定させる。

 ロフラゼプ酸エチル

抑制性GABA_A 受容体のBZD 結合部位に結合➡受容体機能↑➡Cl⁻ チャネル開口頻度↑➡過分極➡神経細胞の興奮↓。
★日数制限：30 日★併注：アルコール。

 ● 有益>危険

 眠気。

T_{max} 1hr $T_{1/2}$ 110-120hr

メインテート　高血圧, 心疾患 > β1遮断　錠

交感神経の働きを抑えて,
◎心臓の負担を軽くする
◎血管を拡げて血圧を下げる

 ビソプロロール

心臓β₁遮断➡心拍数↓心拍出量↓➡心負担減。
長期ではレニン産生↓➡降圧効果。
徐脈に注意。

 ● 投与不可 　C

慢性心不全　心不全, 徐脈, めまい, 立ちくらみ, AST, ALT の上昇, 尿酸, クレアチンの上昇, 呼吸困難, 倦怠感, 浮腫, 血清脂質の上昇。

メキシチール　不整脈 > Na⁺チャネル遮断 > Ib 群　カ

心臓の拍動をつくる活動電位の立ち上がりを抑え, 興奮が伝わる速度を緩やかにし, 不整脈を予防する。

 メキシレチン

◎不整脈 > 心筋細胞内へのNa⁺流入↓➡活動電位の立ち上がり抑制➡伝導速度↓。
活動電位幅は短縮。
◎糖尿病性神経障害 > 神経細胞膜のNaチャネル電流↓➡末梢神経由来の神経活動抑制。
Ia, Ic 群ほどではないが催不整脈に注意。
★多めの水で服用(食道潰瘍防止)。

● 有益 > 危険 　B1

メキニスト　悪性腫瘍 > MEK セリン・スレオニンキナーゼ阻害　錠

適応:悪性黒色腫, 非小細胞 トラメチニブ

肺癌。

受容体刺激がなくても増殖シグナルを核に送り続けるBRAFの下流を中継するMEKを阻害し，増殖を抑制する。

BRAF 遺伝子変異により，受容体への結合がなくても増殖シグナル伝達を活性化し続ける変異型BRAF の下流で働くMEK を阻害➡増殖抑制。
BRAF 遺伝子変異例に用いる。
BRAF 阻害薬と併用で奏効率が上昇。
★女性：投与期間中・終了後一定期間は避妊。

 空腹時（食前 1 時間～食後 2 時間は避ける。食後は吸収↓）。

 ● 望非投与 ▓▓ D

 10％以上（ダブラフェニブ併用時）肝機能障害，頭痛，悪心，下痢，嘔吐，発疹，皮膚乾燥，関節痛，筋肉痛，発熱，疲労，悪寒，無力症。10％以上（単独投与）下痢，悪心，発疹，ざ瘡様皮膚炎，皮膚乾燥，脱毛症，疲労，末梢性浮腫。

 凍結を避け 2 ～ 8℃で保存。

メクトビ　悪性腫瘍＞MEK セリン・スレオニンキナーゼ阻害　　　　錠

受容体への結合がなくても増殖シグナルを核に送り続けるBRAFの下流を中継するMEKを阻害し，増殖を抑制する。

 ビニメチニブ

BRAF 遺伝子変異により，受容体への結合がなくても増殖シグナル伝達を活性化し続ける変異型BRAF の下流で働くMEK を阻害➡増殖抑制。
BRAF を阻害するエンコラフェニブとセットで使う。
BRAF 遺伝子変異例に用いる。
★女性：投与中，投与後一定期間は避妊。

 ● 有益＞危険 ▓▓ D

 20％以上 下痢，悪心，嘔吐，疲労，ざ瘡様皮膚炎，発疹。

メコバラミン　末梢性神経障害＞ビタミンB12…メチコバール

メサペイン　鎮痛＞オピオイド＞麻薬　　　　　　　　　　　　　　錠

痛覚伝導路に作用する強力な
痛み止め。

癌性疼痛などに使う。

 メサドン

オピオイドμ受容体刺激➡脊髄，脳レベ
ルでの痛みの閾値上昇➡鎮痛。
効果の個人差が大きい。
便秘はほぼ必発。
悪心等は耐性が生じて次第に消失。
★日数制限：14日★併注：アルコール。
★薬が不要になったら病院又は薬局へ
返却。

● 有益＞危険 🔲C

QT延長，せん妄，眠気・傾眠，悪心，
嘔吐，便秘。

⏱ T_{max} 3.3 〜 4.9hr　$T_{1/2}$ 37 〜 38hr

メサラジン徐放錠・顆粒　潰瘍性大腸炎，クローン病＞5-ASA剤…ペンタサ
メサラジン腸溶錠　潰瘍性大腸炎＞5-ASA剤…アサコール

メジコン　中枢性鎮咳薬(非麻薬性)　　　　　　　　　　　　散錠シ

咳中枢に作用し咳を止める。

 デキストロメトルファン製剤

延髄咳中枢を直接抑制➡咳反射抑制。
鎮咳作用はコデインと同等。

 体重・年齢ごとの製剤量(g／mL／包)

シロップ

	1日量　＊分3〜4
3カ月〜7歳	3 〜 8mL
8 〜 14歳	9 〜 16mL

● 有益＞危険 🔲〔単剤〕A

〔シロップ〕開封後は暗所(光で退色)。

Tmax 2-3hr T1/2 3-4hr

メスチノン　重症筋無力症＞コリンエステラーゼ阻害 錠

筋肉を動かしやすくする。

 ピリドスチグミン

ChE 阻害➡神経筋接合部のACh 量↑➡ACh 作用，抗クラーレ作用。
ニコチン受容体への直接刺激作用もある。

● 有益＞危険　C

骨格筋の線維性攣縮，下痢，腹痛，流涎，発汗。

メーゼント　多発性硬化症治療剤 錠

過剰な免疫反応を抑える。
神経細胞を保護する。

 シポニモド

◎リンパ節からのリンパ球の移出を抑制➡中枢神経系への浸潤抑制➡ミエリン破壊抑制。
◎中枢での再ミエリン化を促進➡神経細胞を保護。
★女性：投与中・中止後少なくとも 10 日間は避妊。

● 投与不可　D

徐脈，リンパ球減少症，高血圧，肝機能検査値上昇。

貯法：2 ～ 8℃。交付後：25℃以下。8 ～ 25℃の場合 3 か月以内。

メソトレキセート　悪性腫瘍＞葉酸代謝拮抗 錠

DNA合成に必要な核酸の材料を合成する経路を阻害する。

 メトトレキサート

DNA 合成過程で補酵素として働く葉酸を活性型にするジヒドロ葉酸還元酵素を阻害➡ピリミジン・プリン合成経路阻害➡

DNA 合成阻害。
★生殖可能患者：性腺への影響を考慮。

腎障害／肝障害

● 望非投与　D

メタクト　糖尿病＞インスリン抵抗性改善＋ビグアナイド系　錠

インスリンの感受性をよくする。
肝臓からの糖放出を抑える。

ピオグリタゾン・メトホルミン

◆インスリン抵抗性改善：
小さな脂肪細胞数↑➡インスリン抵抗性
を改善するアディポネクチン分泌↑，抵
抗性を惹起するTNF-α等分泌↓
低血糖は少ないが，体重が増える。
◆ビグアナイド系血糖降下剤：
肝の糖新生・糖放出↓➡血糖低下。
脂肪肝改善，糖取込み↑➡インスリン抵
抗改善。
★女性は浮腫が発現しやすい(LD 錠か
ら開始)。★併禁：過度のアルコール★
オルメサルタン(オルメテック，レザルタス
配合錠等)との一包化は避ける(変色)。

● 投与不可

ピオグリタゾン　浮腫，LDH 及びCK の上
昇。

メタコリマイシン　抗菌薬＞ポリペプチド系　顆力

グラム陰性菌の細胞膜の機能
を破綻させる(殺菌性)。

コリスチンメタンスルホン酸Na

グラム陰性菌の細胞膜に結合し，
①Ca とMg の架橋構造を崩壊
②細胞膜の透過性を上昇させ，内容物
を漏洩させる
エンドトキシンの不活性化作用もある。

体重・年齢ごとの製剤量(g ／ mL ／包)
顆粒 200 万単位／ g

1日量 ＊分3～4
0.15～0.2g／kg
※Max 12g

 ● 有益＞危険 B2

メダゼパム　抗不安＞BZD系＞長時間型…レスミット

メタライト　ウイルソン病治療剤　カ

体内の銅を排出する。

 トリエンチン

銅イオンとキレート形成➡尿中排泄➡肝臓中の銅濃度↓。
★併注：食物。★多めの水で服用。
★カプセルの内容物に曝露したら速やかに洗浄。

食前空腹時（食事で効果↓）。

 ● 有益＞危険 D

2～8℃。

メタルカプターゼ　抗リウマチ・金属解毒　カ

◎リウマチの活動を抑える。
◎重金属を体外へ排出する。

 ペニシラミン

◎リウマチ＞免疫複合体やリウマチ因子の作用を抑制。
◎金属解毒＞銅キレート形成，鉛，水銀の排泄促進。

〔関節リウマチ〕食間空腹時。〔ウイルソン病，鉛・水銀・銅の中毒〕食前空腹時。

 〔関節リウマチ〕腎障害

 ● 投与不可・治療上やむを得ない場合のみ D

〔50mg・100mg カ〕発疹，瘙痒。

 〔関節リウマチ〕効果発現まで4週間以

上。

メチエフ　鎮咳剤＞β刺激（非選択）…dl-メチルエフェドリン

メチコバール　末梢性神経障害＞ビタミンB12　［細］［錠］

ビタミンB12を補充する。

末梢神経障害によるピリピリした痛みやしびれを改善。

 メコバラミン

神経組織への移行し，核酸・タンパク質・脂質代謝を促進，障害された神経組織を修復する。

メチルエフェドリン　鎮咳剤＞β刺激（非選択）…dl-メチルエフェドリン
メチルエルゴメトリン　子宮収縮止血剤…パルタンM
メチルジゴキシン　強心配糖体製剤…ラニラピッド
メチルドパ　高血圧＞中枢性α2刺激…アルドメット

メテバニール　中枢性鎮咳薬（麻薬性）　［錠］

咳中枢に作用し咳を止める。

 オキシメテバノール

延髄咳中枢を直接抑制➡咳反射抑制。
★日数制限：14日★併注：アルコール。
★薬が不要になったら病院又は薬局へ返却。★光により着色（微黄色程度）することがあるが効力に変化はない。

 ● 有益＞危険

メトアナ　糖尿病＞DPP-4阻害＋ビグアナイド系　［錠］

◎食事刺激で分泌されインスリン分泌を促すホルモン（インクレチン）の分解を阻害する。

◎インスリンの感受性をよくする。

体重増加が起こりにくいので肥満の人向き。

 アナグリプチン・メトホルミン

◆DPP-4阻害：
食事刺激で分泌されインスリン分泌を増強するインクレチンの分解を阻害。
低血糖や体重増加を起こしにくい。
食欲抑制効果もある。
◆ビグアナイド系血糖降下剤：
肝の糖新生・糖放出↓➡血糖低下。
脂肪肝改善，糖取込み↑➡インスリン抵抗改善。
★併禁：過度のアルコール。★オルメサ

ルタン製剤(オルメテック, レザルタス配合錠等)との一包化は避ける(変色)。

 ● 投与不可

メトグルコ　糖尿病>ビグアナイド系 〔錠〕

肝臓からの糖放出を抑制。
インスリンの感受性をよくする。
体重増加が起こりにくいので
肥満の人に向いている。

 メトホルミン
◎肝での糖新生↓➡糖放出↓➡血糖低下。
◎脂肪肝改善➡インスリン抵抗性改善。
◎糖取込み↑➡インスリン抵抗性改善。
体重増加, 低血糖が起こりにくい。
★併注:過度のアルコール。★オルメサルタン(オルメテック, レザルタス配合錠等)との一包化は避ける(変色)。

 ● 投与不可 C

 低血糖, 下痢, 悪心, 食欲不振, 腹痛, 嘔吐, 乳酸上昇。

メトクロプラミド　消化管運動改善>D_2拮抗…プリンペラン
メトトレキサート　抗リウマチ>免疫抑制>葉酸拮抗…リウマトレックス
メトプロロール　高血圧, 狭心症, 不整脈>$\beta 1$遮断…セロケン/ロプレソール
メトホルミン　糖尿病>ビグアナイド系…グリコラン
メトホルミンMT　糖尿病>ビグアナイド系…メトグルコ

メトリジン　低血圧治療剤 〔錠〕〔OD〕

血管を収縮して血圧を上げる。

 ミドドリン
血管平滑筋のα_1刺激➡血圧上昇。
心臓への直接作用はなく, 中枢への影響も認められない。

 甲状腺亢進

 ● 望非投与 C

〔D錠〕PTP保存。

メドロキシプロゲステロン 2.5／5mg　黄体ホルモン剤…ヒスロン／プロベラ
メドロキシプロゲステロン 200mg　悪性腫瘍＞黄体ホルモン剤…ヒスロンH

メドロール　合成副腎皮質ホルモン　　　　　　　　　　　　　　　　錠

抗炎症，免疫抑制，抗アレルギー作用など。

 メチルプレドニゾロン

様々な転写活性を調整し抗炎症，免疫抑制を発揮。

抗炎症作用はコルチゾールの5〜6倍。

● 有益＞危険　　C

メナテトレノン　骨粗鬆症＞ビタミンK2製剤…グラケー

メネシット　パーキンソン病＞ドパミン補充　　　　　　　　　　　　錠

不足しているドパミンを補充する。

 レボドパ・カルビドパ

BBBを通過できるドパミンの前駆物質。
運動症状を強力に改善。
末梢でドパミンに変換しないよう，変換酵素阻害薬のカルビドパ配合。
★高蛋白食でレボドパの吸収低下の報告。

緑内障

● 望非投与　　B3

不随意運動，悪心。

メバレクト　脂質異常＞HMG-CoA還元酵素阻害(スタチン)…メバロチン

メバロチン　脂質異常＞HMG-CoA還元酵素阻害(スタチン)　　　細錠

肝臓でのコレステロール合成を阻害する。

血中から肝臓へのLDLの取込み量を増やす。

 プラバスタチン

肝でCh合成酵素を阻害➡Ch合成量↓
➡肝細胞内Ch量↓➡外から取り込もうとLDL受容体合成↑➡血中からのLDL取込み↑➡血中LDL↓。

高LDLコレステロール血症の第1選択。

マイルドなスタンダードスタチン。
$T_{1/2}$ 短め➡Ch 合成は夜間に亢進するので，夕食後投与がベター。
横紋筋融解症に注意。
★授乳婦投与不可。

 ● 投与不可 ▨▨ D

メファキン　抗マラリア薬　　　　　　　　　　　錠

赤血球内に入り込んだマラリア原虫を殺す。
マラリアの予防と治療。

メフロキン
★女性：投与中・後 3 カ月までは避妊。
★併注：アルコール。★予防は保険がきかない。

〔予防〕流行地域到着 1 週間前より開始。週 1 で同じ曜日。

てんかん

 ● 投与不可 ▨▨ B3

めまい，頭痛，ふらつき，嘔気，腹部膨満，胃部不快感，好酸球上昇，フィブリノーゲン上昇，蕁麻疹，AST・ALT・LDH・TTT・ZTT・LAP 上昇，BUN 下降，血沈上昇，CK・トリグリセリド上昇。

メプチン　気管支拡張＞β2刺激　　　　　　錠 シ DS

気管支を拡げる。

プロカテロール
気管支平滑筋の β_2 刺激➡気管支拡張。
効果発現は速やかで長時間持続。
抗アレルギー作用を有する。

 体重・年齢ごとの製剤量（g／mL／包）

	DS	シロップ
	0.005%	$5\mu g$／mL

～5歳	1回量	
	*1日2～3回, 朝・寝前 or 朝昼・寝前	
	0.025g／kg	0.25mL／kg
6歳～	1回量	
	*1日1～2回, 寝前 or 朝・寝前	
	0.5g	5mL

 ● 有益＞危険

 [Tmax] 1.4hr [T1/2] 4hr

メフルシド　利尿薬＞チアジド類似…バイカロン
メペンゾラート臭化物　過敏大腸症＞抗コリン…トランコロン

メベンダゾール　駆虫薬　　　　　　　　　　　　　錠

腸内の寄生虫を排出する。

 メベンダゾール

βチュブリンと結合し死滅させる。
①微小管の重合阻害➡細胞形態の維持不能, 運動性消失。
②グルコースの取込み阻害。
消化管からの吸収率が低い➡消化管の寄生虫に有用。

 ● 投与不可　[AU]B3

メマリー　アルツハイマー型認知症＞NMDA 受容体拮抗　　錠 OD DS

脳内の神経細胞の破壊を防ぎ, 記憶障害や学習障害を抑制する。

 メマンチン

Aβ蓄積による神経毒性で興奮性のグルタミン酸が異常に増加し, 興奮毒性による細胞死を引き起こしているので, グルタミン酸MDNA 受容体に拮抗し細胞死を防ぐ。
正常な状態の受容体には作用しない。
★1日 5mg 投与は副作用軽減が目的なので維持量まで増量する。★〔DS〕服用直前に水に懸濁, または粉末のまま

水とともに服用。

 ● 有益＞危険 ■■ B2

メマンチン　アルツハイマー型認知症＞NMDA 受容体拮抗…メマリー

メラトベル　入眠改善＞メラトニン受容体作動　　　　　　　　顆

体内時計に働きかけて入眠を
助ける。

 メラトニン
体内時計に関与するメラトニンの受容体
に作用➡睡眠・覚醒の概日リズムを調整
➡入眠までの時間を短縮。
★併注：カフェイン，喫煙。

就寝直前。食事と同時または食直後は
避ける（Cmax ↓）。

 体重・年齢ごとの製剤量（g ／ mL ／包）
顆粒 0.2%

1日量　＊分1，寝前
0.5g
※Max 2g

 ● 有益＞危険 ■■ B3

メリスロン　めまい・平衡障害治療剤　　　　　　　　　　　錠

耳の中や脳の血流をよくして，
めまいを改善する。

 ベタヒスチン
・内耳の毛細血管前括約筋を弛緩➡内
耳血管の血流↑。
・内耳毛細血管の透過性を調整し，内リ
ンパ水腫を除去。
・内頚動脈の血流量↑➡脳循環改善。

 ● 有益＞危険 ■■ B2

メルカゾール　抗甲状腺薬　　　　　　　　　　　　　　　錠

甲状腺ホルモンの合成を阻害
し，甲状腺ホルモンの産生を抑
制する。

 チアマゾール
甲状腺ホルモンの合成過程で働く酵素
ペルオキシダーゼを阻害➡産生↓。

効果確認まで 2 ～ 4 週間ほどかかる。

 ● 有益＞危険

メレックス　抗不安＞BZD 系＞長時間型　　　　　　　　　　　　　　細錠

神経細胞の興奮を抑えて，気 メキサゾラム
分を安定させる。

抑制性GABA_A 受容体のBZD 結合部位に
結合➡受容体機能↑➡Cl⁻チャネル開口
頻度↑➡過分極➡神経細胞の興奮↓。
★併注：アルコール。

 ● 有益＞危険

🕐 T_max 1 ～ 2hr

メロキシカム　NSAIDs ＞オキシカム系…モービック

メンドン　抗不安＞BZD 系＞長時間型　　　　　　　　　　　　　　　カ

神経細胞の興奮を抑えて，気 クロラゼプ酸二K
分を安定させる。

抑制性GABA_A 受容体のBZD 結合部位に
結合➡受容体機能↑➡Cl⁻チャネル開口
頻度↑➡過分極➡神経細胞の興奮↓。
★日数制限：14 日★併注：アルコール。

 ● 有益＞危険 　C

🕐 T_max 0.5 ～ 1hr

モサプリド　消化管運動改善薬…ガスモチン

モディオダール　ナルコレプシー治療薬　　　　　　　　　　　　　　錠

中枢神経を興奮させ，覚醒さ モダフィニル
せる。

視床下部と近傍の神経細胞の活性化，
GABA 遊離抑制など➡覚醒促進。
★日数制限：30 日★夕刻以後の服用は
避ける。

 ● 望非投与 　D

 頭痛，不眠，動悸，口渇，体重減少。

モニラック　高アンモニア血症改善薬　　末 シ
便秘 > 糖類下剤

◎便秘>便を軟らかくし, 腸の
動きを活発にする。

◎高アンモニア血症>腸管内
にたまったアンモニアを除去す
る。

 ラクツロース

◎便秘>
・浸透圧作用による便軟化。
・腸内細菌に分解され乳酸や酪酸産生
➡腸運動促進。
◎高アンモニア血症>
・腸管内pH↓➡アンモニアの産生・吸収
↓。
・腸管内輸送能亢進による血中アンモニ
ア濃度↓。

 体重・年齢ごとの製剤量(g ／ mL ／包)

	1日量　＊分3
シロップ65%	0.5 ～ 2mL ／ kg
末	0.33 ～ 1.3g ／ kg

  ● 有益>危険

 下痢。

 〔シロップ〕開封後は冷所。

モノフィリン　気管支拡張 > キサンチン系　　末 錠

気管支を拡げる。

 プロキシフィリン

● 望非投与

$T_{1/2}$ 8.2 ～ 12hr

モーバー　抗リウマチ　　錠

過剰な免疫反応を抑制し, リウ
マチの活動性を抑える。

 アクタリット

◎関節破壊に関与するⅢ・Ⅳ型アレル
ギー反応を抑制。
◎血管新生, 細胞接着を抑制。
◎炎症性サイトカイン・タンパク分解酵素

の産生↓。

 ● 投与不可

モビコール　便秘＞浸透圧性　　　　　　　　　　　　　　　　散

便を軟らかくし、便のかさを増 マクロゴール4000・塩化Na・炭酸水素Na・
やして排便を促す。　　　　　　　　塩化K

浸透圧効果により、腸管内の水分量↑
➡便の軟化・かさ増し➡排便促進。
2歳以上の小児も使用可。

 体重・年齢ごとの製剤量（g／mL／包）

散　LD・HD（製剤量）

	1回量	
	初回	以降
2～6歳	LD1包 ＊1日1回	適量 ＊1日1
7～11歳	LD2包 or HD1包 ＊1日1回	～3回 ※Max1回 LD2包 or HD1包、1 日LD4包 or HD2包

 ● 有益＞危険

 溶解後は冷蔵庫保存で、できるだけはやく服用。

モービック　NSAIDs＞オキシカム系　　　　　　　　　　　　錠

炎症や発熱を起こしブラジキニ メロキシカム
ンの発痛を増強させるPGの産
生を抑える。　　　　　　　　　　　細胞膜リン脂質から遊離されたアラキド
ン酸をPGに変換するCOXを阻害➡PG
合成↓➡鎮痛、解熱、抗炎症。
$T_{1/2}$が長い➡関節リウマチなど整形外科
領域に有用。

 アスピ喘息／消化性潰瘍

● 投与不可 🦘C

　腹痛。

　Tmax 7hr

モビプレップ　腸管洗浄剤　　　　　　　　　　　散

検査や手術の前に，腸の中を
からっぽにする。

　Na・K・アスコルビン酸

腸管内に水分を引き込み，便を軟化・か
さ増しし，排便を促す。
★分量以外でも，口渇時には水分を積
極的に取る。

　1袋を2Lの水に溶かし，1L／時間。
1L服用したら500mLの水またはお茶
を飲む。排泄液が透明になったら終了。
最大2L。

　● 有益＞危険

　溶解液は冷蔵庫で48時間以内。

モルヒネ塩酸塩　鎮痛＞オピオイド＞麻薬　　　末錠

痛覚伝導路に作用する強力な
痛み止め。
癌性疼痛などに使う。

　モルヒネ塩酸塩

オピオイドμ受容体刺激➡脊髄，脳レベ
ルでの痛みの閾値上昇➡鎮痛。
便秘はほぼ必発。
悪心等は耐性が生じ次第に消失。
★日数制限：30日★併注：アルコール。
★薬が不要になったら病院又は薬局へ
返却。

　● 有益＞危険 🦘C

　Tmax 1.3hr T1/2 2.1hr

モルヒネ硫酸塩　鎮痛＞オピオイド＞麻薬…MSコンチン

モルペス　鎮痛＞オピオイド＞麻薬　　　　　　　　　　　　　　　　細

痛覚伝導路に作用する強力な
痛み止め。

癌性疼痛などに使う。

 モルヒネ硫酸塩

オピオイドμ受容体刺激➡脊髄，脳レベ
ルでの痛みの閾値上昇➡鎮痛。

便秘はほぼ必発。

悪心等は耐性が生じ次第に消失。

★日数制限：30 日★併注：アルコール。

★薬が不要になったら病院又は薬局へ
返却。

 ● 有益＞危険 🇦🇺 C

⏱ Tmax 2.4 ～ 2.8hr

モンテルカスト　気管支喘息，アレルギー性鼻炎＞LT 拮抗…キプレス／シングレア

薬用炭　止瀉・整腸剤＞吸着剤　末

消化管内のガスや，毒物を吸着する。

 薬用炭
下痢や消化管内の異常発酵により生成されたガスや，毒物を吸着する。

 ● 有益＞危険

ヤーズ　月経困難症，生殖補助医療(卵胞ホルモン＋黄体ホルモン)　錠

◎月経困難症：子宮内膜の過剰な増殖を抑える

◎生殖補助医療：調節卵巣刺激の開始時期を調整する

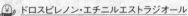 ドロスピレノン・エチニルエストラジオール
◎月経困難症
・視床下部へのネガティブフィードバック
➡LH・FSH分泌↓➡卵胞発育抑制。
・黄体ホルモンによる子宮内膜の増殖抑制。
◎生殖補助医療
・投与・中止による血中濃度の急激な低下➡子宮内膜がはく落し，調節卵巣刺激の開始時期を規定する消退出血発現。
★35歳以上で1日15本以上の喫煙者は投与不可。★禁煙を指導。★飲み忘れたら忘れた分を直ちに服用し，当日分も通常の時刻に服用。その後は当初のスケジュールどおり継続。★〔子宮内膜症，月経困難症〕中止後，月経周期が回復するまで避妊が望ましい。

 一定の時刻に。〔子宮内膜症，月経困難症〕月経第1日目から開始。

 高血圧

 ● 投与不可　B3

 不正子宮出血，性器出血，月経痛，下腹部痛，悪心，頭痛，凝固検査異常，トロンビン・アンチトロンビンIII複合体上昇，プラスミノーゲン上昇，TG上昇(フレッ

クス除く）。

ユーエフティ　悪性腫瘍>ピリミジン代謝拮抗　　　顆力

DNA合成に必要な核酸の材料
dTMPの合成を阻害する。
RNA機能障害を起こし，アポ
トーシスを誘導する。

 テガフール・ウラシル
①ピリミジン合成経路でチミジル酸合成
酵素阻害➡dTMP 合成阻害➡DNA 合成
の材料足りない➡複製阻害。
②RNA に取り込まれる➡RNA 機能障害
➡アポトーシス誘導。
消化器癌のスペクトルが広い。
5-FU の分解を阻害するウラシル配合。

 〔ホリナート・テガフール・ウラシル療法〕食
事の前後 1 時間は避ける（食後は吸収
が変化）。

 ● 投与不可

ユーゼル　還元型葉酸製剤(抗腫瘍効果増強)　　　錠

5-FUの効果を増強する。

 ホリナートCa
テガフール・ウラシルと併用することで，
結腸・直腸癌に対する抗腫瘍効果を増
強させる。

 食事の前後 1 時間を避ける（食後は吸
収↓）。

 ● 投与中止　A

 赤血球減少，血色素減少，ヘマトクリッ
ト値減少，好中球減少，好酸球増多，
リンパ球減少，肝機能障害，総ビリルビ
ン上昇，AlP 上昇，蛋白尿，食欲不振，
悪心・嘔吐，下痢，口内炎，便秘，味覚
異常，倦怠感，色素沈着，発疹，瘙痒，
総蛋白低下，LDH 上昇，発熱，血糖値
上昇，糖尿，血清ナトリウム低下，血清

カルシウム低下。

ユナシン　抗菌薬＞ペニシリン系＋βラクタマーゼ阻害　[細][錠]

細菌の細胞壁合成を阻害し、細胞壁を崩壊，菌を破裂させる（殺菌性）。

 スルタミシリン

細胞壁の主成分ペプチドグリカンを合成するPBPに結合➡ペプチド同士の架橋を阻害➡細胞壁が崩壊➡浸透圧に耐えられず破裂（溶菌）。
主なターゲット：GPC（腸球菌，肺炎球菌，A群レンサ球菌等），一部のGN（大腸菌，インフルエンザ菌等）等。
βラクタマーゼ阻害薬結合の化合物。
★〔錠〕多めの水で服用（食道潰瘍防止）。★〔細粒小児〕酸性飲料を避け，水又は牛乳で服用。

 体重・年齢ごとの製剤量（g ／ mL ／包）

細粒10%

1日量　＊分3
0.15 ～ 0.3g ／ kg

 ● 有益＞危険

ユニコン　気管支拡張＞キサンチン系…テオドール／ユニフィルLA

ユニシア　高血圧＞Ca拮抗薬＋ARB　[錠]

血圧を下げる。
◎血管を収縮させるAngⅡの受容体を遮断する。
◎血管を拡げて血圧を下げる。

 カンデサルタン・アムロジピン

◆ARB：
①AT₁受容体拮抗➡血圧低下，アルドステロン分泌低下による利尿。
②AT₂受容体活性化➡心血管系保護。
◆Ca拮抗：血管拡張，血圧↓。
★併注：グレープフルーツジュース。

 ● 投与不可

ユニフィルLA　気管支拡張＞キサンチン系　錠

気管支を拡げる。

 テオフィリン

◎気管支平滑筋においてPDE阻害➡
cAMP↑➡気管支拡張。
◎気管支アデノシン受容体遮断➡気管支
平滑筋弛緩➡気管支拡張。
★併注：タバコ。★便にまれに白色物質。

● 有益＞危険

ユビデカレノン　代謝性強心剤…ノイキノン

ユベラ　ビタミンE剤　錠

細胞膜を酸化から守る。
血流をよくする。

 トコフェロール酢酸エステル

◎細胞膜リン脂質の酸化を防止。
◎末梢血管拡張➡末梢循環改善。
脂質代謝＞TG合成↓分解↑，HDL↑。

ユベラN　微小循環系賦活＞ビタミンE製剤　力

細胞膜を酸化から守る。
血流をよくする。

・高脂質血症を改善。

・血行障害による手足の冷え
やしびれを改善。

 トコフェロールニコチン酸エステル

◎細胞膜リン脂質の酸化を防止。
◎末梢血管拡張➡末梢循環改善。
脂質代謝＞TG合成↓分解↑，HDL↑。

ユリス　高尿酸血症＞尿酸排泄促進　錠

尿酸の尿排泄を促進し，尿酸
値を下げる。

 ドチヌラド

近位尿細管の尿酸トランスポーター1を
阻害➡尿酸の再吸収↓➡尿酸排泄↑。
★投与初期の痛風発作の発現には，用
量を変更せずコルヒチン，NSAIDs，ステ
ロイドを併用。

 ● 有益＞危険

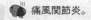 痛風関節炎。

ユリノーム　高尿酸血症＞尿酸排泄促進　錠

尿酸の尿排泄を促進し，尿酸値を下げる。

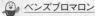 ベンズブロマロン

近位尿細管で尿酸輸送を阻害➡再吸収↓➡尿酸排泄↑。

発作中に開始すると症状が悪化するので関節炎が消退してから投与。

尿酸濃度上昇で結石ができやすくなる➡水分摂取（1日2L以上），尿アルカリ化薬併用。

プロベネシドより作用が強い。

 肝障害

 ● 投与不可

ユリーフ　前立腺肥大＞α1遮断　錠 OD

尿道を収縮する交感神経の働きを抑え，尿道をゆるめて尿を出しやすくする。

 シロドシン

尿道・前立腺平滑筋（収縮でアンチ排尿）α₁遮断➡弛緩➡尿道抵抗↓。

前立腺肥大を伴う排尿障害に有用。

起立性低血圧に注意。

 B3

 射精障害（逆行性射精等），口渇，トリグリセリド上昇。

ユーロジン　睡眠薬＞BZD 系＞中時間型　散 錠

神経細胞の興奮を抑えて，睡眠障害を改善する。

入眠，中途・早朝覚醒に有用。

 エスタゾラム

抑制性GABA_A 受容体のBZD 結合部位に結合➡受容体機能↑➡Cl⁻ チャネル開口頻度↑➡過分極➡神経細胞の興奮↓。

★日数制限：30 日★併注：アルコール。

● 有益＞危険

 眠気，ふらつき。

 Tmax 5hr T1/2 24hr

ヨウ化カリウム　ヨウ素製剤　　　　　　　　　　　　　　　　末 丸

◎痰を出しやすくする。
◎甲状腺の機能亢進を抑える。

 ヨウ化カリウム
各組織でヨウ素を遊離。
◎気管支粘膜分泌↑➡去痰。
◎甲状腺刺激ホルモン作用を減弱。
★制酸剤，牛乳との併用で胃障害軽減。
★〔丸薬〕吸湿性があるため直接素手で触れない。

 食後は胃内容物に吸着のおそれ。

 体重・年齢ごとの製剤量（g／mL／包）
末

	1回量
新生児	0.0163g
1カ月〜2歳	0.0325g
3〜12歳	0.05g
13歳〜	0.1g

 ● 有益＞危険

ヨーデルS　便秘＞腸刺激性…アジャストA

ライトゲン　鎮咳剤…フスコデ

ラキソベロン　便秘＞腸刺激性　　　　　　　　　　　　錠 液

大腸を刺激して排便を促す。

　🙂 **ピコスルファートNa**

　　大腸を刺激して蠕動運動を促進し，便を軟化する。

　👶 **体重・年齢ごとの製剤量（g ／ mL ／包）**

　　液 0.75%

	1回量　＊1日1回
～ 6 カ月	2 滴
7 ～ 12 カ月	3 滴
1 ～ 3 歳	6 滴
4 ～ 6 歳	7 滴
7 ～ 15 歳	10 滴

　🤰 ● 有益＞危険

ラクツロース　高アンモニア血症改善薬 便秘＞糖類下剤 …モニラック

ラクトミン　整腸薬（ラクトミン製剤）…ビオフェルミン／ラックビー

ラグノス　高アンモニア血症改善薬 便秘＞糖類下剤 …モニラック

ラゲブリオ　COVID-19＞RNA ポリメラーゼ阻害　　　　　　カ

RNA依存性RNAポリメラーゼを阻害し，ウイルスのゲノム複製を止める。

　🙂 **モルヌピラビル**

　　RNA 依存性RNA ポリメラーゼ阻害➡ゲノム（RNA）の複製が停止➡増殖抑制。

　　★女性：投与中・終了後 4 日間は避妊。

　🤰 ● 投与不可　🦘D

ラコール　経腸栄養剤　　　　　　　　　　　　　　　　　液

栄養素，エネルギーの補給。

　🙂 **経腸成分栄養剤**

　　★〔液〕加温は 70℃以上を避け未開封のまま湯煎。★〔半固形〕加温は未開封のまま 40℃以下。開封前に揉んでか

ら使う。

😖 牛乳アレ

💊 ● 妊娠 3 カ月前から 3 ヶ月内留意

🍽 〔液〕下痢, 腹部膨満感, 腹痛, ナトリウム低下。〔半固形〕下痢, ALT 上昇。

🗄 〔液〕禁凍結。開封後は冷蔵で 24 時間。

ラジカット　筋萎縮性側索硬化症 (ALS) 用剤　　　　　液
　　　　　＞フリーラジカルスカベンジャー

酸化ストレスによる内皮細胞及び神経細胞傷害を抑制する。

😀 エダラボン

ALS 病態で上昇したフリーラジカルを消去し, 酸化ストレスによる内皮細胞及び神経細胞傷害を抑制。運動ニューロンを保護し, 筋萎縮の進行を遅らせる。
★日数制限：14 日 (2024.3 月末まで)
★付属の経口投与用シリンジを用いる。
★ボトル底の固着物が完全に混ざるまで振とう。

🍴 起床時等の 8 時間絶食後に服用し, 服用後少なくとも 1 時間は水以外の飲食は避ける（食事により血漿中濃度↓）。絶食が難しい場合, 低脂肪食は 4 時間以上, 軽食は 2 時間以上あければ服用可。

💊 ● 望非投与　🇦🇺 B3

🗄 2～8℃。開封後は室温保存, 15 日以内。

ラシックス　利尿薬＞ループ系　　　　　　　　　　錠

尿量を増やしてむくみをとる。
作用発現が速く強力な利尿薬。

😀 フロセミド

ヘンレ係蹄の Na⁺/K⁺/2Cl⁻ 共輸送体阻害
➡Na⁺ 再吸収↓ ➡Na⁺ と連動し水再吸収↓。

◎利尿作用は強いが降圧作用は弱め。
◎発現が早い(数十分後)。
低K血症に注意。

 ● 有益＞危険 C

 Tmax 1 〜 2hr T1/2 0.4hr

ラジレス　降圧薬＞直接的レニン阻害 　　錠

血圧を上げたり体液量を増やすAngⅡの産生を阻害する。

 アリスキレン

RA系のレニンを直接阻害➡AngⅡの産生↓。
・血管収縮抑制➡血圧低下。
・アルドステロン分泌↓➡Na⁺再吸収↓➡利尿, 心負担減。
★分割, 粉砕不可。

食後又は空腹時, いずれか同じ条件で服用(空腹時は血中濃度↑)。

 ● 投与不可 D

PTP保存。

ラステットS　悪性腫瘍＞トポイソメラーゼ阻害 　　カ

DNAが複製や転写をする時に生じる, DNAのねじれ解消を阻害する。

 エトポシド

複製や転写で生じたねじれを, 切断して解消し再結合するトポイソメラーゼを阻害➡再結合できない➡DNAが切れたまま➡細胞死。
★投与中は男女共に避妊。

 ● 投与不可 D

 10%以上 骨髄抑制, 悪心・嘔吐, 食欲不振, 脱毛, 倦怠感。

ラスビック　抗菌薬＞キノロン系 　　錠

DNA合成時のDNAのねじれ解 　　ラスクフロキサシン

消を阻害し，DNA合成を阻害する（殺菌性）。

細菌のDNA複製時，DNAを切断・再結合してDNAのねじれを解消するトポイソメラーゼを阻害➡DNA合成阻害➡溶菌。

呼吸器や耳鼻咽喉科領域に有用。

★小児不可。

 ● 投与不可

ラックビー　整腸薬 散 錠

腸内細菌叢のバランスを整え，腸内環境を改善する。

ビフィズス菌製剤

◎酢酸や乳酸産生➡腸内pH↓➡有害細菌の増殖抑制。

◎細菌の栄養源になる。

ラツーダ　抗精神病＞非定型＞セロトニン-ドパミン拮抗(SDA) 錠

脳神経系に作用し，統合失調症やうつ症状を改善する。

ルラシドン

◎D_2遮断➡陽性症状を改善

◎$5-HT_{2A}$遮断➡陰性症状を改善。

◎$5-HT_7$遮断，$5-HT_{1A}$部分作動➡うつ症状改善。

★併注：アルコール，グループフルーツ食品。

食後（空腹時は吸収↓）。

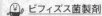 ● 有益＞危険　B1

アカシジア。

ラニラピッド　強心配糖体製剤 錠

心臓の収縮力を高める。

メチルジゴキシン

心筋細胞のNa^+/K^+ATPase阻害➡細胞内Na^+↑➡Na^+/Ca^{2+}交換体によりNa^+細胞外へCa^{2+}内へ移動➡細胞内Ca^{2+}↑➡心筋収縮力↑。

心拍数抑制作用もある。

5 〜 20 分で作用発現。

 ● 有益＞危険

ラバミコム　HIV薬＞ヌクレオシド系逆転写酵素阻害(NRTI) …エプジコム

ラパリムス　悪性腫瘍＞mTOR阻害　　　　　　　　　　　　　錠

癌細胞の核に増殖や抗アポトーシス，VEGF産生などを促すシグナル伝達系を阻害し，増殖を抑制する。

 シロリムス

増殖や抗アポトーシス，VEGF産生等を調節するシグナル伝達系の下流を中継するmTORを阻害➡増殖抑制，血管新生阻止，アポトーシス誘導。
★投与中，終了から12週間は避妊。
★併注：グレープフルーツジュース。

 食後か空腹時か一定させる（血中濃度を安定させる）。

 ● 投与不可　🇦🇺C

 10%以上 感染症，口内炎，下痢，悪心，体液貯留皮膚障害，鼻咽頭炎，気管支炎，頭痛，上気道の炎症，呼吸障害，咳嗽，腹痛，不規則月経，疼痛，発熱，

ラフチジン　胃酸分泌抑制＞H₂ブロッカー…プロテカジン

ラベキュア　ヘリコバクター・ピロリ除菌剤

ヘリコバクター・ピロリを除菌する。

下痢・軟便，味覚異常などが出やすいが，重篤でない限り我慢して1週間服用する。

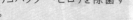 ラベプラゾール・アモキシシリン・クラリスロマイシン

◎プロトンポンプ阻害：
胃酸を抑えて除菌効果を高める。
◎抗菌薬＞ペニシリン系：
細胞壁合成を阻害する。
◎抗菌薬＞マクロライド系：
細菌のタンパク質合成を阻害する。

 ● 有益＞危険

ラベタロール　高血圧＞α1β遮断…トランデート

ラベファイン　ヘリコバクター・ピロリ除菌剤

ヘリコバクター・ピロリを除菌する。

下痢・軟便，味覚異常などが出やすいが，重篤でない限り我慢して1週間服用する。

 ラベプラゾール・アモキシシリン・メトロニダゾール

◎プロトンポンプ阻害：
胃酸を抑えて除菌効果を高める。
◎抗菌薬＞ペニシリン系：
細胞壁合成を阻害する。
◎抗原虫薬：
嫌気性菌感染で有用。
★併注：アルコール。

 ● 妊娠3カ月以内不可（その他有益＞危険）

ラベプラゾールNa　胃酸分泌抑制＞PPI…パリエット

ラベルフィーユ　経口避妊剤　　　　　　　　　　　　　錠

低用量ピル（避妊薬）。

 レボノルゲストレル・エチニルエストラジオール

①視床下部へのネガティブ・フィードバック➡FSH，LH分泌↓➡排卵抑制。
②子宮内膜増殖抑制➡着床しにくい。
③頸管粘液粘度↑➡精子泳ぎにくい。
★授乳婦投与不可。★35歳以上で1日15本以上の喫煙者は投与不可。
★禁煙を指導。★飲み忘れたら（28錠製剤の赤色錠を除く），翌日までに気づけば直ちに服用し，その日の錠剤も服用。2日以上忘れた場合は中止し，次の月経を待って再開。

 毎日一定の時刻に。開始日は月経第1日目から。

 高血圧

 ● 投与不可　B3

下腹部痛, 乳房緊満感, 悪心, 嘔吐, 頭痛。

ラボナ　睡眠薬＞バルビツール酸系＞短時間　　　　錠

神経の興奮を抑えて, 睡眠障害を改善し, 気分を落ち着かせる。

 ペントバルビタールCa

抑制性のGABA$_A$受容体機能促進➡Cl$^-$チャネルの開口頻度上昇➡神経細胞の興奮抑制。
REM睡眠を抑制するので睡眠の質は悪くなる。依存性, 過鎮静あり。
★日数制限:14日★併注:アルコール。

● 有益＞危険

Tmax 1hr T1/2 15 ～ 48hr

ラマトロバン　アレルギー性鼻炎＞TXA2拮抗　　　　錠

鼻粘膜を過敏にしたり, 鼻をつまらせたりするTXA2の受容体をブロックする。

 ラマトロバン

TXA2受容体拮抗➡鼻粘膜の血管透過性亢進抑制, 炎症細胞の浸潤抑制。

● 有益＞危険

ラミクタール　抗てんかん薬　錠
　　　　　　　双極性障害治療薬

◎てんかん＞脳内の神経の興奮を抑え, てんかん発作を起こりにくくする。
◎双極性障害＞神経の興奮を抑え気分を落ち着かせる。

 ラモトリギン

◎てんかん＞大脳神経細胞のNa$^+$チャネル遮断➡脱分極抑制➡過剰興奮抑制。
◎双極性障害の興奮状態にも有用。
催奇形性が低い。

● 有益＞危険 🔳 D

 発疹, 傾眠, めまい, 胃腸障害, 肝機能検査値異常。

ラミシール　抗真菌＞アリルアミン系　錠

真菌の細胞膜の合成を阻害する。

テルビナフィン

真菌細胞膜の構成成分エルゴステロールの合成酵素を阻害➡膜透過性を障害。深在・表在性。

食後（空腹時で吸収↓）。

● 有益＞危険　🇦🇺B1

ラミブジン・アバカビル　HIV薬＞ヌクレオシド系逆転写酵素阻害（NRTI）…エプジコム
ラメルテオン　入眠改善＞メラトニン受容体作動…ロゼレム
ラモトリギン　抗てんかん薬
　　　　　　　双極性障害治療薬…ラミクタール
ラリキシン　抗菌薬＞セフェム系（第1世代）…ケフレックス
ラロキシフェン　骨粗鬆症＞選択的エストロゲン受容体モジュレーター…エビスタ
ランソプラゾール　胃酸分泌抑制＞PPI…タケプロン

ランツジール　NSAIDs＞インドール酢酸系　錠

炎症や発熱を起こしブラジキニンの発痛を増強させるPGの産生を抑える。

アセメタシン

細胞膜リン脂質から遊離されるアラキドン酸をPGに変換するCOXを阻害➡PG合成↓➡鎮痛，解熱，抗炎症。

アスピ喘息／消化性潰瘍

● 投与不可

⏱ T_{max} 1.5hr

ランデル　高血圧，狭心症＞Ca拮抗薬　錠

血管を拡げて血圧を下げる。
心臓の負担を減らし，狭心症発作を予防する。

エホニジピン

①血管平滑筋Ca^{2+}チャネル遮断➡Ca^{2+}流入↓➡平滑筋弛緩➡血管拡張，血圧↓。
②冠血管拡張，末梢血管抵抗↓➡後負荷↓➡抗狭心症。
◎Ca拮抗作用としては①が主。

★併注：グレープフルーツジュース。

 ● 投与不可

ランドセン　抗てんかん薬＞BZD 誘導体　　細 錠

脳内の神経細胞の興奮を抑えて，てんかん発作を起こりにくくする。

 クロナゼパム
抑制性GABA_A 受容体機能↑➡Cl⁻ チャネルの開口頻度↑➡神経細胞の興奮↓。
★日数制限：90 日★併注：アルコール。

体重・年齢ごとの製剤量（g ／ mL ／包）

1 日量　＊分 1 ～ 3		
	初回	維持
細粒 0.1%	0.025g ／ kg	0.1g ／ kg
細粒 0.5%	0.005g ／ kg	0.02g ／ kg

 ● 有益＞危険 B3

眠気，ふらつき。

ランプレン　ハンセン病治療薬　　カ

らい菌の増殖を抑える。

 クロファジミン
◎らい菌のDNA 複製を阻害。
◎マクロファージのライソゾーム酵素を活性化。
★皮膚着色（消失まで中止後数カ月～数年かかる）。

食直後（吸収率を上げるため）。

● 有益＞危険 C

色素沈着障害。

リアメット　抗マラリア薬　　錠

体内のマラリア原虫を殺す。

 アルテメテル・ルメファントリン
作用機序の異なる 2 剤配合。
マラリア原虫は赤血球内で栄養を得るた

めにヘモグロビンを分解するが，その際に遊離するマラリアにとっては毒のヘムの無毒化を阻害➡ヘムの毒にやられる➡死。

★女性：投与中は避妊。★併注：グレープフルーツジュース。

 食直後。

 ● 14週未満不可（14週以降：有益＞危険）　 D

リアルダ　潰瘍性大腸炎＞5-ASA剤　錠

腸の炎症部に直接作用して，炎症を抑える。

メサラジン

大腸の粘膜下結合組織で
①活性酸素産生↓
②アラキドン酸カスケード阻害
③サイトカイン産生↓
腸液でゲル化され，直腸まで放出される。

 ● 有益＞危険　 C

PTP保存（吸湿性により一包化は避ける）。

リウマトレックス　抗リウマチ＞免疫抑制＞葉酸拮抗　カ

過剰な免疫反応を抑えて，リウマチの活動性を抑える。
第1選択としてよく使われる。

メトトレキサート

◎葉酸の活性化を阻害➡チミジル酸・プリン合成経路阻害➡リンパ球，滑膜細胞の増殖↓。
◎細胞外アデノシン濃度↑➡好中球やリンパ球の機能↓➡抗炎症。
★投与中・終了後，女性は1月経周期，男性は3カ月以上避妊。★多めの水で服用（食道潰瘍防止）。

 肝障害／腎障害

● 投与不可

 肝機能障害。

リオナ　高リン血症＞リン吸着薬　錠

腸内でのリン吸収を阻害する。
腎臓のリン酸排泄低下による
高リン酸血症に有用

 クエン酸第二鉄
消化管内で食事由来のリン酸を鉄と結
合させて難溶性の沈殿を形成する。
★便が黒色化。

 食直後。

 ● 有益＞危険

 10%以上 下痢。

リオベル　糖尿病＞DPP-4阻害＋インスリン抵抗性改善　錠

◎食事刺激で分泌されインスリ
ン分泌を促すホルモン（インクレ
チン）の分解を阻害する。
◎インスリンの感受性をよくす
る。

 アログリプチン・ピオグリタゾン
◆DPP-4阻害：
食事刺激で分泌されインスリン分泌を増
強するインクレチンの分解を阻害。
低血糖や体重増加を起こしにくい。
食欲抑制効果もある。
◆インスリン抵抗性改善：
小さな脂肪細胞数↑➡インスリン抵抗性
を改善するアディポネクチン分泌↑, 抵
抗性を惹起するTNF-α等分泌↓
低血糖は少ないが, 体重が増える。

 ● 投与不可

 浮腫（女性）。

リオレサール　抗痙縮剤　錠

筋肉を緊張させている神経を
鎮め, 体のこわばりやつっぱり
を改善する。

バクロフェン
GABA_A 受容体を刺激➡脊髄の単・多シナ
プス反射を抑制➡過度な筋緊張を抑制
➡骨格筋弛緩。

★併注：アルコール。

 ● 有益＞危険　B3

眠気，悪心，脱力感。

リカルボン　骨粗鬆症＞ビスホスホネート製剤　　　　　　　　　　錠

骨を壊す破骨細胞をアポトーシスさせて，骨形成に導く。

 ミノドロン酸

ヒドロキシアパタイトと結合し破骨細胞内に取り込まれる➡破骨細胞をアポトーシス誘導➡骨吸収↓。
骨吸収↓作用がとても強い。
★併注：水以外の飲料・食物（特に牛乳，乳製品などの高Ca含有飲食物）。

起床時，180mLの水で服用，水以外の飲食・他剤服用も避ける（吸収低下防止）。服用後30分は横にならない（食道炎防止）。

 ● 投与不可

リクシアナ　抗血栓＞抗凝固薬＞Xa因子阻害　　　　　　　　　錠 OD

凝固因子の活性化を阻害し，血を固まりにくくする。

 エドキサバン

凝固因子Xaの活性化阻害➡プロトロンビンからトロンビンへ変換を阻害➡フィブリン生成できない。
◎ワルファリンと異なり，当日から効果発現，食事制限もない。
★飲み忘れたら1回分服用し，次回まで12時間以上あける。

 ● 有益＞危険

リザトリプタン　片頭痛＞トリプタン系…マクサルト

リザベン　アレルギー性疾患＞メディエーター遊離抑制 細 力 DS
ケロイド・肥厚性瘢痕治療剤

アレルギー誘発物質の遊離を
抑え，アレルギー反応を抑制す
る。
予防的。
効果発現まで数週間かかる。

 トラニラスト

マスト細胞からのメディエーター(ヒスタミ
ン，LT 等) 遊離↓➡アレルギー予防。
線維芽細胞からのコラーゲン生成を抑え
るので瘢痕治療にも有用。

 体重・年齢ごとの製剤量(g ／ mL ／包)

	1日量　＊分3
DS5%	0.1g ／ kg
細粒 10%	0.05g ／ kg

 ● 特に 3 カ月以内不可

リシノプリル　高血圧，慢性心不全＞ACE 阻害…ロンゲス

リスパダール　抗精神病＞非定型＞セロトニン-ドパミン拮抗(SDA) 細 錠 OD 液

脳神経系に作用し，陽性症状
（幻覚や妄想等）と陰性症状
（無関心，ひきこもり等）を改善
する。

 リスペリドン

$5-HT_{2A}$ 遮断➡中脳皮質系機能↑➡陰性
症状，認知機能障害を改善。
D_2 遮断(弱め) ➡統合失調症の陽性症
状や易刺激性を改善。
★併注:アルコール。★〔液〕お茶類やコー
ラと混合すると含量低下。

 体重・年齢ごとの製剤量(g ／ mL ／包)

細粒 1%

	1日量 原則 5 ～ 18 歳未満	
	開始 ＊分 1	4 日目～ ＊分 2
15 ～ 19kg	0.025g	0.05g ※Max 0.1g

20kg～	0.05g	0.1g ※Max 20～ 44kg：0.25g, 45kg～：0.3g

液 0.1%

	1日量 原則 5～18歳未満	
	開始 ＊分1	4日目～ ＊分2
15～19kg	0.25mL	0.5mL ※Max 1mL
20kg～	0.5mL	1mL ※Max 20～ 44kg：2.5mL, 45kg～：3mL

 ● 有益＞危険 🇦🇺C

食欲不振, 不眠症, 不安, アカシジア, 振戦, 構音障害, 傾眠, めまい・ふらつき, 流涎過多, 便秘, 悪心, 嘔吐, 筋固縮, 月経障害, 易刺激性, 倦怠感, 口渇。

〔液〕凍結回避。

リスペリドン　抗精神病＞非定型＞セロトニン-ドパミン拮抗(SDA) …リスパダール

リスミー　睡眠薬＞BZD系＞短時間型 錠

神経細胞の興奮を抑えて, 睡眠障害を改善する。

入眠, 中途覚醒に有用。

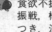 リルマザホン

抑制性GABA_A 受容体のBZD結合部位に結合➡受容体機能↑➡Cl⁻チャネル開口頻度↑➡過分極➡神経細胞の興奮↓。
★併注：アルコール。

 ● 有益＞危険

 T_{max} 3hr $T_{1/2}$ 11hr

リズミック　本態性・起立性・透析時低血圧治療剤　錠

血管を収縮して血圧を上げる。

 アメジニウム

◎NA の再取込み阻害。
◎神経終末でMAO によるNA 分解阻害。
➡シナプス間隙のNA ↑➡交感神経機能↑。

緑内障／高血圧／排尿障害／甲状腺亢進

● 有益＞危険

リスモダン　不整脈＞Na⁺ チャネル遮断＞Ia 群　錠力

心臓の拍動をつくる活動電位の立ち上がりを抑え，興奮が伝わる速度を緩やかにし，不整脈を予防する。

 ジソピラミド製剤

心筋細胞へのNa^+流入↓➡活動電位の立ち上がり抑制➡伝導速度↓，不応期延長，自動能抑制。
K^+チャネル遮断➡活動電位幅延長。
◎催不整脈に注意。

緑内障／排尿障害

● 望非投与　🇦🇺B2

リーゼ　抗不安＞BZD 系＞短時間型　顆錠

神経細胞の興奮を抑えて，気分を安定させる。

 クロチアゼパム

抑制性$GABA_A$受容体のBZD 結合部位に結合➡受容体機能↑➡Cl^-チャネル開口頻度↑➡過分極➡神経細胞の興奮↓。
★日数制限：30 日★併注：アルコール。

 ● 有益＞危険

⏱ Tmax 1hr T1/2 5.8 ～ 6.3hr

リセドロン酸Na　骨粗鬆症＞ビスホスホネート製剤…アクトネル／ベネット
リーダイ　止瀉剤…フェロベリン

リタリン　ナルコレプシー治療薬　[錠]

中枢神経を興奮させ，覚醒させる。

 メチルフェニデート

◎ドパミン・NA トランスポーター阻害。
◎シナプス小胞からのドパミン放出↑。
覚醒作用，依存性がとても強い。
★日数制限：30 日★併注：アルコール。

 夕刻以降の服用はさける。

 緑内障／甲状腺亢進

 ● 望非投与　D

頭痛・頭重，注意集中困難，神経過敏，不眠，眠気，口渇，食欲不振，胃部不快感，便秘，心悸亢進，不整脈，排尿障害，性欲減退，発汗，筋緊張。

リタロクス　消化性潰瘍・胃炎治療剤…マーロックス
リックル　分岐鎖アミノ酸製剤…リーバクト

リットフーロ　円形脱毛症＞JAK3 / TEC ファミリーキナーゼ阻害　[カ]

T細胞の活性化を抑制して，毛包細胞への攻撃を抑制する。

 リトレシチニブ

JAK3 およびTEC ファミリーキナーゼを阻害し，以下 2 つの伝達を阻害
①毛包細胞から放出されたIL-15 がT細胞の受容体に作用➡JAK3 を介したシグナル伝達。
②毛包細胞の自己抗原がTCR に結合➡TEC ファミリーキナーゼを介したシグナル伝達。
T 細胞の活性化↓➡IFN-γ の産生↓➡毛包細胞の攻撃↓
★日数制限：14 日（2024.8 月末まで）
★ 48 週までに治療反応が得られない場合は中止を考慮。★投与中・終了後 1 カ月間は避妊。

● 投与不可

リトゴビ　悪性腫瘍＞FGFR チロシンキナーゼ阻害　[錠]

適応：胆道癌。

受容体への結合がなくても増殖シグナルを核に送り続けるFGFR融合タンパクのチロシンキナーゼを阻害し，増殖を抑制。

 フチバチニブ

FGFR 遺伝子転座により発現され，恒常的に活性化している異常なFGFR 融合タンパクのチロシンキナーゼを阻害➡増殖抑制。
★日数制限：14 日（2024.8 月末まで）
★男女：投与中・終了後一週間は避妊（男性はコンドーム）。

 空腹時（食前 1 時間〜食後 2 時間は避ける）（食後はCmax・AUC 低下）。

 ● 有益＞危険

20%以上 高リン血症，口内乾燥，下痢，口内炎，疲労，味覚異常，爪の異常，脱毛症，皮膚乾燥，手掌・足底発赤知覚不全症候群。

リトドリン　切迫流・早産治療剤＞子宮収縮抑制…ウテメリン
リネゾリド　抗菌薬＞オキサゾリジノン系…ザイボックス

リバオール　肝機能改善剤　[散][錠]

肝臓を修復し，肝機能を高める。

 ジクロロ酢酸ジイソプロピルアミン

リーバクト　分岐鎖アミノ酸製剤　[顆][ゼ]

分岐鎖アミノ酸を補給し，慢性肝不全患者の栄養状態を改善する。

 イソロイシン・ロイシン・バリン

分岐鎖アミノ酸 3 種配合。
非代償性肝硬変患者の血中フィッシャー比を上昇させ，倦怠感，易疲労感を軽減。低アルブミン血症を改善。
★〔ゼリー〕残液は廃棄。服用しやすい大きさにしてよく噛んで服用。

● 有益＞危険

〔ゼリー〕上下の向きに注意。

リパクレオン　膵消化酵素補充剤　　　　　　　　　　　　顆力

分泌できなくなった膵消化酵素を補充する。

 パンクレリパーゼ

膵外分泌機能不全に対する膵酵素補充療法に用いる。
★口内に残らないように服用（口腔粘膜刺激，酵素不活）。

食直後。

牛豚タンパク

 ● 有益＞危険

顆粒：アルミ分包保存，カプセル：PTP保存（吸湿で酵素活性↓）。

リバゼブ　スタチン＋脂質異常＞小腸Chトランスポーター阻害　　錠

血中のLDLを下げる。
◎食事や胆汁のコレステロール吸収阻害。
◎肝でのコレステロール合成阻害。
◎血中から肝へLDL取込み増加。

 ピタバスタチン・エゼチミブ

◆スタチン：
①肝細胞内のCh合成↓。
②血中からのLDL-Ch取込み↑。
横紋筋融解症に注意。
◆小腸でのCh吸収を選択的に阻害。
脂溶性ビタミンの吸収に影響ない。
★授乳婦投与不可。

食後。

 ● 投与不可

リバロ　脂質異常＞HMG-CoA還元酵素阻害（スタチン）　　錠OD

肝臓でのコレステロール合成を阻害する。
血中から肝臓へのLDLの取込

 ピタバスタチン

肝でCh合成酵素を阻害➡Ch合成量↓
➡肝細胞内Ch量↓➡外から取り込もう

み量を増やす。

高LDLコレステロール血症の第1選択。

とLDL受容体産生↑➡血中からのLDL取込み↑➡血中LDL↓。

作用が強めのストロングスタチン。

$T_{1/2}$ が長い➡夕食後でなくてもいい。

横紋筋融解症に注意。

★授乳婦投与不可。

 ● 投与不可 D

リピディル　脂質異常＞フィブラート系　[錠]

中性脂肪の合成を抑えたり，分解を促したりする。

TG, LDLを減らし，HDL増加させる。

 フェノフィブラート

肝・脂肪細胞の転写因子PPARα活性。

①肝：脂肪酸β酸化↑➡TG合成↓。

②肝：アポタンパク質A-I合成↑➡末梢から余ったCh回収↑➡HDL↑。

③脂肪細胞：リパーゼの合成↑➡VLDL中のTG分解↑。

尿酸値低下作用もある。

★授乳婦投与不可。

食後(空腹時は吸収↓)。

腎障害／肝障害

● 投与不可 B3

肝機能検査値異常，CK上昇，抗核抗体陽性。

リピトール　脂質異常＞HMG-CoA還元酵素阻害(スタチン)　[錠]

肝臓でのコレステロール合成を阻害する。

血中から肝臓へのLDLの取込み量を増やす。

高LDLコレステロール血症の第1選択。

 アトルバスタチン

肝でCh合成酵素を阻害➡Ch合成量↓➡肝細胞内Ch量↓➡外から取り込もうとLDL受容体産生↑➡血中からのLDL取込み↑➡血中LDL↓。

作用が強めのストロングスタチン。

$T_{1/2}$ が長い➡夕食後でなくてもいい。

横紋筋融解症に注意。

★授乳婦投与不可。★併注：グレープフルーツジュース。

😖 肝障害

😷 ● 投与不可  D

🐝 AST・ALT 上昇，γ-GTP 上昇，CK 上昇，テストステロン低下。

リファジン　リファンピシン製剤　　　　　　　　　　　　カ

細菌の核酸合成を阻害して，増殖を抑える。

😊 リファンピシン

細菌の RNA ポリメラーゼに直接作用し，RNA 合成の開始反応を阻害する。
★尿，汗，涙等が橙赤化，ソフトコンタクトが変色。

🥤 原則，朝食前空腹時。

😷 ● 望非投与 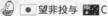 C

🐝 胃腸障害。

リファンピシン　リファンピシン製剤…リファジン

リフキシマ　難吸収性リファマイシン系抗菌剤　　　　　　錠

腸管内で産生され，解毒されずにたまったアンモニアを除去する。

😊 リファキシミン

腸内のアンモニア産生菌を抑制し，血中アンモニアを低下させる。
細菌の DNA 依存性 RNA ポリメラーゼに結合➡RNA 合成を阻害。
★尿が橙赤色になる。

🥤 食後（空腹時は AUC ↓）。

😷 ● 有益＞危険 B1

リフヌア　慢性咳嗽　　　　　　　　　　　　　　　　　錠

迷走神経の活性化を抑制し，

😊 ゲーファピキサント

咳嗽反射を抑える。

気道粘膜細胞から放出されたATP が結合する迷走神経C 繊維上にあるP2X3 受容体を遮断➡迷走神経の活性抑制➡咳嗽反射抑制。

 ● 有益＞危険

悪心，口内乾燥，味覚不全・消失・減退・障害。

リフレックス　抗うつ薬＞NaSSA　錠

ノルアドレナリン（NA），セロトニンの遊離を促進し，シナプス間隙量を増やす。

セロトニンは不安，脅迫，NAは意欲低下，疼痛等を改善。

 ミルタザピン

前シナプスα$_2$ 受容体を遮断➡セロトニン，NA 放出↑。

5-HT$_{1A}$ 受容体活性化による抗不安，抗うつ作用もある。

★併注：アルコール。

 ● 有益＞危険　B3

体重増加，倦怠感，傾眠，浮動性めまい，頭痛，便秘，口渇，AST 上昇，ALT 上昇，γ-GTP 上昇。

リベルサス　糖尿病＞GLP-1 受容体作動　錠

食事刺激で分泌されインスリン分泌を促すホルモンGLP-1の受容体を刺激し，インスリンの分泌量を増やす。

食欲抑制効果もある。

 セマグルチド（遺伝子組換え）

食事刺激で分泌されインスリン分泌を促すGLP-1 の受容体を刺激➡インスリン分泌↑。

他，食欲抑制，グルカゴン分泌↓，胃排泄遅延作用もある。

国内初の経口GLP-1 アナログ製剤。

★分割，粉砕不可。★飲み忘れた場合はその日は服用せず，翌日に服用。

★2カ月以内に妊娠を予定する女性は本剤でなくインスリンを使用。

 1 日の最初の食事または飲水前に，空

腹の状態でコップ約半分の水(120mL 以下)とともに 1 錠を服用(胃内容物により吸収↓)。服用後少なくとも 30 分は飲食,他剤の摂取を避ける。

 ● 本剤不可,インスリンを使用 D

 悪心,下痢。

 PTP で保存。

リポトリール　抗てんかん薬＞BZD 誘導体　　　　　　　　　　細錠

脳内の神経細胞の興奮を抑えて,てんかん発作を起こりにくくする。

 クロナゼパム

抑制性GABA_A 受容体機能↑➡Cl⁻ チャネルの開口頻度↑➡神経細胞の興奮↓。
★日数制限：90 日★併注：アルコール。

体重・年齢ごとの製剤量(g ／ mL ／包)

	1 日量　＊分 1 ～ 3	
	細粒 0.1%	細粒 0.5%
初回	0.025g ／ kg	0.005g ／ kg
維持	0.1g ／ kg	0.02g ／ kg

 ● 有益＞危険 B3

 眠気,ふらつき,喘鳴。

リポバス　脂質異常＞HMG-CoA 還元酵素阻害(スタチン)　　　　錠

肝臓でのコレステロール合成を阻害する。

血中から肝臓へのLDLの取込み量を増やす。

高LDLコレステロール血症の第1選択。

 シンバスタチン

肝でCh 合成酵素を阻害➡Ch 合成量↓
➡肝細胞内Ch 量↓➡外から取り込もうとLDL 受容体合成↑➡血中からのLDL取込み↑➡血中LDL↓。
マイルドなスタンダードスタチン。
T_{1/2} 短め➡Ch 合成は夜間に亢進するので,夕食後投与がベター。
横紋筋融解症に注意。
★授乳婦投与不可。★併注：グレープフ

ルーツジュース。

 なるべく夕食後。

 ● 投与不可 D

リボフラビン　高コレステロール血症改善ビタミンB2 剤…ハイボン

リーマス　躁病・躁状態＞気分安定薬　錠

気分の変動を安定させる。

 炭酸リチウム
機序不明。安全域が狭い。要TDM。
効果発現まで1週間程度かかる。

 てんかん／腎障害

 ● 投与不可

リマチル　抗リウマチ　錠

リウマチの活動性を抑える。
特に活動性関節リウマチの早
期に有効。

 ブシラミン
免疫複合体やリウマチ因子の作用を抑え
る。

 腎障害

 ● 有益＞危険

 皮疹，瘙痒感。

リマプロストアルファデクス　PGE1 誘導体製剤…オパルモン

リムパーザ　悪性腫瘍＞PARP 阻害　錠

適応：卵巣癌，乳癌。
癌細胞のDNA損傷時の修復を
阻害し，細胞死させる。

 オラパリブ
DNA の2本鎖切断を修復できないBRCA
遺伝子変異のある乳癌，卵巣癌に対し，
1本鎖切断を修復するPARP を阻害➡1
本，2本とも修復できない➡細胞死。
正常ヒト細胞は，二本鎖が切断されて
もBRCA は正常なので修復される。
★併注：グレープフルーツ含有食品。

★女性：投与中・終了後6カ月は避妊。
男性：投与中・終了後3カ月は避妊。

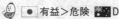 ● 有益＞危険 🎆 D

10%以上 骨髄抑制，悪心，嘔吐，下痢，
食欲減退，味覚異常，疲労・無力症。

硫酸アトロピン　抗コリン剤　　　　　　　　　　　　末

副交感神経を抑制し，様々な
症状を改善する。

アトロピン
各効果器官でM受容体遮断。
鎮痙，散瞳，抗パーキンソン病等。

🚫 緑内障／排尿障害

● 望非投与 🎆 A

硫酸ポリミキシンB　抗菌薬＞ポリペプチド系　　　錠

グラム陰性菌の細胞膜の機能
を破綻させる（殺菌性）。

ポリミキシンB
グラム陰性菌の細胞膜に結合し，
①CaとMgの架橋構造を崩壊させる。
②細胞膜の透過性を上昇させ，内容物
を漏洩させる。
エンドトキシン不活性化作用もある。
消化管から吸収されない➡腸管内殺
菌。

● 有益＞危険

硫酸マグネシウム　便秘＞浸透圧性　　　　　　　　末

便を軟らかくし，排便を促す。

硫酸Mg
腸管内に水分を引き込む➡便の軟化，
かさ増し➡蠕動運動促進。

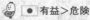 〔便秘〕多量の水で。

● 新生児に高マグネシウム血症のおそ
れ

リリカ　鎮痛薬＞Ca²⁺チャネルα2δリガンド　ODカ

糖尿病による末梢神経障害の痛みや、帯状疱疹後の神経痛などを抑える。

 プレガバリン

神経前シナプスにおけるCa²⁺流入↓➡興奮性伝達物質の放出↓➡過剰に興奮した神経を鎮静。

★併注：アルコール。

● 有益＞危険　D

20%以上 めまい、傾眠。

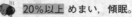

リルゾール　筋萎縮性側索硬化症（ALS）用剤…リルテック

リルテック　筋萎縮性側索硬化症（ALS）用剤　錠

ALSの病勢進展を抑制する。

 リルゾール

グルタミン酸分泌阻害、グルタミン酸受容体遮断➡グルタミン酸の過剰作用による神経細胞変性を抑制。

 食前（高脂肪食で吸収↓）。

● 投与不可　B3

AST・ALT上昇。

リンヴォック　リウマチ、関節症性乾癬、アトピー性皮膚炎＞JAK阻害　錠

過剰な免疫反応を抑制し、リウマチの活動性、アトピー性皮膚炎等を抑える。

 ウパダシチニブ

炎症性サイトカインが受容体に結合以降の核へのシグナル伝達経路で働くJAKを阻害➡サイトカインの刺激が核に伝わらない➡抗炎症。

★女性：投与中・終了後一定期間は避妊。★かみ砕いて服用しない。★〔アトピー〕12週までに治療反応が得られない場合は用量調節・中止を考慮。★併注：グレープフルーツジュース。

 ● 投与不可　D

🐑 10%以上 上気道感染。

⏱ 〔アトピー〕効果発現は 12 週以内。

リンコシン　抗菌薬＞リンコマイシン系　　　　　　　　　　　　　カ

細菌の翻訳過程を阻害し，タンパク質合成を阻害する（静菌的）。

🥚 リンコマイシン
rRNA に結合➡アミノ酸同士のペプチド結合を阻害➡タンパク質合成阻害➡増殖抑制。

🥛 水又は牛乳で服用（食道潰瘍防止）。

👶 ● 望非投与 🇦🇺A

リン酸水素カルシウム　　カルシウム製剤　　　　　　　　　　　　末

カルシウムを補充する。

🥚 リン酸水素Ca

リンゼス　便秘＞グアニル酸シクラーゼC 作用　　　　　　　　　錠

便を軟らかくし，腸の動きをよくする。
大腸の痛みを抑える。
便秘型過敏性腸症候群に有用。

🥚 リナクロチド
腸管膜上皮のグアニル酸シクラーゼC 受容体を活性化➡腸管への水分分泌，蠕動運動促進。
大腸痛覚過敏の改善作用もある。

🥛 食前。

👶 ● 有益＞危険

🐑 下痢。

🗄 アルミ包装で保存。

リンデロン　合成副腎皮質ホルモン　　　　　　　　　　　散 錠 シ

抗炎症，免疫抑制，抗アレルギー作用など。

🥚 ベタメタゾン
抗炎症作用が強く，コルチゾールの 25 倍。強すぎるのと$T_{1/2}$ が長いので，副腎萎縮が問題。

体重・年齢ごとの製剤量（g ／ mL ／包）

シロップ 0.01%

1 日量　＊分 1 ～ 4
1.5 ～ 40mL

 ● 有益＞危険

リンラキサー　筋緊張改善剤　[錠]

筋肉をほぐし、こわばりやコリ、痛みを改善する。

 クロルフェネシンカルバミン酸エステル

介在ニューロン，筋紡錘の活動を抑制➡脊髄の多シナプス反射を抑制➡過度な筋緊張を抑制➡骨格筋弛緩。
★併注：アルコール。

肝障害

● 有益＞危険

ルジオミール　抗うつ薬＞四環系　[錠]

ノルアドレナリンの再取込みを阻害し、シナプス間隙量を増やす。

特に意欲低下や疼痛を改善する。

 マプロチリン

NA 再取込み阻害➡シナプス間隙量↑➡精神賦活。
抗うつ作用は三環系より弱めだが、発現が早く、副作用も少ない。
★コンタクトで角膜上皮障害発現。★併注：アルコール。

緑内障／排尿障害／てんかん

 ● 有益＞危険

ルシドリール　中枢神経賦活剤　[錠]

脳の機能を高める。

頭部外傷後遺症におけるめまいに有用。

 メクロフェノキサート

脳幹網様体を介する賦活作用、抗低酸素作用。

ルセフィ　糖尿病＞SGLT2 阻害　[錠]

血中の糖を尿に排泄して血糖値を下げる。

肥満・メタボの比較的若年向き。

 ルセオグリフロジン

腎で糖を再吸収する輸送体SGLT2 を阻害➡糖の再吸収↓➡糖の尿中排泄↑。
体重も減る。低血糖を起こしにくいが、脱水に注意。

 ● 本剤不可，インスリン製剤等を使用

ルトラール　黄体ホルモン剤　[錠]

・性腺機能を改善

・調節卵巣刺激の開始時期を調整

・不妊症・生殖補助医療における黄体補充

 クロルマジノン

黄体ホルモンを補充し
・月経異常を改善
・エストロゲン作用を抑制
・調節卵巣刺激の開始時期を調整
・不妊症・生殖補助医療における黄体補充

 ● 安全未確立

ルナベル　月経困難症，生殖補助医療(卵胞ホルモン＋黄体ホルモン)　[錠]

・子宮内膜の過剰な増殖を抑える

・調節卵巣刺激の開始時期を調整する

 ノルエチステロン・エチニルエストラジオール

◎月経困難症
・視床下部へのネガティブフィードバック➡LH・FSH 分泌↓➡卵胞発育抑制。
・黄体ホルモンによる子宮内膜の増殖抑制。

◎生殖補助医療
・投与・中止による血中濃度の急激な低下➡子宮内膜がはく落し，調節卵巣刺激の開始時期を規定する消退出血発現。

★35 歳以上で 1 日 15 本以上の喫煙者は投与不可。★投与中は禁煙。

一定時刻に。

 高血圧

 ● 投与不可

 頭痛，悪心，上腹部痛，不正性器出血，希発月経，月経過多，下腹部痛，過少月経，頻発月経，乳房痛，乳房不快感。

ルネスタ　睡眠薬＞非BZD系（超短時間型）　　錠

神経細胞の興奮を抑えて，睡眠障害を改善する。

 エスゾピクロン

抑制性GABA$_A$受容体機能↑➡Cl⁻チャネル開口頻度↑➡過分極➡神経細胞の興奮↓。

筋弛緩作用が弱く，転倒の危険が少ないので高齢者で使いやすい。

★併注：アルコール。

 食事と同時または食直後は避ける（食事で効果↓）。

 ● 有益＞危険

 Tmax 1 ～ 1.5hr

ルパフィン　アレルギー＞抗ヒスタミン（第2世代）　　錠

アレルギー症状を誘発するヒスタミンのH1受容体をブロック。
メディエーター放出も抑制。
眠くなりにくい。口喝も少ない。

 ルパタジン

◎H$_1$拮抗➡痒み，鼻炎等を改善。
◎メディエータ遊離↓➡アレルギー予防。
◎中枢移行少ない➡眠くならない。
◎抗コリン作用弱い➡口渇，眼圧上昇，尿閉等が弱い。
★併注：グレープフルーツジュース。

 ● 望非投与

 眠気。

ルプラック　利尿薬＞ループ系　錠

尿量を増やしてむくみをとる。
作用発現が速く強力な利尿
薬。

 トラセミド

ヘンレ係蹄のNa$^+$/K$^+$/2Cl$^-$共輸送体阻害
➡Na$^+$再吸収↓➡Na$^+$と連動し水再吸
収↓。
◎利尿作用は強いが降圧作用は弱め。
◎抗アルドステロン作用もある。
◎発現が早く6～8時間持続。
低K血症に注意。

 ● 有益＞危険

 T_{max} 1hr $T_{1/2}$ β2hr

ルボックス　抗うつ薬＞SSRI　錠

セロトニンの再取込みを阻害
し，シナプス間隙量を増やす。
うつ症状，とくに不安，強迫等
を改善。

 フルボキサミン

セロトニン再取込み阻害➡シナプス間隙
量↑。
マイルドな抗うつ効果。
抗コリン等の副作用は少ないが，5-TH$_3$
刺激による悪心，嘔吐等が出やすい。
★併注：アルコール。★かみ砕くと苦味，
しびれ感あり。

 ● 望非投与 C

眠気，嘔気・悪心，口渇，便秘。

ルマケラス　悪性腫瘍＞KRAS G12C阻害　錠

非小細胞肺癌。
受容体への結合なしに増殖シ
グナルを核に送り続けるKRAS
を阻害し，増殖を抑制。
KRAS G12C変異陽性に用い
る。

 ソトラシブ

EGFR以降のシグナル伝達の中継点に存
在するKRAS G12C変異を有するKRAS
を阻害➡下流の増殖シグナル伝達を阻
害。
★粉砕・分割不可。

● 有益＞危険 B3

肝機能障害, 下痢, 悪心, 嘔吐, 腹痛, 疲労。

ルーラン　抗精神病＞非定型＞セロトニン・ドパミン拮抗(SDA)　錠

脳神経系に作用し, 陽性症状（幻覚や妄想等）と陰性症状（無関心, ひきこもり等）を改善する。

 ペロスピロン

5-HT$_{2A}$ 遮断➡中脳皮質系の機能↑➡陰性症状, 認知機能障害を改善。
D$_2$ 遮断➡陽性症状を改善。
5-HT$_{1A}$ 刺激による抗不安作用もある。
★併注：アルコール。

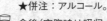 食後（空腹時は吸収↓）。

 ● 有益＞危険

パーキンソン症候群, アカシジア, ジスキネジア, 便秘, 悪心・嘔吐, 食欲減退, プロラクチン上昇, 不眠, 眠気, 焦燥・不安, めまい・ふらつき, 過度鎮静, 脱力倦怠感, 口渇, CK 上昇。

ルリッド　抗菌薬＞マクロライド系　錠

細菌の翻訳過程を阻害し, タンパク質合成を阻害する（静菌的）。

 ロキシスロマイシン

大サブユニットrRNA に結合➡続きのアミノアシルt-RNA がmRNA に結合できない➡タンパク質合成阻害➡増殖抑制。
呼吸器感染症の起炎菌（マイコプラズマ等）に特に有用。

 ● 有益＞危険 B1

レイアタッツ　HIV 薬＞プロテアーゼ阻害　カ

HIV子孫ウイルスの成熟に必要なウイルスタンパク質の産生を抑制する。

 アタザナビル

複合タンパク質を切断してウイルスタンパク質をつくるプロテアーゼを阻害➡ウイルスタンパク質の産生阻害➡子孫ウイ

ルスが形成できない。

 食事中または食直後(空腹時は血中濃度↓)。

 ● 有益＞危険 ░B2

悪心，総ビリルビン上昇，CK 上昇，アミラーゼ上昇。

レイボー　片頭痛＞5HT1F 受容体作動薬　　　　　　　錠

◎疼痛シグナル伝達を抑制。

◎痛みに関わる伝達物質の放出を抑制。

 ラスミジタン

三叉神経の 5HT1F 受容体を刺激。
①末梢：疼痛伝達に関わるCGRP 等放出↓➡血管拡張による神経圧迫抑制，炎症抑制。
②中枢：疼痛シグナル伝達抑制。
★併注：アルコール。

24 時間総量が 200mg を超えない範囲で再投与可。予防不可。

● 有益＞危険

浮動性めまい。

⏱ Tmax 1.5 〜 2.5hr T1/2 3.5 〜 4.3hr

レキサルティ　抗精神病＞非定型＞SDAM　　　　錠OD

脳神経系に作用し，陽性症状(幻覚や妄想等)と陰性症状(無関心,ひきこもり等)を改善する。

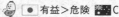 ブレクスピプラゾール

◎D₂，5-HT1A へのパーシャルアゴニスト(弱めに遮断)➡陽性，陰性症状を改善。
◎ 5-HT2A 遮断➡陰性症状，認知機能障害を改善。
★併注：アルコール。

● 有益＞危険 ░C

アカシジア。

レキソタン　抗不安, 睡眠薬＞BZD 系＞中時間型　　　　　細 錠

神経細胞の興奮を抑えて, 気分を安定させる。

 ブロマゼパム

抑制性GABA_A 受容体のBZD 結合部位に結合➡受容体機能↑➡Cl⁻チャネル開口頻度↑➡過分極➡神経細胞の興奮↓。
★日数制限：30 日★併注：アルコール。

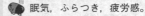 ● 有益＞危険　C

眠気, ふらつき, 疲労感。

レキップ　パーキンソン病＞D2 作用薬　　　　　　　　　錠

不足しているドパミンの受容体を刺激する。

 ロピニロール

ドパミン受容体に直接作用。
非麦角系。消化器症状の副作用は弱めだが, 眠気が強い。

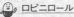 食後が望ましい（空腹時は悪心等が出やすい）。〔CR〕なるべく同じ時間。

● 投与不可　B3

〔普通錠〕幻覚, 傾眠, めまい, ジスキネジア, 悪心。〔CR 錠〕幻覚, 傾眠, ジスキネジア, 悪心, 便秘。

レクサプロ　抗うつ薬＞SSRI　　　　　　　　　　　　錠

セロトニンの再取込みを阻害し, シナプス間隙量を増やす。
うつ症状, とくに不安, 強迫等を改善。

 エスシタロプラム

セロトニン再取込み阻害➡シナプス間隙量↑。
マイルドな抗うつ効果。
抗コリン等の副作用は少ないが, 5-TH_3 刺激による悪心, 嘔吐等が出やすい。
★併注：アルコール。

 ● 有益＞危険　C

 倦怠感, 傾眠, 浮動性めまい, 頭痛,

悪心, 口渇。

レクシヴァ　HIV薬＞プロテアーゼ阻害　　　　　　　　　　　　　錠

HIV子孫ウイルスの成熟に必要なウイルスタンパク質の産生を抑制する。

 ホスアンプレナビル

複合タンパク質を切断してウイルスタンパク質をつくるプロテアーゼを阻害➡ウイルスタンパク質の産生阻害➡子孫ウイルスが形成できない。

● 有益＞危険　B3

レクチゾール　ハンセン病治療薬＞サルファ剤　　　　　　　　　　錠

らい菌のDNA合成を阻害し, 増殖を抑える。
天疱瘡, 色素性痒疹等にも有用。

ジアフェニルスルホン

らい菌の葉酸合成を阻害➡DNAの材料であるヌクレオチドの産生阻害➡DNA合成阻害。
抗炎症作用もある。

● 有益＞危険

レグテクト　アルコール依存症断酒補助剤　　　　　　　　　　　　錠

飲酒の欲求を抑えるアルコール依存症治療薬。

アカンプロサート

アルコール依存で亢進した興奮系のグルタミン酸作動性神経活動を抑制➡飲酒欲求を抑制。

食後(空腹時は効果過剰)。

● 有益＞危険　B2

下痢。

レグナイト　レストレスレッグス症候群治療剤　　　　　　　　　　錠

下肢のむずむずを解消する。

ガバペンチンエナカルビル

◎GABAトランスポーター活性化➡GABA量↑➡抑制シグナル増強。
◎L型Ca^{2+}チャネル遮断➡前シナプスで

Ca^{2+} 流入↓➡グルタミン酸神経など興奮性神経抑制。
★飲酒を避ける（アルコールと同時服用で徐放性消失）。

 食後（空腹時は効果↓）。

 ● 有益＞危険 B3

 10%以上 傾眠，浮動性めまい。

 素涼しい場所（熱により黄変）。

レグパラ　カルシウム受容体刺激薬　〔錠〕

慢性的に過剰分泌されている副甲状腺ホルモンの分泌を抑える。

 シナカルセト
副甲状腺の機能亢進によって減少したCa（感知）受容体の感度を上昇させる➡副甲状腺ホルモンの産生・分泌↓➡骨吸収上昇状態を改善。
★併注：グレープフルーツジュース。

● 望非投与 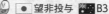 B3

低Ca血症・血清Ca減少，QT延長，悪心・嘔吐，胃不快感，食欲不振，腹部膨満。

レザルタス　高血圧＞Ca拮抗薬＋ARB　〔錠〕

血圧を下げる。
◎血管を収縮させるAngⅡの受容体を遮断する。
◎血管を拡げて血圧を下げる。

 オルメサルタン　メドキソミル・アゼルニジピン

◆ARB：
①AT_1受容体拮抗➡血圧低下，アルドステロン分泌低下による利尿。
②AT_2受容体活性化➡心血管系保護。
◆Ca拮抗：血管拡張，血圧↓。
★併注：グレープフルーツジュース。★メトホルミン（メトグルコ，メタクト配合錠等）またはカモスタット（フオイパン等）との一包化は避ける（相手製剤が変色）。

😊 ● 投与不可

レスタミン　アレルギー＞抗ヒスタミン（第1世代）　　　　　　　　　　錠

アレルギー症状を誘発するヒス
タミンの受容体をブロックする。

眠くなる。喉も渇く。

😊 ジフェンヒドラミン

　◎H_1拮抗➡痒み，鼻炎等を改善。
　◎中枢移行あり➡眠気，倦怠感。
　◎抗コリン➡口渇，眼圧上昇，尿閉等。
　★併注：アルコール。

😖 緑内障／排尿障害

😊 ● 望非投与　🇦🇺A

レスプレン　鎮咳・去痰＞気道粘液溶解　　　　　　　　　　　　　　錠

咳中枢に作用し咳を止める。

😊 エプラジノン

　去痰作用もある➡気道粘液溶解。

😊 ● 有益＞危険

レスポリックス　消炎性抗潰瘍剤…コランチル

レスミット　抗不安＞BZD系＞長時間型　　　　　　　　　　　　　錠

神経細胞の興奮を抑えて，気
分を安定させる。

😊 メダゼパム

　抑制性$GABA_A$受容体のBZD結合部位
　に結合➡受容体機能↑➡Cl^-チャネルの
　開口頻度↑➡過分極➡神経細胞の興奮
　↓。
　鎮静・催眠，筋弛緩作用はジアゼパムよ
　り弱い。
　★日数制限：30日★併注：アルコール。

😊 ● 有益＞危険

😴 眠気。

⏱ T_{max} 0.5 ～ 1.5hr

レスリン　抗うつ薬＞5-HT$_{2A}$遮断(SARI)　錠

脳内のセロトニン量を増やし、う
つ症状、とくに不安や脅迫等を
改善する。
睡眠の質をよくする。

 トラゾドン

①弱いセロトニン再取込み阻害➡セロト
ニン濃度↑。
② 5-HT$_{2A}$ 受容体拮抗➡睡眠維持、睡眠
時間延長。
鎮静作用が強い。
★併注：アルコール。

● 有益＞危険

レダコート　合成副腎皮質ホルモン　錠

抗炎症、免疫抑制、抗アレル
ギー作用など。

 トリアムシノロン

抗炎症作用はコルチゾールの 5 倍。

● 有益＞危険　A

レダマイシン　抗菌薬＞テトラサイクリン系　カ

細菌の翻訳過程を阻害し、タン
パク質合成を阻害する（静菌
的）。

 デメチルクロルテトラサイクリン

rRNA 小サブユニットに結合➡アミノアシ
ルtRNA とmRNA の結合阻害➡タンパク
質合成阻害➡増殖抑制。
スペクトルは広いが副作用が多い。
歯牙着色、骨発育不全➡小児は回避。
金属とキレート形成➡吸収阻害。
主なターゲット：リケッチア、クラミジア、
マイコプラズマ等。
★多めの水で服用（食道潰瘍防止）。

● 有益＞危険　D

レットヴィモ　悪性腫瘍＞RET 受容体型チロシンキナーゼ阻害　カ

RET融合遺伝子陽性の肺癌、
甲状腺癌に用いる。
受容体への結合がなくても増
殖シグナルを核に送り続ける

 セルペルカチニブ

RET 融合遺伝子により合成される、受
容体刺激がなくても増殖シグナル伝達
を活性化し続けるRET 融合タンパクを阻

RET融合タンパクを阻害し，増殖を抑制。

害➡増殖抑制。
RET融合遺伝子陽性例に用いる。
★男女：投与中・終了後一定期間は避妊。★成長期の男児・男性は造精機能低下の可能性がある。

 ● 有益＞危険

 重大，5％以上 肝機能障害，QT間隔延長，過敏症，高血圧，その他，20％以上 口内乾燥，下痢，疲労，浮腫。

レトロゾール 閉経後乳癌，生殖補助医療＞アロマターゼ阻害…フェマーラ

レトロビル HIV薬＞ヌクレオシド系逆転写酵素阻害(NRTI) 〔カ〕

HIV RNAから逆転写酵素によってウイルスDNAが合成されるのを阻害する。

 ジドブジン

細胞内で活性体となり，逆転写酵素がそれを正常ヌクレオチドの代わりにDNA鎖に取込む➡DNA合成停止➡宿主DNAに組込むDNAが作れない➡増殖抑制。

 ● 有益＞危険 B3

 重篤な血液障害，食欲不振，腹痛，嘔気，頭痛。

レナジェル 高リン血症＞リン吸着薬 〔錠〕

腸内でリン吸収を阻害する。

 セベラマー

腸管で食物由来のリン酸イオンと結合し，吸収されることなく糞便中に排泄。腎のリン酸排泄低下による高リン酸血症に有用。
★脂溶性ビタミン，葉酸塩の吸収も阻害する。★他薬との同時服用避ける（併用薬が吸収遅延・減少）。★速やかに飲み下す（口中で膨潤）。

 食直前。

● 有益＞危険 ■■ B3

 便秘・便秘増悪，腹部膨満。

レナデックス　多発性骨髄腫＞副腎皮質ステロイド　錠

腫瘍細胞の増殖を抑える。

 デキサメタゾン
腫瘍細胞に対するアポトーシスの誘導が示唆されており，レブラミド(商品名)との併用により作用の増強が認められている。

 ● 有益＞危険 ■■ A

 10%以上 誘発感染症，感染症の増悪，高血糖，不眠症，錯感覚，筋痙攣，無力症，疲労。

📄 分割後は光を避けて1カ月以内。

レナルチン　肝水解物製剤　錠

肝機能を改善する。

肝臓加水分解物
肝障害時の肝細胞を賦活化し，肝臓の再生促進，肝機能を改善。

レニベース　高血圧，慢性心不全＞ACE阻害　錠

強力に血管を収縮するAng Ⅱの産生を阻害。
・血管を拡げる
・体液量を減らす
・心臓や腎臓を保護する

エナラプリル
①AngⅠからAng Ⅱへの変換を阻害➡Ang Ⅱ産生↓。
・血管収縮抑制➡血圧低下。
・アルドステロン分泌↓➡Na^+再吸収↓➡利尿，心負担減，K^+排泄↓。
・心臓など臓器リモデリング抑制。
②ブラジキニン分解↓➡血管拡張，空咳。
空咳，高K血症，血管浮腫に注意。

 ● 投与不可 ■■ D

レパグリニド　糖尿病＞速効型インスリン分泌促進…シュアポスト

レバチオ　肺動脈性肺高血圧＞PDE5 阻害　　　　　　　　　錠 DS

肺動脈血管を拡げ，肺循環を改善する。

 シルデナフィル
肺動脈平滑筋でcGMP の分解酵素PDE5 を阻害➡cGMP ↑➡血管拡張。
★〔DS〕調整して交付する。服用時は調製液を 10 秒間振とうする。

 体重・年齢ごとの製剤量（g ／ mL ／包）

DS900mg

1回量　＊1日3回	
1歳〜	
1 瓶を水 90mL で溶解（10mg ／ mL）	
8 〜 20kg	1mL
21kg 〜	2mL

● 有益＞危険　B1

頭痛，めまい，潮紅，消化不良，腹痛，悪心，下痢。

〔DS〕調整後は 30℃以下・遮光で 30 日以内。

レバミピド　胃粘膜保護＞粘液産生促進…ムコスタ

レブラミド　悪性腫瘍＞サリドマイド関連　　　　　　　　　　カ

腫瘍細胞の増殖を抑える。

 レナリドミド
・血管新生抑制。
・腫瘍壊死因子-α(TNF-α) 産生↓。
・T リンパ球刺激。
サリドマイドより，T 細胞増殖刺激作用，IL-2 やIFN-γ の産生作用が強い。
NK 細胞を活性化する作用もある。
★女性：投与前に妊娠していないことを確認。投与開始 4 週間前〜終了 4 週間後まで避妊を徹底（男性は必ずコンドーム着用）。★男性は，投与終了 4 週

間後まで避妊を徹底(必ずコンドーム着用),また,妊婦との性交渉不可。
★投与開始から中止4週間後まで,献血,精子・精液の提供不可。

 高脂肪食の前後は避ける(高脂肪食で吸収↓)。

 ● 投与不可 X

深部静脈血栓症,骨髄抑制,感染症,過敏症,末梢神経障害,便秘,下痢,悪心,筋痙縮,食欲不振,味覚異常,瘙痒症,疲労,腫瘍フレア,無力症,末梢性浮腫。

レプリントン　パーキンソン病>ドパミン補充…ネオドパストン/メネシット
レベチラセタム　抗てんかん薬…イーケプラ

レベトール　C型肝炎ウイルス>RNAポリメラーゼ阻害　　　　カ

C型肝炎ウイルスの複製過程を阻害し,増殖を抑制する。

 リバビリン

細胞内で活性体となり複製を阻害。
①生理的なヌクレオチドと拮抗➡RNA依存性RNAポリメラーゼ阻害
②HCV RNAに取り込まれHCVゲノムを不安定化させる
③GTP合成阻害➡GTP枯渇➡RNA合成阻害
★女性:投与中・終了後9カ月間は避妊。男性:投与中・終了後6カ月間はコンドームで避妊。

 食後(空腹時は吸収↓)。

 ● 投与不可 X

 IFNβ併用 ①重大5%以上:ヘモグロビン減少,白血球減少,顆粒球減少,甲状腺機能異常。②その他50%以上:悪寒,全身倦怠感,白血球減少,血小板

減少，顆粒球減少，白血球分画異常，赤血球減少，ヘモグロビン減少，ヘマトクリット減少，網状赤血球増多，蛋白尿，頭痛・頭重，食欲不振，関節痛，血清アルブミン低下。ソホスブビル・ベルパタスビル配合剤併用時 貧血，頭痛。

レベニン　整腸薬 散錠

腸内細菌叢のバランスを整え，腸内環境を改善する。

ビフィズス菌配合剤

◎酢酸や乳酸産生➡腸内pH↓➡有害細菌の増殖抑制。
◎細菌の栄養源になる。

レボカルニチン　レボカルニチン製剤…エルカルチンFF
レボセチリジン　アレルギー>抗ヒスタミン(第2世代)…ザイザル
レボチロキシンNa　甲状腺ホルモン剤…チラーヂンS
レボドパ・カルビドパ　パーキンソン病>ドパミン補充…ネオドパストン／メネシット

レボトミン　抗精神病>定型>フェノチアジン系 散顆錠

脳神経系の過度な興奮を抑制。
◎幻覚や妄想などを緩和
◎鎮静

レボメプロマジン

◎中脳辺縁系のD$_2$遮断➡陽性症状(幻覚，妄想など)抑制。
◎H$_1$，α_1遮断➡鎮静。
★併注：アルコール。★初期の起立性低血圧に注意。

 ● 望非投与

レボノルゲストレル　緊急避妊剤…ノルレボ
レボフロキサシン(高用量)　抗菌薬>ニューキノロン系…クラビット
レボメプロマジン　抗精神病>定型>フェノチアジン系…レボトミン

レボレード　造血刺激薬(トロンボポエチン受容体作動) 錠

造血幹細胞の分化・増殖を促進し，血小板数を増やす。

エルトロンボパグ

血小板の産生に関わるトロンボポエチンの受容体に作用➡造血幹細胞から巨核

球への分化・増殖を促進➡巨核球から血小板放出➡血小板数↑。

★効果は 1 〜 2 週間で発現。少なくとも 2 週間は同一用量を維持。

★併注：制酸剤，乳製品（服用の前 4 時間及び後 2 時間は避ける）。

食事の前後 2 時間は避けて空腹時（食事で血中濃度↓）。

 ● 有益＞危険 B3

肝機能障害，悪心，筋痛，頭痛。

レミカット　アレルギー＞抗ヒスタミン（第 2 世代）　　　カ

アレルギー症状を誘発するヒスタミンのH1受容体をブロック。

メディエーター放出も抑制。

やや眠気が少ない。

エメダスチン

◎H₁拮抗➡痒み，鼻炎等を改善。

◎メディエータ遊離↓➡アレルギー予防。

◎サブスタンスP によるヒスタミン遊離↓。好酸球の遊走や浸潤を抑制。

★併注：アルコール。

 ● 有益＞危険

眠気。

レミッチ　そう痒改善＞オピオイドκ受容体作動　　　OD カ

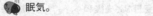

抗ヒスタミン薬では効かない中枢性の痒みを抑える。

ナルフラフィン

オピオイドκ受容体作動➡透析等による中枢性の瘙痒症を改善。

★併注：グレープフルーツジュース。

 ● 望非投与

不眠，便秘，頻尿・夜間頻尿，プロラクチン上昇。

アルミ包装で保存。

レミニール　アルツハイマー型認知症＞コリンエステラーゼ阻害　　錠 OD 液

記憶形成に関わる脳内のアセ
チルコリン量を増やし，認知機
能の低下を抑える。

 ガランタミン

変性した ACh 作動性神経細胞によって
産生低下した ACh に対し，ChE を阻害
➡シナプス間隙量↑➡AD 進行抑制。
ACh の感受性を高める作用もある。
消化器系副作用が多い（少量開始）。
★1日 8mg 投与は消化器系の副作用軽
減が目的なので，原則4週間以内。

 食後が望ましい（副作用軽減）。

 ● 有益＞危険　B1

 食欲不振，食欲減退，悪心，嘔吐，下痢。

 〔内用液〕禁凍結。

レメロン　抗うつ薬＞NaSSA　　錠

ノルアドレナリン（NA），セロトニン
の遊離を促進し，シナプス間隙
量を増やす。

セロトニンは不安，脅迫，NA は
意欲低下，疼痛等を改善。

 ミルタザピン

前シナプスα_2受容体を遮断➡セロトニ
ン，NA 放出↑。
5-HT$_{1A}$受容体活性化による抗不安，抗
うつ作用もある。
★併注：アルコール。

 ● 有益＞危険　B3

 体重増加，倦怠感，傾眠，浮動性めまい，
頭痛，便秘，口渇，AST 上昇，ALT 上昇，
γ-GTP 上昇。

レリフェン　NSAIDs＞ナフタレン系　　錠

炎症や発熱を起こしブラジキニ
ンの発痛を増強させる PG の産
生を抑える。

 ナブメトン

細胞膜リン脂質から遊離されるアラキド
ン酸を PG に変換する COX を阻害➡PG
合成↓➡鎮痛，解熱，抗炎症。

アスピ喘息／消化性潰瘍

 ● 妊娠末期不可（他は有益＞危険）
C

 Tmax 4hr T1/2 21hr

レルパックス　片頭痛＞トリプタン系　錠

頭痛発作時に過度に拡張した脳血管を収縮する。

発作が起きたらすぐ服用。予防効果はない。

 エレトリプタン
脳血管，三叉神経の 5-HT$_{1B/1D}$ 刺激➡過度に拡張した頭蓋内外の血管を収縮➡神経原生炎症を抑制。
中時間作用型。
★併注：グレープフルーツジュース。

 追加は前回から 2 時間以上あける。1 日総量 40mg まで。予防不可。

 高血圧

 ● 有益＞危険 B1

 Tmax 1 〜 3.1hr T1/2 3.2 〜 5.5hr

レルミナ　GnRH アンタゴニスト　錠

女性ホルモンの作用を抑えて，子宮内膜や筋腫の増殖を抑える。

 レルゴリクス
下垂体GnRH 受容体を拮抗➡下垂体からのLH・FSH 分泌↓➡卵巣からの性ホルモン分泌↓➡ホルモン依存性組織の増殖抑制。
★治療期間中は非ホルモン性の避妊。

 食前（食後は吸収↓）。月経周期 1 〜 5 日目から開始。

 ● 投与不可

 ほてり，頭痛，多汗，不正出血，月経異常，骨吸収試験異常。

レンドルミン　睡眠薬＞BZD系＞短時間型　錠 OD

神経細胞の興奮を抑えて，睡眠障害を改善する。
入眠，中途覚醒に有用。

 ブロチゾラム
抑制性GABA_A 受容体のBZD 結合部位に結合➡受容体機能↑➡Cl チャネル開口頻度↑➡過分極➡神経細胞の興奮↓。
★日数制限：30 日★併注：アルコール。

 ● 有益＞危険

 T_{max} 1-1.5hr $T_{1/2}$ 7hr

レンビマ　悪性腫瘍＞VEGFR チロシンキナーゼ・多標的阻害　カ

血管新生を促す受容体VEGFR を阻害し，癌細胞への血管形成を阻害し，癌細胞に酸素や栄養が届かないようにする。

 レンバチニブ
血管新生のシグナル伝達系を活性化する受容体VEGFR のチロシンキナーゼを阻害➡血管新生阻害。
様々なチロシンキナーゼ阻害➡増殖抑制。
NO 産生↓による高血圧や手足症候群が高頻度に出現。
★女性：避妊。

 ● 投与不可　 D

 10％以上 高血圧，出血，肝障害，腎障害，手足症候群，骨髄抑制，甲状腺機能低下，下痢，疲労，食欲減退，悪心，口内炎，嘔吐，腹痛，無力症，発声障害，頭痛，味覚異常，関節痛，筋肉痛，発疹，体重減少。

 PTP 保存。

ロイケリン　悪性腫瘍＞プリン代謝拮抗　散

適応：白血病。
DNA合成に必要な核酸の材料プリンヌクレオチドの合成を阻害

 メルカプトプリン
プリン合成経路でイノシン酸からプリンヌクレオチドへの代謝を阻害➡DNA 合成の

する。

材料が足りない➡複製阻害。

 ● 望非投与 D

ロイコボリン錠 5mg　葉酸代謝拮抗剤の毒性軽減　　　錠

メトトレキサートの副作用を軽減
する。

 ホリナートCa

メトトレキサートの解毒剤。
メトトレキサートの効果を打ち消し，毒性
を軽減。
★メトトレキサートとの投与間隔が長い
ほど効果が低下。★葉酸代謝拮抗剤の
毒性軽減。

 A

ロイコボリン錠 25mg　還元型葉酸製剤(抗腫瘍効果増強)　　　錠

5-FUの効果を増強する。

 ホリナートCa

テガフール・ウラシルと併用することで，
結腸・直腸癌に対する抗腫瘍効果を増
強させる。

 食事の前後1時間を避ける(食後は吸
収↓)。

 ● 投与不可 A

 赤血球減少，血色素減少，ヘマトクリッ
ト値減少，好中球減少，好酸球増多，
リンパ球減少，肝機能障害，総ビリルビ
ン上昇，AlP上昇，蛋白尿，食欲不振，
悪心・嘔吐，下痢，口内炎，便秘，味覚
異常，倦怠感，色素沈着，発疹，瘙痒，
総蛋白低下，LDH上昇，発熱，血糖値
上昇，糖尿，血清ナトリウム低下，血清
カルシウム低下。

ロイコン　白血球減少症治療剤　　　錠

放射線や薬物治療で減少した

 アデニン

白血球を増やす。

骨髄細胞のRNA やDNA に取り込まれ，核酸合成に利用➡白血球産生↑。

 痛風

 ● 有益＞危険

ロカルトロール　活性型ビタミンD3 製剤　[力]

◎腸管からのCa吸収促進。
◎破骨細胞の機能を抑制。
◎骨吸収を促進する副甲状腺からのPTH分泌を抑制。

 カルシトリオール

◎腸管からのCa 吸収↑➡血清Ca 値↑，副甲状腺ホルモンPTH 分泌↓➡骨吸収
◎RANKL の発現↓➡破骨細胞活性↓。

● 有益＞危険　B3

ローガン　高血圧＞α1β遮断　[錠]

交感神経の働きを抑えて，
◎心臓の負担を軽くする
◎血管を拡げて血圧を下げる。

 アモスラロール

◎血管平滑筋α₁遮断➡血管拡張。
◎心臓β₁遮断➡心拍数↓心拍出量↓➡心負担減。
β₂遮断➡気管支収縮（副作用）。
徐脈，起立性低血圧に注意。

 喘息

● 投与不可

ロキサチジン酢酸エステル　胃酸分泌抑制＞H₂ ブロッカー…アルタット
ロキシスロマイシン　抗菌薬＞マクロライド系…ルリッド

ロキソニン　NSAIDs＞プロピオン酸系　[細][錠]

炎症や発熱を起こしブラジキニンの発痛を増強させるPGの産生を抑える。

 ロキソプロフェン

細胞膜リン脂質から遊離されたアラキドン酸をPG に変換するCOX を阻害➡PG 合成↓➡鎮痛，解熱，抗炎症。
胃腸障害が少なくて使いやすい。

 アスピ喘息／消化性潰瘍

● 初中期：有益＞危険／末期：不可

 Tmax 0.9hr T1/2 1.3hr

ロキソプロフェン　NSAIDs ＞プロピオン酸系…ロキソニン

ロケルマ　高カリウム血症改善剤　　　　　　　　　　　　　　散

血中のカリウムを減らす。

 ジルコニウムシクロケイ酸Na

消化管内腔でカリウムイオンを捕捉し，糞中に排泄➡カリウム濃度↓。
★服用し忘れた場合は，次回の服用時間に1回分を服用。★懸濁後の薬剤は保管せず廃棄。

● 有益＞危険

低カリウム血症。

ローコール　脂質異常＞HMG-CoA還元酵素阻害(スタチン)　　錠

肝臓でのコレステロール合成を阻害する。

血中から肝臓へのLDLの取込み量を増やす。

高LDLコレステロール血症の第1選択。

 フルバスタチン

肝でCh合成酵素を阻害➡Ch合成量↓
➡肝細胞内Ch量↓➡外から取り込もうとLDL受容体合成↑➡血中からのLDL取込み↑➡血中LDL↓。
マイルドなスタンダードスタチン。
T1/2短め➡Ch合成は夜間に亢進するので，夕食後投与がベター。
横紋筋融解症に注意。
★授乳婦投与不可。

 ● 投与不可　　D

ロコルナール　狭心症＞冠血管拡張　　　　　　　　　　　　錠

冠動脈を拡げ，心臓の負担を軽くする。

血栓を予防する。

 トラピジル

冠状動脈を拡張し，側副血行路の形成を促進する。
血小板凝集抑制作用もあり，狭心症を

総合的に改善。

 ● 望非投与

ロサルタンK	高血圧＞AngⅡ受容体拮抗（ARB）	…ニューロタン
ロサルタン・ヒドロクロロチアジド	高血圧＞ARB＋利尿薬（チアジド系）	…プレミネント
ロサルヒド	高血圧＞ARB＋利尿薬（チアジド系）	…プレミネント

ロスーゼット　脂質異常＞小腸Chトランスポーター阻害＋スタチン　錠

血中のLDLを下げる。
◎食事や胆汁中のコレステロールの小腸吸収を阻害。
◎肝臓でのコレステロール合成を阻害。
◎血中から肝臓へのLDLの取込み量を増やす。

 エゼチミブ・ロスバスタチン
◆小腸でのCh吸収を選択的に阻害。
脂溶性ビタミンの吸収に影響ない。
◆スタチン：
①肝細胞内のCh合成↓。
②血中からのLDL-Ch取込み↑。
スタチンの中で最強。
横紋筋融解症に注意。
★授乳婦投与不可。

 ● 投与不可　D

 PTP保存。

ロスバスタチン　脂質異常＞HMG-CoA還元酵素阻害（スタチン）…クレストール

ロズリートレク　悪性腫瘍＞ROS1/TRKチロシンキナーゼ阻害　カ

受容体刺激が無くても増殖シグナルを核に送り続けるROS1，TRK融合タンパクのチロシンキナーゼを阻害し，癌細胞の増殖を抑制。

 エヌトレクチニブ
ROS1遺伝子，NTRK遺伝子転座により発現され，恒常的に活性化している異常なTRK，ROS1融合タンパクのチロシンキナーゼを阻害➡増殖抑制，アポトーシス誘導。
★男女とも：投与中・終了後一定期間は避妊。★併注：グレープフルーツジュース。

 ● 有益＞危険　D

15%以上　認知障害，運動失調，味覚異常，めまい，錯感覚，便秘，下痢，

血中クレアチニン増加，疲労，浮腫，体重増加。

ロゼレム　入眠改善＞メラトニン受容体作動　錠

体内時計に働きかけて，睡眠障害を改善する。

 ラメルテオン
睡眠覚醒リズムに関与するメラトニン受容体MT$_1$，MT$_2$に作用➡睡眠誘発。
依存，筋弛緩作用がほとんどない。
★併注：アルコール。

 食事と同時または食直後は避ける（食事で血中濃度↓）。★2週間で効果が認められなければ中止を考慮。

 ● 有益＞危険

 Tmax 0.8 ～ 0.9hr T$_{1/2}$ 0.9 ～ 1.1hr

ロートエキス　鎮痙薬(抗コリン)　散

消化管の痙攣を抑えて，腹痛を緩和する。

 ロートエキス

 緑内障／排尿障害

 ● 望非投与

ロドピン　抗精神病＞定型＞チエピン系　細 錠

脳神経系の過度な興奮を抑え，幻覚や妄想など統合失調症の陽性症状を抑える。

 ゾテピン
5-HT$_2$受容体遮断➡不安・緊張・焦燥などに対する鎮静作用。
幻覚・妄想等の異常体験にも有効。
★併注：アルコール。

 ● 望非投与

パーキンソン症候群，眠気，脳波異常，血清尿酸低下。

ロトリガ 脂質異常＞EPA-DHA製剤

魚油に含まれるω3系脂肪酸。

◎中性脂肪を減らす

◎血をさらさらにする

◎血管に弾力を与える

 オメガ-3脂肪酸エチル

①TG合成↓，VLDL合成↓など➡TG低下。

②アラキドン酸の代謝を阻害➡血小板のTXA₂産生阻害➡血栓形成抑制。

食直後（空腹時は吸収↓）。

● 有益＞危険 B1

ロナセン 抗精神病＞非定型＞セロトニン-ドパミン拮抗(SDA) 散 錠

脳神経系に作用し，陽性症状（幻覚や妄想等）と陰性症状（無関心，ひきこもり等）を改善する。

 ブロナンセリン

D₂遮断（強め）➡陽性症状を改善。

5-HT₂ₐ遮断➡中脳皮質系の機能↑➡陰性症状，認知機能障害を改善。

錐体外路症状が起こりやすい。

★併注：アルコール，グレープフルーツジュース。

食後（空腹時は吸収↓）。

● 有益＞危険

 パーキンソン症候群，アカシジア，ジスキネジア，ジストニア，便秘，食欲不振，悪心，プロラクチン上昇，不眠，眠気，不安・焦燥感・易刺激性，めまい・ふらつき，頭重・頭痛，興奮。倦怠感，口渇，脱力感。

ロバキシン 骨格筋痙れん弛緩剤 顆

筋肉をほぐし，痛みをとる。

 メトカルバモール

脊髄の介在ニューロンを遮断して，異常に興奮・緊張状態の骨格筋のみを弛緩・鎮静する。

★併注：アルコール。

体重・年齢ごとの製剤量(g ／ mL ／包)

顆粒 90%

1 日量　＊分 3
Max 0.067g ／ kg

 ● 有益＞危険　B2

ロピニロール　パーキンソン病＞D2 作用薬…レキップ
ロフラゼプ酸エチル　抗不安＞BZD 系＞超長時間型…メイラックス

ロプレソール　高血圧, 狭心症, 不整脈＞β1遮断　　錠

交感神経の働きを抑えて,
◎心臓の負担を軽くする
◎血管を拡げて血圧を下げる

 メトプロロール

心臓β₁遮断➡心拍数↓心拍出量↓➡心負担減。
長期ではレニン産生↓➡降圧効果。
徐脈に注意。

 〔SR〕食後(空腹時で効果↓)。

 ● 投与不可　C

 〔普通錠〕高湿度では錠剤が膨潤～軟化。

ローブレナ　悪性腫瘍＞ALK チロシンキナーゼ阻害　　錠

適応：非小細胞肺癌。
受容体刺激が無くても増殖シグナルを核に送り続けるALKチロシンキナーゼを阻害し, 増殖を抑制する。

 ロルラチニブ

ALK 遺伝子の転座により発現され, 癌細胞の増殖を恒常的に促進する異常融合タンパクのALK チロシンキナーゼを阻害➡増殖抑制, アポトーシス誘導。
ALK 融合遺伝子陽性例に有効。
★併注：グレープフルーツジュース。
★男女とも投与中・終了後一定期間は避妊。

 ● 有益＞危険

10%以上 中枢神経系障害(認知障害), 精神障害, 膵炎, 肝機能障害, 末梢性

ニューロパチー，高Ch血症，高TG血症，浮腫，体重増加，下痢，疲労。

ロペミン　止瀉剤　　　　　　　　　　　　細 力

腸管の動きを抑え，下痢を止める。

ロペラミド

腸管のオピオイドμ受容体刺激➡ACh遊離↓➡腸管運動抑制，腸管粘膜からの水分分泌↓。

体重・年齢ごとの製剤量（g / mL /包）

細粒 0.05%

1日量　＊分2〜3
0.04 〜 0.08g / kg

 ● 有益＞危険　 B3

ロペラミド　止瀉剤…ロペミン
ロラゼパム　抗不安＞BZD系＞中時間型…ワイパックス
ロラタジン　アレルギー＞抗ヒスタミン（第2世代）…クラリチン

ロラメット　睡眠薬＞BZD系＞短時間型　　　　　錠

神経細胞の興奮を抑えて，睡眠障害を改善する。
入眠，中途覚醒に有用。

ロルメタゼパム

抑制性GABA_A受容体のBZD結合部位に結合➡受容体機能↑➡Cl⁻チャネル開口頻度↑➡過分極➡神経細胞の興奮↓。
★日数制限：30日★併注：アルコール。

● 有益＞危険

眠気，ふらつき，倦怠感。

T_{max} 1 〜 2hr　$T_{1/2}$ 10hr

ロルカム　NSAIDs＞オキシカム系　　　　　　　錠

炎症や発熱を起こしブラジキニンの発痛を増強させるPGの産生を抑える。

ロルノキシカム

細胞膜リン脂質から遊離されるアラキドン酸をPGに変換するCOXを阻害➡PG合成↓➡鎮痛，解熱，抗炎症。

アスピ喘息／消化性潰瘍

 ● 妊娠後期 ：不可（後期以外は有益
＞危険）

 Tmax 0.6hr T1/2 2.3hr

ロルノキシカム　NSAIDs ＞オキシカム系…ロルカム
ロレアス　抗血栓＞抗血小板＞COX 阻害＋ADP 受容体遮断…コンプラビン

ロレルコ　脂質異常＞プロブコール製剤 錠

コレステロールの胆汁へ排泄を
促進する。

LDLの酸化を防ぎ，動脈硬化を
予防する。

血中のLDLを下げる。

 プロブコール
・胆汁へのCh 排泄↑
・血中から肝細胞へのLDL-Ch 取込み↑
・LDL の酸化抑制➡動脈硬化を抑制
HDL-Ch も低下させてしまう。
不整脈に注意。

 ● 投与不可　B1

ロンゲス　高血圧，慢性心不全＞ACE 阻害 錠

強力に血管を収縮するAng Ⅱ
の産生を阻害。

・血管を拡げる

・体液量を減らす

・心臓や腎臓を保護する

 リシノプリル
①AngⅠ からAng Ⅱ への変換を阻害➡
Ang Ⅱ産生↓。
・血管収縮抑制➡血圧低下。
・アルドステロン分泌↓➡Na+ 再吸収↓➡
利尿，心負担減，K+ 排泄↓。
・心臓など臓器リモデリング抑制。
②ブラジキニン分解↓➡血管拡張，空咳。
空咳，高K 血症，血管浮腫に注意。

 ● 投与不可　D

 咳嗽。

ロンサーフ　悪性腫瘍＞ピリミジン代謝拮抗 錠

癌細胞のDNAを不安定にさ
せ，アポトーシスを誘導する。

 トリフルリジン・チピラシル
DNA 複製時にチミジンの代わりにDNA

に取込まれDNA鎖を不安定化させる➡DNA障害➡増殖抑制, アポトーシス誘導。チピラシルは有効成分の分解を阻害。

★生殖可能な患者は性腺への影響を考慮。★男女：投与中・投与後一定期間は避妊。

 食後(空腹時で吸収↑)。

 ● 投与不可　D

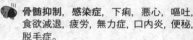 骨髄抑制, 感染症, 下痢, 悪心, 嘔吐, 食欲減退, 疲労, 無力症, 口内炎, 便秘, 脱毛症。

YM　健胃消化剤…M・M

ワイテンス　高血圧＞中枢性α2刺激　　　　　　　　　　　　錠

血管をコントロールする中枢神経に作用して血圧を下げる。

 グアナベンズ
血管運動中枢のα2刺激➡心血管系の交感神経活動を抑制➡血圧低下。
交感神経系終末のα2刺激によるNA分泌抑制作用もある。
★併注：アルコール。

 ● 有益＞危険

ワイドシリン　抗菌薬＞ペニシリン系…サワシリン／パセトシン

ワイパックス　抗不安＞BZD系＞中時間型　　　　　　　　錠

神経細胞の興奮を抑えて，気分を安定させる。

 ロラゼパム
抑制性GABA$_A$受容体のBZD結合部位に結合➡受容体機能↑➡Cl$^-$チャネルの開口頻度↑➡過分極➡神経細胞の興奮↓。
CYPが関与しないので肝障害可。
★日数制限：30日★併注：アルコール。

 ● 有益＞危険 C

 T$_{max}$ 2hr T$_{1/2}$ 12hr

ワゴスチグミン　副交感神経興奮剤＞コリンエステラーゼ阻害　　散

副交感神経を刺激し，様々な症状を改善する。

 ネオスチグミン
ChE阻害➡ACh濃度↑。
◎副交感神経M作用：腸管麻痺，排尿障害等を改善。
◎神経筋接合部：重症筋無力症に有用。

 ● 望非投与 B2

ワソラン　不整脈＞Ca²⁺チャネル遮断（Ⅳ群）　狭心症＞Ca²⁺チャネル遮断 錠

◎不整脈＞心臓の拍動をつくる興奮の伝わりを整える。

◎狭心症＞心臓の負担を軽減する。

 ベラパミル

◎不整脈＞刺激伝導系の心筋Ca^{2+}チャネル遮断➡伝導系興奮↓。

◎狭心症＞
①心筋Ca^{2+}チャネル遮断➡心収縮力↓。
②血管平滑筋Ca^{2+}チャネル遮断➡血管拡張➡心負担↓。
Ca拮抗作用は，抗不整脈作用が主。
催不整脈に注意。
★併注：グレープフルーツジュース。

 ● 投与不可　 C

ワーファリン　抗血栓＞抗凝固薬 顆 錠

凝固因子の産生を抑制し，血を固まりにくくする。

 ワルファリン

凝固因子Ⅶ，Ⅸ，Ⅹ，Ⅱ因子の産生に必要なビタミンKと拮抗➡凝固因子が産生阻害➡フィブリン生成阻害。
効果発現まで4〜5日かかる。
★併注：アルコール，納豆，青汁，クロレラ食品等。

 体重・年齢ごとの製剤量（g／mL／包）

顆粒 0.2%

	1日量（維持目安）
〜11カ月	0.08g／kg
1〜14歳	0.02〜0.05g／kg

 ● 投与不可　 D

ワルファリンK　抗血栓＞抗凝固薬…ワーファリン

ワンアルファ　活性型ビタミンD3製剤 錠

◎腸管からのCa吸収促進。

アルファカルシドール

◎破骨細胞の機能を抑制。

◎骨吸収を促進する副甲状腺からのPTH分泌を抑制。

◎腸管からのCa 吸収↑➡血清Ca 値↑, 副甲状腺ホルモンPTH 分泌↓➡骨吸収↓。

◎RANKL の発現↓➡破骨細胞活性↓。

 ● 有益＞危険

開封後は遮光（光により変色）。

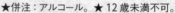

ワントラム　鎮痛＞オピオイド＞非麻薬　　錠

痛覚伝導路に作用する強力な痛み止め。

癌性疼痛や慢性疼痛, 抜歯後疼痛などに使う。

 トラマドール

オピオイドμ受容体刺激➡脊髄, 脳レベルでの痛みの閾値上昇➡鎮痛。

NA, セロトニン再取込み阻害作用もある➡鎮痛, 抗うつ。

鎮痛作用はモルヒネの 1/5。

★併注：アルコール。★ 12 歳未満不可。

 ● 有益＞危険 　C

傾眠, 浮動性めまい, 悪心, 嘔吐, 便秘, 食欲減退, 口渇。

T_{max} 9 〜 12hr $T_{1/2}$ β6 〜 8hr

外用薬

眼

アイドロイチン　眼>角膜保護

眼

角膜，水晶体等の眼組織の構成成分で，角膜を保護する。

 コンドロイチン硫酸エステル

コラーゲンとともに結合組織の構成成分として角膜，軟骨，血管壁，腱等に広く存在する酸性ムコ多糖体の一種。

アイファガン　緑内障・高眼圧>α2作用

眼

眼房水の産生を抑え，排泄を促し，眼圧を下げる。

 ブリモニジン

◎房水を産生する毛様体のα₂刺激➡cAMP産生↓➡房水産生↓。
◎ぶどう膜強膜流出路の房水流出↑。
★併注：アルコール。

 ● 有益>危険 ■ B3

点状角膜炎，眼瞼炎，結膜炎。

アイベータ　緑内障・高眼圧>配合剤

眼

眼球を充たす眼房水の産生を抑え，排出を促し，眼圧を下げる。

 ブリモニジン・チモロール

◎房水を産生する毛様体のβ遮断➡房水産生↓。
◎毛様体のα₂刺激➡cAMP産生↓➡房水産生↓。
★2歳未満不可。★併注：アルコール。

喘息

 ● 有益>危険 ■ C

アイラミド　緑内障・高眼圧>配合剤

眼

眼球を充たす眼房水の産生を抑え，排出を促し，眼圧を下げる。

 ブリモニジン・ブリンゾラミド

◎房水を産生する毛様体のα₂刺激➡cAMP産生↓➡房水産生↓。
◎房水を産生する毛様体上皮の炭酸脱水酵素を阻害➡房水産生↓。

★2歳未満投与不可。★併注：アルコール。★コンタクトレンズは点眼15分以上経過後に装用。

 ● 有益＞危険 B3

 霧視。

アクアチム　外皮＞抗菌＞ニューキノロン系　　液膏ク

DNA合成時のDNAのねじれ解消を阻害し，DNA合成を阻害する（殺菌性）。

 ナジフロキサシン

細菌のDNA複製時，DNAを切断・再結合してDNAのねじれを解消するトポイソメラーゼを阻害➡DNA合成阻害➡溶菌。

ブドウ球菌，アクネ菌の皮膚感染症に有用。

● 有益＞危険

〔ローション〕刺激感。

皮膚感染症は1週間，ざ瘡は4週間で効果がなかったら中止。

アクトシン　褥瘡・皮膚潰瘍　　膏

褥瘡，皮膚潰瘍の創傷治癒を促進させる。

 ブクラデシン

局所の血流改善，血管新生，肉芽形成，滲出液を吸収除去等。

● 有益＞危険

冷所（10℃以下）。

アクロマイシン　抗菌薬＞テトラサイクリン系　　末ト膏

細菌の翻訳過程を阻害し，タンパク質合成を阻害する。

 テトラサイクリン

rRNA小サブユニットに結合➡アミノアシルtRNAとmRNAの結合阻害➡タンパク質合成阻害➡増殖抑制。

スペクトルは広いが副作用が多い。

歯牙着色, 骨発育不全➡小児は回避。
金属とキレート形成➡吸収阻害。
主なターゲット:リケッチア, クラミジア, マイコプラズマ等。
★〔トローチ〕乳幼児には使用しない。
★〔末〕8歳未満は, 他剤使用不可の場合のみ適用考慮(歯牙の着色・エナメル質形成不全, 一過性の骨発育不全発現)。

 ● 〔末〕有益>危険 D

アコニップ 経皮>NSAIDs
　　　　　>インドール酢酸系 …イドメシン(外皮) ╱インサイド
アシクロビル 皮膚, 眼軟>ヘルペスウイルス薬…ゾビラックス

アジマイシン 点眼>抗菌薬>マクロライド系 　　　　　　　眼

細菌の翻訳過程を阻害し,タンパク質合成を阻害する(静菌的)。

 アジスロマイシン

大サブユニットrRNA に結合➡続きのアミノアシルt-RNA がmRNA に結合できない➡タンパク質合成阻害➡増殖抑制。

 ● 有益>危険

 2～8℃(開栓後は室温保存)。

亜硝酸アミル 狭心症, シアン化合物解毒>硝酸系 　　　　　吸

◎狭心症>血管を拡げる。
◎シアン化合物を解毒する。

 亜硝酸アミル

◎狭心症>血管拡張➡発作の急性期症状を速やかに緩解。
◎シアン化合物の解毒>シアンメトヘモグロビンの形成を促し, 細胞呼吸を回復させる。
★併注:アルコール。

 緑内障

 ● 望非投与

冷所。

アスタット　皮膚＞抗真菌＞イミダゾール誘導体　液 膏 ク

真菌の細胞膜の合成を阻害する。

 ラノコナゾール
真菌細胞膜の構成成分エルゴステロールの合成酵素を阻害➡膜透過性を障害。

● 有益＞危険

アズノール　アズレン含嗽剤　含

口の中や喉の炎症を抑えたり，傷を治したりする。

アズレンスルホン酸Na
カミツレの有効成分の誘導体。

アズノールST　口腔内炎症治療剤　ト

口の中の炎症を抑えたり，傷を治したりする。

 アズレンスルホン酸Na
カミツレの有効成分の誘導体。
飲み物を飲んでも差し支えない。
★誤って飲んでも問題ない。

上顎の歯肉口唇移行部。

アズノール軟膏　炎症性皮膚疾患　膏

皮膚の炎症を抑え，保護・修復する。

ジメチルイソプロピルアズレン
ヒスタミン遊離↓，創傷治癒促進作用。
湿疹，熱傷等のびらんや潰瘍に有用。
★一部液化することがあるが問題ない。

 ● 有益＞危険

アスプール　吸入＞気管支拡張＞β1β2刺激　吸

気管支を拡張する。

dl-イソプレナリン
気管支平滑筋のβ₂刺激➡気管支拡張。
喘息には選択的β₂を使うのであまり使わない。

★ネブライザーに取り出したら速やかに
使用（酸化する）。

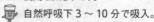 自然呼吸下3～10分で吸入。

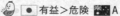 ● 有益＞危険　A

心悸亢進。

アズマネックス　喘息＞吸入ステロイド　　　　吸

気管支の炎症を抑えて喘息発
作を予防する。

🧑 モメタゾン

Th2サイトカイン（好酸球の浸潤，IgE産
生↑等）の産生抑制，メディエーターや
アラキドン酸の遊離抑制等。
効果発現は数週間～数カ月かかる。
★使用後うがい。★吸入口は水分不可。

● 有益＞危険

口腔カンジダ症，嗄声，コルチゾール減少。

アーズミン	アズレン含嗽剤…アズノール
アズレイ	アズレン含嗽剤…アズノール
アズレン	アズレン含嗽剤…アズノール

アズレン点眼液　眼＞非ステロイド性消炎　　　　眼

角膜の炎症を抑えたり，傷を治
したりする。

🧑 アズレンスルホン酸Na

カミツレの有効成分の誘導体。

アセトアミノフェン　坐剤＞小児用解熱鎮痛
　　　　　　　　　　＞アニリン系　…アルピニー／カロナール

アゾルガ　緑内障・高眼圧＞配合剤　　　　眼

眼球を充たす眼房水の産生を
抑えて，眼圧を下げる。

🧑 ブリンゾラミド・チモロール

◎房水を産生する毛様体のβ遮断➡房
水産生↓。
◎房水を産生する毛様体上皮の炭酸脱
水酵素を阻害➡房水産生↓。
★一時的に目がかすむ。自動車の運転

等，注意。★コンタクトは点眼後 15 分
以上経ってから装用。

 喘息

 ● 有益＞危険 C

アダパレン　尋常性ざ瘡治療剤…ディフェリン

アテキュラ　吸入＞喘息＞β 2 刺激（長時間）＋ステロイド　　吸

気管支を拡げ，気管支の炎症
やアレルギー反応を抑える。

 インダカテロール・モメタゾン
◎β_2 刺激（長時間）：
気管支平滑筋 β_2 刺激➡気管支拡張。
◎ステロイド：
Th2 サイトカインの産生↓。
メディエーター，アラキドン酸遊離↓。
★吸入後うがい。

 1 日 1 回を超えない。一定の時間に吸
入（気管支拡張作用は 24 時間持続）。

 ● 有益＞危険

 ブリスターのまま保存。

アデスタン　皮膚，腟＞抗真菌＞イミダゾール誘導体　　腟ク

真菌の細胞膜合成を阻害す
る。
腟＞カンジダ・外陰腟炎に有
用。

 イソコナゾール
真菌細胞膜の構成成分エルゴステロール
の合成酵素を阻害➡膜透過性を障害。

 ● 有益＞危険（腟錠は 3 カ月未満）
B2

アドエア　吸入＞喘息・COPD＞β 2 刺激（長時間）＋ステロイド　　吸

気管支を拡げ，気管支の炎症
やアレルギー反応を抑える。

 サルメテロール・フルチカゾン
◎β_2 刺激（長時間）：
気管支平滑筋 β_2 刺激➡気管支拡張。
◎ステロイド：
Th2 サイトカインの産生↓。

メディエーター, アラキドン酸遊離↓。
★気管支拡張作用は 12 時間持続。★使用後はうがい。★〔エアゾール〕週 1 回以上, 吸入口を乾いた布で拭く。

 1 日 2 回(12 時間毎) を超えない。

 ● 有益>危険 B3

アドフィード 経皮>NSAIDs>プロピオン酸系 　　　　　　貼

炎症を起こしブラジキニンの発痛を増強させるPGの産生を抑える。

 フルルビプロフェン
細胞膜リン脂質から遊離されたアラキドン酸を PG に変換する COX を阻害➡PG 合成↓➡鎮痛, 抗炎症。

アスピ喘息

● 有益>危険

アトラント 皮膚>抗真菌>イミダゾール誘導体 　　　　液膏ク

真菌の細胞膜の合成を阻害する。

 ネチコナゾール
真菌細胞膜の構成成分エルゴステロールの合成酵素を阻害➡膜透過性を障害。

アトロピン〔日点〕 散瞳, 調節麻痺>抗コリン 　　　　眼

瞳孔やピント調節に関わる神経に作用し, 散瞳や調節麻痺を起こす。

 アトロピン
◎瞳孔括約筋M$_3$遮断➡弛緩➡散瞳。
◎毛様体筋M$_3$遮断➡弛緩➡調節麻痺。
毛様体筋弛緩で眼圧↑➡緑内障禁忌。
★散瞳, 調節麻痺が回復するまで車の運転等不可。★使用後は強い光を直接見ない(サングラス着用)。

 緑内障

 ● 有益>危険 A

アトロベント　吸入＞気管支喘息, COPD＞抗コリン　　吸

気管支を拡げる。

 イプラトロピウム

気管支平滑筋のM_3遮断➡気管支拡張。
慢性気管支炎, 肺気腫の維持療法剤に
有用。
★使用後うがい。アダプターはときどき
水洗浄。

 緑内障／排尿障害

 ● 有益＞危険 B1

アニスーマ　感冒・上気道炎, 急性気管支炎治療剤　　坐

気管支を拡げ, 風邪の症状を
緩和する。

 dl-メチルエフェドリン・ジプロフィリン

● 有益＞危険

冷暗所。

アニュイティ　喘息＞吸入ステロイド　　吸

気管支の炎症を抑えて喘息発
作を予防する。

 フルチカゾンフランカルボン酸エステル

Th2サイトカイン(好酸球の浸潤, IgE産
生↑等) の産生抑制, メディエーターや
アラキドン酸の遊離抑制等。
効果発現は数週間～数カ月かかる。
★吸入後うがい。

 ● 有益＞危険 B3

アルミ包装で保存。

アノーロ　吸入＞COPD＞抗コリン(長時間)＋β2刺激　　吸

気管支を拡げる。

 ウメクリジニウム・ビランテロール

◎気管支平滑筋M_3遮断➡気管支拡張。
COPDの気道閉塞は, 迷走神経からの
ACh遊離で起こるので, COPDに有用。

◎気管支平滑筋 β_2 刺激➡気管支拡張。

毎日なるべく同じ時間。1日1回を超えない。

緑内障／排尿障害

● 有益＞危険　B3

アルミ包装で保存。

アフタゾロン口腔用　口腔＞ステロイド＞midium

口腔内の炎症を抑える。

デキサメタゾン
◎PG, LT 産生↓
◎マクロファージ等からのサイトカイン分泌↓
◎マスト細胞からのケミカルメディエーター放出↓
★投与後はしばらく飲食を避ける。

● 有益＞危険　A

アフタッチ　口内炎＞ステロイド(midium)

口内炎の炎症を抑える。

トリアムシノロンアセトニド
粘膜に付着し，飲食でも剥がれにくい。
約2時間で自然に消失。
★予め患部をティッシュペーパーやガーゼなどで軽く拭きとっておく。

● 有益＞危険　A

アポハイド　原発性手掌多汗症治療薬　液

発汗を調節している汗腺の神経を抑えて，発汗を抑える。

オキシブチニン
エクリン汗腺の M_3 を選択的に遮断➡発汗シグナル伝達を阻害➡発汗抑制。
★日数制限：14日（2024.5 月末まで）

緑内障／排尿障害

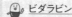 ● 望非投与

アラセナ-A　皮膚＞ヘルペスウイルス薬　　　　　　膏ク

ヘルペスウイルスのDNA鎖伸長を停止させ，DNA合成を阻害する。

 ビダラビン

感染細胞内のウイルスDNAに取り込まれ，DNAポリメラーゼがdATPの代わりにDNA鎖に取込む➡DNA鎖の伸長停止。

★発病初期ほど効果大（原則5日以内）。

● 有益＞危険

アラミスト　点鼻＞アレルギー性鼻炎＞ステロイド　　　鼻

鼻粘膜の炎症やアレルギー症状を抑える。

 フルチカゾンフランカルボン酸エステル

Th2サイトカイン（好酸球の浸潤，IgE産生↑等）の産生↓。
メディエーターやアラキドン酸の遊離↓。
フルナーゼ（商品名）の改良版。長時間持続で1日1回になった。

● 有益＞危険 B3

アリケイス　吸入＞抗菌薬＞アミノグリコシド系　　　吸

細菌の翻訳過程を阻害し，タンパク質合成を阻害する（殺菌性）。

 アミカシン

リボソーム30Sサブユニットに結合➡間違ったアミノ酸を導入させる➡間違ったタンパク質が形成➡死滅。
難治性の肺MAC症に有用。
★使用前に室温20〜30℃に戻す。使用時はバイアルを少なくとも10〜15秒間激しく振り混ぜる。

● 有益＞危険 D

 気管支痙攣，第8脳神経障害，耳鳴，疲労，咳嗽，発声困難，呼吸困難，喀血，口腔咽頭痛。

凍結を避け 2 ～ 8℃。最大 25℃の室温
で 4 週間保存可能。一旦室温で保存さ
れた場合，未使用は 4 週間で廃棄。

アリドネ　アルツハイマー型認知症＞コリンエステラーゼ阻害　　　貼

記憶形成に関わる脳内のアセ
チルコリン量を増やし，認知機
能の低下を抑える。

 ドネペジル

変性したACh 作動性神経細胞により産
生量低下したACh に対し，ChE を阻害
➡シナプス間隙ACh 量↑➡AD 進行抑制。
★日数制限：14 日（2024.3 月末まで）
★貼付部位への直射日光を避ける（剥
がした後も 3 週間は避ける）（光線過
敏症のおそれ）。★扱った後は手を洗
う。

●有益＞危険　B3

適用部位瘙痒感・紅斑，接触皮膚炎。

アルクロメタゾンプロピオン酸エステル　外用ステロイド＞midium…アルメタ

アルピニー　坐剤＞小児用解熱鎮痛＞アニリン系　　　坐

◎解熱＞体温を調節する中枢
神経へ作用し，発汗を促して熱
を下げる。
◎鎮痛＞中枢に作用して痛み
の閾値を上げる。

 アセトアミノフェン

◎解熱＞視床下部の体温調節中枢に作
用➡皮膚血管を拡張➡熱放散➡解熱。
◎鎮痛＞視床，大脳皮質の痛覚閾値↑。
小児の解熱の第 1 選択。長期投与可。
★併注：アルコール。★他剤（OTC，感
冒薬など）併用によるアセトアミノフェ
ンの重複に注意。

 間隔 4 ～ 6 時間以上。

 ●有益＞危険　A

 30℃以下。

アルメタ　外用ステロイド＞midium　[膏]

皮膚の炎症やアレルギー症状
を抑える。

 アルクロメタゾンプロピオン酸エステル

抗炎症，免疫抑制作用を発揮。
・PG，LT産生↓
・マクロファージ等からサイトカイン分泌
↓
・マスト細胞からメディエーター放出↓

 ● 大量・長期・広範囲投与回避

アレギサール　アレルギー性結膜炎＞メディエーター遊離抑制　[眼]

アレルギー誘発物質の遊離を
抑える。予防的。

 ペミロラスト

マスト細胞からのメディエーター(ヒスタミ
ン，LT等) 遊離↓ ➡アレルギー予防。

 ● 有益＞危険

アレサガ　経皮＞抗ヒスタミン(第2世代)　[貼]

アレルギー症状を誘発するヒス
タミンのH1受容体をブロック。
メディエーター放出も抑制。
やや眠気が少ない。

 エメダスチン

◎H₁拮抗➡鼻炎など改善。
◎メディエータ遊離↓ ➡アレルギー予防。
サブスタンスPによるヒスタミン遊離も抑
制，好酸球の遊走・浸潤も抑制。
★併注：アルコール。

 ● 有益＞危険

 適用部位紅斑。

アレジオン　点眼＞アレルギー＞抗ヒスタミン(第2世代)　[眼]

アレルギー症状を誘発するヒス
タミンのH1受容体をブロック。
メディエーター放出も抑制。

 エピナスチン

H₁拮抗➡痒み，炎症など改善
メディエータ遊離↓ ➡アレルギー予防。

 ● 有益＞危険

アンテベート　外用ステロイド＞very strong　　液 膏 ク

皮膚の炎症やアレルギー症状
を抑える。

 ベタメタゾン酪酸エステルプロピオン酸エ
ステル

抗炎症，免疫抑制作用を発揮。
・PG，LT 産生↓
・マクロファージ等からサイトカイン分泌
↓
・マスト細胞からメディエーター放出↓

● 大量・長期・広範囲投与回避

アンヒバ　坐剤＞小児用解熱鎮痛＞アニリン系　　坐

◎解熱＞体温を調節する中枢
神経へ作用し，発汗を促して熱
を下げる。
◎鎮痛＞中枢に作用して痛み
の閾値を上げる。

 アセトアミノフェン

◎解熱＞視床下部の体温調節中枢に作
用➡皮膚血管を拡張➡熱放散➡解熱。
◎鎮痛＞視床，大脳皮質の痛覚閾値↑。
小児の解熱の第 1 選択。長期投与可。
★併注：アルコール。★他剤（OTC，感
冒薬など）併用によるアセトアミノフェ
ンの重複に注意。

間隔 4 〜 6 時間以上。

● 有益＞危険 🇦🇺 A

冷暗所。

T_{max} 1.6hr $T_{1/2}$ 2.7hr

アンペック　坐剤＞鎮痛＞オピオイド＞麻薬　　坐

痛覚伝導路に作用する強力な
痛み止め。
癌性疼痛などに使う。

 モルヒネ塩酸塩

オピオイドμ受容体刺激➡脊髄，脳レベ
ルでの痛みの閾値上昇➡鎮痛。
便秘はほぼ必発。
悪心等は耐性が生じ次第に消失。
★日数制限：30 日★併注：アルコール。
★薬が不要になったら病院又は薬局へ

返却。

 ● 有益＞危険 C

眠気，悪心・嘔吐，便秘。

冷凍を避け，1〜30℃。

T_{max} 1.3〜1.5hr $T_{1/2}$ 4.2〜6.0hr

アンモニア水　鎮痒剤 〔液〕

虫さされなど，痒みを抑える。

 アンモニア

イクセロン　経皮＞アルツハイマー型認知症＞コリンエステラーゼ阻害 〔貼〕

記憶形成に関わる脳内のアセチルコリン量を増やし，認知機能の低下を抑える。

 リバスチグミン

変性したACh作動性神経細胞によって産生低下したAChに対し，ChEを阻害
➡シナプス間隙量↑➡AD進行抑制。
BuChE阻害作用もある。
経皮吸収で悪心等の消化器症状軽減。
★1日18mg未満は漸増や減量領域。
有効用量ではない。
維持量到達まで12週間以上。
扱った後は手を眼に触れないようにして，洗う。

 ● 有益＞危険 B2

食欲減退，嘔吐，悪心，接触性皮膚炎，適用部位紅斑・瘙痒感・浮腫。

イソコナゾール　腟錠＞抗真菌＞イミダゾール誘導体…アデスタン
イソジン　梅痛・皮膚潰瘍治療剤…ユーパスタ

イソジンガーグル　含嗽剤 〔含〕

口の中や喉を殺菌する。

 ポビドンヨード

細菌，真菌，ウイルス等に有用。
MRSAや消毒剤抵抗菌にも有効。

イソプロピルウノプロストン　緑内障・高眼圧＞イオンチャネル開口…レスキュラ

イドメシン(外皮)　経皮＞NSAIDs＞インドール酢酸系　[液][ク][ゲ][貼]

炎症を起こしブラジキニンの発痛を増強させるPGの産生を抑える。

 インドメタシン

細胞膜リン脂質から遊離されたアラキドン酸をPGに変換するCOXを阻害➡PG合成↓➡鎮痛，抗炎症。

アスピ喘息

● 大量・広範囲・長期投与回避　C

イナビル　吸入＞インフルエンザウイルス薬＞ノイラミニダーゼ阻害　[吸]

宿主細胞内で増殖したインフルエンザウイルスが，細胞内から出られないようにする。
罹病期間を短縮する。

ラニナミビルオクタン酸エステル

宿主細胞内で増殖したウイルスが細胞外に遊離する際に必要なノイラミニダーゼを阻害➡子孫ウイルスの放出阻害。
半減期が長く(70hr)肺内に長時間貯留するので治療は1回で完結。
★〔治療〕可能な限り速やかに投与開始(発症後48時間以内)。★〔予防〕感染者に接触後2日以内に投与開始。
★予防は保険がきかない。

〔治療〕発症から48時間以内に開始。〔予防〕感染者と接触後48時間以内に開始。

● 有益＞危険

〔粉末剤〕吸入の直前にアルミ包装を開封。

イノリン　気管支拡張＞β刺激(非選択)　[吸]

気管支を拡げる。

 トリメトキノール

気管支平滑筋 β_2 刺激➡気管支拡張。
短時間型で気道閉塞に有用。
β_1 も刺激➡心悸亢進に注意。

深呼吸しながら吸入。

 ● 有益＞危険

冷所。

イミグラン　点鼻＞片頭痛＞トリプタン系　　鼻

頭痛発作時に過度に拡張した
脳血管を収縮する。
発作が起きたらすぐ投与。予防
不可。

 スマトリプタン

脳血管，三叉神経の 5-HT$_{1B/1D}$ 刺激➡過
度に拡張した頭蓋内外の血管を収縮➡
神経原生炎症を抑える。
短時間作用型。

 追加は前回から 2 時間以上あける。
1 日総量 40mg まで。予防不可。

 高血圧

 ● 有益＞危険　　B3

 T$_{max}$ 1.3hr　T$_{1/2}$ 1.9hr

インサイド　経皮＞NSAIDs＞インドール酢酸系　　貼

炎症を起こしブラジキニンの発
痛を増強させるPGの産生を抑
える。

 インドメタシン

細胞膜リン脂質から遊離されたアラキド
ン酸をPG に変換するCOX を阻害➡PG
合成↓➡鎮痛，抗炎症。

アスピ喘息

● 有益＞危険　　C

インタール(吸入)　吸入＞喘息＞メディエーター遊離抑制　　吸

アレルギー誘発物質の遊離を
抑える。予防的。
効果が出るまで数週間かか
る。

 クロモグリク酸

マスト細胞からのメディエーター(ヒスタミ
ン，LT 等) 遊離↓➡アレルギー予防。

 ● 有益＞危険

インテナース　経皮＞NSAIDs
　　　　　　　＞インドール酢酸系　…イドメシン（外皮）／インサイド

インテバン（外皮）　経皮＞NSAIDs　　　　　　液 膏 ク
　　　　　　　　　　　＞インドール酢酸系

炎症を起こしブラジキニンの発
痛を増強させるPGの産生を抑
える。

インドメタシン

細胞膜リン脂質から遊離されたアラキド
ン酸をPG に変換するCOX を阻害➡PG
合成↓➡鎮痛，抗炎症。

アスピ喘息

● 大量・広範囲・長期投与回避　C

インテバン（坐剤）　坐剤＞NSAIDs　　　　　　坐
　　　　　　　　　　　＞インドール酢酸系

炎症や発熱を起こしブラジキニ
ンの発痛を増強させるPGの産
生を抑える。

インドメタシン

細胞膜リン脂質から遊離されるアラキド
ン酸をPG に変換するCOX を阻害➡PG
合成↓➡鎮痛，解熱，抗炎症。

アスピ喘息／痔疾患／消化性潰瘍

● 投与不可　C

冷所。

T_{max} 1 ～ 2hr

インドメタシン（外皮）　経皮＞NSAIDs ＞インドール酢酸系…イドメシン／インテバン（外皮）
インドメタシン（坐剤）　坐剤＞NSAIDs ＞インドール酢酸系…インテバン（坐剤）

ウトロゲスタン　生殖補助＞黄体ホルモン　　　　膣

黄体ホルモンを補充し，妊娠を
成立，維持させる。

プロゲステロン

エストロゲンが十分にある状態で
・子宮内膜を増殖期から分泌期へと移
　行させる
・子宮内膜の胚受容能を高める
・妊娠を維持する

胚移植 2 ～ 7 日前より投与。妊娠が確認できた場合は、胚移植後 9 週（妊娠 11 週）まで継続。

 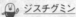 A

ウブレチド　点眼＞緑内障，重症筋無力症（眼筋型）＞コリンエステラーゼ阻害　[眼]

◎眼房水を排出して眼圧を下げる。

◎筋肉を動かしやすくする。

 ジスチグミン

◎ChE 阻害➡シナプス間隙の ACh 量↑➡副交感神経興奮➡房水産生↓，流出↑➡眼圧低下。

◎骨格筋（眼筋）の緊張を高め，眼筋の筋力低下を改善。

● 有益＞危険

流涙，結膜炎，結膜充血，視朦。

ウルティブロ　吸入＞COPD＞抗コリン（長時間）＋β2 刺激（長時間）　[吸]

気管支を拡げる。

インダカテロール・グリコピロニウム

◎気管支平滑筋 M_3 遮断➡気管支拡張。COPD の気道閉塞は，迷走神経からの ACh 遊離で起こるので，COPD に有用。

◎気管支平滑筋 β_2 刺激➡気管支拡張。

毎日一定時間帯。1 日 1 回を超えない。

緑内障／排尿障害

● 有益＞危険 B3

ブリスターで保存。

ウレパール　角化症治療剤　[液][ク]

保湿，スキンケア。

尿素

角質の水分保有力を増強させる。

〔ローション〕なるべく冷所。

エイゾプト　眼圧下降剤＞炭酸脱水酵素阻害　　　　　　　　　　　　　　眼

眼球を充たす眼房水の産生を抑え、眼圧を下げる。

ブリンゾラミド

房水を産生する毛様体上皮の炭酸脱水酵素を阻害➡房水産生↓。
★他の点眼剤は 10 分以上間隔をあける。★一時的な目のかすみ➡自動車の運転等注意。★コンタクトは点眼後 15 分以上経過してから装用。

● 有益＞危険　B3

味覚異常（苦味、味覚倒錯等）。

エイベリス　緑内障・高眼圧＞選択的EP2受容体作動　　　　　　　　　　眼

眼球を充たしている眼房水を排出して眼圧を下げる。

オミデネパグ　イソプロピル

房水流出に関わるPGE$_2$のEP2受容体を刺激➡線維柱帯流出路、ぶどう膜強膜流出路を介した房水流出↑➡眼圧低下。
★一時的な霧視に注意。回復するまで車の運転等不可。★〔2.5mL〕コンタクト不可。装着は、点眼後 5 〜 10 分以上経ってから。

● 有益＞危険

黄斑浮腫、結膜充血。

〔ミニ〕2 〜 8℃

エキザルベ　皮膚疾患治療剤　　　　　　　　　　　　　　　　　　　　膏

皮膚の炎症を抑え、修復を促進する。

熱傷、湿疹・皮膚炎等。

混合死菌製剤

死菌浮遊液とステロイドの配合剤。
抗炎症、感染防御、創傷治癒促進等。

● 大量・長期・広範囲投与回避

エクセルダーム　皮膚＞抗真菌＞イミダゾール誘導体　液ク

真菌の細胞膜の合成を阻害する。

 スルコナゾール

真菌細胞膜の構成成分エルゴステロールの合成酵素を阻害➡膜透過性を障害。

 ● 有益＞危険

エクラー　外用ステロイド＞strong　液膏ク貼

皮膚の炎症やアレルギー症状を抑える。

 デプロドンプロピオン酸エステル

抗炎症, 免疫抑制作用を発揮。
・PG, LT産生↓
・マクロファージ等からサイトカイン分泌↓
・マスト細胞からメディエーター放出↓

 ● 大量・長期・広範囲投与回避

エクリラ　吸入＞COPD＞抗コリン（長時間）　吸

気管支を拡げる。

 アクリジニウム

気管支平滑筋のM_3遮断➡気管支拡張。
β_2薬より弱く発現に時間がかかる。
COPDの気道閉塞は迷走神経からのACh遊離で起こるので, COPDに有用。

 緑内障／排尿障害

 ● 有益＞危険　B3

 Tmax 0.3hr　T1/2 4.9hr

エクロック　原発性腋窩多汗症治療薬　ゲ

発汗を調節している汗腺の神経を抑えて, 発汗を抑える。

 ソフピロニウム

エクリン汗腺のM_3を選択的に遮断➡発汗シグナル伝達を阻害➡発汗抑制。
ボトックスと異なり軽度の多汗症から使

用可。
★手で直接塗布しない。★眼に入ったり，手に付いたら直ちに洗い流す。

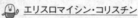 緑内障／排尿障害

● 有益＞危険

皮膚炎，紅斑。

エコリシン　眼軟＞抗菌薬(複合)　　　　　　　　　　眼

眼の感染症を防ぐ。
抗菌薬の配合剤。

エリスロマイシン・コリスチン

● 有益＞危険

エストラーナ　経皮＞エストロゲン製剤　　　　　　　貼

女性ホルモン作用を介して，更年期症状を改善し，骨粗鬆症を予防する。

エストラジオール

◎エストロゲン補充➡更年期症状改善。
◎骨のエストロゲン受容体作用➡破骨細胞のアポトーシス誘導➡骨吸収↓。
★背部は下腹部よりも血中濃度が高くなる。★ハサミ等で切って使用しない。

● 投与不可　　B3

一次刺激性の接触皮膚炎，不正出血，消退出血，乳房緊満感。

0.09mg，0.18mg 製剤：開封後 12 日以内。

エストリール　腟坐＞卵胞ホルモン製剤　　　　　　　腟

女性ホルモン作用を介して，子宮や腟内の状態を整え，炎症を抑える。

エストリオール

腟粘液を増加させ，腟の清浄化をもたらす。

● 投与不可　　B1

SP トローチ　トローチ(殺菌薬)　[ト]

口の中や喉を殺菌する。

デカリニウム

咽頭炎, 扁桃炎, 口内炎などの炎症や口腔創傷の感染予防に有効。

AZ 含嗽用　口腔・咽頭疾患含嗽剤　[含]

口腔や喉, 胃・十二指腸の炎症を抑える。

アズレンスルホン酸Na・炭酸水素Na

粘膜部位の炎症や潰瘍に直接作用し, 口腔, 咽頭, 胃・十二指腸の炎症に有用。

AZ 点眼液　眼＞非ステロイド性消炎　[眼]

角膜の炎症を抑えたり, 傷を治したりする。

アズレンスルホン酸Na

カミツレの有効成分の誘導体。

エナジア　吸入＞喘息＞ステロイド＋抗コリン(長時間)＋β2刺激(長時間)　[吸]

気管支を拡げる。
気管支の炎症を抑える。

インダカテロール・グリコピロニウム・モメタゾン

◎ステロイド:
Th2 サイトカイン産生↓, メディエーター, アラキドン酸の遊離↓など。
◎抗コリン:
気管支平滑筋M_3遮断➡気管支拡張。
◎β_2刺激:
気管支平滑筋β_2刺激➡気管支拡張。
★吸入後うがい。

1日1回を超えない。一定の時間に吸入(気管支拡張作用は 24 時間持続)。

緑内障／排尿障害

● 有益＞危険

発声障害。

🗄 ブリスターのまま保存。

エピデュオ　尋常性ざ瘡治療剤　🈯ゲ

ニキビの薬。

😀 **アダパレン・過酸化ベンゾイル**
・表皮角化細胞の分化を抑制。
・抗菌作用。
★ 3 カ月以内に改善しない場合は中止。

🥛 夕方から就寝前に使用。

👶 ● 投与不可　🇦🇺 D

👃 皮膚刺激。

エピナスチン　点眼>アレルギー>抗ヒスタミン(第 2 世代) …アレジオン

エポセリン　坐剤>抗菌薬>セフェム系(第 3 世代)　🈯坐

細菌の細胞壁合成を阻害し、細胞壁を崩壊させ、菌を破裂させる(殺菌性)。

😀 **セフチゾキシムNa**
細胞壁の主成分ペプチドグリカンを合成するPBP に結合➡ペプチド同士の架橋を阻害➡細胞壁が崩壊➡浸透圧に耐えられず破裂(溶菌)。
GN スペクトルが広く、GP 抗菌活性は低い。小児に用いる。

👶 ● 有益>危険

🗄 望 15℃以下(アルミ開封後は冷暗所)。

MS(温・冷) シップ　鎮痛・消炎パップ剤　🈯貼

痛みや炎症を抑える。

😀 **パップ剤**

👶 ● 有益>危険

エリザス　点鼻>アレルギー性鼻炎>ステロイド　🈯鼻

鼻粘膜の炎症やアレルギー症状を抑える。

😀 **デキサメタゾンシペシル酸エステル**
Th2 サイトカイン(好酸球の浸潤, IgE 産

生↑等）の産生↓，メディエーターやア
ラキドン酸の遊離抑制等。

 ● 有益＞危険 A

エンクラッセ　吸入＞COPD＞抗コリン（長時間）　　　　　　　　　吸

気管支を拡げる。

 ウメクリジニウム

気管支平滑筋のM_3遮断➡気管支拡張。
作用は弱めで発現に時間がかかる。
COPDの気道閉塞は，迷走神経からの
ACh遊離で起こるので，COPDに有用。

毎日なるべく同じ時間に吸入。

緑内障／排尿障害

● 有益＞危険 B1

アルミ包装で保存。

Tmax 5分

エンペシド　皮膚，腟，トローチ＞抗真菌＞イミダゾール誘導体　　ト腟液ク

真菌の細胞膜合成を阻害す
る。
腟＞カンジダ・外陰腟炎に有
用。
口腔＞口腔カンジダに有用。

 クロトリマゾール

真菌細胞膜の構成成分エルゴステロール
の合成酵素を阻害➡膜透過性を障害。

● 3カ月以内：有益＞危険
〔皮膚，腟〕A

オイラゾン　外用ステロイド＞midium　　　　　　　　　　　　　　ク

皮膚の炎症やアレルギー症状
を抑える。

 デキサメタゾン

抗炎症，免疫抑制作用を発揮。
・PG，LT産生↓
・マクロファージ等からサイトカイン分泌
↓
・マスト細胞からメディエーター放出↓
★塗布直後に軽い熱感（短時間で消

失)。

　●大量・長期・広範囲投与回避　🇦🇺A

オイラックス　鎮痒剤　　　　　　　　　　　　　　ク

痒み止め。

🙂 __クロタミトン__
★塗布直後に軽い熱感(短時間で消失)。

😌 ●大量・長期・広範囲投与回避　🇦🇺B2

🤕 皮膚の刺激感・接触性皮膚炎。

オイラックスH　鎮痒・消炎剤　　　　　　　　　　　ク

痒み止めに, 炎症を抑えるステロイドを配合。

🙂 __ヒドロコルチゾン・クロタミトン__
★塗布直後に軽い熱感(短時間で消失)。

😌 ●大量・長期・広範囲投与回避

オキサロール　角化症治療剤>活性型ビタミンD3　　液膏

表皮細胞の代謝を整え, 皮膚の肥厚や硬化を改善する。

🙂 __マキサカルシトール__
角化異常における表皮細胞の増殖亢進・分化異常を改善。
★塗布後, 手をよく洗う。

🥤 1日10gまで。

😌 ●望非投与

オキシコナゾール　腟錠>抗真菌>イミダゾール誘導体…オキナゾール

オーキシス　吸入>気管支拡張>β2刺激　　　　　吸

気管支を拡げる。
長時間作用(12時間持続)。

🙂 __ホルモテロール__
気管支平滑筋のβ_2刺激➡気管支拡張。
メディエーター遊離抑制, 粘液クリアランス促進作用もある。
★マウスピースは週1～2回乾いた布で

拭く（水洗い不可）。

 1回1吸入，1日2回を超えない。

 ● 有益＞危険 B3

 Tmax 10 分以内 T1/2 終末相 8.5hr

オキナゾール　皮膚，腟＞抗真菌＞イミダゾール誘導体　　　　腟 液 ク

真菌の細胞膜合成を阻害する。

腟＞カンジダ・外陰腟炎に有用。

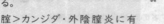 オキシコナゾール

真菌細胞膜の構成成分エルゴステロールの合成酵素を阻害➡膜透過性を障害。

 ● 〔腟錠〕12 週未満有益＞危険

オクソラレン　尋常性白斑治療剤　　　　液 膏

皮膚にメラニンを沈着させる。

 メトキサレン

投与後にUV照射すると，皮膚に角質層肥厚と炎症反応が見られ，露光部にメラニンが沈着。

8 〜 14 年持続する。機序は不明。

★塗布後，手をアルコール綿又は石けんで洗い流す。★併注：フロクマリンを含有する食物（セロリ，ライム，ニンジン，パセリ，いちじく，アメリカボウフウ，カラシ等）。

 塗布 1 〜 2 時間後に日光浴または人工紫外線を照射。

 ● 有益＞危険 B2

 発赤，水疱，皮膚炎。

オゼックス　点眼＞抗菌薬＞ニューキノロン系　　　　眼

DNA合成時のDNAのねじれ解消を阻害し，DNA合成を阻害する（殺菌性）。

 トスフロキサシン

細菌のDNA 複製時，DNA を切断・再結合してDNA のねじれを解消するトポイソメラーゼを阻害➡DNA 合成阻害➡溶

菌。
スペクトルが広い。
★ソフトコンタクトとの付着で白濁との
報告。

オフサロン　眼＞複合抗菌薬　　　　　　　　　　　　　眼

眼の感染症を防ぐ。
抗菌薬の配合剤。

 クロラムフェニコール・コリスチン

2 ～ 8℃以下保存。

オフミック　点眼＞散瞳＞抗コリン＋選択的α1刺激…ミドリンP
オフロキサシン　眼，耳＞抗菌薬＞ニューキノロン系…タリビッド

オラドール　トローチ(殺菌薬)　　　　　　　　　　　　ト

口の中や喉を殺菌する。

 ドミフェン

脂肪を可溶化しタンパク質を変性する
性質があり，細菌の細胞壁外膜や細胞
質膜を急激に破壊して殺菌。

オラビ　口腔＞抗真菌＞イミダゾール系　　　　　　　　ト

真菌の細胞膜合成を阻害す
る。
口腔カンジダに有用。

 ミコナゾール

真菌細胞膜の構成成分エルゴステロール
の合成酵素を阻害➡膜透過性を障害。
★飲んだり，なめたり，かみ砕いたり
しない。★ボトル包装のまま交付。★
飲食は通常どおり可。★付着後6時間
以内の剥離は再投与。それ以降は翌日
まで再投与しない。

 上顎歯肉におき，30秒間上唇の上から
押さえる。

 ● 投与不可　🇦🇺 A

 味覚異常。

オルガドロン　眼耳鼻＞ステロイド 〔眼耳鼻〕

炎症やアレルギー症状を抑える。

 デキサメタゾンリン酸エステルNa
◎PG，LT 産生↓
◎マクロファージ等からのサイトカイン分泌↓
◎マスト細胞からのケミカルメディエーター放出↓

● 有益＞危険 🌃A

オルセノン　褥瘡・皮膚潰瘍 〔膏〕

褥瘡，皮膚潰瘍の創傷治癒を促進させる。

 トレチノイン　トコフェリル
線維芽細胞の遊走・増殖促進，肉芽形成・結合組織成分の生成促進作用。

オルテクサー　口内炎＞ステロイド(midium) 〔口〕

口内炎の炎症を抑える。

 トリアムシノロンアセトニド
唾液により膨潤して皮膜を形成。
★使用後しばらく飲食を避ける。

● 長期投与を避ける 🌃A

オルベスコ　喘息＞吸入ステロイド 〔吸〕

気管支の炎症を抑えて喘息発作を予防する。

 シクレソニド
Th2 サイトカイン（好酸球の浸潤，IgE 産生↑等）の産生抑制，メディエーターやアラキドン酸の遊離抑制等。
効果発現は数週間～数カ月かかる。
★吸入後うがい。アダプターは乾いた布等で拭く（水洗い不可）。

 1 日 1 回の場合は，夜がよい。

 ● 有益＞危険 🌃B3

オロパタジン　点眼＞アレルギー＞抗ヒスタミン(第 2 世代) …パタノール

オンブレス　吸入＞COPD＞β2刺激(長時間)　　　　　　　　吸

気管支を拡げる。

長時間作用性。

投与後5分から呼吸機能を改善。

 インダカテロール

気管支平滑筋のβ_2刺激➡気管支拡張。

★気管支拡張作用は 24 時間持続。

 一定の時間帯に吸入。1日1回を超えない。

 ● 有益＞危険 　B3

 咳嗽。

⏱ Tmax 20 分

カタリン　老人性白内障治療剤　　　　　　　　　　　　　　眼

水晶体が混るのを防ぐ。

🗣 **ピレノキシン**

水晶体のタンパク質クリスタリンと結合
➡クリスタリンとキノイド物質の結合を阻
害➡クリスタリンの不溶化防止➡水晶体
の混濁防止。

🗄 溶解後は冷暗所で 3 週間。

ガチフロ　点眼＞抗菌薬＞ニューキノロン系　　　　　　　眼

DNA合成時のDNAのねじれ解
消を阻害し，DNA合成を阻害
する（殺菌性）。

🗣 **ガチフロキサシン**

細菌のDNA複製時，DNA を切断・再結
合してDNA のねじれを解消するトポイ
ソメラーゼを阻害➡DNA 合成阻害➡溶
菌。
スペクトルが広い。

🥚 ● 有益＞危険 B3

カデックス　褥瘡・皮膚潰瘍　　　　　　　　　　　　　　膏 パ

褥瘡部位を殺菌する。
滲出液を吸収する。

🗣 **ヨウ素**

殺菌，滲出液の吸収作用により，創傷
面の肉芽形成や表皮形成を促進する。
★ 2カ月で改善が認められない場合は
外科的療法等を考慮。

🥚 ● 長期広範囲使用回避

カトレップ　経皮＞NSAIDs＞インドール酢酸系　　　　貼

炎症を起こしブラジキニンの発
痛を増強させるPGの産生を抑
える。

🗣 **インドメタシン**

細胞膜リン脂質から遊離されたアラキド
ン酸をPG に変換するCOX を阻害➡PG
合成↓➡鎮痛，抗炎症。

😷 アスピ喘息

🥚 ● 有益＞危険 🟦 C

カルテオロール　緑内障・高眼圧＞β遮断…ミケラン
カルプロニウム　皮膚＞脱毛症・白斑用剤＞ムスカリン作用…フロジン

カロナール　坐剤＞小児用解熱鎮痛＞アニリン系　　　　　　　　坐

◎解熱＞体温を調節する中枢
神経へ作用し、発汗を促して熱
を下げる。
◎鎮痛＞中枢に作用して痛み
の閾値を上げる。

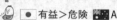 アセトアミノフェン

◎解熱＞視床下部の体温調節中枢に作
用➡皮膚血管を拡張➡熱放散➡解熱。
◎鎮痛＞視床、大脳皮質の痛覚閾値↑。
小児の解熱の第1選択。長期投与可。
★併注：アルコール。

間隔4〜6時間以上あける。

 ● 有益＞危険 A

冷所。

T_{max} 1-2.5hr　$T_{1/2}$ 2-3hr

キサラタン　緑内障・高眼圧＞PGF2 α誘導体　　　　　　　　　眼

眼球を充たす眼房水の流出を
促して、眼圧を下げる。

 ラタノプロスト

FP受容体を選択的に刺激➡ぶどう膜強
膜流出経路からの房水流出↑。
★コンタクトは投与後15分以上経って
から装用。★一時的な霧視に注意。回
復するまで車の運転等不可。

 1日1回を超えない（効果が減弱する）。

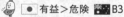 ● 有益＞危険 B3

 結膜充血。

冷所（2〜8℃）。開封後4週以内。

キュバール　喘息＞吸入ステロイド　　　　　　　　　　　　吸

気管支の炎症を抑えて喘息発
作を予防する。

 ベクロメタゾンプロピオン酸エステル

Th2 サイトカイン（好酸球の浸潤，IgE 産

生↑等）の産生抑制，メディエーターや
アラキドン酸の遊離抑制等。
効果発現は数週間～数カ月かかる。
★吸入後うがい。★アダプターは週1
回水で洗浄。

 ● 有益＞危険 B3

キンダベート　外用ステロイド＞midium 〔膏〕

皮膚の炎症やアレルギー症状
を抑える。

 クロベタゾン酪酸エステル
抗炎症，免疫抑制作用を発揮。
・PG，LT産生↓
・マクロファージ等からサイトカイン分泌↓
・マスト細胞からメディエーター放出↓

 ● 大量・長期・広範囲投与回避

グラアルファ　緑内障・高眼圧＞配合剤 〔眼〕

眼球を充たす眼房水の産生を
抑え，排出を促し，眼圧を下げ
る。

 リパスジル・ブリモニジン
◎房水を産生する毛様体のα₂刺激➡
cAMP産生↓➡房水産生↓。
◎細胞骨格の形成に関与している線維
柱帯細胞のRhoキナーゼ阻害➡線維柱
帯細胞の細胞骨格や細胞外マトリックス
の構造が変化➡主流出路からの房水流
出↑。
★併注：アルコール。

 ● 有益＞危険

 結膜充血，結膜炎，眼瞼炎，眼刺激。

グラッシュビスタ　まつげ貧毛症 〔液〕

まつ毛の育毛剤。
まつ毛の長さ，豊かさ，色の濃
さを促進。

 ビマトプロスト
高眼圧薬ルミガン(商品名)の副作用とし
て報告された「まつ毛の成長」から開発。
★適用部位以外に付着した場合は，よ

く拭き取るか洗い流す。★コンタクトレンズは塗布後15分以上経過してから装用。

 寝る前に上まぶたのまつ毛つけ根に塗布。アプリケータは毎回（片眼ごと）使い捨て。

 ● 望非投与 ■■ B3

グラナテック　緑内障・高眼圧＞Rho キナーゼ阻害　　　　　眼

眼房水の流出を促進して，眼圧を下げる。

 リパスジル

細胞骨格の形成に関与している線維柱帯細胞のRho キナーゼ阻害➡線維柱帯細胞の細胞骨格や細胞外マトリックスの構造が変化➡主流出路からの房水流出↑。
★ソフトコンタクト装着時不可。

 ● 有益＞危険

 結膜充血，結膜炎，眼瞼炎，眼刺激。

クラビット　点眼＞抗菌薬＞ニューキノロン系　　　　　　眼

DNA合成時のDNAのねじれ解消を阻害し，DNA合成を阻害する（殺菌性）。

 レボフロキサシン

細菌のDNA複製時，DNAを切断・再結合してDNAのねじれを解消するトポイソメラーゼを阻害➡DNA合成阻害➡溶菌。
スペクトルが広い。

 ● 有益＞危険

グリジール　外用ステロイド＞strongest…デルモベート

グリセリン　便秘＞浣腸剤　　　　　　　　　　　　　浣

直腸を刺激して，排便反射を誘発する。

 グリセリン

直腸刺激➡便軟化，潤滑作用，腸管内圧↑➡排便反射。

★使用前に体温くらいまで加温。

 ● 有益＞危険

グリメサゾン 外用ステロイド＞midium（グリテール含有） 〔膏〕

痒みや炎症を抑え，じくじくした病変を乾燥させる。

 <u>デキサメタゾン・脱脂大豆乾留タール</u>
消炎，止痒，乾燥作用を有するタール剤とステロイド（midium）配合。

 ● 大量・長期・広範囲投与回避

クリンダマイシン 外皮＞抗菌薬＞リンコマイシン系…ダラシンT

クレナフィン 外皮＞爪白癬＞トリアゾール誘導体 〔液〕

真菌の細胞膜の合成を阻害する。

 <u>エフィナコナゾール</u>
真菌細胞膜の構成成分エルゴステロールの合成酵素を阻害➡膜透過性を障害。

 ● 有益＞危険

 開封後12週間経過した残液は使用しない。

クロタミトン 鎮痒剤…オイラックス
クロトリマゾール 皮膚，腟＞抗真菌＞イミダゾール誘導体…エンペシド
クロベタゾール
　プロピオン酸エステル 外用ステロイド＞strongest …デルモベート
クロベタゾン酪酸エステル 外用ステロイド＞midium…キンダベート

クロマイP 外皮＞抗菌＋ステロイド 〔膏〕

痒みや炎症を抑えるステロイドに，感染症を防ぐ抗菌薬を配合。

 <u>クロラムフェニコール・フラジオマイシン</u>
◎ステロイド：
抗炎症，免疫抑制，抗アレルギー作用。
◎抗菌薬：
クロラムフェニコール系，アミノグリコシド系。

 ● 大量・長期・広範囲投与回避

クロマイ腟錠　腟錠＞抗菌薬＞クロラムフェニコール系　　　　　　　腟

細菌のタンパク質合成を阻害
し，増殖を抑える（静菌的）。
スペクトルが広いが副作用も多
いので外用が中心。

 クロラムフェニコール

rRNAに結合➡アミノ酸同士のペプチド結
合を阻害➡タンパク質合成阻害➡増殖
抑制。

🦘 A

クロモグリク酸Na(点眼・点鼻)　アレルギー性結膜炎・鼻炎　　眼 鼻
　　　　　　　　　　　　　＞メディエーター遊離抑制

アレルギー誘発物質の遊離を
抑える。予防的。

クロモグリク酸

マスト細胞からのメディエーター（ヒスタミ
ン，LT等）遊離抑制➡アレルギー予防。
〔点鼻〕5歳以下の小児も可。

● 有益＞危険

開封後4週間以内。

クロモグリク酸Na(吸入)　吸入＞喘息
　　　　　　　　　　　＞メディエーター遊離抑制…インタール(吸入)

クロラムフェニコール(眼)　眼＞抗菌薬＞クロラムフェニコール系　　眼

細菌のタンパク質合成を阻害
し，増殖を抑える（静菌的）。
スペクトルが広いが副作用も多
いので外用が中心。

 クロラムフェニコール

rRNAに結合➡アミノ酸同士のペプチド結
合を阻害➡タンパク質合成阻害➡増殖
抑制。

🦘 A

クロラムフェニコール腟錠　腟錠＞抗菌薬
　　　　　　　　　　　　＞クロラムフェニコール系…クロマイ腟錠
クロラムフェニコール・フラジオマイシン等　外皮＞抗菌＋ステロイド…クロマイP

クロロマイセチン　抗菌薬＞クロラムフェニコール系　　　　　耳 液 膏

細菌のタンパク質合成を阻害
し，増殖を抑える（静菌的）。

クロラムフェニコール

rRNAに結合➡アミノ酸同士のペプチド結

スペクトルが広いが副作用も多いので外用が中心。

合を阻害➡タンパク質合成阻害➡増殖抑制。

 A

〔軟膏〕禁凍結。

ケタス　アレルギー性結膜炎＞メディエーター遊離抑制　　　　眼

眼の炎症や充血を起こすアレルギー誘発物質の遊離を抑制。

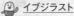 **イブジラスト**

メディエーター遊離↓➡組織障害の原因となる好酸球・好中球の遊走を抑制。

● 有益＞危険

開封後 1 カ月以内。

ケトコナゾール　皮膚＞抗真菌＞イミダゾール誘導体…ニゾラール
ケトチフェン　眼・鼻＞アレルギー＞抗ヒスタミン（第 2 世代）…ザジテン
ケトプロフェン（外皮）　経皮＞NSAIDs ＞プロピオン酸系…ミルタックス／モーラス

ケトプロフェン（坐剤）　坐剤＞NSAIDs ＞プロピオン酸系　　　　坐

炎症や発熱を起こしブラジキニンの発痛を増強させるPGの産生を抑える。

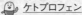 **ケトプロフェン**

細胞膜リン脂質から遊離されるアラキドン酸を PG に変換するCOX を阻害➡PG合成↓➡鎮痛，解熱，抗炎症。

 消化性潰瘍／アスピ喘息／痔疾患

 ● 妊娠後期不可（それ以外は有益＞危険）　 C

冷所。

T_{max} 1 〜 2hr $T_{1/2}$ 1.5hr

ゲーベン　外用感染治療剤　　　　ク

銀の効果で抗菌する。
滲出液を吸収する。

 スルファジアジン

熱傷，各種皮膚潰瘍の創面感染に有用。
焼痂の除去が容易。

★他剤と混合不可。

厚さ 2 ～ 3mm に塗布。

● 有益＞危険　C

ケラチナミン　角化症治療剤　　　　　　　　　　　　ク

保湿，スキンケア。

尿素
角質の水分保有力を増強させる。

ゲンタシン　皮膚＞抗菌薬＞アミノグリコシド系　　　膏ク

細菌の翻訳過程を阻害し，タンパク質合成を阻害する（殺菌性）。

ゲンタマイシン
リボソーム大小サブユニットに結合➡間違ったアミノ酸を導入させる➡間違ったタンパク質が形成➡死滅。
抗緑膿菌活性が高い。
緑膿菌を含むGNR に有用。

D

ゲンタマイシン（眼）　点眼＞抗菌薬＞アミノグリコシド系　　眼

細菌の翻訳過程を阻害し，タンパク質合成を阻害する（殺菌性）。

ゲンタマイシン
リボソーム大小サブユニットに結合➡間違ったアミノ酸を導入させる➡間違ったタンパク質が形成➡死滅。
抗緑膿菌活性が高い。
緑膿菌を含むGNR に有用。

D

ゲンタマイシン（外皮）　皮膚＞抗菌薬＞アミノグリコシド系…ゲンタシン

コソプト　緑内障・高眼圧＞配合剤　　　　　　　　　眼

眼球を充たす眼房水の産生を抑えて，眼圧を下げる。

ドルゾラミド・チモロール
◎房水を産生する毛様体のβ遮断➡房水産生↓。
◎房水を産生する毛様体上皮の炭酸脱

水酵素を阻害➡房水産生↓。

 喘息

 ● 有益＞危険 C

眼刺激症状。

〔ミニ〕アルミ包装開封後は，添付の遮光袋に入れて1年以内。

コムクロ　外用頭部乾癬治療剤　［液］

ステロイドを含有するシャンプー剤。塗布15分後に洗い流す。

 クロベタゾールプロピオン酸エステル

抗炎症，免疫抑制作用を発揮。
・PG，LT産生↓
・マクロファージ等からサイトカイン分泌↓
・マスト細胞からメディエーター放出↓
★使用後は手をよく洗う。

乾燥した頭部に塗布し，15分後に水または湯で泡立て，洗い流す。

● 有益＞危険 B3

開封後6カ月以上経ったものは使わない。

コムレクス　点耳＞抗菌薬＞ニューキノロン系　［耳］

DNA合成時のDNAのねじれ解消を阻害し，DNA合成を阻害する（殺菌性）。

 レボフロキサシン

細菌のDNA複製時，DNAを切断・再結合してDNAのねじれを解消するトポイソメラーゼを阻害➡DNA合成阻害➡溶菌。
スペクトルが広い。
★日数制限：14日（2024.5月末まで）

 ● 有益＞危険

コリナコール　眼＞複合抗菌薬…オフサロン

コリフメシン　経皮＞NSAIDs
　　　　　　　　＞インドール酢酸系…イドメシン（外皮）／インサイド

コールタイジン　鼻＞血管収縮剤　　　　　　　　　　　　　　　　　　鼻

鼻粘膜の充血をとり，炎症を抑えて鼻の通りをよくする。

 テトラヒドロゾリン・プレドニゾロン

血管収縮薬と，抗炎症，抗アレルギー作用を有するステロイドの配合剤。
★2歳未満投与不可。

 原則，6歳以上。

● 有益＞危険

コレクチム　外用＞免疫調整＞JAK阻害　　　　　　　　　　　　　　膏

炎症や痒みを促すシグナル伝達系を阻害し，免疫細胞の活性化を抑制する。

 デルゴシチニブ

炎症性サイトカインが受容体に結合後，核へのシグナル伝達系を経由するJAK1～3のキナーゼを阻害➡T・B細胞，マスト細胞などの活性化を抑制。
★眼に入ったら直ちに洗い流す。

 1回5g，体表面積の30%まで。0.5%製剤で4週間以内に改善が認められなかったら中止。

● 有益＞危険

コンドロイチン　眼＞角膜保護…アイドロイチン

コンベック　外皮＞消炎鎮痛　　　　　　　　　　　　　　　　　　膏 ク

皮膚疾患の炎症や痛みを抑える。

 ウフェナマート

おむつかぶれや帯状疱疹，小児の顔面などいろいろ用いる。

ザジテン　点眼, 点鼻＞アレルギー＞抗ヒスタミン（第2世代）　　眼 鼻

アレルギー症状を誘発するヒス
タミンのH1受容体をブロック。
メディエーター放出も抑制。

 ケトチフェン

◎H₁拮抗➡痒み，炎症，鼻閉，鼻炎など改善
◎メディエータ遊離↓➡アレルギー予防。好酸球の遊走・活性化も抑制。

● 有益＞危険　B1

ザーネ　外用ビタミンA剤　　膏

皮膚の代謝機能を促進する。

 ビタミンA

皮膚の代謝機能を亢進し，表皮のケラチン形成を抑制する。
尋常性魚鱗癬や角化性・乾燥性の皮膚疾患を改善。

● 有益＞危険　D

ザラカム　緑内障・高眼圧＞配合剤　　眼

眼球を充たす眼房水の産生を
抑え，排出を促し，眼圧を下げ
る。

 ラタノプロスト・チモロール

◎房水を産生する毛様体のβ遮断➡房水産生↓。
◎FP受容体を刺激➡ぶどう膜強膜流出経路からの房水流出↑。
★1日1回を超えない（効果減弱）。
★一時的な霧視に注意。回復するまで車の運転等不可。★コンタクトは点眼後15分以上経ってから装用。

 喘息

 ● 有益＞危険　C

 眼刺激。

 2～8℃。開封後は4週間。

サラゾピリン　坐剤＞潰瘍性大腸炎＞5-ASA薬 坐

腸の炎症部に直接作用して、炎症を抑える。

 サラゾスルファピリジン
大腸の粘膜下結合組織で、
①活性酸素産生↓
②アラキドン酸カスケード阻害
③サイトカイン産生↓
★皮膚、爪、尿・汗が黄〜黄赤変、ソフトコンタクトが変色。

● 望非投与 A

できれば冷蔵庫。

サリチル酸ワセリン　寄生性皮膚疾患剤 膏

皮膚の角質を軟らかくする。
白癬菌の増殖を抑える。

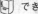 サリチル酸
● 有益＞危険

サリベート　人工唾液 口

口腔内を潤す。

リン酸二K・無機塩類
電解質成分と物理的性質がヒトの唾液とほぼ同一になるよう配合。

振ってから、垂直に立てて噴霧。

サルコート　口腔＞口内炎＞ステロイド 口

口腔内の炎症を抑える。

 ベクロメタゾンプロピオン酸エステル
抗炎症、免疫抑制作用を発揮。

● 有益＞危険 B3

3週間で効果がなかったら中止。

サルタノール　吸入＞気管支拡張＞β2刺激 吸

気管支を拡げる。
短時間作用（Tmax1分）で、気

サルブタモール
気管支平滑筋のβ2刺激➡気管支拡張。

道閉塞に有用。

メディエーター遊離抑制，粘液クリアランス促進作用もある。
★3時間以上効果が持続。★アダプターは少なくとも週1以上で水洗浄。

 ● 有益＞危険 A

 Tmax 1分

サレックス　外用ステロイド＞very strong…アンテベート

サンコバ　点眼＞調節機能改善＞ビタミンB12 　眼

眼の神経に作用して眼の疲れをとる。

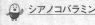 シアノコバラミン

サンテゾーン　眼＞ステロイド 　眼

炎症やアレルギー症状を抑える。

デキサメタゾン製剤
◎PG，LT産生↓
◎マクロファージ等からのサイトカイン分泌↓
◎マスト細胞からのケミカルメディエーター放出↓

 ● 長期・頻回投与回避 A

サンドールP　点眼＞散瞳＞抗コリン＋選択的α1刺激…ミドリンP

サンピロ　緑内障＞瞳孔括約筋M3刺激 　眼

眼球を充たしている眼房水を排出して眼圧を下げる。

ピロカルピン
毛様体筋のM₃刺激➡毛様体筋収縮➡隅角拡大➡眼房水流出↑➡眼圧低下。
★縮瞳，調節痙攣が回復するまで車の運転等不可。

 ● 望非投与 B3

サンベタゾン　眼耳鼻＞ステロイド…リンデロン（眼鼻耳）
シアノコバラミン　点眼＞調節機能改善＞ビタミンB12…サンコバ

紫雲膏　皮膚疾患治療剤

皮膚の炎症を抑え、修復を促進する。

紫雲膏

火傷，痔核による疼痛，肛門裂傷に有用。
★衣服につくと赤紫色に着色。落ちにくい。

ジオクチルソジウムスルホサクシネート　耳垢除去剤　耳

耳垢を軟らかくして取りやすくする。

ジオクチルソジウムスルホサクシネート

界面活性作用により，耳垢に薬液が浸透➡耳垢を軟化させる。

🇦🇺 A

ジクアス　ドライアイ治療薬　眼

角膜を潤して角膜創傷を治す，ドライアイを改善する。

ジクアホソルNa

眼瞼・眼球結膜上皮，マイボーム腺等に局在する$P2Y_2$受容体に作用➡結膜からの水分やムチン分泌↑。

(LX除く)刺激感。

ジクトル　経皮＞NSAIDs＞フェニル酢酸系　貼

炎症を起こしブラジキニンの発痛を増強させるPGの産生を抑える。

ジクロフェナクNa

細胞膜リン脂質から遊離されたアラキドン酸をPGに変換するCOXを阻害➡PG合成↓➡鎮痛。

(各種癌における疼痛)1日3枚まで。

消化性潰瘍／アスピ喘息

● 投与不可　🇨🇳 C

適用部位瘙痒感。

ジクロード　点眼＞NSAIDs＞フェニル酢酸系　　　　　　　　　　　　　　眼

炎症を起こすPGの産生を抑える。

 ジクロフェナクNa

細胞膜リン脂質から遊離されたアラキドン酸をPGに変換するCOXを阻害➡PG合成↓➡抗炎症。

🗄 10℃以下。

ジクロフェナクNa(外皮)　経皮＞NSAIDs＞フェニル酢酸系…ナボール／ボルタレン(外皮)
ジクロフェナクNa(坐剤)　坐剤＞NSAIDs＞フェニル酢酸系…ボルタレンサポ
ジクロフェナクNa(点眼)　点眼＞NSAIDs＞フェニル酢酸系…ジクロード
ジフェンヒドラミン　皮膚＞抗ヒスタミン…レスタミン

シーブリ　吸入＞COPD＞抗コリン(長時間)　　　　　　　　　　　　　　　吸

気管支を拡げる。

 グリコピロニウム

気管支平滑筋のM_3遮断➡気管支拡張。
作用は弱めで発現に時間がかかる。
COPDの気道閉塞は，迷走神経からのACh遊離で起こるので，COPDに有用。

🧑‍🍳 一定時間帯に吸入。1日1回を超えない。

👹 緑内障／排尿障害

😀 ● 有益＞危険　🇦🇺B3

🗄 ブリスターで保存。

⏱ Tmax 5分

ジフルプレドナート　外用ステロイド＞very strong…マイザー
ジフロラゾン酢酸エステル　外用ステロイド＞strongest…ダイアコート

シムビコート　吸入＞喘息・COPD＞β2刺激(長時間)＋ステロイド　　　　吸

気管支を拡げ，気管支の炎症やアレルギー反応を抑える。

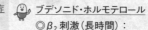 **ブデソニド・ホルモテロール**

◎$β_2$刺激(長時間)：

気管支平滑筋 β_2 刺激➡気管支拡張。
◎ステロイド：
Th2 サイトカインの産生↓。
メディエーター，アラキドン酸遊離↓。
★吸入後うがい。★マウスピースは乾いた布で拭く（水洗い不可）。

 〔喘息〕発作時の追加は数分後 1 吸入，1 回の発作につき 6 吸入まで。1 日最高（維持＋頓用）8 吸入まで（一時的に 12 吸入まで増量可）。

 ● 有益＞危険

硝酸イソソルビド　経皮＞狭心症＞硝酸薬…フランドル

ジルダザック　外用＞非ステロイド性抗炎症　〔膏〕

皮膚潰瘍や皮膚炎，湿疹など
を改善。

 ベンダザック

スクロードパスタ　褥瘡・皮膚潰瘍治療剤…ユーパスタ

スタデルム　外皮＞非ステロイド系消炎・鎮痛　〔膏〕〔ク〕

炎症を起こしブラジキニンの発
痛を増強させるPGの産生を抑
える。

イブプロフェンピコノール

細胞膜リン脂質から遊離されたアラキドン酸をPG に変換するCOX を阻害➡PG 合成↓➡鎮痛，抗炎症。

 ● 有益＞危険　C

スチックゼノールA　鎮痛・消炎剤　〔膏〕

痛みや炎症，腫れを抑える。

サリチル酸メチル・グリチルレチン酸

 ● 有益＞危険

ステロネマ　注腸＞ステロイド　〔腸〕

炎症や過剰な免疫反応を抑え

 ベタメタゾンリン酸エステルNa

る。

様々な転写活性を調整し，抗炎症，免疫抑制作用を発揮。抗炎症作用が強い。

 ● 有益＞危険

スピオルト　吸入＞COPD＞抗コリン(長時間) ＋β2刺激　　　　　吸

気管支を拡げる。

 チオトロピウム・オロダテロール

◎気管支平滑筋M_3遮断➡気管支拡張。COPDの気道閉塞は，迷走神経からのACh遊離で起こるので，COPDに有用。
◎気管支平滑筋$β_2$刺激➡気管支拡張。
★できるだけ同じ時間帯に吸入。喘息治療の目的には使わない。

 1日1回を超えない。

 緑内障／排尿障害

  ● 有益＞危険　B3

禁冷凍。

スピラゾン　外用ステロイド＞midium…リドメックス

スピリーバ　吸入＞COPD＞抗コリン(長時間)　　　　　　　　吸

気管支を拡げる。

 チオトロピウム

気管支平滑筋のM_3遮断➡気管支拡張。作用は弱めで発現に時間がかかる。
COPDの気道閉塞は，迷走神経からのACh遊離で起こるので，COPDに有用。

 緑内障／排尿障害

 ● 有益＞危険　B1

 〔カ〕口渇。

 禁冷凍。〔カ〕25℃以上不可。

 〔レスピマット〕Tmax 5分

スピール膏M　皮膚軟化剤　　　　　　　　　　　　　　　　　　　　貼

皮膚の角質を軟らかくして、イボやウオノメを取りやすくする。

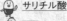 サリチル酸

● 有益＞危険

スプレキュア　GnRH誘導体製剤　　　　　　　　　　　　　　　　　鼻

◎女性ホルモンの作用を抑えて、子宮内膜や筋腫の増殖を抑える◎卵胞成熟を促し生殖補助医療における卵胞成熟を促す

 ブセレリン

◎子宮筋腫，子宮内膜症等
持続的にGnRH受容体刺激➡受容体のダウンレギュレーション（受容体数↓）➡LH・FSH分泌↓➡性ホルモン分泌↓➡ホルモン依存性組織の増殖抑制
◎生殖補助医療における卵胞成熟
下垂体からのLH産生↑➡卵胞成熟
★〔子宮内膜症・子宮筋腫〕治療中は避妊。

〔子宮内膜症・子宮筋腫〕月経周期1～2日目から開始。

● 投与不可

スミスリン　駆虫剤　　　　　　　　　　　　　　　　　　　　　　液

疥癬（かいせん）を駆除する。

 フェノトリン

OTCとしてシラミ駆除用のパウダーやシャンプーも販売されている。
★治療初期に瘙痒が一過性に増悪。

頸部以下の皮膚に塗布し、12時間以上経過後，入浴，シャワー等で除去。確実に駆除するため，少なくとも2回。

● 有益＞危険

スルプロチン　外皮＞非ステロイド系消炎・鎮痛…トパルジック
スレンダム　外皮＞非ステロイド系消炎・鎮痛…トパルジック
精製白糖・ポビドンヨード　褥瘡・皮膚潰瘍治療剤…ユーパスタ

セクター　経皮＞NSAIDs＞プロピオン酸系　液 ク ゲ

炎症を起こしブラジキニンの発痛を増強させるPGの産生を抑える。

ケトプロフェン

細胞膜リン脂質から遊離されたアラキドン酸をPGに変換するCOXを阻害➡PG合成↓➡鎮痛，抗炎症。
★紫外線は避け，天候にかかわらず戸外の活動は避ける（使用後も当分の間）。★使用後，手をよく洗う。

アスピ喘息

● 後期：不可（他は有益＞危険）
C

ゼスタック　経皮複合消炎剤　ク

血行をよくし，痛みや腫れをやわらげる。

副腎エキス・ヘパリン類似物質配合剤

変形性関節症等の整形外科領域の急・慢性炎症疾患に有用。

● 有益＞危険

空気中に長時間放置すると変色。

セチルピリジニウム塩化物　口腔殺菌消毒剤　ト

口の中や喉を殺菌する。

セチルピリジニウム

陽イオン界面活性剤の殺菌消毒剤。

ゼビアックス　外皮＞抗菌薬＞キノロン系　液 ク

DNA合成時のDNAのねじれ解消を阻害し，DNA合成を阻害する（殺菌性）。

オゼノキサシン

細菌のDNA複製時，DNAを切断・再結合してDNAのねじれを解消するトポイソメラーゼを阻害➡DNA合成阻害➡溶菌。
ブドウ球菌，アクネ菌の皮膚感染症に有用。

★ざ瘡治療は4週間で効果がなかったら中止。

 ● 望非投与

ゼフナート　外皮＞抗真菌＞チオカルバメート系　　　　　　　　　[液][ク]

真菌の細胞膜の合成を阻害する。

 リラナフタート
真菌細胞膜の構成成分エルゴステロールの合成酵素を阻害➡膜透過性を障害。

 ● 有益＞危険

ゼペリン　アレルギー性結膜炎　　　　　　　　　　　　　　　[眼]

結膜の炎症や痒み，充血を抑える。

 アシタザノラスト
肥満細胞からの血小板活性化因子，ヒスタミン，$LTB_4・D_4$ の遊離↓。

 ● 有益＞危険

ゼポラス　経皮＞NSAIDs ＞プロピオン酸系…アドフィード／フルルバン
ゼムパック　経皮＞NSAIDs ＞インドール酢酸系…イドメシン（外皮）／インサイド

セルタッチ　経皮＞NSAIDs ＞フェニル酢酸系　　　　　　　　　[貼]

炎症を起こしブラジキニンの発痛を増強させるPGの産生を抑える。

 フェルビナク
細胞膜リン脂質から遊離されたアラキドン酸をPGに変換するCOXを阻害➡PG合成↓➡鎮痛，抗炎症。

 アスピ喘息

 ● 有益＞危険

セレベント　吸入＞喘息，COPD＞β2刺激（長時間）　　　　　　[吸]

気管支を拡げる。
長時間作用型。

 サルメテロール
気管支平滑筋β_2刺激➡気管支拡張。
発現が遅く長時間作用➡急性には向か

ない。

★気管支拡張作用は 12 時間持続。

 1 日 2 回(12 時間毎) を超えない。

 ● 有益>危険 B3

 Tmax 5 分

ソアナース　褥瘡・皮膚潰瘍治療剤…ユーパスタ

ゾビラックス　皮膚, 眼軟>ヘルペスウイルス薬　眼 膏 ク

ヘルペスウイルスのDNA鎖伸長を停止させ, DNA合成を阻害する。

 アシクロビル

感染細胞内で活性体となる➡DNA ポリメラーゼによりdGTP の代わりにDNA 鎖に取込まれる➡DNA 鎖の伸長停止。
非感染の細胞への障害性は少ない。
★〔外皮〕発病初期ほど効果大。
★〔眼軟膏〕コンタクト不可。

 ● 有益>危険 B3

 〔眼軟〕びまん性表在性結膜炎。

 〔クリーム〕室温(15℃以下不可)。

ソフラチュール　経皮>抗菌薬>アミノグリコシド系　貼

細菌の翻訳過程を阻害し, タンパク質合成を阻害する(殺菌性)。

 フラジオマイシン

リボソーム小サブユニットに結合➡間違ったアミノ酸を導入させる➡間違ったタンパク質が形成➡死滅。
腎毒性, 聴器毒性のため外用薬として皮膚感染症等に用いる。

 患部に当て無菌ガーゼで覆う。

 ● 有益>危険 D

ダイアコート　外用ステロイド＞strongest　　　膏ク

皮膚の炎症やアレルギー症状を抑える。

 ジフロラゾン酢酸エステル

抗炎症，免疫抑制作用を発揮。
・PG，LT 産生↓
・マクロファージ等からサイトカイン分泌↓
・マスト細胞からメディエーター放出↓

 ● 有益＞危険

ダイアップ　坐剤＞小児用抗けいれん＞BZD 誘導体　　　坐

脳内の神経細胞の興奮を抑えて，てんかんや熱性痙攣等の痙攣発作を改善する。

 ジアゼパム

抑制性GABA$_A$ 受容体機能↑➡Cl$^-$ チャネルの開口頻度↑➡神経細胞の興奮↓。
★日数制限：14 日★併注：アルコール。

 ● 有益＞危険　🔲C

大腸菌死菌・ヒドロコルチゾン　痔疾用剤(ステロイド配合)…ポステリザンF／〔強力〕
タカルシトール　角化症治療剤＞活性型ビタミンD3…ボンアルファ
タクロリムス　アトピー性皮膚炎＞免疫抑制＞カルシニューリン阻害…プロトピック

タチオン　グルタチオン製剤　　　眼

水晶体が濁るのを防ぐ。
角膜潰瘍，角膜炎にも有用。

 グルタチオン

水晶体のタンパク質クリスタリンのS-H 基の酸化を防止➡クリスタリンの不溶化防止➡水晶体の混濁防止。

 溶解後は冷所(1 ～ 15℃)，4 週間以内。

タプコム　緑内障・高眼圧＞配合剤　　　眼

眼球を充たす眼房水の産生を抑え，排出を促し，眼圧を下げる。

 タフルプロスト・チモロール

◎房水を産生する毛様体のβ遮断➡房水産生↓。
◎FP 受容体を刺激➡ぶどう膜強膜流出経路からの房水流出↑。

★1日1回を超えない（作用減弱）。
★眼瞼皮膚等についた場合，よくふき取るか洗顔（眼瞼色調変化，眼周囲多毛化が発現）。★一時的な霧視に注意。回復するまで自動車等の運転不可。

 喘息

 ● 有益＞危険

 睫毛の異常（長く，太く，多くなる等），結膜充血，角膜上皮障害。

タフチモ　緑内障・高眼圧＞配合剤…タプコム
タフルプロスト　緑内障・高眼圧＞PGF2 α誘導体…タプロス
タフルプロスト・チモロール　緑内障・高眼圧＞配合剤…タプコム

タプロス　緑内障・高眼圧＞PGF2 α誘導体　　　　眼

眼房水の流出を促して，眼圧を下げる。

 タフルプロスト

FP受容体を選択的に刺激➡ぶどう膜強膜流出経路からの房水流出↑。
眼血流増加作用もある。
★眼瞼皮膚等についたら，よく拭き取るか洗顔（眼瞼色調変化，眼周囲多毛化）。★一時的な霧視に注意。回復するまで車の運転等不可。★コンタクトは投与後15分以上経ってから装用。

 1日1回まで（頻回で効果減弱）。

 ● 有益＞危険　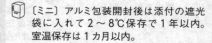B3

 虹彩色素沈着，結膜充血，睫毛の異常，瘙痒感，刺激感，異物感，眼瞼色素沈着，点状表層角膜炎等の角膜上皮障害，眼の異常感。

〔ミニ〕アルミ包装開封後は添付の遮光袋に入れて2～8℃保存で1年以内。室温保存は1カ月以内。

ダラシンT　外皮＞抗菌薬＞リンコマイシン系　　液ゲ

細菌の翻訳過程を阻害し,タンパク質合成を阻害する(静菌的)。

 クリンダマイシンリン酸エステル

rRNA に結合➡アミノ酸同士のペプチド結合を阻害➡タンパク質合成阻害➡増殖抑制。

 ● 望非投与　A

瘙痒, 刺激感。

タリビッド　眼, 耳＞抗菌薬＞ニューキノロン系　　眼耳

DNA合成時のDNAのねじれ解消を阻害し,DNA合成を阻害する(殺菌性)。

 オフロキサシン

細菌のDNA複製時, DNA を切断・再結合してDNA のねじれを解消するトポイソメラーゼを阻害➡DNA 合成阻害➡溶菌。
スペクトルが広い。
★〔耳〕体温に近い温度で使用(めまい防止)。

● 有益＞危険　B3

タリムス　点眼＞春季カタル＞免疫抑制＞カルシニューリン阻害　　眼

免疫反応を抑制して,炎症や痒み,アレルギー症状を抑える。

 タクロリムス

ヘルパーT細胞内で, IL-2 等の産生を促すシグナル経路を中継するカルシニューリンの活性化を阻害➡IL-2 等産生↓➡免疫細胞の活性化・増殖抑制。
★コンタクト装着時不可。

 ● 有益＞危険　C

10%以上 眼の異常感, 眼刺激。

チニダゾール　腟錠＞抗トリコモナス剤　　腟

トリコモナス原虫のDNAを破壊,

 チニダゾール

DNA合成を阻害する。

メトロニダゾールに匹敵する抗トリコモナス作用。

 ★★★ B3

チモプトール　緑内障・高眼圧＞β遮断　　　　　　　　　　　眼

眼球を充たす眼房水の産生を抑えて, 眼圧を下げる。

 チモロール
房水を産生する毛様体のβ受容体を遮断➡房水産生↓➡眼圧低下。
★〔XE〕1回振ってから点眼。他の点眼剤併用の場合, 他剤点眼後10分をあけて最後に点眼。

😠 喘息

 ● 有益＞危険 ★★★ C

😷 眼刺激症状

📄 〔XE〕禁凍結。

チモロール　緑内障・高眼圧＞β遮断…チモプトール
ツロブテロール　経皮＞気管支拡張＞β2刺激…ホクナリン
D・E・X　眼＞ステロイド…サンテゾーン
テイカゾン　眼耳鼻＞ステロイド…オルガドロン

ディビゲル　経皮＞エストロゲン製剤　　　　　　　　　　　　ゲ

・更年期症状改善

・生殖補助医療での調節卵巣刺激の開始時期を調整

・妊娠の成立・維持が可能な子宮内膜を形成

 エストラジオール
◎更年期症状：エストロゲン補充。
◎投与と中止により血中濃度の急激な低下➡子宮内膜がはく落➡調節卵巣刺激の開始時期を規定する消退出血発現。
◎凍結融解胚移植におけるホルモン補充周期：E2により子宮内膜を肥厚させた後, 黄体ホルモンにより子宮内膜を分泌期像へと変化させる。
★塗布後手を洗う。

塗布後1時間は洗浄しない。

 ● 投与不可（凍結融解胚移植における
ホルモン補充周期を除く）　B3

紅斑，瘙痒感，子宮出血，帯下，乳房
緊満感。

ディフェリン　尋常性ざ瘡治療剤　ゲ

ニキビの薬。

アダパレン

表皮細胞の核内レチノイン酸受容体に結
合➡転写促進化を誘導➡表皮角化細胞
の分化を抑制，面皰を減少。
★塗布2週間以内の紅斑，瘙痒などの
皮膚トラブルは，軽度で一過性のものが
多い。★3カ月以内に改善しない場合
は中止。

● 投与不可　D

皮膚乾燥，皮膚不快感，皮膚剥脱，紅斑，
瘙痒症。

禁凍結。

デキサメタゾン〔外用〕　外用ステロイド>midium…オイラゾン
デキサメタゾン〔眼〕　眼軟>ステロイド>midium…サンテゾーン
デキサメタゾン〔口腔〕　口腔>ステロイド>midium…アフタゾロン口腔用
デキサメタゾン
　プロピオン酸エステル　外用ステロイド>strong　…メサデルム
デキサメタゾンリン酸エステルNa　眼耳鼻>ステロイド…オルガドロン
デキサンVG　外用ステロイド>strong（抗菌薬配合）…リンデロン-VG
テクスメテン　外用ステロイド>very strong…ネリゾナ

デスパ　口腔>口内炎・歯周炎治療剤　口

口内炎や歯周炎の炎症を抑
え，殺菌する。

クロルヘキシジン・ジフェンヒドラミン

抗ヒスタミン，ステロイド剤に，殺菌・消
毒薬を配合。
★投与後はしばらく飲食を避ける。

● 長期投与回避

デスモプレシン　点鼻>夜尿症, 中枢性尿崩症>抗利尿ホルモン　鼻

尿量を減少させる抗利尿ホルモンを補充し, 多尿を改善する。

 デスモプレシン

バソプレシン誘導体。
腎集合管V_2受容体に作用➡水再吸収↑。
★〔夜尿症〕夕食後より翌朝まで飲水は避ける。

 ● 有益>危険 B1

〔点鼻スプレー 2.5μg〕凍結を避けて10℃以下(冷蔵)。

デタントール　緑内障・高眼圧>α1遮断　眼

眼房水の排泄を促進して, 眼圧を下げる。

 ブナゾシン

ぶどう膜強膜流出路から房水流出↑➡眼圧低下。
★ソフトコンタクト装用時は避ける。

 ● 有益>危険

デュアック　尋常性ざ瘡治療配合剤　ゲ

ニキビの薬。

 クリンダマイシン・過酸化ベンゾイル

アクネ菌のタンパク質合成を阻害。
酸化剤は, 角質を剥離し, 膜の構成成分を酸化することで抗菌作用を発揮。
★12週間で効果が認められない場合は中止。★使用中は日光への曝露を避ける。★毛髪, 布織物等に付着させない(退色)。

 ● 有益>危険

乾燥, 皮膚炎, 皮膚剥脱, 紅斑, 適用部位反応, 瘙痒感。

2 ～ 8℃保存。

デュオトラバ　緑内障・高眼圧＞配合剤　　　　　　　　　　　眼

眼球を充たす眼房水の産生を抑え,排出を促し,眼圧を下げる。

 トラボプロスト・チモロール

◎房水を産生する毛様体のβ遮断➡房水産生↓。
◎FP 受容体を刺激➡ぶどう膜強膜流出経路からの房水流出↑。
★1 日 1 回を超えない(作用減弱)。
★液が眼瞼皮膚等についた場合, よく拭き取るか洗顔(眼瞼色調変化, 眼周囲多毛化が発現)。★一時的な霧視に注意。回復するまで車の運転等不可。

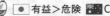 喘息

 ● 有益＞危険 🔲C

🩸 充血。

デュロテップ　経皮＞鎮痛＞オピオイド＞麻薬　　　　　　　貼

痛覚伝導路に作用する強力な痛み止め。

癌性疼痛などに使う。

 フェンタニル

オピオイドμ受容体刺激➡脊髄, 脳レベルでの痛みの閾値↑➡鎮痛。
鎮痛作用はオキシコドンより強力, モルヒネの 50 ～ 100 倍。
他オピオイドより便秘が生じにくい。
悪心嘔吐は耐性獲得で次第に消失。
★日数制限：30 日★併注：アルコール。
★貼付中は, 熱い温度での入浴等は避ける。★貼付部位の除毛はハサミを使う(カミソリや除毛剤等不可)。★未使用製剤は病院又は薬局に返却。★使用するまで開封しない。

 ● 有益＞危険 🔲C

テラ・コートリル　外用ステロイド＞midium(抗菌薬配合)　〔膏〕

痒みや炎症を抑えるステロイド
に，感染症を防ぐ抗菌薬を配
合。

 オキシテトラサイクリン・ヒドロコルチゾン
◎ステロイド:
抗炎症, 免疫抑制, 抗アレルギー作用等。
◎テトラサイクリン系抗菌薬:
細菌のタンパク質合成を阻害(静菌的)。

● 有益＞危険

テラマイシン　外皮＞複合抗菌薬　〔膏〕

皮膚の感染症を防ぐ。

 オキシテトラサイクリン・ポリミキシンB
◎テトラサイクリン系:
細菌のタンパク質合成阻害(静菌的)。
◎ポミキシンB:
グラム陰性菌の細胞膜の機能を破綻さ
せる(殺菌的)。

テリルジー　吸入＞喘息・COPD＞ステロイド＋抗コリン(長時間)＋β2刺激　〔吸〕

気管支を拡げる。
気管支の炎症を抑える。

 **フルチカゾン・ウメクリジニウム・ビランテ
ロール**
◎ステロイド:
Th2 サイトカイン産生↓, メディエーター,
アラキドン酸の遊離↓など。
◎抗コリン(長時間型):
気管支平滑筋M_3遮断➡気管支拡張。
◎β_2刺激(長時間型):
気管支平滑筋β_2刺激➡気管支拡張。
★吸入後うがい。

 なるべく同じ時間帯。1日1回を超え
ない。

緑内障／排尿障害

 ● 有益＞危険 B3

 アルミ包装で保存。

テルビナフィン　外皮＞抗真菌＞アリルアミン系…ラミシール

デルマクリン　外皮＞抗炎症・鎮痒　　　　　　　　　　　　　膏ク

皮膚の痒みや炎症を抑える。
湿疹，皮膚瘙痒症，神経皮膚
炎に有用。

 グリチルレチン酸
　　抗炎症薬。ホスホリパーゼA_2阻害作用，
　　肥満細胞からのヒスタミン遊離抑制作用
　　もある。

デルモゾールG　外用ステロイド＞strong（抗菌薬配合）…リンデロン-VG
デルモゾールDP　外用ステロイド＞very strong…リンデロン-DP

デルモベート　外用ステロイド＞strongest　　　　　　　　液膏ク

皮膚の炎症やアレルギー症状
を抑える。

 クロベタゾールプロピオン酸エステル
　　抗炎症，免疫抑制作用を発揮。
　　・PG，LT産生↓
　　・マクロファージ等からサイトカイン分泌
　　　↓
　　・マスト細胞からメディエーター放出↓

 ● 大量・長期・広範囲投与回避　🦘B3

テレミンソフト　排便機能促進剤　　　　　　　　　　　　　坐

腸を直接刺激して排便を促
す。

 ビサコジル
　　結腸や直腸の腸管壁を直接刺激し，排
　　便を促す。

🚫 痔疾患

 ● 有益＞危険（大量投与回避）　🦘A

トスフロ　点眼＞抗菌薬＞ニューキノロン系…オゼックス

トパルジック　外皮＞非ステロイド系消炎・鎮痛　　　　　　膏

皮膚の炎症や痛みを抑える。

 スプロフェン
　　急性湿疹，接触皮膚炎，アトピー性皮膚
　　炎，帯状疱疹などに有用。

● 有益＞危険

トービイ　吸入＞抗菌薬＞アミノグリコシド系　　　　　　　　[吸]

細菌の翻訳過程を阻害し，タンパク質合成を阻害する（殺菌性）。

　トブラマイシン

リボソーム小サブユニットに結合➡間違ったアミノ酸を導入させる➡間違ったタンパク質が形成➡死滅。
抗緑膿菌活性が高い。
緑膿菌を含むGNR に有用。
★指定の器具で 15 分間かけて通常呼吸の状態で吸入。★希釈または他剤との混合は避ける。★1 回で使い切る。開封後のアンプルは再利用しない。

　12 時間間隔。少なくとも 6 時間以上あける（副作用軽減）。

　● 有益＞危険　🇦🇺 D

　ラ音，発声障害，鼻炎，肺機能低下，咳嗽，喀血，喀痰増加，咽頭炎，味覚異常，胸痛，無力症。

　凍結を避け 2 〜 8℃。室温で 28 日間。

トプシム　外用ステロイド＞very strong　　　　　　[液][噴][膏][ク]

皮膚の炎症やアレルギー症状を抑える。

　フルオシノニド

抗炎症，免疫抑制作用を発揮。
・PG，LT 産生↓
・マクロファージ等からサイトカイン分泌↓
・マスト細胞からメディエーター放出↓
★〔スプレー〕同じ箇所に 3 秒以上噴射しない。

　● 大量・長期・広範囲投与回避

トブラシン　点眼＞抗菌薬＞アミノグリコシド系 眼

細菌の翻訳過程を阻害し，タンパク質合成を阻害する（殺菌性）。

トブラマイシン

リボソーム小サブユニットに結合➡間違ったアミノ酸を導入させる➡間違ったタンパク質が形成➡死滅。
抗緑膿菌活性が高い。
緑膿菌を含むGNRに有用。

D

ドボネックス　尋常性乾癬治療剤＞活性型ビタミンD3 膏

表皮細胞の代謝を整え，皮膚の肥厚や硬化を改善する。

カルシポトリオール

尋常性乾癬に特徴的な角化細胞の増殖亢進・分化異常を正常化。
★使用後，よく手を洗う。

1週間に90g以上使用しない。

● 有益＞危険　B1

血清1α, 25(OH)$_2$D$_3$低下。

ドボベット　尋常性乾癬治療剤＞活性型ビタミンD3＋ステロイド 噴 膏 ゲ

表皮細胞の代謝を整え，皮膚の肥厚や硬化を改善する。

炎症を抑える。

カルシポトリオール・ベタメタゾンジプロピオン酸エステル

角化細胞の増殖亢進・分化異常を正常化するビタミンD3にステロイドを配合。
★顔面の皮疹，粘膜に使用しない。
★使用後よく手を洗う。使用直後の入浴は避ける。

1週間に90gを超えない。

● 望非投与　B3

トラバタンズ　緑内障・高眼圧＞PGF2α誘導体　【眼】

眼球を充たす眼房水の流出を促して,眼圧を下げる。

 トラボプロスト
FP受容体を選択的に刺激➡ぶどう膜強膜流出経路からの房水流出↑。
★1日1回を超えない(作用減弱)。
★液が眼瞼皮膚等についた場合,よく拭き取るか洗顔(虹彩や眼瞼の色調変化,眼周囲多毛化が発現)。★一時的な霧視に注意。回復するまで車の運転等不可。

 ● 有益＞危険 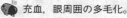B3

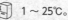 充血,眼周囲の多毛化。

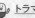 1～25℃。

トラマゾリン　鼻＞血管収縮剤　【鼻】

鼻粘膜の充血をとって,鼻づまりを改善する。

 トラマゾリン
鼻粘膜血管のα_1受容体刺激➡血管収縮➡鼻閉改善。

 ● 有益＞危険

トルソプト　緑内障・高眼圧＞炭酸脱水酵素阻害　【眼】

眼球を充たす眼房水の産生を抑え,眼圧を下げる。

 ドルゾラミド
房水を産生する毛様体上皮の炭酸脱水酵素を阻害➡房水産生↓。

● 有益＞危険 B3

しみる・流涙・疼痛・異物感・瘙痒感等の
眼刺激症状。

ドルゾラミド・チモロール　緑内障・高眼圧＞配合剤…コソプト
ドルモロール　緑内障・高眼圧＞配合剤…コソプト

ドレニゾン　外用ステロイド＞weak　　　　　　　　　　貼

皮膚の炎症やアレルギー症状
を抑える。

 フルドロキシコルチド

抗炎症，免疫抑制作用を発揮。
・PG，LT 産生↓
・マクロファージ等からサイトカイン分泌
　↓
・マスト細胞からメディエーター放出↓

 ● 大量・長期・広範囲投与回避

 局所炎症。

トレプロスト　肺動脈性肺高血圧症＞PGI2 誘導体　　　吸

肺動脈血管を拡げ，肺循環を
改善する。

 トレプロスチニル

プロスタサイクリン受容体に結合➡血管
拡張，血小板凝集抑制，血管平滑筋細
胞増殖↓。
★日数制限：14 日（2024.3 月末まで）
★変色又はアンプル内に微粒子が認め
られるものは使用しない。★1 日の吸
入が終了後ネブライザ内に残った液は捨
てる。

 吸入間隔は約 4 時間あける。

 ● 有益＞危険　B3

 10%以上 潮紅，悪心，頭痛，浮動性
めまい，咳嗽，咽喉刺激感，口腔咽頭痛。

 アルミ袋開封後，2 カ月以内。

🕐 Tmax 0.17hr T1/2 0.5hr

トロピカミド　散瞳，調節麻痺＞抗コリン…ミドリンM

トロンビン　止血剤

出血部位に直接散布する止血薬。

 トロンビン

フィブリノーゲンをフィブリンに変換➡血小板凝集でできた血栓をしっかり固めて強化する。

★〔上部消化管出血〕事前に牛乳など緩衝液等で胃酸を中和しておく。★溶解後は速やかに使用。

 牛血過敏

 ● 有益＞危険　B2

 10℃以下。溶解後は冷蔵庫保存。

トロンビン液モチダ　止血剤　　　　　　　　　　　　　　　　　液

出血部位に直接散布する止血薬。

 トロンビン

フィブリノーゲンをフィブリンに変換➡血小板凝集でできた血栓をしっかり固めて強化する。

★〔上部消化管出血〕事前に牛乳など緩衝液等で胃酸を中和しておく。

 牛血過敏

 ● 有益＞危険　B2

 10℃以下，禁凍結。

ドンペリドン　坐剤＞消化管運動改善＞D₂拮抗…ナウゼリン

ナウゼリン　坐剤＞消化管運動改善＞D₂ 拮抗 　坐

吐き気を抑えつつ，胃の働きを活発にして内容物を腸へ送る。

 ドンペリドン

①延髄CTZ のD₂ 拮抗➡制吐作用。
②上部消化管のD₂ 拮抗➡ACh 遊離↑➡消化管運動亢進➡内容物排出促進➡CTZ，VC への刺激入力がなくなる。

 ● 投与不可　B2

ナサニール　GnRH 誘導体製剤 　鼻

女性ホルモンの作用を抑えて，子宮内膜や筋腫の増殖を抑える。

 ナファレリン

持続的にGnRH 受容体刺激➡受容体のダウンレギュレーション（受容体数↓）➡LH・FSH 分泌↓➡性ホルモン分泌↓➡ホルモン依存性組織の増殖抑制。
★非ホルモン性の避妊。★投与前に鼻をかむ。

月経周期 1 〜 2 日目から開始（生殖補助医療における早発排卵の防止を除く）。

 ● 投与不可　D

 ほてり，肩こり，頭痛，β-リポ蛋白上昇。

ナジフロキサシン　外皮＞抗菌＞ニューキノロン系…アクアチム

ナゾネックス　点鼻＞アレルギー性鼻炎＞ステロイド 　鼻

鼻粘膜の炎症やアレルギー症状を抑える。

 モメタゾン

Th2 サイトカイン（好酸球の浸潤，IgE 産生↑等）の産生↓，メディエーターやアラキドン酸の遊離抑制等。

 ● 有益＞危険

ナパゲルン　経皮＞NSAIDs＞フェニル酢酸系　　　　液 膏 ク

炎症を起こしブラジキニンの発
痛を増強させるPGの産生を抑
える。

 フェルビナク

細胞膜リン脂質から遊離されたアラキド
ン酸をPGに変換するCOXを阻害➡PG
合成↓➡鎮痛，抗炎症。

 アスピ喘息

 ● 有益＞危険

ナファレリン　GnRH誘導体製剤…ナサニール

ナボール　経皮＞NSAIDs＞フェニル酢酸系　　　　ゲ 貼

炎症を起こしブラジキニンの発
痛を増強させるPGの産生を抑
える。

 ジクロフェナクNa

細胞膜リン脂質から遊離されたアラキド
ン酸をPGに変換するCOXを阻害➡PG
合成↓➡鎮痛，抗炎症。

 アスピ喘息

 ● 有益＞危険 🇦🇺 C

ニコチネルTTS　経皮＞禁煙補助剤＞ニコチン様作用　　　貼

ニコチンを摂取しながら徐々に
減らして，禁煙に導く。

 ニコチン

喫煙時のレベルを超えない範囲のニコチ
ンを放出し，禁煙時の離脱症状を軽減
する。
★サウナや激しい運動をする時は前
もって除去。★発熱患者は吸収量増加
による過量摂取に注意。★〔保険給付〕
処方せん備考欄に「ニコチン依存症管理
料の算定に伴う処方である」と記載。
投与期間は10週間を超えない。

 ● 投与不可

 一次刺激性の接触皮膚炎，不眠。

 内袋開封後 1 カ月以内。

ニゾラール　皮膚＞抗真菌＞イミダゾール誘導体　　　　　　液ク

真菌の細胞膜の合成を阻害する。

🥚 **ケトコナゾール**
真菌細胞膜の構成成分エルゴステロールの合成酵素を阻害➡膜透過性を障害。

● 有益＞危険　🇦🇺B3

〔ローション〕刺激感。

ニトログリセリン　経皮＞狭心症＞硝酸薬…ニトロダームTTS／バソレーター

ニトロダームTTS　経皮＞狭心症＞硝酸薬　　　　　　　　　貼

心臓に近い太い血管を拡げる。
静脈を拡げる。
狭心症発作を予防。

🥚 **ニトログリセリン**
NO 遊離による血管拡張。
◎静脈拡張➡血液を末梢にプール➡前負荷↓➡心筋O_2消費↓。
◎冠動脈拡張➡心筋へのO_2供給↑。
★併注：アルコール。

🚫 緑内障

● 有益＞危険　🇦🇺B2

ニトロール　口腔スプレー＞狭心症＞硝酸薬　　　　　　　　口

心臓に近い太い血管を拡げる。
静脈を拡げる。
狭心症の発作時に使用。
5分以内に発作寛解。

🥚 **硝酸イソソルビド**
NO 遊離による血管拡張。
◎静脈拡張➡血液を末梢にプール➡前負荷↓➡心筋O_2消費↓。
◎冠動脈拡張➡心筋へのO_2供給↑。
★併注：アルコール。

🗑 追加は 1 噴霧にかぎり可。

🚫 緑内障

● 有益＞危険　🇦🇺B1

ニプラジロール　緑内障・高眼圧＞α β遮断…ハイパジール
ニプラノール　緑内障・高眼圧＞α β遮断…ハイパジール

ニフラン　眼＞NSAIDs　眼

炎症を起こすPGの産生を抑える。

プラノプロフェン
細胞膜リン脂質から遊離されたアラキドン酸をPGに変換するCOXを阻害➡PG合成↓➡抗炎症。

● 有益＞危険

ニュープロ　パーキンソン病／レストレスレッグス症候群＞ドパミン作動性　貼

不足しているドパミンの受容体を刺激する。

ロチゴチン
ドパミン受容体に直接作用。
非麦角系。眠気が強い。
レストレスレッグス症候群にも適応。
★ハサミ等で切って使用しない。★扱った後は手を洗う。

貼付後, 20 ～ 30 秒間, 手のひらでしっかり押しつける。

● 投与不可 　B3

幻覚, 傾眠, ジスキネジア, 悪心, 嘔吐, 適用部位反応。

使用まで小袋内で保管。

尿素クリーム　角化症治療剤…ウレパール／パスタロン
ネイサート　痔疾用剤(ステロイド配合)…ネリザ

ネオキシ　経皮＞過活動膀胱＞抗コリン　貼

膀胱の収縮を抑え, 膀胱容量を増加させ, 頻尿や尿意切迫感を緩和する。

オキシブチニン
◎排尿筋(収縮で排尿促進) M_3 遮断➡弛緩➡排尿運動抑制。
◎Ca拮抗➡直接的に排尿筋を弛緩。

経皮吸収で口喝等の副作用が少ない。

🚫 緑内障／排尿障害

💊 ● 望非投与　🇦🇺 B1

😷 口内乾燥, 適用部位皮膚炎。

📕 開封日より 14 日以内。

ネオシネジン　点眼＞散瞳＞選択的α1刺激　　　　　眼

眼の神経に作用して瞳孔を拡げる。

😊 <u>フェニレフリン</u>
瞳孔散大筋のα_1刺激➡散瞳。
眼底検査などに用いる。
★散瞳が回復するまで車の運転等不可。★使用後は強い光を直接見ない(サングラス着用)。★変色, 沈澱したものは使用不可。

💊 ● 有益＞危険

ネオメドロールEE　眼耳鼻＞ステロイド(抗菌薬配合)　　眼耳鼻

痒みや炎症を抑えるステロイドに, 感染症を防ぐ抗菌薬を配合。

😊 <u>フラジオマイシン・メチルプレドニゾロン</u>
◎ステロイド:
抗炎症, 免疫抑制, 抗アレルギー作用等。
◎アミノグリコシド系抗菌薬:
細菌のタンパク質合成を阻害(殺菌性)。

💊 ● 長期・頻回投与回避

ネオヨジン(軟)　褥瘡・皮膚潰瘍治療剤…ユーパスタ

ネキソブリッド　壊死組織除去剤　　　　　　　　　　ゲ

壊死組織を分解・除去する。

😊 <u>パイナップル茎搾汁精製物</u>
壊死組織のタンパク質を分解し, 褥瘡や熱傷面の治癒を促進。
★日数制限:14 日(2024.5 月末まで)
★パイナップル, パパイヤ, パパイン, ブ

ロメラインの過敏症患者は投与可否を慎
重判断。★残った薬剤は破棄。

 調整後15分以内に塗布。塗布後4時
間静置。

 ● 有益＞危険

 2～8℃。禁凍結。

ネグミンシュガー　褥瘡・皮膚潰瘍治療剤…ユーパスタ

ネバナック　眼＞NSAIDs 眼

炎症を起こすPGの産生を抑え
る。

 ネパフェナク

細胞膜リン脂質から遊離されたアラキド
ン酸をPGに変換するCOXを阻害➡PG
合成↓➡抗炎症。
★ソフトコンタクト装着時不可。

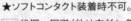 ● 後期：回避(他は有益＞危険)
C

ネリザ　痔疾用剤(ステロイド配合) 坐 膏

痔の痛みや炎症，腫れを抑え
る。

 ジフルコルトロン吉草酸エステル・リドカイ
ン

炎症を抑えるステロイドに，局所麻酔薬
を配合。

 ● 大量・長期投与回避

ネリゾナ　外用ステロイド＞very strong 液 膏 ク

皮膚の炎症やアレルギー症状
を抑える。

 ジフルコルトロン吉草酸エステル

抗炎症，免疫抑制作用を発揮。
・PG，LT産生↓
・マクロファージ等からサイトカイン分泌
↓
・マスト細胞からメディエーター放出↓

● 大量・長期・広範囲投与回避

 〔ローション〕掻破痕等での一過性の刺激感。

ノギロン　外用ステロイド＞midium…レダコート
ノフロ　点眼＞抗菌薬＞ニューキノロン系…バクシダール

ノルスパン　経皮＞鎮痛＞オピオイド＞非麻薬　　　　　　貼

痛覚伝導路に作用する強力な痛み止め。
慢性疼痛に使う。

 ブプレノルフィン
オピオイドμ受容体刺激➡脊髄，脳レベルでの痛みの閾値上昇➡鎮痛。
オピオイド部分作用薬。
鎮痛効果はモルヒネの 25 ～ 50 倍。
受容体への結合が強く長時間作用。
★日数制限：14 日★併注：アルコール。
★貼付部位にカミソリや除毛剤，アルコールやローション等を用いない。

 貼付後，30 秒ほど手のひらでしっかり押さえる。

 ● 有益＞危険　C

10％以上 浮動性めまい，頭痛，傾眠，便秘，悪心，嘔吐，適用部位紅斑・瘙痒感，食欲減退。

ノルフロキサシン　点眼＞抗菌薬＞ニューキノロン系…バクシダール

ハイアラージン　水虫治療剤 液 膏

真菌の細胞膜の合成を阻害する。

 トルナフタート

真菌細胞膜の構成成分エルゴステロールの合成酵素を阻害➡膜透過性を障害。

ハイセチンP　外皮 > 抗菌 + ステロイド…クロマイP

ハイデルマート　外皮 > 抗炎症・鎮痒 ク

皮膚の痒みや炎症を抑える。

湿疹, 皮膚瘙痒症, 神経皮膚炎に有用。

 グリチルレチン酸

抗炎症薬。ホスホリパーゼA_2阻害作用, 肥満細胞からのヒスタミン遊離抑制作用もある。

ハイパジール　緑内障・高眼圧 > αβ遮断 眼

眼球を満たしている眼房水の産生を抑え, 流出を促進し, 眼圧を下げる。

 ニプラジロール

房水を産生する毛様体のβ受容体を遮断➡房水産生↓➡眼圧低下。

房水流出を促すα_1遮断作用もある。

 喘息

 ● 有益 > 危険

バキソ軟膏　経皮 > NSAIDs > オキシカム系 膏

炎症を起こしブラジキニンの発痛を増強させるPGの産生を抑える。

 ピロキシカム

細胞膜リン脂質から遊離されたアラキドン酸をPGに変換するCOXを阻害➡PG合成↓➡鎮痛, 抗炎症。

 アスピ喘息

 ● 有益 > 危険 🇦🇺 C

バクシダール　点眼＞抗菌薬＞ニューキノロン系 　　　　眼

DNA合成時のDNAのねじれ解消を阻害し，DNA合成を阻害する（殺菌性）。

 ノルフロキサシン

細菌のDNA複製時，DNAを切断・再結合してDNAのねじれを解消するトポイソメラーゼを阻害➡DNA合成阻害➡溶菌。
スペクトルが広い。

B3

長期間低温不可。

バクスミー　点鼻＞低血糖時救急治療剤 　　　　鼻

低血糖時の救急処置として，血糖値を上昇させる点鼻薬。

 グルカゴン

肝臓のグリコーゲンを分解しグルコースに変換➡血糖↑。
グリコーゲンが少ない飢餓状態などでは効果が期待出来ない。

追加投与は行わない。

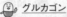 ●有益＞危険　B3

10%以上 悪心，嘔吐，頭痛。

包装用フィルムで保存。

バクトロバン　鼻腔内MRSA除菌剤 　　　　鼻

細菌のタンパク質合成を阻害し，MRSAを除菌する。

 ムピロシンCa

細菌のタンパク質合成の初期段階を阻害➡ペプチド合成できない➡タンパク質合成阻害。

 ●有益＞危険　B1

パスタロン　角化症治療剤 　　　　液膏ク

保湿，スキンケア。

 尿素

角質の水分保有力を増強させる。

バソレーター　経皮＞狭心症＞硝酸薬　　　　　　　　　　　　貼

心臓に近い太い血管を拡げる。
静脈を拡げる。
狭心症発作を予防。

ニトログリセリン
NO遊離による血管拡張。
◎静脈拡張➡血液を末梢にプール➡前負荷↓➡心筋O_2消費↓。
◎冠動脈拡張➡心筋へのO_2供給↑。
★併注：アルコール。

緑内障

● 有益＞危険　B2

頭痛，発赤，瘙痒感。

パタノール　点眼＞アレルギー＞抗ヒスタミン(第2世代)　　　眼

アレルギー症状を誘発するヒスタミンのH1受容体をブロック。
メディエーター放出も抑制。

オロパタジン
H_1拮抗➡痒み，炎症など改善
メディエータ遊離↓➡アレルギー予防。
★ソフトコンタクト不可(点眼後10分以上おいて装用)。

● 有益＞危険　B1

ハチアズレ〔含嗽用〕　口腔・咽頭疾患含嗽剤　　　　　　　含

口腔や喉，胃・十二指腸の炎症を抑える。

アズレンスルホン酸Na・炭酸水素Na
粘膜部位の炎症や潰瘍に直接作用し，口腔，咽頭，胃・十二指腸の炎症に有用。

ハップスターID　経皮＞NSAIDs＞インドール酢酸系　…イドメシン(外皮) ／インサイド

パニマイシン　点眼＞抗菌薬＞アミノグリコシド系　　　　　眼

細菌の翻訳過程を阻害し，タンパク質合成を阻害する(殺菌性)。

ジベカシン
リボソーム小サブユニットに結合➡間違ったアミノ酸を導入させる➡間違ったタン

パク質が形成➡死滅。
抗緑膿菌活性が高い。
緑膿菌を含むGNRに有用。

パピロックミニ　点眼＞春季カタル＞免疫抑制＞カルシニューリン阻害　　　眼

免疫反応を抑制して，炎症や
痒み，アレルギー症状を抑える。

 シクロスポリン

ヘルパーT細胞内で，IL-2等の産生
を促すシグナル経路を中継するカルシ
ニューリンの活性化を阻害➡IL-2等産生
↓➡免疫細胞の活性化・増殖抑制。
★液が白濁した場合は使用しない。

● 有益＞危険　■C

アルミ袋開封後は添付の遮光袋に入れ
て6カ月以内（2〜8℃保存は1年以内）。
白濁したら使用しない。

バラマイシン　外皮＞複合抗菌薬　　　膏

皮膚の感染症を防ぐ。

 バシトラシン・フラジオマイシン

● 有益＞危険

パルミコート　喘息＞吸入ステロイド　　　吸

気管支の炎症を抑えて喘息発
作を予防する。

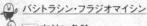 ブデソニド

Th2サイトカイン（好酸球の浸潤，IgE産
生↑等）の産生抑制，メディエーターや
アラキドン酸の遊離抑制等。
効果発現は数週間〜数カ月かかる。
★吸入後うがい。

● 有益＞危険　■A

〔吸入液〕禁凍結。アルミ開封後2カ月。

効果発現まで〔タービュヘイラー〕1〜2
週間以上，〔液〕2〜8日。

ハルロピ　経皮＞パーキンソン病＞D2作用 〔貼〕

不足しているドパミンの受容体を刺激する。

 ロピニロール
ドパミン受容体に直接作用。
非麦角系。消化器症状の副作用は弱めだが，眠気が強い。

 ● 投与不可 B3

傾眠，ジスキネジア，悪心，便秘，適用部位紅斑・瘙痒感。

バンコマイシン　眼軟＞抗菌薬＞グリコペプチド系 〔眼〕

細菌の細胞壁合成を阻害し，細胞壁を崩壊，菌を破裂させる（殺菌性）。

 バンコマイシン
ペプチドグリカンの構成成分ムレインモノマーに結合➡PBPの作用阻害➡細胞壁合成阻害➡細胞壁が崩壊➡浸透圧に耐えられず破裂（溶菌）。
GPに抗菌活性，GNは無効。
主なターゲット：薬剤耐性のGP（MRSA, MRSE）。

 ● 有益＞危険 B2

眼瞼浮腫，結膜充血。

 2～8℃。

パンデル　外用ステロイド＞very strong 〔液〕〔膏〕〔ク〕

皮膚の炎症やアレルギー症状を抑える。

 酪酸プロピオン酸ヒドロコルチゾン
抗炎症，免疫抑制作用を発揮。
・PG，LT産生↓
・マクロファージ等からサイトカイン分泌↓
・マスト細胞からメディエーター放出↓

 ● 大量・長期・広範囲投与回避 A

ヒアルロン酸Na　眼＞角結膜上皮障害…ヒアレイン

ヒアレイン　眼＞角結膜上皮障害　　　　　　　　　　　　　眼

角膜を潤して角膜創傷を治す，ドライアイを改善する。

ヒアルロン酸Na
ヒアルロン酸分子内に水分子を保持➡涙液の水分保持。

ビスダーム　外用ステロイド＞very strong　　　　　　　　　膏ク

皮膚の炎症やアレルギー症状を抑える。

アムシノニド
抗炎症，免疫抑制作用を発揮。
・PG，LT産生↓
・マクロファージ等からサイトカイン分泌↓
・マスト細胞からメディエーター放出↓

● 大量・長期・広範囲投与回避

ビソノ　経皮＞高血圧，心疾患＞β1遮断　　　　　　　　　貼

交感神経の働きを抑えて，
◎心臓の負担を軽くする
◎血管を拡げて血圧を下げる

ビソプロロール
心臓β_1遮断➡心拍数↓心拍出量↓➡心負担減。
長期ではレニン産生↓➡降圧効果。
徐脈に注意。

● 投与不可　C

ビソルボン　吸入＞気道粘液溶解　　　　　　　　　　　　吸

痰をさらさらにして，出しやすくする。
痰が切れにくい人に効果的

ブロムヘキシン
・痰を構成成分ムコ多糖類を低分子化
・線毛運動を亢進
★痰が一時的に増加。

● 有益＞危険　A

ビベスピ　吸入＞COPD＞抗コリン（長時間）＋β2刺激　　　　　吸

気管支を拡げる。

 グリコピロニウム・ホルモテロール

◎気管支平滑筋M₃遮断➡気管支拡張。
COPDの気道閉塞は，迷走神経からの
ACh遊離で起こるので，COPDに有用。
◎気管支平滑筋β₂刺激➡気管支拡張。

できるだけ同じ時間帯。

緑内障／排尿障害

● 有益＞危険

アルミ袋で保存。

ビホナゾール　皮膚＞抗真菌＞イミダゾール誘導体…マイコスポール
ビマトプロスト　緑内障・高眼圧＞プロスタマイド誘導体…ルミガン

ピマリシン　眼＞抗真菌　　　　　　　　　　　　　　　　　　　眼

角膜真菌症の薬。

 ピマリシン

アスペルギルス属菌，フザリウム属菌等
に抗菌力を示す。

● 有益＞危険

ヒルドイド　血行促進・皮膚保湿剤　　　　　　　　液噴膏クゲ

保湿，血行促進，スキンケア。

 ヘパリン類似物質

持続的な保湿能，血行促進作用。
皮脂欠乏症，指掌角皮症等に有用。
★〔フォーム〕横向きや逆さまで使用し
ない。

● 有益＞危険

ビレーズトリ　吸入＞COPD＞ステロイド＋抗コリン（長時間）＋β2刺激　吸

気管支を拡げる。
気管支の炎症を抑える。

 **ブデソニド・グリコピロニウム・ホルモテロー
ル**

◎ステロイド：

Th2 サイトカイン産生↓，メディエーター，
アラキドン酸の遊離↓など。
◎抗コリン（長時間型）：
気管支平滑筋M_3遮断➡気管支拡張。
◎β_2刺激（長時間型）：
気管支平滑筋β_2刺激➡気管支拡張。
★吸入後うがい。★アクチュエーターは
週1回洗浄。

 できるだけ同じ時間帯。

 緑内障／排尿障害

 ● 有益＞危険

 アルミ袋で保存。

ピレノキシン　老人性白内障治療剤　　　　　　　　　　眼

水晶体が混るのを防ぐ。

 ピレノキシン
水晶体のタンパク質クリスタリンと結合
➡クリスタリンとキノイド物質の結合を阻
害➡クリスタリンの不溶化防止➡水晶体
の混濁防止。

5-FU　皮膚＞悪性腫瘍＞ピリミジン代謝拮抗　　　　膏

DNA合成に必要な核酸の材料
dTMPの合成を阻害する。
RNA機能障害を起こし，アポ
トーシスを誘導する。

 フルオロウラシル
①ピリミジン合成経路でチミジル酸合成
酵素阻害➡dTMP合成阻害➡DNA合成
の材料足りない➡複製できない。
②RNAに取り込まれる➡RNA機能障害
➡アポトーシス誘導。
★投与後直ちに手を洗う。★塗布後な
るべく日光にあたらない。

 ● 望非投与　　D

 色素沈着，発赤，局所の出血傾向。

フィブラスト　褥瘡・皮膚潰瘍　　　　　　　　　　　　　　　　　　　　噴

褥瘡，皮膚潰瘍の創傷治癒を促進させる。

トラフェルミン（遺伝子組換え）

血管新生，線維芽細胞増殖促進作用により新生血管に富んだ良性肉芽を形成。

5cm 離して同一面に 5 噴霧。
1 日 1,000μg を超えない。

● 有益＞危険

冷所（溶解後は 10℃以下の冷暗所で 2 週間以内）。

フエナゾール　外皮＞消炎鎮痛　　　　　　　　　　　　　　　　　　　膏ク

皮膚疾患の炎症や痛みを抑える。

ウフェナマート

おむつかぶれや帯状疱疹，小児の顔面などいろいろ用いる。

フェルデン軟膏　経皮＞NSAIDs＞オキシカム系　　　　　　　　　　　　膏

炎症を起こしブラジキニンの発痛を増強させるPGの産生を抑える。

ピロキシカム

細胞膜リン脂質から遊離されたアラキドン酸を PG に変換する COX を阻害➡PG 合成↓➡鎮痛，抗炎症。

アスピ喘息

● 有益＞危険　C

フェルビナク　経皮＞NSAIDs＞フェニル酢酸系…セルタッチ／ナパゲルン
フェンタニル　経皮＞鎮痛＞オピオイド＞麻薬…デュロテップ／ワンデュロ
フェンタニルクエン酸塩　経皮＞鎮痛＞オピオイド＞麻薬…フェントス

フェントス　経皮＞鎮痛＞オピオイド＞麻薬　　　　　　　　　　　　　貼

痛覚伝導路に作用する強力な痛み止め。

癌性疼痛などに使う。

フェンタニル

オピオイドμ受容体刺激➡脊髄，脳レベルでの痛みの閾値↑➡鎮痛。

鎮痛作用はオキシコドンより強力，モルヒネの 50 ～ 100 倍。

他オピオイドより便秘が生じにくい。

悪心嘔吐は耐性獲得で次第に消失。

★日数制限：30 日★併注：アルコール。

★貼付中の熱いお風呂等は避ける。

★貼付部位の除毛はハサミを使う（カミソリ・除毛剤不可），アルコールやローション等は使わない。

★未使用製剤は病院か薬局に返却。

 ● 有益＞危険 C

 癌性疼痛 傾眠，貼付部位の瘙痒感，悪心，嘔吐，便秘，下痢。慢性疼痛 傾眠，めまい，貼付部位の瘙痒感，悪心，嘔吐，食欲不振，便秘，薬剤離脱症候群。

 使用時に開封。

ブコラム　抗てんかん薬＞BZD 誘導体　　　　　　液

脳内の神経の興奮を抑えて，てんかんの重積発作状態を抑える。

頬粘膜から吸収される液剤。

 ミダゾラム

抑制性の GABA$_A$ 受容体機能促進➡Cl⁻ チャネルの開口頻度上昇➡神経細胞の興奮抑制。

★日数制限：14 日★原則，投与後は救急搬送を手配。

併注：アルコール，グレープフルーツジュース。

 頬粘膜吸収なので，可能な限り飲込まない。★発作が再発しても追加投与しない。

 体重・年齢ごとの製剤量（g ／ mL ／包）

口腔用液

1 回量

修正在胎 52 週（在胎週数＋出生後週数）～ 12 カ月	2.5mg 製剤 1 シリンジ
1 ～ 4 歳	5mg 製剤 1 シリンジ
5 ～ 9 歳	7.5mg 製剤 1 シリンジ
10 ～ 17 歳	10mg 製剤 1 シリンジ

 ● 有益＞危険 C

 プラスチックチューブのふた側を上向きにして立てて保管（含量低下防止）。

フシジンレオ　外皮＞抗生物質製剤　膏

細菌の増殖を抑える。
化膿性の皮膚疾患等に用いる。

 フシジン酸Na
リボソーム上でのタンパク質合成を阻害（静菌的）。

 C

ブセレリン　GnRH 誘導体製剤…スプレキュア
ブデソニド　喘息＞吸入ステロイド…パルミコート
ブデソニド・ホルモテロール　吸入＞喘息・COPD ＞β2 刺激（長時間）＋ステロイド…シムビコート
ブテナフィン　外皮＞抗白癬菌＞ベンジルアミン系…メンタックス
ブデホル　吸入＞喘息・COPD ＞β2 刺激（長時間）＋ステロイド…シムビコート

フラジール　腟錠＞抗トリコモナス剤　腟

細菌や原虫のDNAを破壊。
DNA合成を阻害（殺菌性）。
◎嫌気性菌で利用価値大。
・ピロリ除菌
・トリコモナス症（原虫）

 メトロニダゾール
原虫・細菌内でニトロソ化合物に変化し、フリーラジカルを生成➡DNA 合成阻害、DNA 損傷（DNA 切断、DNA らせん構造を不安定化）。

 ● 有益＞危険 B2

プラノプロフェン　眼＞NSAIDs…ニフラン

フランドル　経皮＞狭心症＞硝酸薬 〔貼〕

心臓に近い太い血管を拡げる。

静脈を拡げる。

狭心症発作を予防。

硝酸イソソルビド

NO遊離による血管拡張。

◎静脈拡張➡血液を末梢にプール➡前負荷↓➡心筋O_2消費↓。

◎冠動脈拡張➡心筋へのO_2供給↑。

★併注：アルコール。

緑内障

● 有益＞危険 B1

皮膚の刺激感，一次刺激性の接触皮膚炎，アレルギー性接触皮膚炎。

プリビナ　眼，鼻＞血管収縮剤 〔眼〕〔鼻〕

眼＞眼の充血を抑える。

鼻＞鼻粘膜の充血をとって，鼻づまりを改善する。

ナファゾリン

◎眼の血管平滑筋α_1刺激➡血管収縮➡充血改善。

◎鼻粘膜血管のα_1受容体刺激➡血管収縮➡鼻閉改善。

★〔点鼻液〕2歳未満：投与不可。

〔点眼〕緑内障

● 有益＞危険

フルコート　外用ステロイド＞strong 〔液〕〔噴〕〔膏〕〔ク〕

皮膚の炎症やアレルギー症状を抑える。

フルオシノロンアセトニド

抗炎症，免疫抑制作用を発揮。

・PG，LT産生↓

・マクロファージ等からサイトカイン分泌

↓
・マスト細胞からメディエーター放出↓
★〔スプレー〕10cm 離して噴射。同じ
箇所に３秒以上噴射しない。

 ● 大量・長期・広範囲投与回避 A

〔スプレー〕皮膚の刺激感。

フルコートF　外用ステロイド＞strong（抗菌薬配合）　　膏

痒みや炎症を抑えるステロイド
（strong）に，感染症を防ぐ抗
菌薬を配合。

フラジオマイシン・フルオシノロンアセトニ
ド

◎ステロイド：
抗炎症，免疫抑制，抗アレルギー作用等。
◎アミノグリコシド系抗菌薬：
細菌のタンパク質合成を阻害（殺菌性）。

 ● 大量・長期・広範囲投与回避

フルタイド　喘息＞吸入ステロイド　　吸

気管支の炎症を抑えて喘息発
作を予防する。

フルチカゾンプロピオン酸エステル
Th2 サイトカイン（好酸球の浸潤，IgE 産
生↑等）の産生抑制，メディエーターや
アラキドン酸の遊離抑制等。
効果発現は数週間～数カ月かかる。
★吸入後うがい。★〔エアゾール〕アダ
プターは週１回水で洗浄。

 ● 有益＞危険 B3

フルティフォーム　吸入＞喘息＞β２刺激（長時間）＋ステロイド　　吸

気管支を拡げ，気管支の炎症
やアレルギー反応を抑える。

フルチカゾン・ホルモテロール
◎β₂ 刺激（長時間）：
気管支平滑筋 β₂ 刺激➡気管支拡張。
◎ステロイド：

Th2 サイトカインの産生↓。
メディエーター, アラキドン酸遊離↓。
★吸入後うがい。★吸入口は乾いた布
で拭く。

 ● 有益＞危険 B3

 嗄声。

🔲 30℃未満。

フルナーゼ　点鼻＞鼻過敏症＞ステロイド　　　　　　　　　鼻

鼻粘膜の炎症やアレルギー症
状を抑える。

 フルチカゾンプロピオン酸エステル

Th2 サイトカイン(好酸球の浸潤, IgE 産
生↑等) の産生↓, メディエーターやア
ラキドン酸の遊離抑制等。

● 有益＞危険 B3

フルメタ　外用ステロイド＞very strong　　　　　　　　液膏ク

皮膚の炎症やアレルギー症状
を抑える。

🧑 モメタゾンフランカルボン酸エステル

抗炎症, 免疫抑制作用を発揮。
・PG, LT 産生↓
・マクロファージ等からサイトカイン分泌
↓
・マスト細胞からメディエーター放出↓

● 望非投与 B3

フルメトロン　眼＞ステロイド　　　　　　　　　　　　　眼

炎症やアレルギー症状を抑え
る。

🧑 フルオロメトロン

◎PG, LT 産生↓
◎マクロファージ等からのサイトカイン分
泌↓
◎マスト細胞からのケミカルメディエー
ター放出↓

● 長期・頻回投与回避 B3

プルモザイム　遺伝子組換えヒトDNA分解酵素製剤

痰や粘液をさらさらにして,排出しやすくする。

 ドルナーゼアルファ(遺伝子組換え)
粘液や痰に大量に含まれ,粘稠性を高くしている好中球由来のDNAを分解➡喀痰排出➡肺機能改善。
★残液は廃棄。

 1日2回まで。

 ● 有益>危険　B1

 咽頭炎,発声障害,鼻炎,呼吸困難。

 2〜8℃。

フルルバン　経皮>NSAIDs>プロピオン酸系 貼

炎症を起こしブラジキニンの発痛を増強させるPGの産生を抑える。

 フルルビプロフェン
細胞膜リン脂質から遊離されたアラキドン酸をPGに変換するCOXを阻害➡PG合成↓➡鎮痛,抗炎症。
★入浴の30分以上前にはがす。

 アスピ喘息

 ● 有益>危険

フルルビプロフェン(外皮)　経皮>NSAIDs>プロピオン酸系…アドフィード/フルルバン

ブレオS　皮膚>抗腫瘍性抗生物質 膏

腫瘍細胞のDANを切断し,増殖を抑える。

 ブレオマイシン
鉄イオンと複合体形成➡フリーラジカル産生➡1本鎖,2本鎖DNAを切断。
★塗布後すぐに手を洗う。

 ● 望非投与　D

 塗布部の疼痛。

プレグランディン 治療的流産＞PGE1誘導体 膣

子宮筋に作用し，子宮を収縮し，子宮口を開口する。

ゲメプロスト
子宮平滑筋のEP₁，EP₃受容体に作用
➡細胞外からCa²⁺流入，筋小胞体から
Ca²⁺放出➡細胞内Ca²⁺↑➡平滑筋収縮。

▨▨▨ B3

嘔吐，下痢，悪心，発熱。

冷所（5℃以下）。

プレドニゾロン 外用ステロイド＞weak 膏ク

皮膚の炎症やアレルギー症状を抑える。

プレドニゾロン
抗炎症，免疫抑制作用を発揮。
・PG，LT産生↓
・マクロファージ等からサイトカイン分泌
↓
・マスト細胞からメディエーター放出↓

● 大量・長期・広範囲投与回避 ▨▨▨ A

プレドニゾロン吉草酸エステル 酢酸エステル 外用ステロイド＞midium …リドメックス

プレドニン 眼軟＞ステロイド 眼

炎症やアレルギー症状を抑える。

プレドニゾロン酢酸エステル
◎PG，LT産生↓
◎マクロファージ等からのサイトカイン分泌↓
◎マスト細胞からのケミカルメディエーター放出↓

● 長期・頻回投与回避 ▨▨▨ A

プレドネマ　注腸＞潰瘍性大腸炎＞ステロイド　　　　　　　　　[腸]

炎症や過剰な免疫反応を抑える。

プレドニゾロンリン酸エステルNa
様々な転写活性を調整し，抗炎症，免疫抑制作用を発揮。

● 有益＞危険 A

プロクトセディル　痔疾用剤(ステロイド配合)　　　　　　　　　[坐][膏]

痔の炎症を抑え，感染症を防ぐ。

ヒドロコルチゾン・フラジオマイシン
炎症を抑えるステロイド(midium) に，アミノグリコシド系抗菌薬を配合。

● 大量・長期投与回避

フロジン　皮膚＞脱毛症・白斑用剤＞ムスカリン作用　　　　　　　[液]

血流を良くして局所の代謝を良くする。

発毛促進，乾性脂漏，尋常性白斑に有用。

カルプロニウム
ACh 様作用による局所血管拡張作用➡毛細血管の血流↑➡局所の代謝↑。

● 有益＞危険

プロスタンディン　褥瘡・皮膚潰瘍　　　　　　　　　　　　　　[膏]

褥瘡，皮膚潰瘍の創傷治癒を促進させる。

アルプロスタジル　アルファデクス
PGE_1 を安定化した外用剤。局所血流↑，創傷治癒促進。

● 投与不可

プロトピック　アトピー性皮膚炎＞免疫抑制＞カルシニューリン阻害　[膏]

免疫反応を抑制して，炎症や痒み，アレルギー症状を抑える。

タクロリムス
ヘルパー T 細胞内で，IL-2 等の産生を促すシグナル経路を中継するカルシニューリンの活性化を阻害➡IL-2 等産生↓➡免疫細胞の活性化・増殖抑制。
★使用後なるべく日光にあたらない。
★一過性の皮膚刺激感が出るが改善と

ともに消失する。

🥛 1日2回の場合は12時間間隔。1回 5gまで。

😷 ● 有益＞危険 🏳C

🫁 疼痛, 熱感, 瘙痒感, 細菌性感染症, ウイルス性感染症。

⏱ 2週間以内に改善しない場合は中止。

ブロナック　眼＞NSAIDs 　　　　　　　　　　　　眼

炎症を起こすPGの産生を抑える。

😊 **ブロムフェナクNa**

細胞膜リン脂質から遊離されたアラキドン酸をPGに変換するCOXを阻害➡PG合成↓➡抗炎症。

😷 ● 有益＞危険

ブロマゼパム　坐剤＞マイナートランキライザー 　　坐

神経細胞の興奮を抑えて, 気分を安定させる。

😊 **ブロマゼパム**

抑制性のGABA$_A$受容体のBZD結合部位に結合➡受容体の機能促進➡Cl$^-$チャネルの開口頻度上昇➡過分極➡神経細胞の興奮抑制。
★日数制限：14日★併注：アルコール。

😷 ● 有益＞危険 🏳C

⏱ Tmax 3hr

ブロムフェナクNa　眼＞NSAIDs…ブロナック
ブロムヘキシン　吸入＞気道粘液溶解…ビソルボン

ブロメライン　壊死組織除去剤 　　　　　　　　　　膏

壊死組織を分解・除去する。

😊 **ブロメライン**

壊死組織のタンパク質を分解し, 褥瘡や熱傷面の治癒を促進。

🗨 出血，疼痛。

フロリード　皮膚，腟坐＞抗真菌＞イミダゾール系　　　　　　　腟 ク

真菌の細胞膜合成を阻害する。
腟＞カンジダ・外陰腟炎に有用。

🗨 <u>ミコナゾール</u>
真菌細胞膜の構成成分エルゴステロールの合成酵素を阻害➡膜透過性を障害。

🍼 ● 3カ月以内有益＞危険 A

📦 〔腟坐〕冷所。

ベガモックス　点眼＞抗菌薬＞ニューキノロン系　　　　　　　　　眼

DNA合成時のDNAのねじれ解消を阻害し，DNA合成を阻害する（殺菌性）。

🗨 モキシフロキサシン
細菌のDNA複製時，DNAを切断・再結合してDNAのねじれを解消するトポイソメラーゼを阻害➡DNA合成阻害➡溶菌。
スペクトルが広い。

🍼 ● 有益＞危険 B3

ペキロン　外皮＞抗真菌＞モルホリン系　　　　　　　　　　　　　ク

真菌の細胞膜の合成を阻害する。

🗨 アモロルフィン
真菌細胞膜の構成成分エルゴステロールの合成酵素を阻害➡膜透過性を障害。

🍼 ● 有益＞危険 B3

ベクロメタゾン　点鼻＞鼻過敏症＞ステロイド　　　　　　　　　　鼻

鼻粘膜の炎症やアレルギー症状を抑える。

🗨 ベクロメタゾンプロピオン酸エステル
Th2サイトカイン（好酸球の浸潤，IgE産生↑等）の産生↓，メディエーターやアラキドン酸の遊離抑制等。

🍼 ● 有益＞危険 B3

ベシカム　外皮＞非ステロイド系消炎・鎮痛　　　　　　　　　　膏 ク

炎症を起こしブラジキニンの発
痛を増強させるPGの産生を抑
える。

イブプロフェンピコノール

細胞膜リン脂質から遊離されたアラキド
ン酸をPGに変換するCOXを阻害➡PG
合成↓➡鎮痛，抗炎症。

● 有益＞危険 ◯C

ベストロン　眼，耳鼻＞抗菌薬＞セフェム系　　　　　　　　　　眼 耳鼻

細菌の細胞壁合成を阻害し，
細胞壁を崩壊，菌を破裂させ
る（殺菌性）。

セフメノキシム

細胞壁の主成分ペプチドグリカンを合成
するPBPに結合➡ペプチド同士の架橋を
阻害➡細胞壁が崩壊➡浸透圧に耐えら
れず破裂（溶菌）。
★〔点耳〕点耳での使用は室温に戻す
（めまい防止）。

● 〔耳鼻〕有益＞危険

溶解後は冷所で7日以内。

ベセルナ　外用＞尖圭コンジローマ，日光角化症治療薬　　　　　ク

免疫力を高めてウイルスの増
殖を抑える。

イミキモド

サイトカイン産生↑，細胞性免疫応答の
賦活化によるウイルス感染細胞障害作
用。
★日光角化症は塗布部位の光線への曝
露を避ける。★塗布後，手を石鹸でよ
く洗う。★使用直前に開封，残薬は廃
棄する。

寝る前，クリームが見えなくなるまです
り込み，起床後石けんで洗い流す。

● 有益＞危険 ◯B1

紅斑，びらん。

凍結を避けて 25℃以下。

ベタキソロール　緑内障・高眼圧 > β遮断　　　　　　眼

眼球を充たす眼房水の産生を抑えて, 眼圧を下げる。

 ベタキソロール

房水を産生する毛様体の β 受容体を遮断➡房水産生↓➡眼圧低下。

★コンタクトは点眼後 15 分以上経ってから装用。

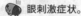 ● 投与不可　C

眼刺激症状。

ベタメタゾン
　吉草酸エステル　　外用ステロイド > strong　…ベトネベート／リンデロン-V

ベタメタゾン
　ジプロピオン酸エステル　　外用ステロイド > very strong　…リンデロン-DP

ベタメタゾン酪酸エステル
プロピオン酸エステル　　外用ステロイド > very strong　…アンテベート

ベタメタゾンリン酸エステル　　眼耳鼻 > ステロイド…リンデロン（眼鼻耳）

ベトネベート　外用ステロイド > strong　　　　　　膏ク

皮膚の炎症やアレルギー症状を抑える。

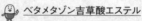 ベタメタゾン吉草酸エステル

抗炎症, 免疫抑制作用を発揮。

・PG, LT 産生↓

・マクロファージ等からサイトカイン分泌
↓

・マスト細胞からメディエーター放出↓

 ● 大量・長期・広範囲投与回避　B3

ベトネベートN　外用ステロイド > strong（抗菌薬配合）　　膏ク

痒みや炎症を抑えるステロイド（strong）に, 感染症を防ぐ抗菌薬を配合。

 ベタメタゾン吉草酸エステル・フラジオマイシン

◎ステロイド：
抗炎症, 免疫抑制, 抗アレルギー作用等。

◎アミノグリコシド系抗菌薬：
細菌のタンパク質合成を阻害（殺菌性）。

😊 ● 大量・長期・広範囲投与回避

ベトノバールG　外用ステロイド>strong（抗菌薬配合）…リンデロン-VG

ベナパスタ　皮膚>抗ヒスタミン　膏

アレルギー症状を誘発するヒス
タミンの受容体をブロックする。

😊 ジフェンヒドラミン

H_1 拮抗➡痒み，蕁麻疹等を改善。

😊 🇦🇺 A

ベネトリン　吸入>気管支拡張>β2刺激　吸

気管支を拡げる。

短時間作用（Tmax1分）で，気
道閉塞に有用。

😊 サルブタモール

気管支平滑筋のβ_2刺激➡気管支拡張。
メディエーター遊離抑制，粘液クリアラン
ス促進作用もある。

😊 ● 有益>危険 🇦🇺 A

ヘパリン類似物質　血行促進・皮膚保湿剤…ヒルドイド

ベピオ　尋常性ざ瘡治療剤　液ゲ

ニキビの薬。

😊 過酸化ベンゾイル

アクネ菌に抗菌作用を示す。
角質細胞同士の結合を弛め，角層剥離
を促し，毛漏斗部の閉塞を改善。
★髪，衣料等に付着しないように注意
（漂白作用あり）。

😊 ● 有益>危険

😊 皮膚剥脱，紅斑，刺激感，乾燥。

😊 凍結を避け，25℃以下。

ペミラストン　アレルギー性結膜炎>メディエーター遊離抑制…アレギサール
ペミロラストK　アレルギー性結膜炎>メディエーター遊離抑制…アレギサール
ヘモポリゾン　痔疾用剤（ステロイド配合）…ポステリザンF／〔強力〕
ヘモレックス　痔疾用剤（ステロイド配合）…プロクトセディル
ベルベゾロンF　眼鼻>ステロイド（抗菌薬配合）…リンデロンA（眼鼻耳）

ヘルミチンS　痔疾用剤(非ステロイド)　坐

痔の痛みや腫れを緩和する。

リドカイン配合剤

収斂作用により，止血，創傷治癒作用を発揮。局所麻酔薬配合。

● 有益＞危険

ベロテック　吸入＞気管支拡張＞β2刺激　吸

気管支を拡げる。

フェノテロール

気管支平滑筋のβ_2刺激➡気管支拡張。
★吸入後うがい。

● 有益＞危険　A

動悸。

T_{max} 3hr　$T_{1/2}$ 6hr

ペンタサ　坐剤，注腸＞潰瘍性大腸炎＞5-ASA薬　坐腸

腸の炎症部に直接作用して，炎症を抑える。

メサラジン

大腸の粘膜下結合組織において
①活性酸素産生↓
②アラキドン酸カスケードを阻害
③サイトカイン産生↓

● 有益＞危険　C

〔坐剤〕開封後は速やかに使用(着色)。
〔注腸〕アルミ袋開封後は保存不可。

ベンダザック　外皮＞非ステロイド性抗炎症…ジルダザック

ベンテイビス　肺動脈性肺高血圧症＞PGI2誘導体　吸

肺動脈血管を拡げ，肺循環を改善する。

イロプロスト

プロスタサイクリン受容体に結合➡血管拡張，血小板凝集抑制，血管平滑筋細胞増殖↓。

投与間隔は少なくとも2時間以上。

 ● 有益＞危険　B3

10％以上 潮紅，頭痛，咳嗽，顎痛，開口障害。

ボアラ　外用ステロイド＞strong　膏ク

皮膚の炎症やアレルギー症状を抑える。

デキサメタゾン吉草酸エステル

抗炎症，免疫抑制作用を発揮。
・PG，LT産生↓
・マクロファージ等からサイトカイン分泌↓
・マスト細胞からメディエーター放出↓

● 大量・長期・広範囲投与回避　A

ホクナリン　経皮＞気管支拡張＞β2刺激　貼

気管支を拡げる。
長時間作用性。

ツロブテロール

気管支平滑筋のβ_2刺激➡気管支拡張。
持続的な作用を示す。
★1～2週間で効果が認められない場合は中止。

● 有益＞危険

CK上昇。

ポステリザンF／〔強力〕　痔疾用剤（ステロイド配合）　膏

痔の炎症を抑え，感染症を防ぐ。

大腸菌死菌・ヒドロコルチゾン

白血球遊走能を高めて感染を防御，肉芽形成を促進。ステロイド配合。

● 大量・長期投与回避

ホスミシンS　点耳＞抗菌薬＞ホスホマイシン系　耳

細菌の細胞壁合成を阻害し， ホスホマイシンNa

細胞壁を崩壊，菌を破裂させる（殺菌性）。

細胞壁合成の初期段階で，細胞壁の構成成分NAMの合成を阻害➡細胞壁が崩壊➡浸透圧に耐えられず破裂（溶菌）。
ブドウ球菌，緑膿菌等の外耳・中耳炎に有用。
臨床での使用機会は多くない。
★体温に近い温度で使用（めまい防止）。

 B2

 調整後は2週間。

ボスミン　アドレナリン液 　　　　　　　　　液

副腎髄質から分泌されるホルモンで，血管収縮，心刺激，気管支拡張などの作用をもつ。

 アドレナリン

α，β両方刺激。

 〔気管支痙攣〕追加は1回が限度。間隔4〜6時間以上。

 ● 望非投与　A

ポビドリンパスタ　褥瘡・皮膚潰瘍治療剤…ユーパスタ
ポビドンヨード　含嗽剤…イソジンガーグル
ポビヨドン　含嗽剤…イソジンガーグル
ポピラール　含嗽剤…イソジンガーグル

ボラザG　痔疾用剤(非ステロイド)　　　　坐 膏

痔の痛みや炎症，腫れを抑える。

 トリベノシド・リドカイン

循環改善作用により症状改善。
局所麻酔薬を配合。

 ● 有益>危険

ホーリンV　腟坐>卵胞ホルモン製剤　　　　腟

女性ホルモン作用を介して，子宮や腟内の状態を整え，炎症を抑える。

 エストリオール

腟粘液を増加させ，腟の清浄化をもたらす。

● 投与不可 B1

ボルタレン(外皮)　経皮＞NSAIDs＞フェニル酢酸系　　　液ゲ貼

炎症を起こしブラジキニンの発痛を増強させるPGの産生を抑える。

ジクロフェナクNa

細胞膜リン脂質から遊離したアラキドン酸をPG に変換するCOX を阻害➡PG合成↓➡鎮痛, 抗炎症。

アスピ喘息

● 有益＞危険 C

ボルタレンサポ　坐剤＞NSAIDs＞フェニル酢酸系　　　坐

炎症や発熱を起こしブラジキニンの発痛を増強させるPGの産生を抑える。

ジクロフェナクNa

細胞膜リン脂質から遊離されるアラキドン酸をPG に変換するCOX を阻害➡PG合成↓➡鎮痛, 解熱, 抗炎症。

消化性潰瘍／痔疾患／アスピ喘息

● 投与不可 C

冷所。

Tmax 0.8 ～ 1hr T1/2 1.3hr

ボレー　外皮＞抗白癬菌＞ベンジルアミン系　　　液噴ク

真菌の細胞膜の合成を阻害する。

ブテナフィン

真菌細胞膜の構成成分エルゴステロールの合成酵素を阻害➡膜透過性を障害。表在性。

● 有益＞危険

ボンアルファ　角化症, 尋常性乾癬治療剤＞活性型ビタミンD3　　　液膏ク

表皮細胞の代謝を整え, 皮膚の肥厚や硬化を改善する。

タカルシトール

角化異常における表皮細胞の増殖亢

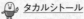

進・分化異常を改善。

〔ハイ〕1日10gまで。

●有益＞危険

マイコスポール　皮膚＞抗真菌＞イミダゾール誘導体　　　液ク

真菌の細胞膜の合成を阻害する。

ビホナゾール

真菌細胞膜の構成成分エルゴステロールの合成酵素を阻害➡膜透過性を障害。

● 3カ月未満：有益＞危険　B3

〔外用液〕3℃以下で凝固。

マイザー　外用ステロイド＞very strong　　　膏ク

皮膚の炎症やアレルギー症状を抑える。

ジフルプレドナート

抗炎症，免疫抑制作用を発揮。
・PG，LT産生↓
・マクロファージ等からサイトカイン分泌↓
・マスト細胞からメディエーター放出↓

● 大量・長期・広範囲投与回避

マイティア〔人工涙液〕　人工涙液製剤　　　眼

涙液を補充する。

ホウ酸・無機塩類配合剤

涙液減少症，乾性角結膜炎等における涙液の補充。

★ソフトコンタクト装着時不可。

マイピリン　眼＞調節機能改善…ミオピン
マキサカルシトール　角化症治療剤＞活性型ビタミンD3…オキサロール

マーデュオックス　尋常性乾癬治療剤＞活性型ビタミンD3＋ステロイド　　　膏

表皮細胞の代謝を整え，皮膚の肥厚や硬化を改善する。

炎症を抑える。

マキサカルシトール・ベタメタゾン酪酸エステルプロピオン酸エステル

角化細胞の増殖亢進・分化異常を正常化するビタミンD3にステロイドを配合。
★使用後，よく手を洗う。

 1日10gまで。

● 望非投与

ミオコール　舌下スプレー>狭心症>硝酸薬　〔舌〕

心臓に近い太い血管を拡げ
る。
静脈を拡げる。
狭心症の発作時に使用。

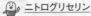 <u>ニトログリセリン</u>
NO 遊離による血管拡張。
◎静脈拡張➡血液を末梢にプール➡前
負荷↓➡心筋O_2消費↓。
◎冠動脈拡張➡心筋へのO_2供給↑。
★併注：アルコール。

緑内障

 ● 有益>危険　B2

ミオピン　眼>調節機能改善　〔眼〕

眼の調節機能を改善して，眼
の疲れをとる。

 ネオスチグミン・無機塩類

● 有益>危険

ミケラン　緑内障・高眼圧>β遮断　〔眼〕

眼球を充たす眼房水の産生を
抑えて，眼圧を下げる。

 カルテオロール
房水を産生する毛様体のβ受容体を遮
断➡房水産生↓➡眼圧低下。
★〔LA〕他剤併用は，他剤点眼後10分
あけて最後に点眼。

 喘息

● 有益>危険

 眼刺激症状。

ミケルナ　緑内障・高眼圧>配合剤　〔眼〕

眼球を充たす眼房水の産生を
抑え，排出を促し，眼圧を下げ
る。

 カルテオロール・ラタノプロスト
◎房水を産生する毛様体のβ遮断➡房
水産生↓。
◎FP受容体を刺激➡ぶどう膜強膜流出

経路からの房水流出↑。
★1日1回を超えない(作用減弱)。
★一時的な霧視➡回復するまで車の運転等不可。★他剤併用は，他剤点眼後10分あけて最後に点眼。

 喘息

 ● 有益＞危険

ミドリンM　散瞳，調節麻痺＞抗コリン　　　　　　　　　　　眼

瞳孔やピント調節に関わる神経に作用し，散瞳や調節麻痺を起こす。

 トロピカミド

◎瞳孔括約筋M_3遮断➡弛緩➡散瞳。
◎毛様体筋M_3遮断➡弛緩➡調節麻痺。
毛様体筋弛緩で眼圧↑➡緑内障禁忌。
★散瞳，調節麻痺が回復するまで車の運転等不可。★使用後は強い光を直接見ない(サングラス着用)。

 緑内障

 ● 有益＞危険　 B2

ミドリンP　点眼＞散瞳＞抗コリン＋選択的α1刺激　　　　眼

瞳孔やピント調節に関わる神経に作用し，散瞳や調節麻痺を起こす。

 トロピカミド・フェニレフリン

◎瞳孔括約筋M_3遮断➡弛緩➡散瞳。
◎毛様体筋M_3遮断➡弛緩➡調節麻痺。
◎瞳孔散大筋のα_1刺激➡散瞳。
★散瞳，調節麻痺が回復するまで車の運転等不可。★使用後は強い光を直接見ない(サングラス着用)。

 緑内障

 ● 有益＞危険

ミリステープ　経皮＞狭心症＞硝酸薬　　　　　　　　　　　貼

心臓に近い太い血管を拡げる。

静脈を拡げる。

狭心症発作を予防。

 ニトログリセリン

NO遊離による血管拡張。
◎静脈拡張➡血液を末梢にプール➡前負荷↓➡心筋O_2消費↓。
◎冠動脈拡張➡心筋へのO_2供給↑。
★併注：アルコール。★開封後は直ちに使用。

 緑内障

 ● 有益＞危険　B2

 頭痛，かゆみ，発赤。

ミルタックス　経皮＞NSAIDs＞プロピオン酸系　　　　　　貼

炎症を起こしブラジキニンの発痛を増強させるPGの産生を抑える。

 ケトプロフェン

細胞膜リン脂質から遊離されたアラキドン酸をPGに変換するCOXを阻害➡PG合成↓➡鎮痛，抗炎症。
★紫外線は避け，天候にかかわらず戸外の活動は避ける（使用後も当分の間）。

 アスピ喘息

 ● 後期：不可（他は有益＞危険）
C

ミレーナ　子宮内黄体ホルモン放出システム

黄体ホルモン作用で，避妊，月経困難症の症状を軽減。

 レボノルゲストレル

子宮腔内で黄体ホルモンを持続的に放出➡子宮内膜の形態変化➡避妊，月経血量↓。
★「避妊」は保険適応にならない。
★5年を以内に除去または交換。

● 投与不可 B3

月経異常，月経中間期出血，除去後の消退出血，卵巣嚢胞，腹痛。

ムコスタ　点眼>ドライアイ>粘液産生促進　眼

眼粘膜を保護し，粘膜タンパク質を産生する。
ドライアイや角膜上皮障害を改善。

 レバミピド

ムチン産生↑➡涙液の質を改善。
★一時的に目がかすむ。自動車の運転等，注意。

● 有益>危険

苦味。

点眼口を上向きにして保管。アルミピロー開封後は遮光。

ムコファジン　眼>角膜保護　眼

角膜，水晶体等の眼組織の構成成分で，角膜を保護する。
ビタミンB2配合。

 フラビンアデニンジヌクレオチド・コンドロイチン硫酸エステル

コラーゲンとともに結合組織の構成成分として角膜，軟骨，血管壁，腱等に広く存在する酸性ムコ多糖体の一種。

ムコフィリン　吸入>去痰>気道粘液溶解　吸

痰をさらさらにして，出しやすくする。

 アセチルシステイン

ムコタンパク質のジスルフィド結合を分解➡喀痰の粘度↓。
★一時的に痰が増加。

 B2

軽い臭気（硫黄臭）。

メサデルム　外用ステロイド>strong　液膏ク

皮膚の炎症やアレルギー症状

 デキサメタゾンプロピオン酸エステル

を抑える。	抗炎症，免疫抑制作用を発揮。 ・PG，LT 産生↓ ・マクロファージ等からサイトカイン分泌↓ ・マスト細胞からメディエーター放出↓

●大量・長期・広範囲投与回避 🇦🇺A

メサラジン　注腸＞潰瘍性大腸炎＞5-ASA薬…ペンタサ
メタスルホ安息香酸デキサメタゾンNa　眼＞ステロイド…サンテゾーン

メノエイド　経皮＞卵胞・黄体ホルモン製剤 貼

女性ホルモン作用を介して，更年期症状を改善する。	**エストラジオール・酢酸ノルエチステロン** ★半分に切って使用しない。
	●投与不可
	瘙痒，発赤，皮膚炎，帯下，乳房緊満感，乳房痛，下腹部痛。
	2 ～ 8℃。

メプチン　吸入＞気管支拡張＞β2刺激 吸

気管支を拡げる。	**プロカテロール** 気管支平滑筋のβ_2刺激➡気管支拡張。 発現が速やかで，長時間持続。 抗アレルギー作用も有する。 ★〔吸入液〕吸入後うがい。★〔エアー〕マウスピースは温水で洗う（絶対に水洗いしない）。
	〔キット製剤〕1 日 80μg まで。 〔液〕深呼吸しながら吸入。
	●有益＞危険
	〔スイングヘラー〕アルミピローで保存。
	Tmax 15 分

メンタックス　外皮>抗白癬菌>ベンジルアミン系　　　液 噴 ク

真菌の細胞膜の合成を阻害する。

 ブテナフィン

真菌細胞膜の構成成分エルゴステロールの合成酵素を阻害➡膜透過性を障害。表在性。

 ● 有益>危険

モイゼルト　アトピー性皮膚炎>PDE4阻害　　　膏

免疫細胞の活性を抑制し、炎症性サイトカイン放出を抑制。皮膚や関節の炎症を抑える。

 ジファミラスト

cAMPを分解する免疫細胞内のPDE4を阻害➡cAMP濃度↑➡免疫細胞の活性化抑制➡炎症性サイトカイン産生・放出↓。
★女性：投与中・終了後一定期間は避妊。★眼に入ったら直ちに水で洗い流す。

〔1%〕4週間以内で改善しなければ使用中止。

● 望非投与

モキシフロキサシン　点眼>抗菌薬>ニューキノロン系…ベガモックス
モメタゾン〔外皮〕　外用ステロイド>very strong…フルメタ
モメタゾン〔点鼻〕　点鼻>アレルギー性鼻炎>ステロイド…ナゾネックス

モーラス　経皮>NSAIDs>プロピオン酸系　　　貼

炎症を起こしブラジキニンの発痛を増強させるPGの産生を抑える。

 ケトプロフェン

細胞膜リン脂質から遊離されたアラキドン酸をPGに変換するCOXを阻害➡PG合成↓➡鎮痛，抗炎症。
★紫外線は避け，天候にかかわらず戸外の活動は避ける（使用後も当分の間）。

 アスピ喘息

● 後期：不可（他は有益＞危険）

C

ヤクバン　経皮＞NSAIDs ＞プロピオン酸系…アドフィード／フルルバン

ユーパスタ　褥瘡・皮膚潰瘍治療剤　　　　　　　　　　　　　　　　　　　　　　　　　膏

褥瘡部を殺菌し，浸出液を吸収し，治癒を促進する。

　　精製白糖・ポビドンヨード
　　創傷治癒，殺菌作用。肉芽形成を促進し，褥瘡や皮膚潰瘍を縮小。
　　★他剤と混合不可。

　　● 有益＞危険

ユベラ　外用ビタミンE・A剤　　　　　　　　　　　　　　　　　　　　　　　　　　　膏

皮膚の血行をよくし，代謝を高める。凍瘡や角化性皮膚疾患に有用。

　　トコフェロール・ビタミンA油
　　VtE：皮膚の末梢血行↑，血管透過性抑制。
　　VtA：皮膚上皮細胞の角化を抑制。

　　● 有益＞危険

　　15℃以下。

ヨード・グリセリン〔複方〕　口腔用殺菌消毒剤　　　　　　　　　　　　　　　　　　　口

口や喉の殺菌・消毒。

　　複方ヨード・グリセリン
　　殺菌，防腐，消毒作用。

　　● 長期・広範囲投与回避

ヨードコート　褥瘡・皮膚潰瘍…カデックス

ラクティオン	経皮>NSAIDs >インドール酢酸系 …イドメシン(外皮)／インサイド

ラクリミン　流涙症治療薬　　　　　　　　　　　　　　眼

涙液の分泌を抑える。

 オキシブプロカイン

涙液分泌を支配する三叉神経弓を一過性に遮断。

● 有益>危険 🏥 D

ラクール(温・冷)　鎮痛・消炎パップ剤…MS(温・冷)シップ
ラタチモ　緑内障・高眼圧>配合剤…ザラカム
ラタノプロスト　緑内障・高眼圧>PGF2 α誘導体…キサラタン
ラタノプロスト・チモロール　緑内障・高眼圧>配合剤…ザラカム
ラノコナゾール　皮膚>抗真菌>イミダゾール誘導体…アスタット

ラパリムス　結節性硬化症に伴う皮膚病変治療剤>mTOR阻害　　ゲ

過誤腫の増殖を引き起こしているアポトーシスの抑制を解除して,過誤腫の増殖を抑える。

 シロリムス

細胞の増殖や生存などを調節しているシグナル伝達系を経由しているmTORの恒常的な活性化を抑制➡アポトーシス抑制を解除➡過誤腫の増殖を抑制。
★皮膚以外(粘膜等)には使用しない。

 ● 有益>危険 🏥 C

 10%以上 皮膚乾燥,ざ瘡,適用部位刺激感。

🗄 2～8℃保存。

ラピフォートワイプ　原発性腋窩多汗症治療薬　　　　　　　液

発汗を調節している汗腺の神経を抑えて,発汗を抑える。

 グリコピロニウム

エクリン汗腺のM_3を選択的に遮断➡発汗シグナル伝達を阻害➡発汗抑制。
★自動車の運転等注意(羞明,霧視,散瞳等が発現)。★使用後は直ちに手をよく洗う。

緑内障／排尿障害

 ● 有益＞危険

ラフェンタ　経皮＞鎮痛＞オピオイド＞麻薬…デュロテップ

ラミシール　外皮＞抗真菌＞アリルアミン系　　　　　　　液 噴 ク

真菌の細胞膜の合成を阻害する。

 テルビナフィン
真菌細胞膜の構成成分エルゴステロールの合成酵素を阻害➡膜透過性を障害。

 ● 有益＞危険　　B1

リザベン　アレルギー性結膜炎＞メディエーター遊離抑制　　　　眼

アレルギー誘発物質の遊離を抑える。予防的。

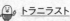 トラニラスト
マスト細胞からのメディエーター(ヒスタミン，LT 等) 遊離↓➡アレルギー予防。

 ● 望非投与(特に 3 カ月以内)

 冷蔵保存で結晶析出のおそれ。

リズモン　緑内障・高眼圧＞β遮断…チモプトール

リドメックス　外用ステロイド＞midium　　　　　　　　液 膏 ク

皮膚の炎症やアレルギー症状を抑える。

 プレドニゾロン吉草酸エステル酢酸エステル
抗炎症，免疫抑制作用を発揮。
・PG, LT 産生↓
・マクロファージ等からサイトカイン分泌
↓
・マスト細胞からメディエーター放出↓

 ● 大量・長期・広範囲投与回避　　A

リノロサール　眼耳鼻＞ステロイド…リンデロン(眼鼻耳)

リバスタッチ 経皮＞アルツハイマー型認知症＞コリンエステラーゼ阻害 貼

記憶形成に関わる脳内のアセチルコリン量を増やし，認知機能の低下を抑える。

 リバスチグミン

変性したACh作動性神経細胞によって産生低下したAChに対し，ChEを阻害➡シナプス間隙量↑➡AD進行抑制。BuChE阻害作用もある。
経皮吸収で悪心等の消化器症状軽減。
★1日18mg未満は漸増や減量領域。有効用量ではない。★維持量到達まで12週間以上。★扱った後は手が眼に触れないようにして，洗う。

 ● 有益＞危険 B2

食欲減退，嘔吐，悪心，接触性皮膚炎，適用部位紅斑・瘙痒感・浮腫。

リバスチグミン 経皮＞アルツハイマー型認知症＞コリンエステラーゼ阻害…イクセロン／リバスタッチ

リボスチン アレルギー性結膜炎，鼻炎＞抗ヒスタミン(第2世代) 眼 鼻

アレルギー症状を誘発するヒスタミンのH1受容体をブロック。
メディエーター放出も抑制。

 レボカバスチン

◎H₁拮抗➡痒み，鼻炎等を改善。
◎メディエータ遊離↓➡アレルギー予防。

● 有益＞危険 B3

〔点眼液〕上向き保存(粒子が分散しにくくなる)。

リュウアト 散瞳，調節麻痺＞抗コリン 眼

瞳孔やピント調節に関わる神経に作用し，散瞳や調節麻痺を起こす。

アトロピン

◎瞳孔括約筋M₃遮断➡弛緩➡散瞳。
◎毛様体筋M₃遮断➡弛緩➡調節麻痺。
毛様体筋弛緩で眼圧↑➡緑内障禁忌。
★散瞳，調節麻痺が回復するまで車の運転等不可。★使用後はサングラスを着用するなど強い光を直接見ない。

緑内障

 ● 有益＞危険 A

硫酸ポリミキシンB　抗菌薬＞ペプチド系　　　　　　　　　　　　末

グラム陰性菌の細胞膜の機能を破綻させる（殺菌性）。

ポリミキシンB

グラム陰性菌の細胞膜に結合し，
①CaとMgの架橋構造を崩壊させる。
②細胞膜の透過性を上昇させ，内容物を漏洩させる。
エンドトキシン不活性化作用もある。
消化管から吸収されない➡腸管内殺菌。
★耳局所投与での難聴に注意（聴力の変動に注意。長期連用しない）。

 ● 有益＞危険

リレンザ　吸入＞インフルエンザウイルス薬＞ノイラミニダーゼ阻害　　吸

宿主細胞内で増殖したインフルエンザウイルスが，細胞内から出られないようにし，罹病期間を短縮する。

ザナミビル

宿主細胞内で増殖したウイルスが細胞外に遊離する際に必要なノイラミニダーゼを阻害➡子孫ウイルスの放出阻害。
★予防は保険がきかない。

〔治療〕発症から2日以内に開始。〔予防〕感染者と接触後1.5日以内に開始。

 ● 有益＞危険 B1

リンデロン（眼鼻耳）　眼耳鼻＞ステロイド　　　　　　　　　眼 眼耳鼻

炎症やアレルギー症状を抑える。

ベタメタゾンリン酸エステルNa

◎PG，LT産生↓
◎マクロファージ等からのサイトカイン分泌↓
◎マスト細胞からのケミカルメディエーター放出↓

😊 ● 長期・頻回投与回避

リンデロン(坐剤)　坐剤>ステロイド　　　　　　　　　　[坐]

炎症や過剰な免疫反応を抑える。

😊 <u>ベタメタゾン</u>
様々な転写活性を調整し，抗炎症，免疫抑制作用を発揮。抗炎症作用が強い。

😊 ● 有益>危険

リンデロンA(眼鼻耳)　眼耳，眼鼻>ステロイド(抗菌薬配合)　　[眼耳鼻][眼鼻]

痒みや炎症を抑えるステロイドに，感染症を防ぐ抗菌薬を配合。

😊 <u>ベタメタゾンリン酸エステルNa・フラジオマイシン</u>
◎ステロイド：
抗炎症，免疫抑制，抗アレルギー作用等。
◎アミノグリコシド系抗菌薬：
細菌のタンパク質合成を阻害(殺菌性)。

😊 ● 長期・頻回投与回避

📦 〔液〕冷所。

リンデロン-DP　外用ステロイド>very strong　　　　　　[液][膏][ク]

皮膚の炎症やアレルギー症状を抑える。

😊 <u>ベタメタゾンジプロピオン酸エステル</u>
抗炎症，免疫抑制作用を発揮。
・PG，LT産生↓
・マクロファージ等からサイトカイン分泌
↓
・マスト細胞からメディエーター放出↓

😊 ● 望非投与 　🚼B3

😀 〔ゾル〕一過性の刺激感。

リンデロン-V　外用ステロイド>strong　　　　　　　　[液][膏][ク]

皮膚の炎症やアレルギー症状を抑える。

😊 <u>ベタメタゾン吉草酸エステル</u>
抗炎症，免疫抑制作用を発揮。

・PG，LT 産生↓
・マクロファージ等からサイトカイン分泌↓
・マスト細胞からメディエーター放出↓

 ● 大量・長期・広範囲・頻回回避
B3

リンデロン-VG　外用ステロイド＞strong（抗菌薬配合）　液膏ク

痒みや炎症を抑えるステロイド（strong）に，感染症を防ぐ抗菌薬を配合。

 ベタメタゾン吉草酸エステル・ゲンタマイシン

◎ステロイド：
抗炎症，免疫抑制，抗アレルギー作用等。
◎アミノグリコシド系抗菌薬：
細菌のタンパク質合成を阻害（殺菌性）。

 ● 大量・長期・広範囲回避

ル・エストロ　経皮＞エストロゲン製剤　ゲ

・更年期症状改善

・生殖補助医療での調節卵巣刺激の開始時期を調整

・妊娠の成立・維持が可能な子宮内膜を形成

 エストラジオール

◎更年期症状：エストロゲン補充。
◎投与と中止により血中濃度の急激な低下➡子宮内膜がはく落➡調節卵巣刺激の開始時期を規定する消退出血発現。
◎・凍結融解胚移植におけるホルモン補充周期：E2 により子宮内膜を肥厚させた後，黄体ホルモンにより子宮内膜を分泌期像へと変化させる。
★塗布直後のアルコールを多量に含む化粧品等の使用は避ける。★塗布後手を洗う。

 塗布後 1 時間は洗浄しない。

 ● 投与不可（凍結融解胚移植におけるホルモン補充周期を除く）　B3

10%以上 腟分泌物，乳房不快感。

ルコナック　皮膚＞抗真菌＞イミダゾール誘導体　　　　　　　　　　液

真菌の細胞膜の合成を阻害する。

 ルリコナゾール

真菌細胞膜の構成成分エルゴステロールの合成酵素を阻害➡膜透過性を障害。
★衣類に付くと黄色に着色。

 ● 有益＞危険

ルティナス　生殖補助＞黄体ホルモン　　　　　　　　　　　　　腟

黄体ホルモンを補充し，妊娠を成立，維持させる。

 プロゲステロン

エストロゲンが十分にある状態で
・子宮内膜を増殖期から分泌期へと移行させる
・子宮内膜の胚受容能を高める
・妊娠を維持する

 採卵日（又はホルモン補充周期下での凍結胚移植ではエストロゲン投与により子宮内膜が十分な厚さになった時点）から最長10週間（又は妊娠12週まで）投与。

 🇦🇺 A

ルテウム　生殖補助＞黄体ホルモン　　　　　　　　　　　　　腟

黄体ホルモンを補充し，妊娠を成立，維持させる。

 プロゲステロン

エストロゲンが十分にある状態で
・子宮内膜を増殖期から分泌期へと移行させる
・子宮内膜の胚受容能を高める
・妊娠を維持する

 採卵日（又はホルモン補充周期下での凍結胚移植ではエストロゲン投与により子

宮内膜が十分な厚さになった時点）から最長 10 週間（又は妊娠 12 週まで）投与。

 A

不正子宮出血，外陰腟瘙痒症。

25℃以下。一度溶けた製剤は使用しない。

ルピアール　催眠・鎮静・抗けいれん＞バルビツール酸系　坐

脳内の神経細胞の興奮を抑えて，痙攣や睡眠障害を改善する。

 フェノバルビタールNa

抑制性のGABA_A 受容体作用➡抑制シグナル増強➡神経細胞の興奮抑制。
電位依存性Ca^{2+} チャネル抑制作用もある。鎮静作用が強い。
★日数制限：14 日★併注：アルコール。

 ● 投与不可　D

冷所。

ルミガン　緑内障・高眼圧＞プロスタマイド誘導体　眼

眼球を充たす眼房水の流出を促して，眼圧を下げる。

 ビマトプロスト

FP 受容体を選択的に刺激➡ぶどう膜強膜流出経路からの房水流出↑。
★1 日 1 回を超えない（効果減弱）。
★コンタクトは点眼後 15 分以上経ってから装用。★液が眼瞼皮膚等についた場合，よく拭き取るか洗顔（眼瞼色調変化，眼周囲多毛化が発現）。★一時的な霧視に注意。回復するまで車の運転等不可。

 ● 有益＞危険　B3

虹彩色素沈着，睫毛の異常，結膜充血，眼瞼色素沈着，眼瘙痒症，眼瞼の多毛

症。

ルリクールVG　外用ステロイド＞strong（抗菌薬配合）…リンデロン-VG
ルリコナゾール　皮膚＞抗真菌＞イミダゾール誘導体…ルリコン

ルリコン　皮膚＞抗真菌＞イミダゾール誘導体　　　液 膏 ク

真菌の細胞膜の合成を阻害する。

 ルリコナゾール
真菌細胞膜の構成成分エルゴステロールの合成酵素を阻害➡膜透過性を障害。
★衣類に付くと黄色に着色。

● 有益＞危険

レクタブル　注腸＞潰瘍性大腸炎＞ステロイド　　　腸

炎症や過剰な免疫反応を抑える。

ブデソニド
様々な転写活性を調整し，抗炎症，免疫抑制作用を発揮。
★併注：グレープフルーツジュース。
★手指や目などに付着したら速やかに水で洗い流す。

● 有益＞危険

血中コルチゾール減少，血中コルチコトロピン減少。

正立状態で保管。

レシカルボン〔新〕　便秘治療剤　　　坐

直腸を刺激して，排便反射を誘発する。

炭酸水素Na・無水リン酸二水素Na
腸内で徐々に炭酸ガスを発生➡腸管内圧↑➡排便反射を誘発。

冷所。

レスキュラ　緑内障・高眼圧＞イオンチャネル開口　　　眼

眼房水の流出を促して眼圧を下げる。

イソプロピルウノプロストン
縮・散瞳を伴わなず，主経路・副経路を

介した房水流出を促進。
主にぶどう膜強膜流出路の流出を促進。

 ● 有益＞危険 ■■ B3

レスタミンコーチゾン〔強力〕 皮膚＞ステロイド＋抗菌＋抗ヒスタミン 〔膏〕

痒みや炎症を抑え,感染症を防ぐ。

ヒドロコルチゾン酢酸エステル・フラジオマイシン

● 大量・長期・広範囲投与回避

レスタミン 皮膚＞抗ヒスタミン 〔ク〕

アレルギー症状を誘発するヒスタミンの受容体をブロックする。

ジフェンヒドラミン
H_1 拮抗➡痒み,蕁麻疹等を改善。
■■ A

レダコート 外用ステロイド＞midium 〔膏〕〔ク〕

皮膚の炎症やアレルギー症状を抑える。

トリアムシノロンアセトニド
抗炎症,免疫抑制作用を発揮。
・PG, LT 産生↓
・マクロファージ等からサイトカイン分泌↓
・マスト細胞からメディエーター放出↓

● 大量・長期・広範囲投与回避 ■■ A

レバミピド 点眼＞ドライアイ＞粘液産生促進…ムコスタ

レペタン 坐剤＞鎮痛＞オピオイド＞非麻薬 〔坐〕

痛覚伝導路に作用する強力な痛み止め。
癌性疼痛などに使う。

ブプレノルフィン
オピオイドμ受容体刺激➡脊髄,脳レベルでの痛みの閾値上昇➡鎮痛。
オピオイド部分作用薬。
鎮痛効果はモルヒネの 25 〜 50 倍。
受容体への結合が強く長時間作用。

★日数制限：14日★併注：アルコール。

🤕 痔疾患

😇 ● 投与不可 🇦🇺 C

🤮 嘔気，嘔吐。

⏱ T_{max} 2hr

レボカバスチン　アレルギー性結膜炎＞抗ヒスタミン（第2世代）…リボスチン

レボブノロール　緑内障・高眼圧＞β遮断　　　　　　　　　　　　　眼

眼球を充たす眼房水の産生を抑えて，眼圧を下げる。

😇 レボブノロール
房水を産生する毛様体のβ受容体を遮断➡房水産生↓➡眼圧低下。

🤕 喘息

😇 ● 有益＞危険 🇦🇺 C

レボフロキサシン　点眼＞抗菌薬＞ニューキノロン系…クラビット

レルベア　吸入＞喘息・COPD＞β2刺激（長時間）＋ステロイド　　　吸

気管支を拡げ，気管支の炎症やアレルギー反応を抑える。

😇 ビランテロール・フルチカゾン
◎β₂刺激（長時間）：
気管支平滑筋β₂刺激➡気管支拡張。
◎ステロイド：
Th2サイトカインの産生↓。
メディエーター，アラキドン酸遊離↓。
★吸入後うがい。

🥛 なるべく同じ時間に吸入。1日1回を超えない。

😇 ● 有益＞危険 🇦🇺 B3

📦 アルミ包装で保存。

ロキソニン　経皮＞NSAIDs＞プロピオン酸系　　　　　　　　　　ゲ 貼

炎症を起こしブラジキニンの発

 ロキソプロフェン

痛を増強させるPGの産生を抑える。

細胞膜リン脂質から遊離されたアラキドン酸をPGに変換するCOXを阻害➡PG合成↓➡鎮痛，抗炎症。

😖 アスピ喘息

😊 ● 有益＞危険

ロキソプロフェンNa　経皮＞NSAIDs＞プロピオン酸系…ロキソニン

ロコア　経皮＞NSAIDs＞プロピオン酸系　　　　　　　　　貼

炎症を起こしブラジキニンの発痛を増強させるPGの産生を抑える。

😊 エスフルルビプロフェン・ハッカ油

細胞膜リン脂質から遊離されたアラキドン酸をPGに変換するCOXを阻害➡PG合成↓➡鎮痛，抗炎症。

📋 同時に2枚を超えて貼付しない。

😖 消化性潰瘍／アスピ喘息

😊 ● 妊娠後期不可。後期以外は有益＞危険

🫀 皮膚炎。

ロコイド　外用ステロイド＞midium　　　　　　　　　膏 ク

皮膚の炎症やアレルギー症状を抑える。

😊 ヒドロコルチゾン酪酸エステル

抗炎症，免疫抑制作用を発揮。
・PG，LT産生↓
・マクロファージ等からサイトカイン分泌↓
・マスト細胞からメディエーター放出↓

😊 ● 大量・長期・広範囲投与回避　🇦🇺 A

ロゼックス　癌性皮膚潰瘍臭改善剤　　　　　　　　　ゲ

癌による皮膚潰瘍からの臭いを軽減する。

😊 メトロニダゾール

癌性皮膚潰瘍部で増殖し臭気物質を産生するグラム陽性，陰性嫌気性菌に抗

菌活性を示す。
★使用中は日光等の紫外線暴露を避ける（効果減弱）。★併注：アルコール。

 ● 3カ月以内投与不可（他は有益＞危険）　■■B2

潰瘍部位からの出血。

禁凍結。

ロナセン　経皮＞抗精神病＞非定型＞セロトニン-ドパミン拮抗(SDA)　　貼

脳神経系に作用し，陽性症状（幻覚や妄想等）と陰性症状（無関心，ひきこもり等）を改善する。

 ブロナンセリン

D_2 遮断（強め）➡陽性症状を改善。
5-HT_{2A} 遮断➡中脳皮質系の機能↑➡陰性症状，認知機能障害を改善。
錐体外路症状が起こりやすい。
★貼付部位への直射日光を避ける（剥離después も1～2週間）。★併注：アルコール。
★ハサミで切って使用しない。

● 有益＞危険

パーキンソン症候群，アカシジア，プロラクチン上昇，統合失調症の悪化，紅斑，瘙痒感，体重増加。

包装袋で保存。

ロメフロン　眼，耳，眼耳＞抗菌薬＞ニューキノロン系　　眼 耳 眼耳

DNA合成時のDNAのねじれ解消を阻害し，DNA合成を阻害する（殺菌性）。

 ロメフロキサシン

細菌のDNA複製時，DNAを切断・再結合してDNAのねじれを解消するトポイソメラーゼを阻害➡DNA合成阻害➡溶菌。
スペクトルが広い。
★〔耳科〕体温に近い温度で使用（めまい防止）。

 ● 有益＞危険

ワコビタール　催眠・鎮静・抗けいれん＞バルビツール酸系…ルピアール

ワンクリノン　生殖補助＞黄体ホルモン　　ゲ

黄体ホルモンを補充し,妊娠を
成立,維持させる。

😊 **プロゲステロン**

エストロゲンが十分にある状態で
・子宮内膜を増殖期から分泌期へと移
　行させる
・子宮内膜の胚受容能を高める
・妊娠を維持する
★アプリケータ内に少量のジェルが残る
　が, その状態で適切な一定量が挿入さ
　れているため問題はない。

💊 採卵日(又はホルモン補充周期下での凍
結胚移植ではエストロゲン投与により子
宮内膜が十分な厚さになった時点)か
ら最長10週間(又は妊娠12週まで)
投与。

🌏 A

ワンデュロ　経皮＞鎮痛＞オピオイド＞麻薬　貼

痛覚伝導路に作用する強力な
痛み止め。
癌性疼痛などに使う。

😊 **フェンタニル**

オピオイドμ受容体刺激➡脊髄, 脳レベ
ルでの痛みの閾値↑➡鎮痛。
鎮痛作用はオキシコドンより強力, モル
ヒネの50～100倍。
他オピオイドより便秘が生じにくい。
悪心嘔吐は耐性獲得で次第に消失。
★日数制限:30★併注:アルコール。
★貼付中は, 熱い温度での入浴等は避
ける。★貼付部位の除毛はハサミを使
う(カミソリや除毛剤等不可)。★未使用
製剤は病院又は薬局に返却。★使用す
るまで開封しない。

貼付後，30秒間手のひらで押さえる。

 ● 有益＞危険 ▨▨C

 癌疼痛 傾眠・眠気，貼付部位の瘙痒・紅斑，便秘，悪心，嘔吐，下痢。慢性疼痛 傾眠，めまい，不眠症，貼付部位の瘙痒感，瘙痒，便秘，悪心，嘔吐，下痢，倦怠感，食欲減退。

【抗菌，抗ウイルス剤】

商品名	規格単位	用量	投与回数／日
エリスロシン DS10%	100mg1g	1 日 25〜50mg/kg	4〜6
エリスロシン DS W20%	200mg1g	1 日 25〜50mg/kg	4〜6
エリスロシン W顆粒 20%	200mg1g	1 日 25〜50mg/kg	4〜6
オゼックス細粒小児用 15%	150mg1g	1 回 6mg/kg	2
オラペネム小児用細粒 10%	100mg1g	1 回 4mg/kg	2
クラバモックス小児用配合 DS	(636.5mg)1g	1 日 96.4mg/kg	2
クラリス DS10%小児用	100mg1g	1 日 10〜15mg/kg	2〜3
ケフラール細粒小児用 100mg	100mg1g	1 日 20〜40mg/kg	3
ケフレックスシロップ用細粒 100	100mg1g	1 日 25〜50mg/kg	6h毎
ケフレックスシロップ用細粒 200	200mg1g	1 日 25〜50mg/kg	6h毎
ケフレックス〔L-〕小児用顆粒	200mg1g	1 日 25〜50mg/kg	2
サワシリン細粒 10%	100mg1g	1 日 20〜40mg/kg	3〜4
ジスロマック細粒小児用 10%	100mg1g	1 日 10mg/kg	1
ジョサマイ DS10%	100mg1g	1 日 30mg/kg	3〜4
ジョサマイ SY3%	30mg1mL	1 日 30mg/kg	3〜4
セフスパン細粒 50mg	50mg1g	1 回 1.5〜3mg/kg	2
セフゾン細粒小児用 10%	100mg1g	1 日 9〜18mg/kg	3
ゾビラックス顆粒 40%	40%1g	1 回 20mg/kg	4
タミフル DS3%	3%1g	新生児・乳児1 回 3mg/kg	2
		幼小児1 回 2mg/kg	2
トミロン細粒小児用 20%	200mg1g	1 日 9〜18mg/kg	3
パセトシン細粒 10%	100mg1g	1 日 20〜40mg/kg	3〜4
バナン DS5%	50mg1g	1 回 3mg/kg	2〜3
バルトレックス顆粒 50%	50%1g	1 回 25mg/kg	3
ビクシリン DS10%	100mg1g	1 日 25〜50mg/kg	4
ファロム DS小児用 10%	100mg1g	1 回 5mg/kg	3

（製剤量）早見表　　※ DS：ドライシロップ，SY：シロップ

製剤量としての体重別 1 日投与量（g または mL）※一部製剤は 1 回量				
5kg	10kg	15kg	20kg	備考　※記載はすべて製剤量
1.25〜2.5	2.5〜5	3.75〜7.5	5〜10	1 日 12gまで。甘味
0.625〜1.25	1.25〜2.5	1.875〜3.75	2.5〜5	1 日 6gまで。甘味
0.625〜1.25	1.25〜2.5	1.875〜3.75	2.5〜5	1 日 6gまで。甘味
0.4	0.8	1.2	1.6	1 回 1.2g，1 日 2.4gまで
0.4	0.8	1.2	1.6	1 回 0.06g/kgまで。イチゴ風味
0.76	1.51	2.27	3.03	食直前。ストロベリークリームの香り
0.5〜0.75	1〜1.5	1.5〜2.25	2〜3	甘味
1〜2	2〜4	3〜6	4〜8	甘味，オレンジの香り
1.25〜2.5	2.5〜5	3.75〜7.5	5〜10	重症，低感受性菌症例は 2 倍量投与。甘味
0.625〜1.25	1.25〜2.5	1.875〜3.75	2.5〜5	重症，低感受性菌症例は 2 倍量投与。甘味
0.625〜1.25	1.25〜2.5	1.875〜3.75	2.5〜5	重症，低感受性菌症例は 2 倍量投与。甘味，オレンジの香り
1〜2	2〜4	3〜6	4〜8	1 日最大 0.9g/kgを超えない。甘味
0.5	1	1.5	2	1 日 5gまで。3 日間投与。甘味
1.5	3	4.5	6	甘味
5	10	15	20	甘味
0.3〜0.6	0.6〜1.2	0.9〜1.8	1.2〜2.4	重症，効果不十分時は 1 回 0.12g/kg。甘味
0.45〜0.9	0.9〜1.8	1.35〜2.7	1.8〜3.6	甘味
1	2	3	4	1 回 2gまで。適応：水痘。
1	2			1 回 2.5gまで。5 日間投与。ミックスフルーツ味
	1.33	2	2.67	
0.225〜0.45	0.45〜0.9	0.675〜1.35	0.9〜1.8	甘味
1〜2	2〜4	3〜6	4〜8	1 日最大 0.9g/kgを超えない。甘味，パイナップルの香り
0.3/回	0.6/回	0.9/回	1.2/回	効果不十分時 1 回 0.09g/kg，1 日 3 回。
0.75	1.5	2.25	3	1 回 2gまで。適応：水痘。
1.25〜2.5	2.5〜5	3.75〜7.5	5〜10	甘味
0.75	1.5	2.25	3	1 回 0.1g/kgまで。オレンジ味

商品名	規格単位	用量	投与回数 / 日
フロモックス小児用細粒 100mg	100mg1g	1 回 3mg/kg	3
ホスミシン DS200	200mg1g	1 日 40〜120mg/kg	3〜4
ホスミシン DS400	400mg1g	1 日 40〜120mg/kg	3〜4
ミノマイシン顆粒 2%	20mg1g	1 日 2〜4mg/kg	12〜24h毎
メイアクト MS小児用細粒 10%	100mg1g	1 回 3mg/kg	3
ユナシン細粒小児用 10%	100mg1g	1 日 15〜30mg/kg	3

【抗アレルギー剤, 抗ヒスタミン剤】

商品名	規格単位	用量	投与回数 / 日
アイピーディ DS5%	5%1g	1 回 3mg/kg	2
アレギサール DS0.5%	0.5%1g	1 回 0.1〜0.2mg/kg	2
アレジオン DS1%	1%1g	1 日 0.25〜0.5mg/kg	1
オキサミド DS2%	2%1g	1 回 0.5mg/kg	2
オキサミド SY0.2%	0.2%1mL	1 回 0.5mg/kg	2
オノン DS10%	10%1g	1 日 7mg/kg	2
ザジテン DS0.1%	0.1%1g	1 日 0.06mg/kg	2
ザジテン SY0.02%	0.02%1mL	1 日 0.06mg/kg	2
ゼスラン小児用 SY0.03%	0.03%1mL	1 回 0.06〜0.12mg/kg	2
ゼスラン小児用細粒 0.6%	0.6%1g	1 回 0.06〜0.12mg/kg	2
ニポラジン小児用 SY0.03%	0.03%1mL	1 回 0.06〜0.12mg/kg	2
ニポラジン小児用細粒 0.6%	0.6%1g	1 回 0.06〜0.12mg/kg	2
リザベン DS5%	5%1g	1 日 5mg/kg	3
リザベン細粒 10%	10%1g	1 日 5mg/kg	3

製剤量としての体重別 1 日投与量（g または mL）※一部製剤は 1 回量				
5kg	10kg	15kg	20kg	備考 ※記載はすべて製剤量
0.45	0.9	1.35	1.8	甘味
1〜3	2〜6	3〜9	4〜12	甘味
0.5〜1.5	1〜3	1.5〜4.5	2〜6	甘味
0.5〜1	1〜2	1.5〜3	2〜4	甘味,オレンジの香り
0.45	0.9	1.35	1.8	肺炎,中耳炎,副鼻腔炎は,1 回 0.06g/kg まで。甘味
0.75〜1.5	1.5〜3	2.25〜4.5	3〜6	甘味

製剤量としての体重別 1 日投与量（g または mL）※一部製剤は 1 回量				
5kg	10kg	15kg	20kg	備考 ※記載はすべて製剤量
0.6	1.2	1.8	2.4	1 日 6g まで。いちご味
0.2〜0.4	0.4〜0.8	0.6〜1.2	0.8〜1.6	甘味
0.125〜0.25	0.25〜0.5	0.375〜0.75	0.5〜1.0	1 日 2g まで。甘味、ヨーグルトの香り
0.25	0.5	0.75	1	1 日 0.0375g/kg まで。
2.5	5	7.5	10	1 日 0.375mL/kg まで。
0.35	0.7	1.05	1.4	1 日 0.1g/kg まで（4.5g を超えない）。甘味
0.3	0.6	0.9	1.2	甘味
1.5	3	4.5	6	甘味
2〜4	4〜8	6〜12	8〜16	甘味
0.1〜0.2	0.2〜0.4	0.3〜0.6	0.4〜0.8	甘味
2〜4	4〜8	6〜12	8〜16	甘味
0.1〜0.2	0.2〜0.4	0.3〜0.6	0.4〜0.8	甘味
0.5	1	1.5	2	甘味
0.25	0.5	0.75	1	甘味

【気管支拡張剤】

商品名	規格単位	用量	投与回数／日
テオフィリン DS20%	20%1g	1 回 4〜8mg/kg	2
フェノテロール DS0.5%	0.5%1g	1 日 0.375mg/kg	3
ブリカニール SY0.5mg/mL	0.05%1mL	1 日 0.225mg/kg	3
ベネトリン SY0.04%	0.04%1mL	1 日 0.3mg/kg	3
ホクナリン DS0.1%小児用	0.1%1g	1 日 0.04mg/kg	2
メプチン DS0.005%	0.005%1g	1 回 1.25 μg/kg	2〜3
メプチン SY5μg/mL	0.0005%1mL	1 回 1.25 μg/kg	2〜3

【解熱剤】

商品名	規格単位	用量	投与回数／日
カロナール SY2%	2%1mL	1 回 10〜15mg/kg	
カロナール細粒 20%	20%1g	1 回 10〜15mg/kg	
カロナール細粒 50%	50%1g	1 回 10〜15mg/kg	
カロナール原末	1g	1 回 10〜15mg/kg	
ポンタール SY3.25%	3.25%1mL	1 回 6.5mg/kg	
ポンタール散 50%	50%1g	1 回 6.5mg/kg	

製剤量としての体重別 1 日投与量（g または mL）※一部製剤は 1 回量				
5kg	10kg	15kg	20kg	備考　※記載はすべて製剤量
0.2~0.4	0.4~0.8	0.6~1.2	0.8~1.6	
0.375	0.75	1.125	1.5	甘味
2.25	4.5	6.75	9	甘味
3.75	7.5	11.25	15	ストロベリーの香り，甘味
0.2	0.4	0.6	0.8	甘味
0.125/回	0.25/回	0.375/回		換算値は 6 歳未満（6 歳以上：1 回 0.5g，1 日 1~2 回）。甘味
1.25/回	2.5/回	3.75/回		換算値は 6 歳未満（6 歳以上 1 回 5mL，1 日 1~2 回）。オレンジの香り，甘味

製剤量としての体重別 1 日投与量（g または mL）※一部製剤は 1 回量				
5kg	10kg	15kg	20kg	備考　※記載はすべて製剤量
2.5~3.75/回	5~7.5/回	7.5~11.25/回	10~15/回	投与間隔 4~6h 以上。1 日総量 3mL/kg まで。オレンジの香り，甘味
0.25~0.375/回	0.5~0.75/回	0.75~1.125/回	1~1.5/回	投与間隔 4~6h 以上。1 日総量 0.3g/kg まで。甘味，オレンジの香り
0.1~0.15/回	0.2~0.3/回	0.3~0.45/回	0.4~0.6/回	投与間隔 4~6h 以上。1 日総量 0.12g/kg まで。甘味，オレンジの香り
0.05~0.075/回	0.1~0.15/回	0.15~0.225/回	0.2~0.3/回	投与間隔 4~6h 以上。1 日総量 0.06g/kg まで。甘味，オレンジの香り
1/回	2/回	3/回	4/回	原則 1 日 2 回まで。甘味
0.065/回	0.13/回	0.195/回	0.26/回	原則 1 日 2 回まで

【その他】

商品名	規格単位	用量	投与回数／日
コンバントリン DS100mg	10%1g	1 回 10mg/kg	1
ナウゼリン DS1%	1%1g	1 日 1〜2mg/kg	3
プリンペラン SY0.1%	0.1%10mL	1 日 0.5〜0.7mg/kg	2〜3
ミケラン〔小児用〕細粒 0.2%	0.2%1g	1 日 0.2〜0.3mg/kg	2
ムコソルバン〔小児用〕DS1.5%	1.5%1g	1 日 0.9mg/kg	3
ムコソルバン〔小児用〕SY0.3%	0.3%1mL	1 日 0.9mg/kg	3
ムコダイン DS50%	50%1g	1 回 10mg/kg	3
ムコダイン SY5%	5%1mL	1 日 30mg/kg	3
ロペミン小児用細粒 0.05%	0.05%1g	1 日 0.02〜0.04mg/kg	2〜3

製剤量としての体重別 1 日投与量（g または mL）※一部製剤は 1 回量				
5kg	10kg	15kg	20kg	備考　※記載はすべて製剤量
0.5/回	1/回	1.5/回	2/回	ヨーグルト様風味
0.5〜1	1〜2	1.5〜3	2〜3	食前。1 日 3g まで。6 歳以上は 1 日最高 0.1g/kg。甘味
2.5〜3.5	5〜7	7.5〜10.5	10〜14	食前
0.5〜0.75	1〜1.5	1.5〜2.25	2〜3	甘味
0.3	0.6	0.9	1.2	ヨーグルトの香り，甘味
1.5	3	4.5	6	果実の香り，甘味
0.3	0.6	0.9	1.2	
3	6	9	12	甘味
0.2〜0.4	0.4〜0.8	0.6〜1.2	0.8〜1.6	甘い，後に苦い

主要検査値一覧表

※表中の基準範囲は，あくまで診断の目安となるもので，数値が範囲を超えていても
それがすぐに異常につながるものではありません。

検査項目		基準範囲		備考
表示	項目名	数値	単位	
肥満度	身長と体重から計算	身長(m)×身長(m)×22＝適性体重		BMI（体格を評価する指標）が22となる体重を基準。
血圧		収縮時血圧130未満拡張期血圧85未満	mmHg	心臓が血液を送り出す時に血管にかかる圧力。高血圧や低血圧などを判定。
血清脂質検査 LDL-C	LDL-コレステロール	140未満（ただし120〜139は境界域として治療対象，140以上は病態識別値）	mg/dL	肝臓で作られたコレステロールを全身へ運ぶ。高値だと動脈硬化を起こし，心筋梗塞や脳梗塞などを誘発。
HDL-C（*）	HDL-コレステロール	40〜100（下限値は病態識別値）	mg/dL	血液中の余分なコレステロールを回収し，動脈硬化を防ぐ。「善玉コレステロール」と言われている。低値だと，心筋梗塞や脳梗塞などを誘発。
中性脂肪	トリグリセライド，TG	30〜150未満（空腹時採血）（上限値は病態識別値）30〜175未満（随時採血）	mg/dL	体内脂肪の主成分。食べ過ぎ・飲み過ぎ・体質・運動不足などで上昇。脂質異常症や動脈硬化，脂肪肝の原因となる。
貧血など 赤血球数（*）	RBC	男4.0〜5.5女3.5〜5.0	$10^6/\mu$L	細胞に酸素を運ぶ血球。低値で貧血の疑い。出血や鉄分不足でも低値になることがある。
ヘモグロビン（*）	血色素測定	男14〜18女12〜16	g/dL	赤血球に含まれる成分。酸素と結合し，血液中の酸素を運搬する。
ヘマトクリット（*）	Ht	男40〜50女35〜45	%	血液中で赤血球が占める割合（%）。低値で貧血の疑い。

検査項目			基準範囲		備考
表示		項目名	数値	単位	
貧血など	白血球数(*)	WBC	3.5~9.0	$10^3/\mu L$	体外から進入した病原体を攻撃する細胞で，炎症や感染症で増加。高値で感染症や白血病，がんなどの疑い。喫煙，ストレスなどでも上昇する。
腎機能検査	尿たんぱく		(−)		腎障害などの判定に用いられる。激しい運動や高血圧などでも陽性となる。
	尿潜血		(−)		陽性で，腎臓・尿管・膀胱・尿道などの炎症が疑われる。
血液	クレアチニン(*)	Cr	男 0.5~1.0 女 0.4~0.8	mg/dL	クレアチニンは，筋肉内でつくられ尿排泄される物質で，腎臓の排泄能力の指標となる。高値で腎機能障害の疑い。
痛風検査	尿酸(*)	UA	男 3.5~7.0 女 2.5~6.0	mg/dL	細胞の核成分であるプリン体が分解されてできる老廃物。肥満や腎機能疾患等で高値となり，一部が結晶化して関節にたまると痛風になる。
肝機能検査	ZTT(*)	硫酸亜鉛試験	4~12	KU	血清の懸濁具合を測定。肝硬変など肝機能が低下すると血清たんぱくγ-グロブリンが増加し，濁りが強くなる。
血清酵素	AST(*)		10~35	U/L	ASTとALTは，共に肝臓に多く含まれている酵素で，肝細胞がダメージを受けると血液中に漏れ出す。肝炎，脂肪肝，心筋梗塞，筋肉疾患などで高値となる。
	ALT(*)		5~30 (上限値は病態識別値)	U/L	
	γ-GTP (*)	γ-グルタミール・トランスペプチターゼ	男 10~50 女 10~30	U/L	アミノ酸の合成に必要な酵素。アルコールに敏感に反応し，アルコール性肝障害や肝炎，脂肪肝，胆管閉塞などで高値となる。
	ALP	アルカリフォスファターゼ	40~110	U/L	肝臓や腎臓，腸，骨など様々な場所で作られている酵素。胆道疾患や肝疾患，骨疾患などで高値となる。
	総たんぱく (*)	TP	6.5~8.0	g/dL	血清中のたんぱく質の総量。血清中のたんぱく質は血液中のさまざまな物質を運ぶため，肝・心・腎疾患や体の栄養状態などの指標となる。慢性肝炎や肝硬変などで高値，栄養不良などで低値となる。
	総ビリルビン (*)	T.Bill	0.2~1.2 (上限値は病態識別値)	mg/dL	主に赤血球中のヘモグロビンの分解物で，胆汁の成分。溶血性疾患や肝・胆道系疾患などで高値となる。

検査項目			基準範囲		備考
表示		項目名	数値	単位	
糖尿病	尿糖		(−)		糖尿病の指標のひとつ。陽性の場合，糖尿病や膵炎，甲状腺機能障害などが疑われる。
	空腹時血糖 (*)	FBS または FBG	80～110 未満 (上限値は病態識別値)	mg/dL	糖尿病の指標。高値の場合は，ブドウ糖負荷試験等でさらに詳しく調べる。
	HbA1c(*)	グリコヘモグロビン A1c	5.6 未満 (JDS) 6.0 未満 (NGSP)	%	過去1～2か月の血糖の状態を反映。糖尿病診断の指標として用いられる。
便潜血反応		免疫学的ヒトヘモグロビン検出法	(−)		便への血液の混入を調べる。大腸のがんやポリープなど大腸疾患の手がかりとなる。

＊項目の基準範囲：日本臨床検査医学会 HP　標準化委員会「学生用共通基準範囲」より引用
　　(https://jslm.org/committees/standard/ref_2011.html)

外用ステロイド一覧表

強さ	一般名	代表的な商品名
strongest	クロベタゾールプロピオン酸エステル	デルモベート
	ジフロラゾン酢酸エステル	ダイアコート
very strong	アムシノニド	ビスダーム
	ジフルコルトロン吉草酸エステル	ネリゾナ
	ジフルプレドナート	マイザー
	フルオシノニド	トプシム
	ベタメタゾンジプロピオン酸エステル	リンデロン−DP
	ベタメタゾン酪酸エステルプロピオン酸エステル	アンテベート
	モメタゾンフランカルボン酸エステル	フルメタ
	酪酸プロピオン酸ヒドロコルチゾン	パンデル
strong	デキサメタゾン吉草酸エステル	ボアラ
	デキサメタゾンプロピオン酸エステル	メサデルム
	デプロドンプロピオン酸エステル	エクラー
	フルオシノロンアセトニド	フルコート
	フルオシノロンアセトニド・フラジオマイシン硫酸塩	フルコートF
	ベタメタゾン吉草酸エステル	リンデロン−V，ベトネベート
	ベタメタゾン吉草酸エステル・ゲンタマイシン硫酸塩	リンデロン−VG
	ベタメタゾン吉草酸エステル・フラジオマイシン硫酸塩	ベトネベートN
medium	アルクロメタゾンプロピオン酸エステル	アルメタ
	クロベタゾン酪酸エステル	キンダベート
	デキサメタゾン	オイラゾン
	デキサメタゾン・脱脂大豆乾留タール	グリメサゾン
	トリアムシノロンアセトニド	レダコート
	ヒドロコルチゾン・オキシテトラサイクリン塩酸塩	テラ・コートリル
	ヒドロコルチゾン酪酸エステル	ロコイド
	プレドニゾロン吉草酸エステル酢酸エステル	リドメックス
weak	フルドロキシコルチド	ドレニゾン
	プレドニゾロン	プレドニゾロン

ドラッグノート 2024

定価　本体 2,200 円（税別）

2007 年 10 月 25 日	2008 年版発行	2016 年 12 月 19 日	2017 年版発行
2009 年 2 月 28 日	2009 年版発行	2017 年 12 月 15 日	2018 年版発行
2010 年 2 月 24 日	2010 年版発行	2018 年 12 月 14 日	2019 年版発行
2011 年 3 月 11 日	2011 年版発行	2019 年 12 月 13 日	2020 年版発行
2012 年 1 月 27 日	2012 年版発行	2020 年 12 月 16 日	2021 年版発行
2013 年 1 月 21 日	2013 年版発行	2021 年 12 月 15 日	2022 年版発行
2013 年 12 月 17 日	2014 年版発行	2022 年 12 月 20 日	2023 年版発行
2014 年 12 月 17 日	2015 年版発行	2023 年 12 月 20 日	2024 年版発行
2015 年 12 月 17 日	2016 年版発行		

編　集　　　株式会社　医薬情報研究所

　　　　　　＜内容に関するお問い合わせ＞
　　　　　　101-0064　東京都千代田区神田猿楽町1-5-15（猿楽町SSビル）
　　　　　　　電話　ドラッグノート編集チーム　03-5217-7217

発行人　　　武田 信

発行所　　　株式会社 じ ほ う

　　　　　　101-8421　東京都千代田区神田猿楽町1-5-15（猿楽町SSビル）
　　　　　　　電話　編集　03-3233-6361　販売　03-3233-6333
　　　　　　　振替　00190-0-900481
　　　　　　＜大阪支局＞
　　　　　　541-0044　大阪市中央区伏見町2-1-1（三井住友銀行高麗橋ビル）
　　　　　　　電話　06-6231-7061

©2023　　　　　　　　　　　　　　　　　　　印刷　永和印刷(株)
Printed in Japan

ISBN 978-4-8407-5539-9